GUIDE PRATIQUE

DE L'ACCOUCHEUR

CHARPENTIER (Alph.). Traité pratique des accouchements, 1890, 2 vol. gr. in-8 de 1,100 pages, 930 fig. et 2 planches color.. . . . . 30 fr.

ENGELMANN. La pratique des accouchements chez les peuples primitifs.Étude d'ethnographie et d'obstétrique, 1885, 1 vol. in-8 de xvi-388 p., avec 83 fig.. . 7 fr.

FOURNIER (C.). Manuel complet des sages-femmes. Ouvrage rédigé conformément au programme du 25 juillet 1893, 1895-1896, 4 vol. in-18, avec fig., cart. Prix de chaque vol.. . . . . 3 fr.

    I. — *Anatomie, physiologie et pathologie élémentaires.* . . . . 3 fr.

    II. — *Accouchement normal.* . . . . . . 3 fr.

    III. — *Accouchement pathologique.* . . . . 3 fr.

    IV. — *Nouvelles accouchées et nouveau-nés.* . 3 fr.

GALLOIS (Ern.). Manuel de la sage-femme et de l'élève sage-femme, 1886, 1 vol. in-18 de 634 pages, avec figures.. . . . . 6 fr.

JACQUEMET (E.). Les maladies de la première enfance, premiers soins avant l'arrivée du médecin, 1892, 1 vol. in-16 de 175 pages avec figures.. . . . . . 2 fr.

LEFERT (P.). La pratique obstétricale dans les hôpitaux de Paris, 1896, in-18. . . . . 3 fr.

— Aide-mémoire de l'art des accouch., in-18. . 3 fr.

NAEGELÉ et GRENSER. Traité pratique de l'art des accouchements, introduction par STOLTZ, 1880, 1 vol. in-8 de xxxii-816 pages, avec pl. et 229 figures. . 12 fr.

OLIVIER (Ad.). Hygiène de la grossesse. Conseils aux femmes enceintes, 1892, in-18. . . . . . 3 fr. 50

REMY (S.). Précis de médecine opératoire obstétricale par S. Remy, professeur agrégé à la Faculté de médecine de Nancy, 1893, 1 v. in-18, 456 pages avec 185 fig. intercalées dans le texte. . . . . 6 fr.

SIMPSON. Clinique obstétricale et gynécologique, 1874, 1 vol. gr. in-8 de 800 pages avec figures. . . 12 fr.

TARDIEU. Étude médico-légale sur l'avortement, 1881, 1 vol. in-8, vii-290 pages. . . . . 4 fr.

TARNIER. De la fièvre puerpérale, 1858, in-8, 216 pages. . . . . 3 fr. 50

VERNEAU. Le bassin dans les sexes et dans les races, 1875, in-8, 156 pages avec 16 planches. . . . 6 fr.

VINAY. Traité des maladies de la grossesse et des suites de couches, 1894, 1 v. gr. in-8 de 836 p. avec 91 fig. 16 fr.

CHARTRES. — IMPRIMERIE DURAND, RUE FULBERT.

GUIDE PRATIQUE

DE

L'ACCOUCHEUR

ET DE

LA SAGE-FEMME

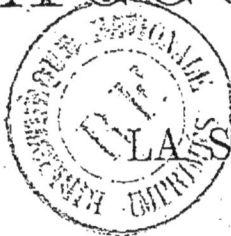

PAR

Lucien PÉNARD	**Germain ABELIN**
Médecin principal de la marine	Médecin principal
en retraite	Ex-professeur d'accouchement
Ex-professeur d'accouchement	à l'École de médecine de Rochefort
à l'École de médecine de Rochefort	Sous-directeur
Officier de la Légion d'honneur	de l'École principale du service de santé
	de la marine, à Bordeaux

Huitième édition

MISE AU COURANT DES PROGRÈS LES PLUS RÉCENTS DE LA SCIENCE

Avec 243 figures intercalées dans le texte,

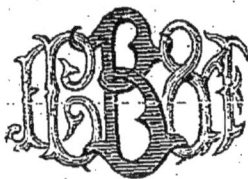

PARIS

LIBRAIRIE J.-B. BAILLIÈRE ET FILS

19, RUE HAUTEFEUILLE, PRÈS DU BOULEVARD SAINT-GERMAIN

—

1896

PRÉFACE

Frappé déjà par la maladie qui devait l'emporter quelques mois plus tard, M. le Dr Lucien Pénard n'avait pu préparer seul la précédente édition de cet ouvrage et m'avait fait le grand honneur de recourir à ma collaboration, en me laissant la liberté la plus complète pour la revision de son œuvre.

Certes, les progrès si rapides de la science obstétricale, depuis l'ère antiseptique surtout, nécessitèrent de profondes modifications dans le fond et dans le texte, pour qu'il fût possible d'y condenser les idées nouvelles, tout en conservant au livre son caractère pratique et son format; il n'en est pas moins vrai, cependant, que si le succès fut fidèle à cette septième édition, l'honneur en revient à l'auteur dont les qualités maîtresses avaient assuré la fortune des six premières, bien plus qu'à son collaborateur.

En présentant aujourd'hui au public médical une huitième édition du *Guide de l'accoucheur,* qu'il me soit permis de rendre à l'auteur principal de ce livre cet hommage mérité.

M. le Dr Lucien Pénard n'est plus, mais son œuvre lui survit; puisse cette huitième édition parcourir l'heureuse carrière de ses aînées! En lui donnant tous mes soins, j'ai eu non seulement en vue l'intérêt des élèves, mais encore l'accomplissement d'un pieux devoir envers la mémoire d'un maître vénéré.

Les livres médicaux vieillissent vite à notre époque, telle vérité d'hier est erreur aujourd'hui ; tel précepte naguères classique est actuellement frappé de caducité ; aussi n'est-il pas une partie de ce manuel qui n'ait été plus ou moins modifiée.

Je me suis efforcé de mettre cette nouvelle édition au courant de la science obstétricale, tout en lui conservant les qualités de clarté et de précision qui ont fait le succès de ses devancières ; les progrès les plus récents de l'obstétrique y ont été condensés, plus de quarante nouvelles figures ont été ajoutées; aussi pour ne pas augmenter outre mesure le nombre des pages, il a fallu un remaniement considérable de l'édition précédente et tout le bon vouloir des éditeurs que je suis heureux de remercier ici.

Fournir aux étudiants un exposé clair et concis des préceptes de l'art obstétrical, qui pût leur permettre de repasser rapidement les matières du doctorat, et aux praticiens, un ouvrage peu volumineux, assez complet cependant, où ils pussent trouver immédiatement les indications nécessaires pour faire face à toutes les éventualités de la pratique, tel était le but poursuivi par M. le Dr Lucien Pénard dans les six premières éditions de ce livre, c'est aussi celui que je me suis efforcé d'atteindre dans les deux dernières.

Dans ma pensée, cependant, ce petit livre, tout en étant essentiellement pratique, doit non seulement permettre aux étudiants de repasser rapidement les matières enseignées dans leurs cours, mais encore leur fournir, ainsi qu'aux médecins praticiens, des notions suffisantes pour leur inspirer le désir de compléter, par la lecture des traités magistraux et des mémoires originaux, les données forcément un peu succinctes que comporte le cadre de cet ouvrage; aussi me suis-je fait un devoir de leur indiquer, soit dans le texte, soit en renvoi, les sources où ils auront à puiser.

Parmi les nombreuses figures qui facilitent la lecture du texte, plusieurs ont été dessinées par M. Chailly-Honoré et sont extraites de son *Traité pratique de l'art des accouchements;* d'autres sont dues à l'obligeance de MM. Tarnier, Pinard, Farabeuf, Moussous, Lefour, Varnier, Ribemont et Loviot; quelques-unes enfin sont empruntées aux traités magistraux de MM. Tarnier, Naegelé, Charpentier, aux travaux de MM. Stoltz, Auvard, Berthod.

Faisant œuvre de vulgarisation plutôt que de discussion, je me suis attaché à exposer le plus fidèlement possible les idées des maîtres de l'obstétrique française et j'ai dû pour cela recourir souvent à leurs leçons, à leurs livres, à leurs mémoires originaux.

Que MM. les professeurs Tarnier, Pinard et Farabeuf veuillent bien me permettre de leur en exprimer ici ma respectueuse gratitude.

Mais ces professeurs éminents ne sont pas les seuls maîtres envers qui j'ai contracté des obligations et dont les travaux ont facilité ma tâche et je dois unir dans mes remerciements le nom du vénéré professeur de clinique obstétricale de la faculté de Bordeaux, M. le Pr Moussous, à ceux de MM. les professeurs, agrégés des Facultés ou accoucheurs des hôpitaux, Fochier (de Lyon), Grindfelt (de Montpellier), Budin, Lefour, Crouzat, Charpentier, Ribemont-Dessaignes, Varnier, Rivière, Bar, Chambrelent, Champetier de Ribes, Oui, Pollosson Doléris, Auvard, Loviot, Berthod, Bonnaire, Potocki, etc.

Si ce petit livre vaut quelque chose, c'est surtout par ce qu'ils lui ont fourni.

Bordeaux, le 20 février 1896.

Dʳ G. ABELIN.

GUIDE PRATIQUE
DE L'ACCOUCHEUR
ET
DE LA SAGE-FEMME

PREMIÈRE PARTIE
Anatomie et physiologie

DU BASSIN.

Sous le nom de **bassin,** on désigne cette portion
du squelette qui est intermédiaire entre le tronc et
les membres inférieurs et limite un canal en forme

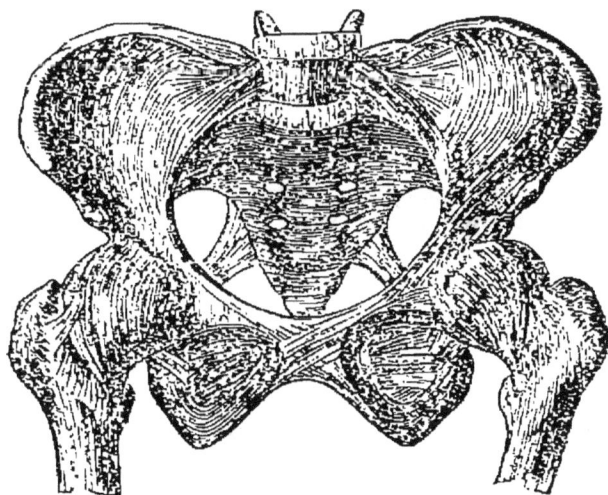

Fig. 1. — Bassin de femme recouvert de ses ligaments.

d'entonnoir courbe, dont la large ouverture est tournée en haut et en avant, tandis que la petite regarde
presque directement en bas (fig. 1).

L. Pénard et Adelin. Accouch.

Le bassin est formé de quatre os : deux pairs, les *os iliaques;* deux impairs, le *sacrum* et le *coccyx*.

Os iliaque. — Irrégulièrement quadrilatère, rétréci à sa partie moyenne et comme tordu sur luimême, il présente à considérer deux faces et quatre bords.

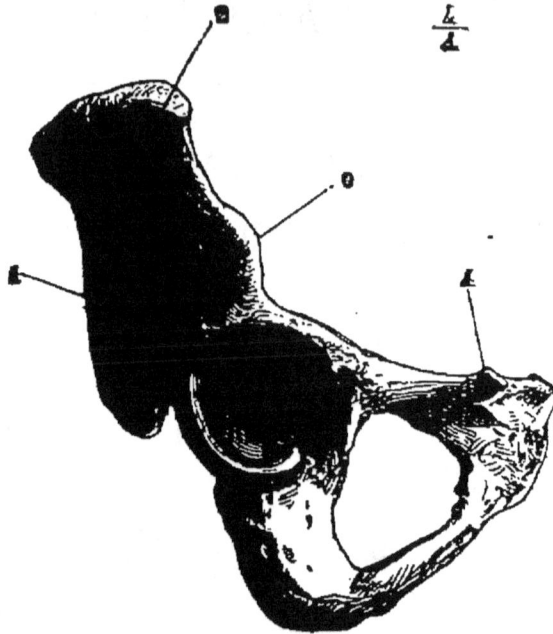

Fig. 2. — Os iliaque vu par sa face externe. — 1, fosse iliaque externe : 2, crête iliaque et épine antérieure et supérieure ; 3, épine antérieure et inférieure ; 4, tubérosité du pubis.

a. — Face externe. — On remarque à sa partie moyenne la *cavité cotyloïde,* vaste excavation qui reçoit la tête du fémur ; cette cavité est bordée par le *sourcil cotyloïdien,* saillie osseuse plus ou moins tranchante et sinueuse, qui présente à sa partie inférieure une échancrure profonde livrant passage aux vaisseaux nourriciers de la tête du fémur.

Au-dessus de la cavité cotyloïde, s'étend la *fosse iliaque* externe sur laquelle s'insèrent les muscles fessiers ; au-dessous, se trouve le trou *obturateur,* triangulaire chez la femme et ovalaire chez l'homme, fermé à l'état frais par une membrane, *membrane obturatrice*, et limité : en haut, par la *branche horizontale du pubis* ; en dedans, par le *corps du pubis ;* en dedans et en bas par la branche descendante du pubis et ascendante de l'ischion, branche *ischiopubienne ;* en dehors et en arrière, par l'*ischion* et la *tubérosité ischiatique.*

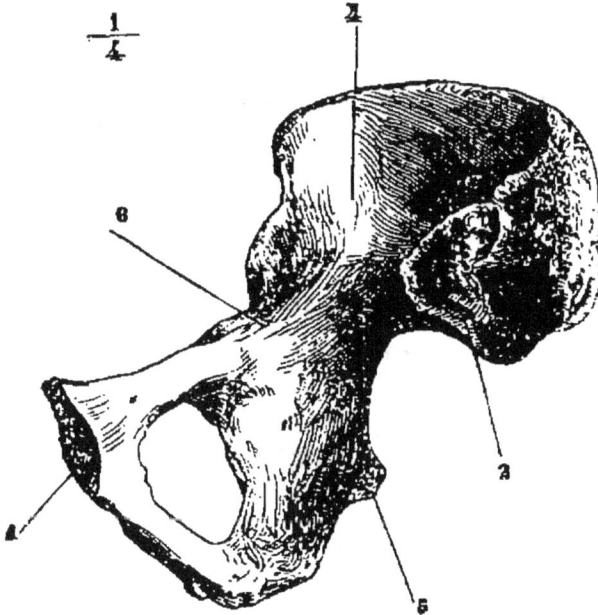

FIG. 3. — Os iliaque vu par sa face interne. — 1, fosse iliaque interne ; 2, surface auriculaire ; 3, ligne innominée ; 4, surface articulaire du pubis ; 5, épine sciatique.

b. — Face interne. — Elle est divisée en deux parties par une ligne saillante, plus arrondie à sa partie moyenne, *ligne innominée.* Au-dessus de la ligne innominée se trouve la *fosse iliaque interne* sur laquelle s'insère le muscle iliaque ; au-dessous on trouve, en allant de haut en bas : 1° une surface rugueuse sur laquelle s'insèrent les ligaments de l'articulation sacro-iliaque ; 2° une surface articulaire en forme d'oreille, surface *auriculaire*, s'articulant avec une surface semblable du sacrum ; 3° une surface quadrilatère plane répondant à la voûte de la cavité cotyloïde ; 4º le *trou obturateur* et la face postérieure des os qui le limitent.

c. — *Bords.* — Le bord *supérieur*, contourné en forme d'S, a reçu le nom de crête iliaque ; il est limité, en arrière, par une saillie arrondie, l'*épine iliaque postéro-supérieure* et, en avant, par une autre saillie osseuse, épine iliaque *antéro-supérieure*.

Le bord *antérieur*, très accidenté, se dirige d'abord en bas, puis en avant et en dedans ; il s'étend de l'épine iliaque antéro-supérieure à l'angle du pubis. On y remarque, en le parcourant de haut en bas : l'*épine iliaque antéro-supérieure*, une échancrure sans nom, l'*épine iliaque antéro-inférieure*, une grande échancrure, *gouttière du psoas-iliaque*, une saillie arrondie, éminence ilio-pectinée, une crête presque tranchante, crête pectinéale qui continue la ligne innominée, une petite saillie arrondie, l'épine du pubis et, enfin, l'angle du pubis.

Le bord *inférieur* s'étend de l'angle du pubis à la tubérosité de l'ischion ; dirigé d'abord de haut en bas et d'avant en arrière, il se déjette ensuite en dehors en s'écartant de plus en plus de la ligne médiane ; il est constitué, dans sa première portion, par la *surface articulaire du pubis*, par la branche *ischio-pubienne* dans la seconde.

Le bord *postérieur* est très irrégulier ; il s'étend de l'épine iliaque postéro-supérieure à la tubérosité de l'ischion. On trouve sur ce bord, en allant de haut en bas : une première saillie, l'épine iliaque postéro-supérieure, une dépression peu importante, une seconde saillie, *épine iliaque postéro-inférieure*, une vaste échancrure, grande *échancrure sciatique*, une saillie aiguë aplatie transversalement, *épine sciatique*, au-dessous de celle-ci, une dépression moins profonde que la précédente, petite échancrure *sciatique* et, enfin, la tubérosité de l'ischion.

Sacrum. — Cet os, de la forme d'une pyramide

quadrangulaire, est constitué par l'union de cinq vertèbres sacrées.

Face antérieure; fortement concave dans le sens vertical, elle présente sur la ligne médiane, les corps des vertèbres sacrées séparés par quatre lignes transversales saillantes, vestiges des anciennes articulations; en dehors de ces lignes, les quatre trous sacrés antérieurs et les surfaces osseuses sur les-

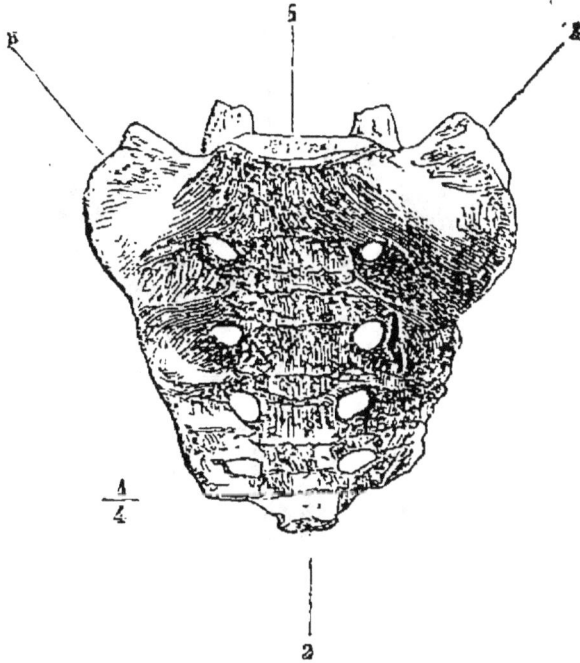

Fig. 4. — Sacrum vu par sa face antérieure. — 1, base du sacrum ; 2, pointe du sacrum ; 3-4, ailes du sacrum.

quelles s'insèrent les faisceaux du muscle pyramidal.

Face postérieure. — Convexe dans le sens vertical, elle présente sur la ligne médiane la crête sacrée se bifurquant en deux branches en approchant du sommet de la pyramide et limitant à ce niveau, à droite et à gauche, la partie inférieure découverte du canal sacré; de chaque côté de la gouttière sacrée, plus en dehors, les cinq tubercules sacrés postéro-internes, les quatre trous sacrés postérieurs et les cinq tubercules sacrés postéro-externes.

Faces latérales: — On trouve en haut et en avant la surface auriculaire du sacrum, en arrière la fosse criblée, percée de nombreux trous pour le passage de vaisseaux et au-dessous une surface rugueuse où s'attachent des ligaments.

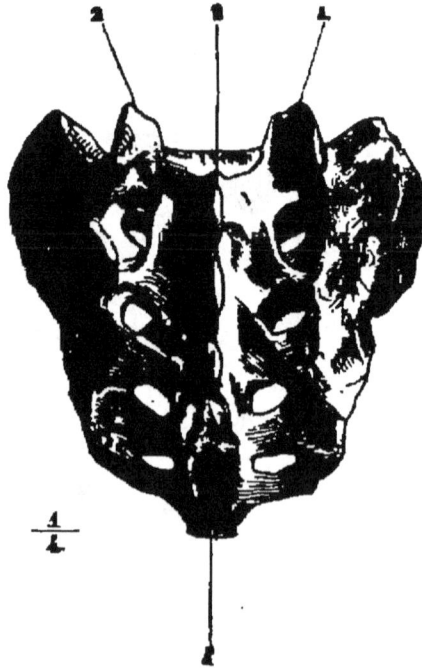

Fɪɢ. 5. — Sacrum vu par sa face postérieure. — 1-2, apophyses articulaires : 3-4, canal sacré.

Base. — Sur la ligne médiane, en allant d'avant en arrière, on voit une surface ovalaire pour l'articulation avec la dernière vertèbre lombaire ; en arrière, l'ouverture triangulaire du canal sacré et la partie supérieure de la crête sacrée. De chaque côté se trouve une surface triangulaire, aileron du sacrum dont le bord antérieur arrondi fait partie du détroit supérieur, et en arrière la saillie des apophyses articulaires.

Sommet. — Il présente, en avant, une facette elliptique pour l'articulation du coccyx, en arrière deux petites saillies, terminaisons de la crête sacrée, *cornes du sacrum,* qui s'unissent avec des saillies semblables de la base du coccyx.

Le canal sacré parcourt le sacrum dans toute l'étendue de sa hauteur.

Coccyx. — Constitué par la réunion de quatre ou cinq vertèbres rudimentaires, cet os a une forme triangulaire, sa *face antérieure* est concave, sa *face postérieure* convexe, sa *base* présente une facette articulaire correspondant à celle du sommet du sacrum et, de chaque côté de celle-ci, sur un plan postérieur, les *cornes du coccyx,* rudiments des apophyses articulaires qui s'unissent aux cornes du sacrum. Le *sommet* est constitué par un petit tubercule souvent dévié à droite ou à gauche ; les bords sinueux donnent attache aux muscles ischio-coccygiens et à une partie des fibres du grand ligament sacro-sciatique.

$$\frac{1}{4}$$

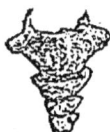 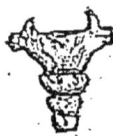

Fig. 6.   Fig. 7.

Coccyx, vu par sa face antérieure.

Coccyx, vu par sa face postérieure.

Articulations. — Ces os sont réunis entre eux par des symphyses, c'est-à-dire par des surfaces articulaires planes ou presque planes, encroûtées de cartilage et maintenues par des ligaments interosseux et périphériques.

Symphyse pubienne. — Les deux surfaces articulaires, recouvertes de cartilages d'encroûtement, sont séparées l'une de l'autre par un fibro-cartilage très résistant à la périphérie, mais ramolli dans sa portion centrale, qui présente le plus souvent une cavité surtout appréciable chez la femme en état de

grossesse. Les moyens d'union et de fixité de cette
articulation sont, en outre, constitués : 1º par un
ligament antérieur très résistant, formé de fibres
entrecroisées ; 2º un ligament postérieur beaucoup
plus mince, constitué par le périoste qui passe d'un
os à l'autre sans interruption : 3º un ligament supérieur et, 4º un ligament inférieur que l'on désigne
encore sous le nom de ligament triangulaire ou sous-
pubien, formant la partie la plus élevée de l'arcade
du pubis.

Articulation sacro-iliaque. — Les surfaces articulaires sont encroûtées de cartilage en couche plus
épaisse sur le sacrum que sur l'os iliaque ; ses ligaments sont : 1º un ligament antérieur, formé de
fibres, qui s'étendent de la partie postérieure de la
fosse iliaque interne à la base et à la face antérieure
du sacrum ; 2º un ligament sacro-iliaque postérieur,
constitué par des plans superposés de fibres liga-
menteuses, dont les plus profondes, s'étendant des
tubérosités iliaques aux fossettes sacrées, ont été
considérées par la plupart des anatomistes comme
constituant un véritable ligament interosseux. —
Cette articulation est, en outre, pourvue d'une très
petite synoviale en arrière du ligament sacro-iliaque
antérieur.

En dehors des ligaments articulaires proprement
dits, il existe trois ligaments importants, qui con-
courent à la solidité de cette articulation et prennent
une part importante à la constitution de la paroi
postérieure du grand et du petit bassin ; ce sont le
ligament *ilio-lombaire* et les ligaments sacro-sciatiques.

Le ligament ilio-lombaire s'étend de l'apophyse
transverse de la 5ᵉ lombaire à la partie postérieure
de la crête iliaque. Les ligaments *sacro-sciatiques*
sont au nombre de deux de chaque côté, le *grand* et
le *petit*. Le *grand ligament sacro-sciatique* s'insère
sur la face postérieure de l'ischion et se dirige de bas

en haut et de dehors en dedans, en se rétrécissant
d'abord, puis en s'élargissant considérablement pour
aller s'attacher aux bords du coccyx, du sacrum et de
la crête iliaque jusqu'à l'épine iliaque postérieure et
supérieure.

Le *petit ligament sacro-sciatique* est situé en avant
du précédent ; il s'attache au sommet de l'épine sciatique et va en s'élargissant, se fixer aux bords latéraux
du sacrum et du coccyx en confondant ses fibres
avec celles du grand ligament.

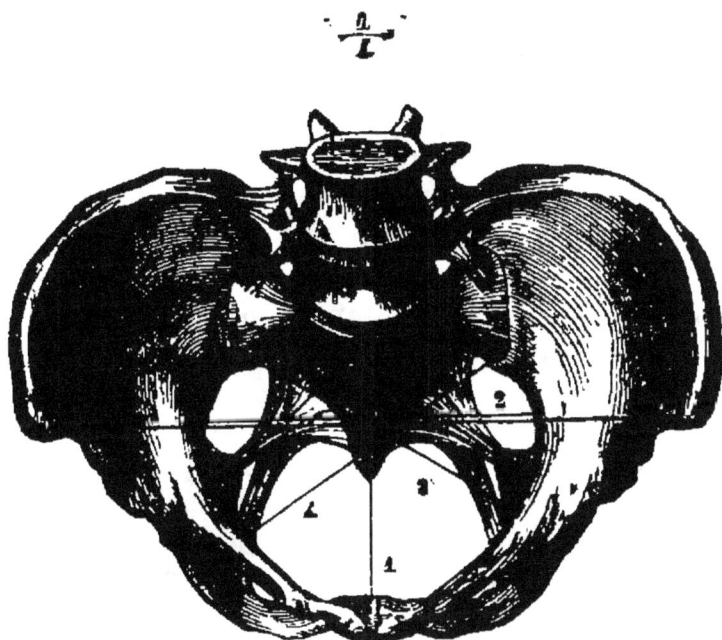

Fig. 8. — Détroit supérieur. — 1, diamètre antéro-postérieur.
— 2, diamètre transverse. — 4, diamètre oblique droit.

Bassin en général. — D'une façon générale, le bassin présente à considérer une surface extérieure et
une surface intérieure ; la première n'a qu'une importance secondaire en obstétrique ; l'étude de la
seconde présente, au contraire, un intérêt capital.

Le *grand bassin* a une forme très irrégulière, il
présente deux échancrures, l'une antérieure beau-

coup plus grande que la postérieure ; cette dernière
est en grande partie comblée par la 5ᵉ vertèbre lombaire. Ses parois latérales sont formées par les fosses
iliaques internes, il est limité en haut par la base du
sacrum et la crête iliaque, en bas par le détroit supérieur.

Les dimensions sont les suivantes : d'une épine
iliaque antérieure et supérieure à l'autre, 24 cent.,
d'une crête iliaque à l'autre en touchant la 5ᵉ lombaire, 27 à 28 cent., de la crête iliaque au détroit supérieur, 9 cent. environ. Ces dimensions sont du
reste très variables.

Le *petit bassin* a la forme d'un canal incurvé en
avant et légèrement rétréci à ses deux extrémités ; en
langage obstétrical, on le désigne généralement sous
le nom d'*excavation,* les rétrécissements portent le
nom de détroits.

L'excavation proprement dite est formée, en arrière, par la colonne sacro-coccygienne, haute d'environ 12 cent. et présentant une concavité de 23
à 27 millim. de profondeur ; latéralement, par la surface osseuse qui correspond à la voûte de la cavité
cotyloïde, la face interne de l'ischion et de la tubérosité ischiatique, la face antérieure des grands et petits
ligaments sacro-sciatiques ; en avant, par la face postérieure de la symphyse pubienne, du corps et de la
branche horizontale du pubis, de la branche ischio-
pubienne et de la membrane obturatrice.

Les parois de l'excavation présentent des différences
de hauteur très considérables. La *paroi postérieure*
mesure 12 à 15 cent., les *parois latérales* 10 cent.
environ et la *paroi antérieure* 4 cent. seulement.

Les diamètres de l'excavation à sa partie moyenne
ont tous 12 cent. ; cependant, au niveau des épines
sciatiques, il existe un certain degré de rétrécissement et le diamètre, qui s'étend du sommet d'une
de ces épines à l'autre, diamètre inter-épineux de
Farabeuf et Varnier, ne mesure guère que 10 à 11

cent. ; on a donné, à cette portion rétrécie de l'excavation, le nom de *détroit moyen*.

Sur une pièce sèche, le *détroit supérieur* est formé
en arrière par le *promontoire* (on nomme ainsi la
saillie que fait en avant l'articulation de la dernière
vertèbre lombaire avec la première vertèbre sacrée),
et la partie interne des ailes du sacrum, latéralement,
par la ligne innominée des os iliaques et en avant,
par la crête des branches horizontales du pubis et
par la symphyse pubienne.

Le diamètre antéro-postérieur de ce détroit, diamètre *sacro-pubien*, qui s'étend du milieu du promontoire au bord supérieur de la symphyse, mesure
11 cent. ; le diamètre *transverse*, du point le plus
éloigné de la ligne innominée d'un côté, au point
symétrique du côté opposé, 13 cent. à 13 cent. et
demi ; les diamètres *obliques* mesurés de l'éminence
ilio-pectinée droite à la symphyse sacro-iliaque gauche pour le diamètre *oblique droit*, et de l'éminence
ilio-pectinée gauche à la symphyse sacro-iliaque gauche pour le diamètre *oblique gauche*, ont 12 cent. [1].
Budin fait remarquer que la face postérieure du pubis
étant convexe, il est un point de cette surface qui se
trouve plus rapproché du promontoire que la partie
supérieure du pubis, repère ordinaire; la distance de
ce point au promontoire est d'environ 10 cent. et demi,
ce diamètre est désigné sous le nom de *promonto* ou
sacro-pubien-minimum.

Il est encore un diamètre très important qui appartient en même temps à l'excavation et au détroit supérieur, et qui s'étend de l'angle sacro-vertébral au
sommet de l'arcade pubienne; ce diamètre, que l'on
désigne sous le nom de *sacro-sous-pubien*, mesure
douze centimètres et demi.

1. Ne pas oublier que c'est le point de repère antérieur qui
détermine le nom du diamètre ; le diamètre oblique droit arrive
en avant et à droite du bassin, le diamètre oblique gauche en
avant et à gauche.

Le *détroit inférieur* n'est pas aussi régulier que le supérieur, il présente une saillie postérieure formée par le coccyx, deux saillies latérales. les tubérosités ischiatiques et trois dépressions, dont deux postéro-latérales répondent aux bords concaves des ligaments sacro-sciatiques et la dernière très profonde est formée par l'arcade des pubis (fig. 9).

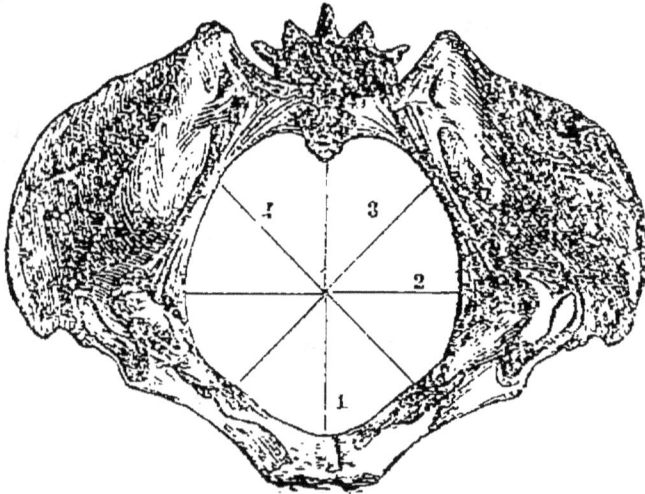

FIG. 9. — Détroit inférieur. — 1, diamètre antéro-postérieur. — 2, diamètre transverse. — 3, 4, diamètre oblique.

Les diamètres de ce détroit mesurent tous 11 cent., cependant, le diamètre *antéro-postérieur* ou *coccy-pubien* peut gagner 1 cent. et 1 cent. et demi, au moment du passage de la tête, par suite de la rétropulsion du coccyx ; les diamètres *obliques* qui s'étendent du milieu des ligaments sacro-sciatiques au milieu de la branche ischio-pubienne du côté opposé, peuvent aussi gagner quelques millimètres, par suite de l'élasticité des ligaments. Le diamètre *transverse*, dirigé d'une tubérosité ischiatique à l'autre, est inextensible.

L'arcade pubienne, enfin, chez la femme bien conformée, est large de 9 cent. et demi à sa base, de 4 cent. à son sommet, et haute de 5 à 6 cent. On voit qu'elle est parfaitement faite pour recevoir la partie de la tête du fœtus qui vient habituellement se dégager sous elle, l'occiput. Les côtés de cette arcade sont même déjetés en dehors, comme si, les os étant mous, l'occiput d'une tête d'enfant à terme avait été pressé fortement sur eux en les poussant d'arrière en avant.

Pendant l'accouchement, le rôle du grand bassin est secondaire, pendant la grossesse, il soutient la matrice, et les parois abdominales lui viennent alors puissamment en aide.

Dans les détroits et l'excavation, il existe une disposition très importante à noter au point de vue de l'accouchement : le grand diamètre du détroit supérieur (13 cent. et demi) qui est transversal, s'amoindrit dans l'excavation, et devient le plus petit au détroit inférieur par suite du rapprochement des parois, tandis que l'antéro-postérieur, qui est le plus petit en haut, devient le plus grand en bas, par suite de la brièveté de la paroi antérieure et de la mobilité du coccyx ; il est donc nécessaire que le fœtus subisse un mouvement de rotation sur son axe pour être expulsé, puisqu'il doit placer ses plus grands diamètres en rapport avec ceux du bassin.

Plans du bassin. — Sous ce nom on désigne en obstétrique des plans fictifs qui, passant par le diamètre antéro-postérieur des détroits ou de l'excavation, toucheraient les points similaires de chaque côté (fig. 11).

Les plans des détroits sont inclinés de haut en bas et d'arrière en avant, mais l'obliquité du détroit supérieur est beaucoup plus considérable que celle du détroit inférieur, ce dernier devient même à peu près horizontal au moment de l'accouchement, par suite du redressement du coccyx ; ces deux plans prolongés se rejoignent environ à 35 *cent.* en avant de la symphyse, ils font avec l'horizontale, le premier, un angle de 66°, le second, un angle de 11°.

Axes du bassin. — Pour obtenir les axes du détroit supérieur et du détroit inférieur, il suffit d'abaisser une perpendiculaire tombant sur le centre des plans de ces détroits. On peut alors constater que les axes du détroit supérieur et du détroit inférieur se croisent vers le milieu de l'excavation. La direction de l'axe du détroit supérieur chez la femme debout est à peu près celle d'une ligne qui irait de

$$\frac{1}{4}$$

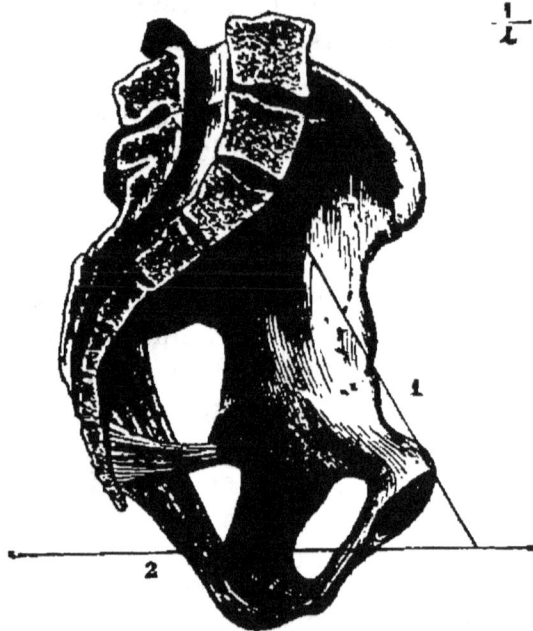

Fig. 10. — Coupe médiane du bassin pour montrer son inclinaison normale. — 1, plan du détroit supérieur. — 2, ligne horizontale.

l'ombilic à la pointe du coccyx; celle de l'axe du détroit inférieur correspond à une ligne qui, partant de l'angle sacro-vertébral, traverserait le périnée un peu en avant de l'anus. Quant à l'axe de l'excavation, Nægele le définit de la façon suivante: une ligne courbe qui dans tout son trajet passe par le milieu de plans plus ou moins nombreux mais également distants les uns des autres et étendus de la partie antérieure à la partie postérieure de l'excavation.

Cet axe subit pendant l'accouchement des modifications importantes. Dans les derniers moments du
travail, en effet, quand la tête fait saillie à la vulve,
le canal pelvien est très allongé par toutes les parties
molles, mais surtout par le périnée énormément
distendu; pour obtenir une appréciation juste de
l'axe pelvien, il faut donc tenir compte de cette portion nouvelle et transitoire du canal (fig. 11).

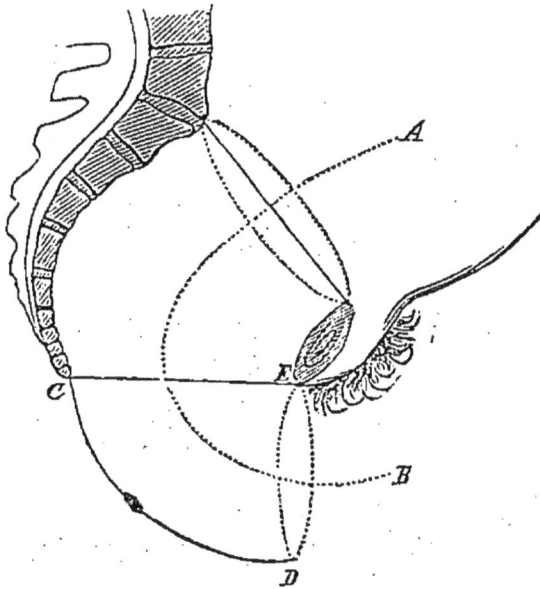

Fig. 11. — Canal vulvo-abdominal au moment du dégagement
de la tête du fœtus. — AB, axe général de l'excavation quand
la tête va franchir la vulve. — CD, périnée presque doublé
par sa distension extrême. — DE, vulve devenue verticale, de
très oblique qu'elle était avant l'arrivée de la tête sur le plancher périnéal.

Pour bien comprendre le mécanisme de la parturition, il faut ne pas perdre de vue cette immense
courbure du canal vulvo-abdominal. Le fœtus, chez
la femme, est obligé pour naître, de suivre la
courbe AB qui part du centre du détroit supérieur,
traverse l'excavation parallèlement à la concavité du
sacrum, passe par le centre du détroit inférieur et

vient aboutir au centre de la vulve, devenue verticale, comme nous venons de le dire, quand la tête
pèse sur le périnée.

Modifications apportées au bassin osseux par les parties molles qui le recouvrent.

Nous ne nous occuperons ici que des parties
molles qui recouvrent la surface interne du bassin
et de celles qui le ferment, par en bas, en formant
ce que l'on a appelé le plancher périnéal.

Dans le grand bassin, les muscles psoas-iliaques,
recouverts par le fascia-iliaca, tapissent la fosse
iliaque interne; le long de leur bord interne, se
trouve l'artère iliaque externe et la veine du même
nom; entre le promontoire et la symphyse sacro-
iliaque, passent l'artère, la veine iliaque primitive et
la partie originaire de l'artère et de la veine iliaque
interne. Le cœcum recouvre, à droite, le muscle
iliaque; à gauche, se trouve l'S iliaque et le commencement du rectum; en avant, la vessie et latéralement, le péritoine. Le nerf crural et le nerf
génito-crural, qui naissent du plexus lombaire,
appartiennent à cette région.

Dans l'*excavation*, les fosses sous-pubiennes sont
remplies par les muscles obturateurs; en arrière de
la symphyse se trouve la vessie recouverte du péritoine. Le sacrum et le coccyx sont recouverts par le
rectum, qui se porte ensuite en avant, pour s'ouvrir
au milieu des parties molles, par l'orifice anal. Le
muscle pyramidal recouvre les parties latérales du
sacrum, en dehors des trous sacrés antérieurs; il est
lui-même recouvert par les branches antérieures
des nerfs sacrés qui y forment le plexus sacré, et
par l'artère et la veine hypogastrique. Enfin, des
lames aponévrotiques tapissent les points de l'excavation, qui ne sont recouverts ni par des muscles,
ni par des viscères.

Plancher périnéal. — Il est constitué, d'après

Dubois et Pajot, par un plan aponévrotique percé de trois ouvertures, anus, vulve et orifice de l'urètre ; on peut le considérer comme formé de deux parties,

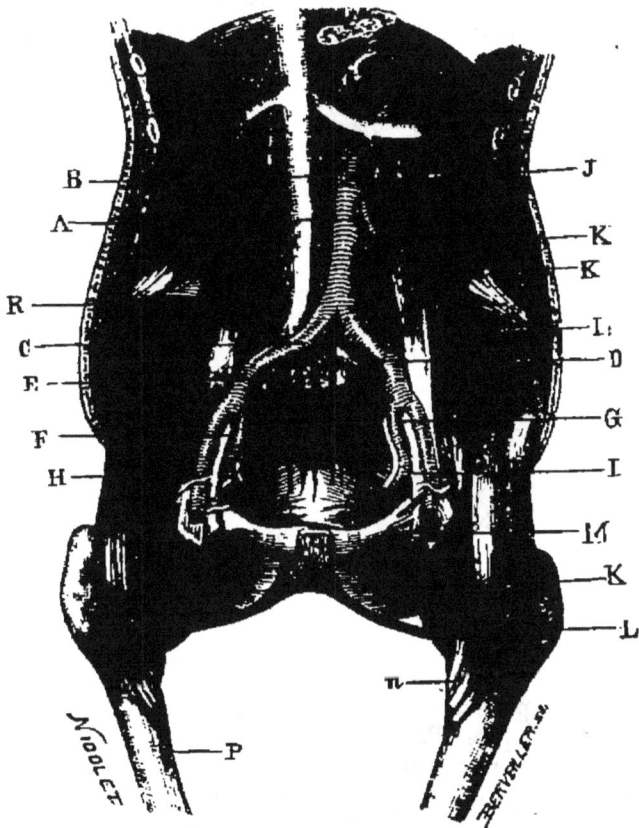

Fig. 12. — Bassin revêtu de ses parties molles. — A, aorte. — B, veine cave inférieure. — C, artère iliaque primitive. — D, veine iliaque primitive. — E, angle sacro-vertébral. — F, artère hypogastrique. — G, veine hypogastrique. — H, artère iliaque externe. — I, veine iliaque externe. — J, carré lombaire. — K K', muscles psoas. — L, muscles iliaques. — M, aponévrose iliaque. — N, tendon du psoas iliaque. — O, obturateur externe. — P, fémur. — Q, grand trochanter. — R, muscles de la paroi abdominale antérieure.

une partie aponévrotique constituée par des lames qui s'unissent entre elles en circonscrivant des loges bien distinctes, et des muscles superposés par couches qui remplissent ces diverses loges. Il faut y joindre des vaisseaux et des nerfs importants.

En allant de dedans en dehors, on rencontre d'abord l'aponévrose pelvienne supérieure (fig. 13) qui forme une sorte de diaphragme inférieur et

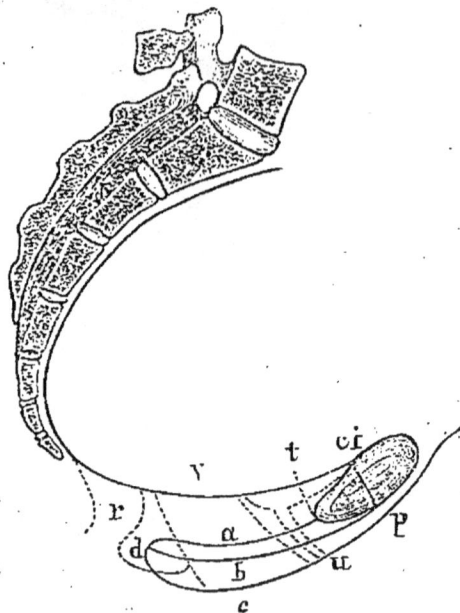

Fig. 13. — Aponévrose du périnée. Coupe verticale antéro-pos-térieure (d'après Pajot). — *a b c*, aponévroses profonde, moyenne et superficielle du périnée. — *r*, rectum. — V, vagin. — *u*, urèthre. — P, pubis. — *ci*, insection de l'apo-névrose pelvienne supérieure au pubis. — *t*, insertion de l'aponévrose périnéale du pubis. — *d*, bord postérieur de l'aponévrose périnéale profonde se confondant avec le bord postérieur des aponévroses périnéales moyenne et superficielle.

tapisse toute la paroi du bassin, sauf la moitié supé-rieure de la demi-circonférence antérieure ; elle se confond en avant avec l'aponévrose des parois abdo-minales, latéralement avec celle des muscles ilia-ques ; en arrière, avec l'aponévrose lombo-iliaque. Elle se dédouble en deux feuillets au niveau du bord supérieur du grand trou sciatique ; ces deux feuil-lets se recourbent presque à angle droit pour cons-

tituer une cloison transversale qui limite deux loges,
l'une postérieure plus petite, l'autre antérieure plus
grande. Cette aponévrose est traversée, d'arrière en
avant, par le rectum, le vagin et la vessie, dont le
bas-fond forme une légère saillie au-dessous d'elle.

Les autres aponévroses périnéales n'occupent que
la moitié antérieure du détroit inférieur; elles sont
au nombre de trois, *profonde, moyenne* et *superficielle*, superposées les unes aux autres et forment de

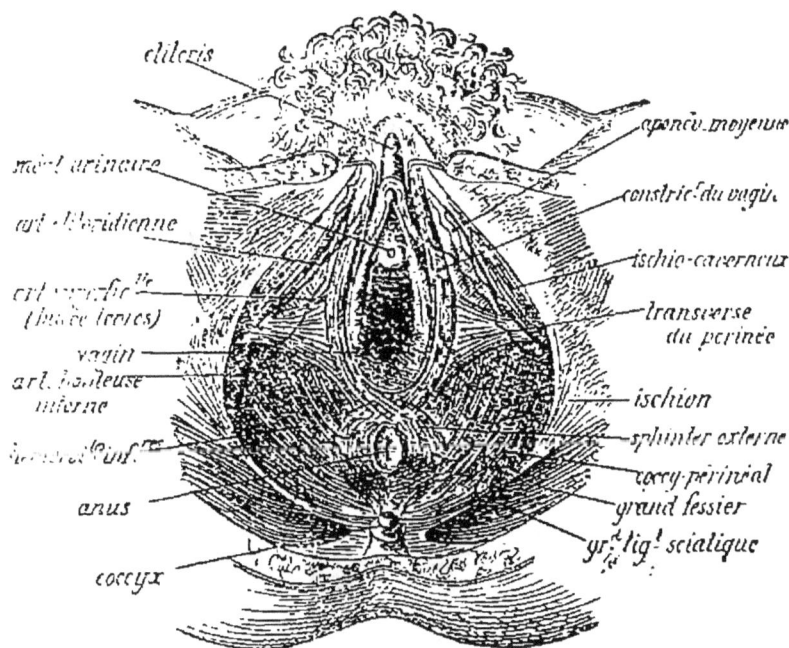

Fig. 14. — Muscles du périnée chez la femme.

véritables loges par la réunion de leur bord postérieur; elles sont traversées par le vagin et l'urètre
(fig. 13). Les muscles du périnée sont : le releveur de
l'anus, l'ischio-coccygien, le sphincter de l'anus, le
constricteur du vagin, les tranverses du périnée,
l'ischio-caverneux et, enfin, les fibres coccygiennes
et sacrées du grand fessier.

Le péritoine forme la partie la plus profonde du

plancher périnéal et recouvre l'aponévrose pelvienne, dont il est séparé par du tissu cellulaire. Nous signalerons enfin, à la pointe du coccyx, un petit corps, découvert par Luschtka, gros comme un pois, constitué par un entrelacement de petits vaisseaux, vraisemblablement des branches spinales rudimentaires de l'artère sacrée moyenne.

A l'état de repos, l'étendue du plancher périnéal est d'environ 7 cent., 3 à 4 cent. du coccyx à l'anus, 3 cent. à 3 cent. 1/2 de l'anus à la commissure postérieure de la vulve; c'est à cette partie que l'on donne en obstétrique le nom de *Périnée* proprement dit. Quand il est distendu, comme au moment où la tête va franchir la vulve, le périnée acquiert de 12 à 15 cent. de longueur.

Il a pour usages principaux : d'abord, de ralentir l'expulsion du fœtus et d'empêcher la femme d'accoucher debout par surprise; puis, comme l'a si bien démontré P. Dubois, de forcer la tête à se tourner l'occiput en avant (3e temps du mécanisme de l'accouchement par le vertex).

En résumé, par suite de la présence des parties molles, tous les diamètres du bassin se trouvent plus ou moins diminués; au détroit supérieur, le psoas fait perdre environ 0,015 millim. au diamètre transverse et le ramène à 12 cent.; les diamètres obliques perdent 4 à 5 millim. par suite de la présence des muscles pyramidaux et obturateurs; la vessie et le rectum font également perdre 4 à 5 millim. au diamètre antéro-postérieur.

Dans l'excavation, tous les diamètres perdent environ 5 millim.

Quant au détroit inférieur, il est complètement transformé par la présence des parties molles et au moment de l'expulsion, comme le fait remarquer le professeur Pajot, alors que la présentation a distendu le plancher périnéal, le bassin représente un canal dont l'orifice supérieur est bien toujours au détroit supérieur, mais dont l'orifice inférieur est à la vulve et non au détroit inférieur.

Ampliation presque nulle du bassin par le jeu des symphyses.

Nous avons dit que les os du bassin s'articulaient entre eux par des symphyses, il ne faudrait pas cependant en conclure, qu'ils sont condamnés à une immobilité absolue; ces os jouissent au contraire, vis-à-vis les uns des autres, d'une certaine mobilité, appréciable surtout pendant la grossesse, par suite du ramollissement des tissus fibreux qui unissent les surfaces articulaires; mais cette mobilité ne fournit rien ou presque rien à l'ampliation du bassin pendant l'accouchement.

La seule des articulations du bassin qui fournit réellement à son ampliation est l'arthrodie *sacrococcygienne* qui permet au sommet du coccyx de se porter assez en arrière pour faire gagner 1 cent., et plus, au diamètre antéro-postérieur de ce détroit inférieur.

Particularités du bassin suivant la taille, le sexe et les races.

Il n'existe pas de relations constantes entre la stature des femmes et le développement du bassin.

De ce que les petites femmes, régulièrement conformées du reste, accouchent, en général, plus facilement que les grandes, on en a conclu que la largeur du bassin devait être en raison inverse de la hauteur totale du corps. Mais c'était là une mauvaise interprétation du fait; suivant nous, la largeur du bassin n'est pas plus grande chez les petites femmes que chez les grandes. C'est la hauteur du sacrum et des os iliaques surtout qui est plus petite chez les premières que chez les secondes; de là une différence de longueur dans le canal. Or, de deux canaux courbes d'égale largeur, n'est-ce pas le plus court qui sera traversé le plus rapidement? Et puis, n'y a-t-il pas encore une raison à faire valoir pour expliquer l'accouchement généralement plus facile chez les petites femmes ? Est-ce que leurs fœtus ne sont pas en réalité un peu moins gros que ceux des femmes de haute taille?

Chez l'homme, les dimensions transversales du bassin sont moindres, et les dimensions verticales plus grandes que chez la femme. Le grand bassin est moins évasé, les crêtes iliaques plus contournées, la symphyse plus haute, les branches ischio-pubiennes moins renversées en dehors, l'arcade pubienne est plus aiguë, les ischions sont plus rapprochés, la courbure du sacrum est en général moins prononcée ; enfin le trou sous-pubien est ovalaire tandis qu'il est triangulaire chez la femme ; ce dernier caractère est à peu près le seul qui soit constant.

Les différences du bassin dans les races humaines sont assez peu considérables, et pour les apprécier, il faut, comme le fait observer le professeur Pajot, comparer les bassins aux deux extrémités de l'échelle humaine.

Dans toutes les races, les dimensions du diamètre transversal sont plus grandes que celles du diamètre antéro-postérieur, et l'on ne saurait établir de comparaison sérieuse entre le bassin dans l'espèce humaine et cette partie du squelette chez les animaux.

APPAREIL GÉNITAL DE LA FEMME.

Les organes qui constituent l'appareil de la génération chez la femme, peuvent être divisés en organes génitaux *internes* et organes génitaux *externes*.

Le premier groupe est constitué par les *ovaires*, l'*utérus* et *ses ligaments*, les *trompes* et le *vagin* (fig. 15).

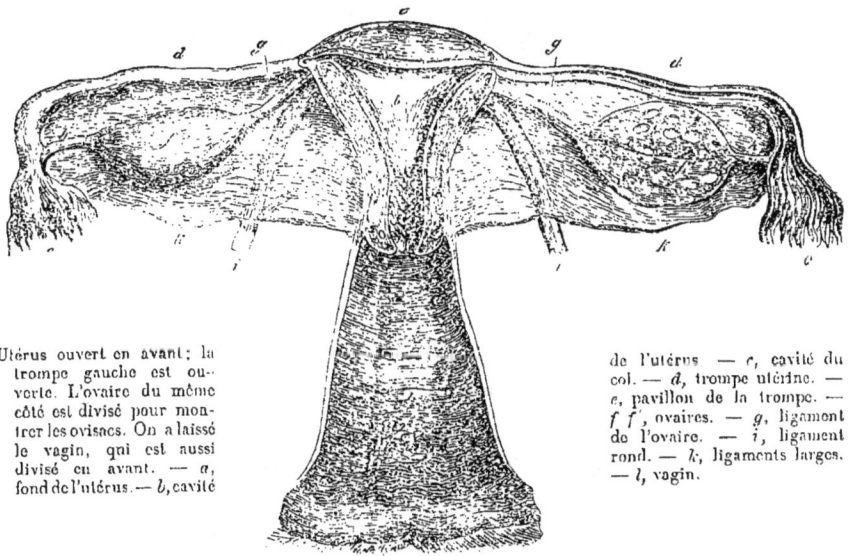

Utérus ouvert en avant; la trompe gauche est ouverte. L'ovaire du même côté est divisé pour montrer les ovisacs. On a laissé le vagin, qui est aussi divisé en avant. — *a*, fond de l'utérus. — *b*, cavité de l'utérus — *c*, cavité du col. — *d*, trompe utérine. — *e*, pavillon de la trompe. — *f f'*, ovaires. — *g*, ligament de l'ovaire. — *i*, ligament rond. — *k*, ligaments larges. — *l*, vagin.

Fig. 15. — Organes génitaux internes

Le second par l'*appareil vulvaire* auquel on peut joindre les *mamelles*, que l'on considère à juste titre comme des annexes de l'appareil génital.

Ovaires. — Au nombre de deux, les ovaires sont situés dans l'aileron postérieur du ligament large, sur les côtés de l'utérus, leur analogie avec le testicule les a fait désigner sous le nom de *testes muliebres*.

Les ovaires suivent les déplacements des organes auxquels ils sont attachés et en particulier ceux de l'utérus (fig. 15).

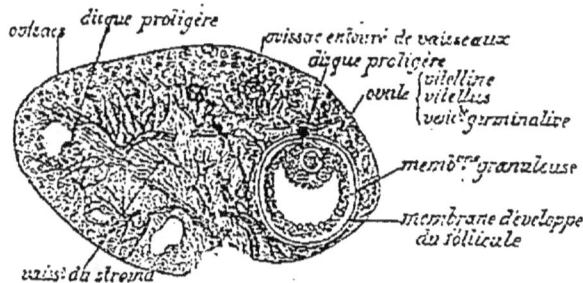

Fig. 16. Coupe de l'ovaire.

Leur direction est transversale, leur poids de 6 à 8 grammes et leurs dimensions sont environ de 38 millim. dans le sens transversal, 18 millim. dans le sens vertical, 15 millim. dans le sens antéro-postérieur. Ils ont à peu près la forme d'une amande, leur face supérieure regarde en avant et leur face inférieure en arrière, leur bord supérieur est en même temps postérieur, tandis qu'au contraire leur bord inférieur est antérieur.

Les ovaires sont reliés aux organes voisins par trois ligaments: 1° un interne ou *utéro-ovarien;* 2° un externe, *tubo-ovarien*, formé par une des franges du pavillon de la trompe; 3° un ligament postérieur formé de fibres musculaires décrites pour la première fois par Rouget, et désigné par lui sous le nom de *ligament rond postérieur*.

Structure de l'ovaire. — Ce n'est que depuis 1862,

grâce aux travaux de Schrœw et de Sappey, que l'on possède des notions exactes sur la structure de l'ovaire ; cet organe se compose du *bulbe* et de la *couche ovigène*.

Le *bulbe*, que l'on désignait autrefois sous le nom de portion spongieuse de l'ovaire, est uniquement composé de fibres musculaires, de fibres conjonctives, de vaisseaux sanguins et lymphatiques et de nerfs ; il occupe le centre de l'organe, et sert de support à la *couche ovigène*.

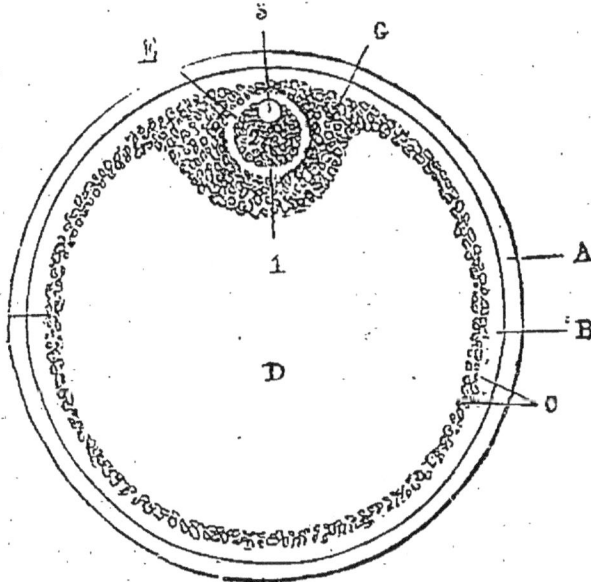

FIG. 17. — Follicule de de Graaf. — A, membrane externe du follicule. — B. sa couche interne. — C, membrane granuleuse. — D, cavité du follicule. — E, ovule. — G, cumulus proligère : 1, membrane vitelline ; 2, vitellus ; 3, vésicule germinative.

La *couche ovigène* est la partie essentielle de l'ovaire, elle est placée à la périphérie de l'organe et mesure environ un millimètre d'épaisseur ; elle est égale et lisse avant la puberté, devient plus tard inégale par suite de cicatrices correspondant aux époques menstruelles. Elle se compose en allant de dehors en dedans : 1° d'une couche épithéliale formée d'une

seule couche de cellules prismatiques (endothelium);
2° d'une trame de tissu conjonctif servant de soutien ; 3° des *vésicules ovariennes* désignées encore
sous le nom d'ovisacs, de vésicules de de Graaf ; 4°
de vaisseaux et de nerfs.

Les *vésicules ovariennes*, bien décrites pour la première fois par de Graaf, sont extrêmement nombreuses, et Sappey en admet plus de 700,000 pour
les deux ovaires (fig. 17).

La vésicule de de Graaf est formée 1° par une enveloppe de tissu conjonctif ; 2° par une couche de
petites cellules arrondies, pourvues de noyaux,
(membrane granuleuse). Dans le point le plus voisin
de la surface de l'ovaire, ces cellules forment un
amas, et constituent le *cumulus* ou *disque proligère ;*
c'est au centre de ce disque que se trouve l'*ovule ;*
3° d'un liquide clair assez analogue au liquide
amniotique. Telle est la constitution de la vésicule de de Graaf arrivée à la maturité. Avant la
puberté, ou dans les vésicules dont l'évolution n'est
pas commencée, le liquide fait défaut, et la cavité du
follicule est remplie de cellules arrondies au milieu
desquelles se trouve l'ovule.

L'*ovule* a été découvert par de Baer en 1827, son diamètre à l'état de maturité est de $0^{mm}01$ à $0^{mm}02$., il
se compose de 3 parties : 1° une membrane d'enveloppe amorphe, lisse au sortir de la vésicule mais se
hérissant bientôt de villosités, *membrane vitelline ;*
2° un liquide granuleux, analogue au jaune d'œuf
des oiseaux, le *vitellus ;* 3° une vésicule à parois
amorphes, transparente, très fragile et contenant un
liquide d'une extrême limpidité, *vésicule germinative.*
Dans cette vésicule, Wagner a observé un corpuscule
particulier auquel il a donné le nom de *tache germinative.*

Babbiani a décrit, dans l'ovule de la femme, sous
le nom de *vésicule embryogène,* un corpuscule particulier, signalé avant lui dans certaines espèces ani-

males, araignées, grenouilles, crustacés, oiseaux, etc., par divers observateurs, et auquel il fait jouer un rôle important dans la fécondation.

Utérus. — Considéré par les anciens comme l'organe essentiel de la fécondation, l'utérus aujourd'hui n'est plus regardé que comme l'organe de la *gestation* et l'agent principal de la *parturition*.

Il est situé dans l'excavation, entre la vessie et le rectum ; chez les multipares, lorsque la vessie est vide, sa direction est sensiblement celle de l'axe du détroit supérieur, c'est-à-dire qu'il est dirigé de haut en bas et d'avant en arrière ; il est recouvert à sa partie supérieure par l'intestin grêle, uni inférieurement avec le vagin (fig. 15) et maintenu latéralement par des ligaments larges. Sa forme est celle d'une petite poire aplatie ; un étranglement, situé un peu au-dessous de sa partie moyenne, le divise en deux parties, le *Corps* et le *Col*.

L'utérus jouit d'une certaine mobilité dans tous les sens, cependant ses mouvements de latéralité sont très peu considérables et, en dehors de l'état de grossesse, sa situation est surtout modifiée par la vacuité ou la réplétion de la vessie.

Les dimensions de l'utérus vide varient un peu chez la vierge, la nullipare, la multipare et après la ménopause ; ces différences ne sont pas très considérables et on peut admettre comme moyennes les dimensions suivantes : hauteur, 6 cent. ; largeur, 4 cent. ; épaisseur, 2 cent. Le rapport du corps au col est environ 32/28 chez les vierges et 40/20 chez les multipares.

La surface extérieure du corps de l'utérus présente à considérer deux faces, trois bords et une extrémité inférieure.

La face *antérieure*, lisse, un peu convexe, est en rapport avec la vessie ; elle est tapissée dans toute son étendue par le péritoine, qui descend même jusque sur le tiers supérieur du col, puis remonte vers la vessie en formant le cul-de-sac *vesico-utérin*. La face *postérieure* est plus convexe que la précédente; elle est en rapport avec le rectum; elle est également tapissée par le péritoine qui descend plus bas qu'en avant, et recouvre non seulement toute la portion sus-vaginale du col, mais encore une petite étendue du vagin; en se réfléchissant sur le rectum, le péritoine forme le cul-de-sac *recto-utérin*.

Le bord *supérieur*, très épais, est arrondi d'avant en arrière, et presque rectiligne transversalement; il s'étend d'une trompe à l'autre et est en rapport avec les circonvolutions de l'intestin grêle (fig. 18).

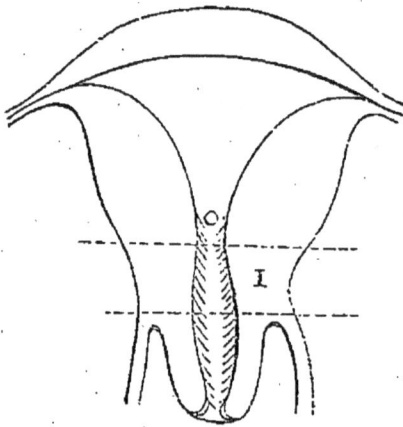

Fig. 18. — Utérus coupé transversalement pour montrer sa forme et
les dimensions relatives de ses
deux cavités (corps et col).

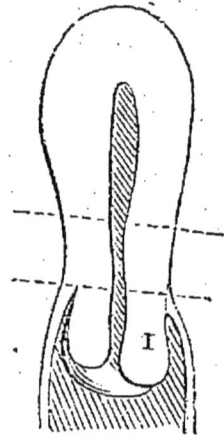

Fig. 19. — Utérus coupé
d'avant en arrière, et vu
par son côté droit avec
son inclinaison naturelle.

Les bords *latéraux* (fig. 18), convexes d'avant en arrière sont légèrement concaves de haut en bas; ils donnent insertion aux ligaments larges.

Les *trompes* pénètrent dans l'utérus au niveau des angles formés par la jonction du bord supérieur avec les bords latéraux.

L'extrémité inférieure du corps se continue avec le col.

Surface extérieure du col. — Le col a la forme

d'un cylindre très légèrement aplati d'avant en arrière et un peu plus renflé à sa partie moyenne qu'à ses deux extrémités ; sa longueur est de 26 à 30 millimètres. — Le *vagin* s'insère sur le col à l'union de son tiers moyen avec son tiers inférieur et le divise en deux portions, une portion *sus-vaginale* et une portion *vaginale* (fig. 18 et 19).

La portion sus-vaginale a dix-huit ou vingt millimètres de hauteur ; le péritoine la tapisse en avant dans son tiers supérieur et la recouvre complètement en arrière en la séparant du rectum ; en avant, dans la partie non recouverte par le péritoine, elle adhère à la vessie par du tissu conjonctif lâche, les bords de la portion sus-vaginale du col répondent à la partie inférieure des ligaments larges.

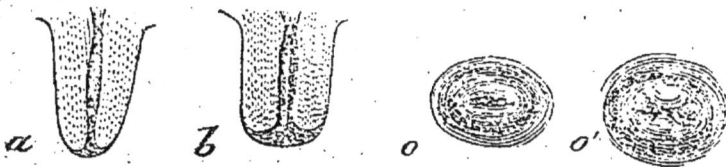

FIG. 20. — Différence du col de l'utérus et de son orifice externe suivant que la femme a eu ou non des enfants.
a. Forme du col utérin chez la femme qui n'a jamais eu d'enfants
b.   —   —   qui a eu des enfants.
o. Orifice externe du col chez la femme qui n'a pas eu d'enfants.
o'   —   —   qui a eu des enfants.

La portion *vaginale* fait dans le vagin une saillie d'environ 1 cent., elle a la forme d'un cône présentant à son sommet un orifice limité par deux lèvres, une antérieure, l'autre postérieure.

Il existe chez la *nullipare* et chez la *multipare* des différences notables dans le col, ces différences sont surtout marquées dans la portion vaginale, que l'on désigne aussi sous le nom de *museau de tanche* à cause de la forme qu'elle affecte (fig. 20).

Chez la *nullipare*, le museau de tanche est conique, son orifice est linéaire. Chez la *multipare* il est cylindrique ou en forme de massue, il est plus court, l'orifice est plus large, plus irrégulier, les lèvres sont inégales, bosselées, présentent des dépressions correspondant aux cicatrices des déchirures qui ont eu lieu pendant l'accouchement, ces déchirures s'observent surtout au niveau des commissures du col et plus souvent à gauche qu'à droite.

Surface interne de l'utérus. — La cavité du corps est triangulaire, elle est limitée par trois bords et deux faces aplaties appliquées l'une sur l'autre ; les bords sont convexes en dedans chez la nullipare, rectilignes chez la multipare. Les angles supérieurs de la cavité du corps représentent un canal infundibuliforme au sommet duquel s'ouvre la trompe ; l'angle inférieur correspond à l'isthme de la cavité utérine (fig. 18).

Les parois sont plus épaisses sur les côtés, 12 millim. ; au fond elles ne mesurent que 10 millim., et 8 millim. seulement au niveau de l'embouchure des trompes.

La cavité du col a la forme d'un canal renflé à sa partie moyenne, on lui considère deux parois, deux bords et deux orifices. On remarque sur chaque paroi deux saillies longitudinales d'où partent des saillies secondaires ascendantes et obliques, arbres de vie ; ces saillies ne se correspondent pas, mais s'emboitent réciproquement, elles se prolongent jusqu'à la partie supérieure de la cavité du col et la bouchent. Les bords sont concaves en dedans.

L'orifice interne du col est plutôt un canal intermédiaire entre la cavité du col et celle du corps qu'un véritable orifice, il mesure en effet 5 millim. de longueur, parfois davantage, aussi le désigne-t-on souvent sous le nom d'*isthme* de l'utérus ; il est aplati d'avant en arrière. L'orifice externe est celui du museau de tanche précédemment décrit.

Structure de l'utérus. — En allant de dehors en dedans, on trouve :

1° Une tunique externe, *péritonéale*, plus adhé-

rente au fond que sur les bords et sur le col ; les
feuillets antérieurs et postérieurs s'adossent sur les
parties latérales de l'utérus pour former les *ligaments
larges*, puis se recourbent en avant et en arrière
pour former les culs-de-sac *vésico-utérin* et *recto-
utérin* ;

2° Une couche moyenne de nature *musculaire* ;
mais en dehors de l'état de grossesse, le tissu en est
tellement dense et serré qu'il ressemble presque à
du tissu fibreux.

Sous l'influence de la gestation, ce tissu subit une
modification complète, non seulement les fibres
musculaires augmentent en nombre et en dimension, mais elles se modifient aussi dans leur aspect
et tendent à perdre leur caractère de fibres lisses
pour prendre l'aspect de fibres striées. Étudiées sur
un utérus gravide, les fibres musculaires peuvent
être divisées en trois couches : *a*, une couche externe
se subdivisant elle-même en deux plans, l'un superficiel formé de fibres *longitudinales* se recourbant en
anses sur le fond de l'utérus, l'autre un peu plus
profond formé de fibres *transversales* (fig. 21) ; *b*, une
couche moyenne à peu près inextricable, constituée
par des bandelettes musculaires entrecroisées et
recourbées dans tous les sens, formant autour des
vaisseaux de véritables sphincters. Les artères pourvues d'une gaine celluleuse peuvent glisser dans ces
anneaux musculaires ; les veines, réduites à leur
membrane interne, leur sont adhérentes. Cette
couche moyenne n'existe que dans le corps de l'utérus, le col en est dépourvu ; *c*, une couche interne
qui présente beaucoup d'analogie avec la couche externe ; elle est constituée à la face postérieure par
un faisceau triangulaire étendu d'une trompe à
l'autre et se prolongeant en bas jusqu'au niveau du
col ; ce faisceau est formé de fibres transversales qui
se redressent et s'entrecroisent avec celles du côté
opposé ; sur la face antérieure, il existe un faisceau

triangulaire analogue mais moins prononcé. A l'orifice des trompes les fibres musculaires de la couche
interne disposées en anneaux concentriques forment, suivant l'expression de Leroy et Calza de
véritables muscles orbiculaires.

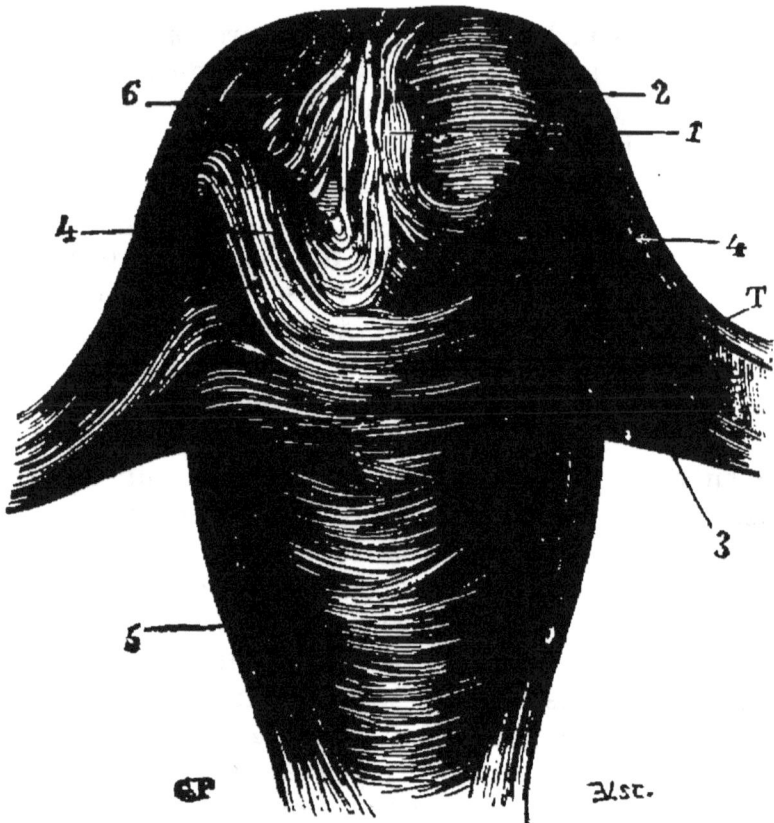

Fig. 21. — Surface antérieure de l'utérus. Couche superficielle.
— 1, ligament rond. — T, trompe. — 1, faisceau médian.—
2, fibres transversales. — 3, fibres du ligament rond qui
viennent s'épanouir sur la face antérieure de l'utérus. —
4, fibres provenant de la partie postérieure du ligament rond,
qui se recourbent en draperie avant de gagner le faisceau
médian. — 5, fibres du col utérin. — 6, fibres obliques.

Au col, les fibres de la couche externe ne descendent guère plus bas que l'intertion du vagin, et
le museau de tanche est presque uniquement formé

par la couche interne. Au niveau de l'orifice interne, se trouve un anneau musculaire saillant, limitant la cavité du corps et du col ; la couche musculaire interne du col se compose de fibres verticales qui constituent l'*arbre de vie*, et de fibres transversales entrelacées formant des anneaux incomplets, surtout accusés au niveau de l'orifice externe.

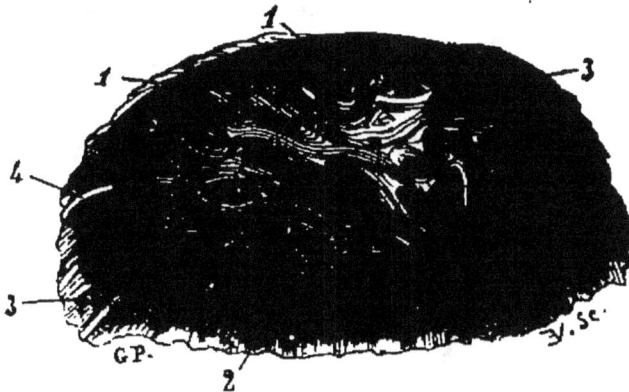

Fig. 22. — Couche moyenne du tissu utérin appartenant au fond de l'organe, sur lequel était inséré le placenta. — Les faisceaux entre-croisés forment autour des vaisseaux des anses ou des anneaux qui les étreignent. — 1, sinus. — 2, faisceaux appartenant à la couche interne. — 3, couche superficielle disséquée. — 4, trompe.

Le rôle physiologique des fibres musculaires de l'utérus découle de leur disposition.

Les couches interne et externe, composées de fibres longitudinales et transversales, ont pour mission l'expulsion du fœtus, elles sont en antagonisme avec les fibres circulaires du col et favorisent la dilatation ; la couche moyenne agit sur la circulation ;

3° Autrefois contestée, la tunique interne ou muqueuse a été mise hors de doute par les travaux de Coste et de Charles Robin, elle présente des caractères différents au corps et au col.

a. Muqueuse du corps. — Elle est blanchâtre,

légèrement rosée, mesure d'après Charles Robin
1 millim. d'épaisseur environ, 2 millim. d'après

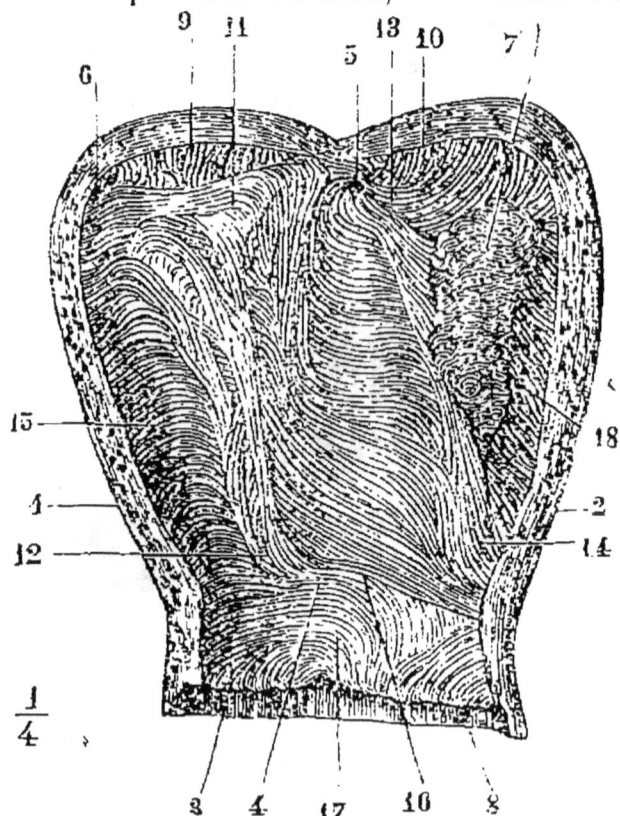

FIG. 23. — Fibres musculaires de la face interne de l'utérus. —
1, coupe de l'utérus suivant son bord droit : sa paroi postérieure. — 2, sa paroi antérieure. — 3, orifice externe du col.
— 4, orifice interne du col. — 5, orifice utérin de la trompe
gauche. — 6, orifice de la trompe droite. — 7, insertion du
placenta sur la paroi antérieure de la cavité utérine. — 8,
vagin. — 9, fibres verticales. — 10, les mêmes se recourbant
sur le fond de l'utérus et sur la face antérieure. — 11, faisceau transversal allant d'une trompe à l'autre. — 12, origine
du faisceau triangulaire de la paroi postérieure. — 13, portion
du faisceau triangulaire de la paroi antérieure. — 14, son
origine. — 15, fibres transversales au niveau de l'orifice
interne du col. — 17, fibres du col. — 18, sinus veineux
(Hélie de Nantes).

Sappey; elle s'amincit à mesure que l'on s'approche
des trompes où elle ne mesure plus qu'un demi-

millimètre. Elle ne présente ni papilles, ni villosités, mais est criblée d'orifices de glandules. La muqueuse utérine est intimement unie à la couche musculaire et se compose, en allant de dedans en dehors, d'une couche épithéliale à cellules cylindriques à cils vibratiles dont les mouvements s'accomplissent de dehors en dedans.

Au-dessous de cette couche se trouve la couche muqueuse proprement dite, composée, d'après Charles Robin, de tissu conjonctif-embryonnaire, de cellules spéciales analogues à celles de l'ovisac, d'une matière amorphe, de glandes, de vaisseaux et de nerfs. Les glandes de la muqueuse du corps sont des glandes en tubes, rectilignes dans la moitié de leur longueur et légèrement flexueuses en approchant du fond.

b. La *muqueuse du col*, plus ferme, plus blanche, est moins épaisse que la précédente, elle est recouverte d'un épithélium à cils vibratiles dans sa partie supérieure et d'un épithélium pavimenteux dans le voisinage de l'orifice externe ; dans le reste de son étendue, par un épithélium caliciforme. La couche profonde est formée de glandes et de tissu conjonctif. Les glandes sont des glandes en grappe qui s'ouvrent par un conduit unique au milieu des sillons de l'arbre de vie. L'oblitération de ces orifices glandulaires est le point de départ des petits kystes désignés sous le nom d'œufs de Naboth, qui les avait pris pour des ovules tombés du corps dans la cavité du col.

Vaisseaux. — L'utérus est irrigué par six artères :

Deux artères utérines, branches de l'hypogastrique ; deux artères utéro-ovariennes, branches de l'aorte ; deux artères qui occupent les ligaments ronds et viennent de l'épigastrique.

Les *veines* suivent en général le trajet des artères ; elles sont très développées pendant la grossesse et réduites à leur tunique interne ; dans le tissu utérin, elles prennent le nom de *sinus*, et se jettent, les veines *utérines* dans le plexus hypogastrique, les veines *utéro-ovariennes* à droite dans la veine cave, à gauche dans la veine rénale ; les autres veines se jettent dans les épigastriques ou les iliaques externes.

D'après Léopold, les *lymphatiques* forment trois couches, une couche sous-séreuse, une couche musculaire et une couche muqueuse ; ces trois couches forment, pour ainsi dire, trois plexus superposés et communiquant ensemble.

Les lymphatiques de la muqueuse ne sont pas, à proprement parler, représentés par des vaisseaux, mais bien par un système de vacuoles communiquant entre elles et reliées au réseau musculaire par une foule de troncs. Cependant, d'après Poirier, les vaisseaux lymphatiques existeraient réellement, mais ils seraient très fragiles et ne pourraient être injectés directement.

Lucas Championnière a signalé la présence d'un ganglion au-dessus du cul-de-sac vaginal à l'union du corps et du col.

Les *nerfs* proviennent du plexus ovarique.

Ligaments de l'utérus (fig. 15). — Ils sont au nombre de huit :

1° Deux ligaments *larges* qui sont formés par l'adossement des deux feuillets du péritoine qui enveloppe l'utérus ; ils divisent le petit bassin en deux loges : dans la loge antérieure se trouve la vessie, dans la loge postérieure le rectum. Leur bord supérieur présente trois replis ou *ailerons* ; l'aileron *antérieur* contient le *ligament rond*, l'aileron *moyen*, qui en même temps est supérieur, contient la *trompe* et l'aileron *postérieur*, l'ovaire. Au niveau du bord inférieur, les feuillets se dédoublent et se recourbent, l'un en avant sur la vessie, l'autre en arrière sur le rectum.

Le *corps de Rosenmuller*, vestige du corps de Wolf, est logé dans l'aileron moyen ;

2° Deux ligaments *vesico-utérins* très peu prononcés formés par la réflexion du péritoine sur la vessie et quelques fibres musculaires qui accompagnent le repli péritonéal.

3° Deux ligaments *utéro-sacrés* plus marqués que les précédents, formés de fibres musculaires qui partent de la face postérieure de l'utérus et vont s'insérer aux parties latérales des troisième et quatrième vertèbres sacrées, en soulevant légèrement le péritoine.

4° Deux ligaments *ronds* qui naissent des parties supérieures et antérieures de l'utérus au-dessous des trompes se dirigent vers l'orifice abdominal du canal inguinal, et se terminent en partie sur la paroi postérieure de ce canal, en partie à l'épine du pubis ; une partie des fibres musculaires franchit le canal et va se perdre dans les grandes lèvres. Le ligament rond est logé dans l'aileron antérieur du ligament large, il contient des fibres musculaires lisses venant de l'utérus, et des fibres striées venant du transverse ; une artère se rendant à l'utérus en occupe le centre ; le péritoine accompagne le ligament rond jusqu'à l'orifice inguinal interne chez l'adulte ; chez le fœtus il l'accompagne jusqu'à son extrémité, en formant un diverticulum particulier connu sous le nom de *canal de Nuck*.

Les ligaments ronds ramènent l'utérus en avant après la déplétion de la vessie ; Thevenot leur fait jouer un rôle important dans l'accommodation du fœtus.

Trompes. — Les trompes ou oviductes sont logées dans l'aileron moyen, elles ont été ainsi nommées par Fallope qui les a comparées à une trompette ; elles pénètrent dans l'utérus au niveau des angles supérieurs de cet organe, en arrière du ligament rond (fig. 15), elles ont environ 12 cent. de longueur et vont en s'élargissant en s'éloignant de l'utérus ; leur extrémité libre présente un évasement brusque qui constitue le *pavillon* de sa trompe et

présente à son centre l'orifice externe. — Rectilignes
dans le voisinage de l'utérus, elles sont flexueuses
dans le reste de leur trajet et décrivent dans leur
moitié externe une courbe dont la concavité regarde
en arrière, en dedans et en bas. La circonférence du
pavillon est profondément découpée et présente des
franges irrégulières ; une de ces franges, creusée en
gouttière, est fixée à l'extrémité externe de l'ovaire
et constitue le *ligament tubo-ovarien*.

La trompe se compose de : 1° une tunique externe
séreuse formée par le péritoine, qui n'enveloppe que
les trois quarts de la circonférence de la trompe et
se termine sur le bord libre des franges.

2° Une tunique moyenne, musculaire, formée de
deux couches, l'une superficielle formée de fibres
longitudinales, l'autre profonde constituée par des
fibres circulaires formant dans le voisinage de l'orifice externe un véritable sphincter.

3° Une tunique muqueuse qui offre de nombreux
plis longitudinaux qui ne disparaissent pas par l'insufflation ; ces plis se continuent jusqu'à l'extrémité
des franges. Elle est tapissée par un épithélium à
cils vibratiles dont les mouvements ont lieu du pavillon vers l'utérus. Les artères flexueuses et hélicines
proviennent de l'utéro-ovarienne, les lymphatiques
se jettent dans les ganglions lombaires. Les nerfs
très nombreux viennent du plexus utéro-ovarique.

Vagin (fig. 24). — Le vagin est un conduit mus-
culo-membraneux qui établit la communication entre
l'utérus et la vulve ; sa longueur, mesurée d'après
une ligne qui suivrait son axe, serait environ de 12
cent. d'après Pajot.

Le vagin est en rapport en avant avec la vessie et
l'urètre, en arrière dans sa partie supérieure avec
le péritoine, et dans toute son étendue avec le rectum dont il est séparé par la cloison recto-vaginale,
cloison celluleuse qui va en s'épaississant jusqu'à
l'anus où elle mesure 3 cent. environ.

Les parties latérales du vagin correspondent, en allant de haut en bas, aux ligaments larges, à l'aponévrose pelvienne supérieure, au releveur de l'anus, aux aponévroses périnéales profonde et moyenne, au constricteur du vagin, au bulbe et à la glande vulvo-vaginale.

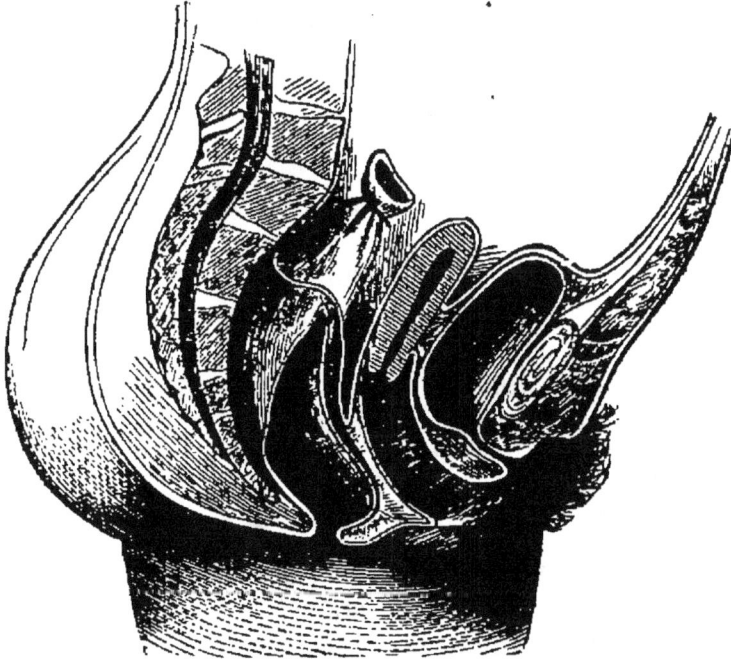

Fig. 24. — Organes génito-urinaires de la femme (coupe antéropostérieure) ; rapports du péritoine avec l'utérus et le vagin.

La cavité du vagin est comblée à l'état normal par l'adossement de ses parois antérieure et postérieure ; elle est plus étroite près de l'orifice vulvaire et va en s'élargissant jusqu'à l'utérus ; ses dimensions transversales varient de 3 à 4 centimètres chez les vierges, de 6 à 7 centimètres chez les multipares. La surface intérieure du vagin présente en avant et en arrière sur la ligne médiane deux saillies longitudinales, *colonnes du vagin*, et de chaque côté, des saillies transversales, *rides du vagin*, plus volumineuses chez les vierges que chez les femmes mariées, les multipares surtout. Ces saillies sont formées par de grosses papilles saillantes disposées en séries linéaires.

L'extrémité supérieure du vagin se fixe, au pourtour du col utérin, à l'union du tiers inférieur avec les deux tiers supérieurs, et forme en se repliant les culs-de-sac antérieur, postérieur, et latéraux; son extrémité inférieure fait saillie entre les petites lèvres et présente un orifice de forme variable et plus ou moins étroit (Budin)[1].

Le vagin se compose :

1° D'une *couche externe* cellulo-fibreuse, très mince, et qui adhère aux parties voisines.

2° D'une *couche moyenne* musculaire, formée de fibres longitudinales et de fibres entrecroisées.

3° D'une *couche interne* muqueuse, rosée chez la jeune fille, plus pâle chez les multipares, se continuant avec la muqueuse du col utérin, son épithelium est pavimenteux. Très riche en glandes mucipares d'après Huschke, elle en serait totalement dépourvue d'après Sappey.

Chez les vierges, l'orifice du vagin est rétréci par une membrane connue sous le nom d'*hymen*. Pour Budin, cette membrane ne serait autre chose que l'extrémité inférieure du vagin qu'il compare à un doigt de gant, ouvert à son extrémité et faisant saillie entre les petites lèvres. L'ouverture en est tantôt centrale et circulaire, tantôt semi-lunaire, tantôt en forme de simple fente. L'hymen est d'ordinaire déchiré aux premières approches sexuelles, mais ce n'est qu'après le premier accouchement qu'il est absolument détruit et que les débris se présentent sous forme de *caroncules myrtiformes*.

Le *bulbe* du vagin est une masse spongieuse et vasculaire, formé de deux moitiés symétriques que

---

1. Budin, *Annales de gynécologie*, 1879, t. X.

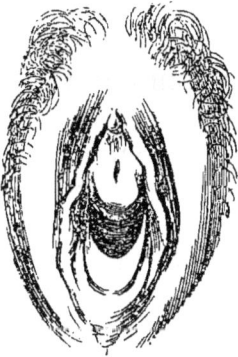
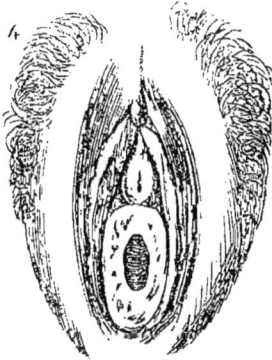
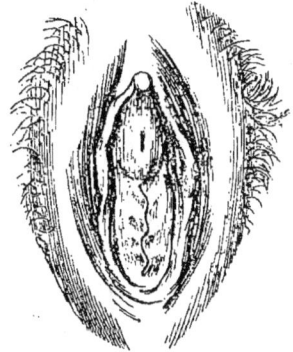

Hymen semi-lunaire.   Hymen annulaire.   Hymen bilobé.

Fig. 25.

Kobelt a comparées à des sangsues gorgées de sang ; placées derrière les branchess ischio-pubiennes, les deux moitiés du bulbe se rejoignent, par leur extrémité amincie, au niveau de la racine du clitoris.

Les artères du vagin viennent des hypogastriques. Les veines vont se jeter dans le plexus veineux qui longe les parties latérales du vagin.

Les nerfs partent du plexus hypogastrique. Les lymphatiques vont aux ganglions latéraux de l'excavation et aux ganglions du pli de l'aine.

Le vagin, jouissant dans ses parois d'une grande *extensibilité*, livre facilement passage au fœtus. S'il offre parfois de la résistance, ce n'est jamais qu'au niveau de son orifice.

D'un autre côté, le vagin est *très rétractile*, et, après l'accouchement, il revient promptement à son calibre normal, ou peu s'en faut.

Le péritoine se replie sur le cinquième supérieur de la paroi postérieure du vagin, cette paroi est là très mince, très facile à déchirer et cette déchirure peut entraîner le développement d'une péritonite mortelle. On a vu des opérateurs maladroits pousser par là leurs branches de forceps jusque dans la cavité péritonéale et déterminer ainsi la mort de la femme qu'ils avaient mission d'assister.

Appareil vulvaire. — On désigne sous le nom de *pénil* ou *mont de Vénus* une éminence arrondie située en avant et un peu au-dessus de la symphyse pubienne ; cette région est constituée par la peau doublée par une couche de tissu cellulaire plus ou moins épaisse suivant les personnes ; elle est riche en follicules pileux et en glandes sébacées. On y rencontre aussi quelques fibres musculaires qui proviennent du ligament rond.

Vulve. — La vulve comprend les grandes lèvres, les petites lèvres, le clitoris, le vestibule, le méat urinaire, l'orifice vaginal et les glandes vulvo-vagi-

nales. Quelques auteurs y rangent aussi la membrane hymen; nous l'avons décrite avec le vagin.

Les *grandes lèvres* sont deux replis cutanés, s'é-
tendant du pénil à la partie antérieure et médiane
du périnée et formant ainsi deux commissures, une
supérieure qui recouvre d'ordinaire le clitoris, une
inférieure constituant la fourchette. La face externe
des grandes lèvres est recouverte de poils plus rares
que sur le pénil, la face interne présente l'aspect
d'une muqueuse. Les follicules sébacés et les glandes
sudoripares de cette région sont remarquables par
leur volume. La charpente des grandes lèvres est
constituée par du tissu élastique, circonscrivant dans
chacune des grandes lèvres une sorte de sac membraneux découvert par Broca et désigné sous le nom
de *sac dartoïque;* à peu près vide chez les femmes
âgées, ce sac est complètement rempli de tissu adipeux chez les jeunes femmes.

Les *artères* viennent de la honteuse interne, de
l'obturatrice et de la honteuse externe. Les *veines*
se jettent dans l'iliaque interne, les *lymphatiques*
dans les ganglions inguinaux. Les *nerfs* viennent
des branches inguinales du plexus lombaire et du
nerf honteux interne.

Les *petites lèvres* sont deux replis de la muqueuse
vulvaire ordinairement recouverts par les grandes
lèvres et présentant dans ce cas l'aspect de cette
muqueuse; quand elles dépassent les grandes lèvres,
la partie saillante devient brune et prend l'aspect cu-
tané. Leur bord libre est parfois irrégulier, comme
dentelé. Leur bord adhérent se dédouble à la partie
supérieure et enveloppe le clitoris en lui formant
une sorte de capuchon; elle sont riches en fibres
conjonctives et élastiques sans traces d'éléments
musculaires. Leur rôle paraît être surtout de fournir
à l'ampliation de la vulve pendant l'accouchement.

Le *clitoris* est l'analogue des corps caverneux de
l'homme dont il reproduit la disposition sous un

petit volume ; il naît par deux racines des branches ischio-pubiennes ; ces deux racines se réunissent au-devant de la symphyse pour former un corps unique cloisonné sur la ligne médiane et fixé à la partie antéro-supérieure de la symphyse par un ligament suspenseur. Il se termine par une extrémité conoïde, *gland du clitoris*. C'est un organe essentiellement érectile, présentant la même structure que les corps caverneux de l'homme : enveloppe fibreuse, trame aréolaire formée par des trabécules musculaires et des capillaires dilatés et anastomosés, artères hélicines provenant de la honteuse interne, veines se jetant dans le plexus vésico-urétral, nerfs provenant du honteux interne.

Le *vestibule* est une surface triangulaire, limitée à son sommet par le clitoris, sur les côtés par les petites lèvres, à la base par le méat urinaire et l'orifice vaginal.

Le *méat urinaire*, orifice externe de l'urètre, est situé sur la ligne médiane, immédiatement au-dessus du tubercule qui termine la paroi supérieure du vagin. Cet orifice est tantôt entouré d'un petit bourrelet saillant, tantôt au contraire au niveau de la muqueuse des parties voisines.

Les *glandes vulvo-vaginales*, encore désignées sous les noms de glandes de Bartholin, de Duverney, de Cooper, sont des glandes en grappes situées sur les parties latérale et postérieure du vagin, au-dessous de l'extrémité inférieure du bulbe. Leur canal de 15 à 18 millim. de longueur vient s'ouvrir dans l'angle rentrant formé par l'hymen et la muqueuse vulvaire.

Ces glandes sécrètent un liquide onctueux et filant qui, en lubrifiant les parties extérieures, facilite la copulation.

Les Mamelles sont des organes glandulaires destinés à fournir la nourriture du nouveau-né, on peut donc les considérer comme des annexes de l'appareil

génital. Elles sont situées à la partie antérieure et
supérieure de la poitrine et occupent l'espace compris entre la troisième et la septième côte. Ordinairement hémisphérique leur forme varie cependant
beaucoup, suivant l'âge, l'état d'inactivité ou d'allaitement, suivant l'état de maigreur ou d'embon-

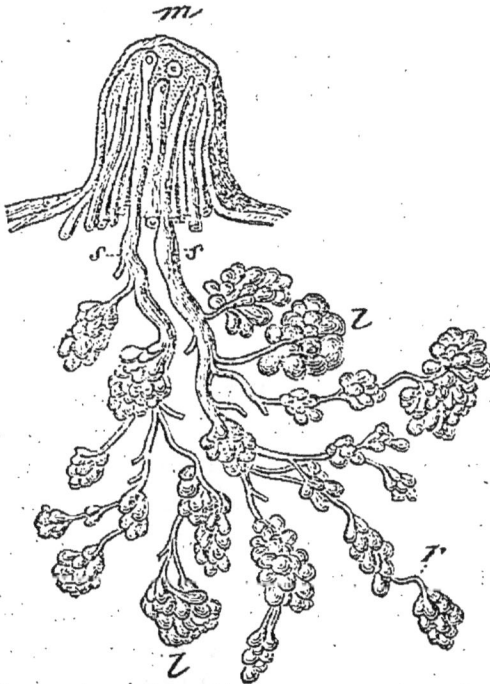

Fig. 26. — Glande mammaire. — *m*, mamelon ; *ss*, conduits
galactophores ; *ll*, lobules ; *r*, rameau initial.

point. Leur surface extérieure présente trois zones
distinctes : une partie périphérique blanche, unie,
souple ; une partie moyenne, *l'aréole*, et une
partie centrale et saillante, le *mamelon*. L'aréole est
rosée chez les jeunes filles, plus ou moins pigmentée
chez les femmes enceintes et les nourrices. La peau
de l'aréole contient un grand nombre de glandes
sébacées ; on y remarque en outre une vingtaine de
tubercules saillants, tubercules de Montgomery qui

pour certains auteurs ne seraient que des glandes
sébacées, pour d'autres, au contraire, de véritables
mamelons rudimentaires d'où il est possible de faire
sortir parfois un liquide analogue à du lait. La face
profonde de l'aréole est doublée d'un tissu musculaire à fibres lisses disposées d'une façon concentri-
que et constituant un véritable muscle peaucier.

Le *mamelon* s'élève au centre de l'aréole, sa hauteur et son volume varient suivant les sujets, sa
surface est recouverte de papilles volumineuses.
Au-dessous de la peau du mamelon on trouve du
tissu conjonctif, des fibres élastiques et des fibres
musculaires analogues à celles de l'aréole. Les
attouchements du mamelon le rendent momentanément plus dur et plus saillant, ce résultat est dû
à la contraction des fibres musculaires, et comme
le fait remarquer le professeur Tarnier, il ne faudrait pas assimiler le mamelon aux véritables
organes érectiles, car ses artères sont grêles, peu
flexueuses, et ses veines peu volumineuses.

La face postérieure des mamelles repose sur le
grand pectoral dont elle est séparée par une couche de tissu cellulaire lâche.

La peau de la mamelle est séparée de la glande
proprement dite par une couche de tissu cellulaire
d'autant plus épaisse, qu'on se rapproche de la périphérie de l'organe.

La *glande* (fig. 26) forme une masse dure, plus
épaisse au centre qu'à la circonférence, elle est
constituée par quinze ou vingt lobes séparés entre eux
par une enveloppe fibreuse et du tissu adipeux. Chaque
lobe est divisé en lobules et chaque lobule est formé
par la réunion d'acini. Les acini sont renflés à leur
extrémité et de chacun d'eux part un canalicule qui
se réunit avec les canalicules voisins pour constituer les conduits des lobules, ceux-ci se réunissent
à leur tour pour former les conduits des lobes ou
canaux galactophores; ces derniers sont au nombre

de quinze ou vingt. Arrivés à la base du mamelon ils se dilatent et forment les sinus lactifères, puis se retrécissent, traversent le mamelon dans toute sa longueur et viennent s'ouvrir entre les papilles sans s'anastomoser entre eux comme l'avait cru P. Dubois (fig. 26).

Les acini ont un épithélium cubique et leur paroi renferme quelques fibres musculaires.

Les artères viennent des mammaires internes, externes et des intercostales. Les veines se jettent dans la mammaire interne et dans l'axillaire ; des veines sous-cutanées forment parfois autour du mamelon un cercle incomplet dit cercle de Haller.

Les nerfs viennent du plexus brachial et des nerfs intercostaux.

Les lymphatiques de la peau se rendent au plexus sous-aréolaire, ceux de la grande aux ganglions axillaires.

Jusqu'à la puberté les glandes mammaires restent rudimentaires, elles se développent chez la jeune fille à partir de cette époque, mais c'est surtout pendant la grossesse qu'elles subissent des modifications profondes et ce n'est guère que chez la femme qui vient d'accoucher que l'on peut considérer cet organe comme arrivé à son complet développement.

Il existe parfois des anomalies curieuses des mamelles et plusieurs auteurs, Tarnier entre autres, ont cité des exemples de glandes mammaires supplémentaires, existant à la partie supérieure de la région abdominale, dans les régions axillaire et inguinale.

Une anomalie un peu moins rare que la précédente, consiste dans la présence d'un mamelon supplémentaire placé à une certaine distance du mamelon principal (Tarnier).

PHYSIOLOGIE DE L'APPAREIL GÉNITAL

Ovulation. — Menstruation. — Fécondation.

On désigne sous le nom d'*ovulation*, le travail en vertu duquel se produit la rupture de la vésicule de de Graaf arrivée à maturité et l'expulsion de l'ovule; ce travail est suivi de la migration de l'ovule et de la formation d'un corps jaune.

Jusqu'à la puberté, les vésicules de de Graaf sont peu volumineuses; à cette époque un certain nombre de ces vésicules se développent plus rapidement que les autres, une d'elles surtout subit un accroissement considérable, se rapproche de la surface de l'ovaire, et atteint le volume d'une grosse cerise. Les nombreux vaisseaux qui à ce moment tapissent les parois de la vésicule, s'atrophient à son point culminant. Le tissu ovarique et la couche péritonéale qui la recouvrent, s'amincissent à ce niveau en même temps que la pression augmente dans l'intérieur de la vésicule; finalement, toutes ces couches finissent par se rompre et l'ovule, chassé de l'ovaire, est recueilli par la trompe.

Cette rupture se renouvelle tous les mois, en dehors de l'état de grossesse pendant lequel l'ovulation est suspendue, et se reproduit depuis l'époque de la puberté jusqu'à la ménopause; on la désigne sous le nom de ponte spontanée.

Elle est le résultat d'une véritable érection de l'ovaire, dont le point de départ paraît être le développement même de la vésicule de de Graaf.

Les fibres musculaires du bulbe ovarique se contractant par action reflexe, diminuent le calibre des veines et retardent la circulation du sang qui sort de l'ovaire, il en résulte une tension plus considérable dans les capillaires, et par suite l'issue à travers la paroi de ces vaisseaux d'une certaine quantité de sérosité qui s'épanche en partie dans la vésicule, la distend jusqu'à ce que la pression progressivement croissante en amène la rupture.

La congestion ovarique est d'autant plus considérable que la vésicule arrivée à maturité est plus profondément située.

Migration de l'ovule. — A sa sortie de l'ovisac, l'ovule est recueilli dans le pavillon de la trompe, par un mécanisme diversement interprété par les auteurs. Pour Rouget, grâce aux fibres musculaires qui existent dans l'ovaire, la trompe et son pavillon, il se produirait un froncement du pavillon de la trompe, qui appliquerait cet organe sur l'ovaire, froncement analogue à celui que l'on produit en tirant sur les cordons d'une bourse.

Pour Kehrer, la pénétration de l'ovule dans la trompe serait le résultat d'une sorte d'éjaculation de l'ovaire.

Kiwisch a constaté que les ruptures les plus fréquentes se produisaient sur le bord supérieur de l'ovaire, de là l'ovule, obéissant aux lois de la pesanteur, glisserait sur l'une des faces de l'organe, sur la face antérieure le plus souvent et finirait par rencontrer la muqueuse des franges tubaires et parviendrait alors sûrement dans la trompe ; s'il ne rencontre pas la face interne du pavillon, l'ovule se perd dans la cavité péritonéale et Kiwisch explique de cette façon les résultats si souvent négatifs du coït et les grossesses extra-utérines.

Becker et Schrœder admettent l'explication précédente et constatent, en outre, qu'il existe à la surface de l'ovaire une sorte de courant séreux qui entraîne l'ovule vers le pavillon ; ce courant séreux serait parfois assez fort pour que l'œuf expulsé par l'un des ovaires soit recueilli par la trompe du côté opposé *(Migration externe de l'œuf)*.

Pour Henle l'ovule passerait de l'ovaire dans la trompe, en suivant la gouttière formée par le ligament tubo-ovarien, gouttière tapissée de cils vibratiles qui aideraient à la progression de l'ovule ; quoi qu'il en soit, l'ovule une fois dans le pavillon, pénètre dans la trompe et parcourt toute la longueur de cet organe ; cette translation se fait sous l'influence des cils vibratiles, mais aussi sous l'influence des contractions vermiculaires de la trompe.

A la sortie de l'ovisac, l'ovule est entouré du disque proligère, dans le tiers moyen de la trompe le disque proligère a disparu et l'ovule s'entoure d'une couche d'albumine qui elle-même a été résorbée à l'arrivée de l'œuf dans l'utérus. L'ovule se trouve alors directement en contact avec la muqueuse utérine ; il se greffe sur elle et continue à se développer quand il a été fécondé ; il est bientôt détruit ou expulsé dans le cas contraire.

Corps jaunes. — Malpighi a donné ce nom au corps de nouvelle formation et d'existence éphémère qui succède à la vésicule de de Graaf rompue. Charles Robin l'appelle *oariule* et Raciborski *metoarion*. De Graaf croyait que le corps jaune était le résultat exclusif d'un coït fécondant, il n'en est rien, il se produit un corps jaune à la suite de chaque ovulation ; cependant les corps jaunes ne se comportent pas de la même manière quand l'ovulation a été suivie ou non de fécondation. On donne aux premiers le nom de vrais corps jaunes et celui de faux corps jaunes ou corps jaunes de la *menstruation* aux seconds.

On constate dans l'évolution des corps jaunes, deux périodes, une période d'accroissement et une période de régression. Après la rupture de la vésicule, la membrane qui en constitue la paroi s'hypertrophie, se plisse, et finit par remplir toute la cavité de l'ovisac; les plis se mettent en contact par leur sommet et se soudent; il arrive pourtant parfois qu'il reste au centre du corps jaune une petite cavité remplie de sérosité. Cet épaississement de la membrane de l'ovisac est dû à l'accroissement considérable de la matière amorphe qu'elle contient, et au dépôt au milieu de cette matière d'une notable quantité de graisse ; les cellules de l'ovisac se multiplient et augmentent considérablement de volume, en même temps que les éléments conjonctifs et les vaisseaux deviennent plus abondants. On y trouve du pigment et des cristaux d'hématoïdine, reste de la petite hémorragie qui s'est produite au moment de la rupture de la vésicule (Charles Robin). La fibrine et les globules ont disparu.

Après avoir subi une période d'augmentation, les corps jaunes suivent une voie régressive et disparaissent ; au bout d'un certain temps, on ne trouve plus qu'une cicatrice formée de tissu conjonctif, qui se confond avec la trame de l'ovaire.

Les *corps jaunes de la menstruation* ont une durée beaucoup plus courte que ceux de la grossesse, leur période d'accroissement ne durerait pas plus de dix jours d'après Coste et au bout de trente jours, il n'en reste plus que la cicatrice. Les *corps jaunes de la grossesse* acquièrent un volume beaucoup plus considérable et n'atteignent leur maximum que trente à quarante jours après la conception ; ils restent stationnaires jusqu'à la fin du troisième mois environ, puis se résorbent peu à peu, mais presque toujours leur régression n'est complète qu'après l'accouchement.

Menstruation. — On désigne sous ce nom une fonction intermittente et temporaire de l'organisme féminin, dont le phénomène le plus apparent est un écoulement de sang par la vulve. Cette fonction, qui est en relation intime avec l'ovulation, commence comme elle à la puberté pour cesser à la ménopause, et les phénomènes se reproduisent tous les mois en dehors de l'état de grossesse et de certains états physiologiques et pathologiques sur lesquels nous reviendrons.

En même temps que se passent du côté de l'ovaire

et de la trompe les phénomènes de congestion que
nous venons d'étudier, il en survient d'analogues du
côté des autres organes de la génération.

Il se produit une congestion intense de l'utérus,
que l'on peut comparer à une véritable érection ;
par suite de la contraction des fibres musculaires de
la couche moyenne autour des sinus-utérins, la circulation de retour se trouve gênée, et la tension
augmente d'une façon considérable dans les capillaires et les autres vaisseaux. L'utérus augmente de
volume, sa cavité s'agrandit, son col devient plus
gros, plus mou, violacé et les orifices interne et
externe s'entr'ouvrent légèrement. La muqueuse utérine devient plus épaisse, se mamelonne, son épithélium se détache, son réseau capillaire sous-épithélial
ne se trouvant plus soutenu, se crevasse en une
foule de points et le flux menstruel apparaît.

Le liquide menstruel est composé de sang, de
mucus et de lamelles épithéliales ; sa quantité
est très variable, de cent à cinq cents grammes environ, deux à trois cents grammes en moyenne.
Au début et à la fin de l'écoulement, le liquide est
peu coloré, ce sont les mucosités qui prédominent ;
dans la période intermédiaire c'est du sang presque
pur, offrant les caractères du sang veineux.

Le vagin et la vulve subissent la même influence
congestive, et les seins eux-mêmes se gonflent, dur-
cissent, parfois même deviennent douloureux. La
menstruation retentit d'une façon plus ou moins
vive sur les différents appareils de l'organisme et
l'on voit souvent survenir à cette époque un sentiment de malaise général, de l'excitation, de la sus-
ceptibilité nerveuse, des névralgies, des migraines,
des poussées herpétiques, parfois même un léger
mouvement fébrile.

Les règles s'accompagnent parfois de douleur, de
pesanteur dans le bas-ventre, elles sont dans d'autres
cas tout à fait indolores.

La première apparition des règles a lieu tantôt brusquement, mais le plus souvent est précédée de malaises et de troubles locaux et généraux.

L'époque de cette apparition est du reste assez variable et paraît soumise à de nombreuses influences ; parmi celles-ci, nous citerons le *sens génital*. Raciborski désigne ainsi la vigueur plus ou moins grande que la nature déploie dans le développement des vésicules de de Graaf. Il est des cas dans lesquels l'activité ovarienne semble entrer en jeu dès les premières années, même parfois dès les premiers mois de la naissance.

Dans d'autres cas au contraire la menstruation est tardive. L'influence de l'hérédité, des races, des climats n'est pas non plus contestable. On peut dire d'une manière générale que la menstruation est d'autant plus précoce que l'on se rapproche de l'équateur, d'autant plus tardive que l'on se rapproche des pays froids ; entre onze et quinze ans pour les climats chauds, entre douze et dix-huit pour les climats tempérés, et entre treize et vingt et un pour les climats froids.

Il faut encore tenir compte de l'habitation dans les villes et les campagnes, du mode d'éducation, du régime alimentaire, de la démoralisation, etc.

Déviation des règles. — On distingue sous ce nom des congestions complémentaires qui peuvent survenir dans les organes les plus divers, alors que les règles, sans cause appréciable, se trouvent très diminuées, parfois même complètement supprimées. On voit alors survenir aux époques menstruelles, des hémorragies pulmonaires, pituitaires, intestinales ; des congestions du côté de divers organes, foie, rate, etc., etc. ; tous ces phénomènes disparaissent quand survient une grossesse.

Dans d'autres cas, par suite d'un vice de conformation du col, du vagin, de l'hymen ou de la vulve, le sang des règles ne peut s'écouler en dehors et

devient le point de départ d'accidents graves qui
nécessitent l'intervention chirurgicale ; on dit alors
qu'il y a *rétention des règles*.

Dans d'autres cas, les règles s'accompagnent de
douleurs excessives, et la partie superficielle de la
muqueuse utérine est expulsée sous forme de
lambeaux, parfois d'un véritable sac membraneux ;
cette *dysménorrhée pseudo-membraneuse* n'est souvent autre chose qu'un avortement des premières
semaines.

Les règles sont périodiques, mais l'intervalle qui
sépare les époques n'est pas le même chez toutes les
femmes. Chez certaines femmes les règles avancent
d'un certain nombre de jours, c'est le cas le plus
fréquent, chez d'autres elles retardent. L'intervalle
qui sépare deux époques menstruelles est en moyenne
de vingt-cinq à trente jours.

La durée des règles est aussi très variable, en
moyenne elle est de trois à six jours.

De nombreuses causes peuvent produire la suspension des règles ; les unes *pathologiques :* froid,
émotions brusques, saignées, maladies proprement
dites, etc. ; d'autres d'ordre purement *physiologique,*
comme la grossesse et l'allaitement[1] ; cependant
de nombreux faits prouvent que, chez les nourrices,
l'ovulation persiste malgré la cessation des règles.

Ménopause. — On désigne sous ce nom l'époque
où la menstruation cesse. On la désigne encore sous
le nom d'*âge critique, âge de retour.* Cette époque
n'a rien de fixe et varie beaucoup suivant les femmes,
parfois elle survient prématurément de vingt-cinq
à trente ans, d'autres fois on voit les règles persister jusqu'à soixante et soixante-cinq ans, ce sont là
des exceptions rares et c'est en moyenne entre qua-
rante-cinq et cinquante ans que survient la méno-

---

1. Voy. *Nouveau Dictionnaire de médecine et de chirurgie
pratiques,* art. *Menstruation* par Siredey.

pause. La cessation de la fonction menstruelle
survient rarement brusquement, le plus souvent
elle est précédée d'irrégularités plus ou moins considérables, parfois même après des interruptions
plus ou moins longues, surviennent de véritables
hémorragies et une suractivité passagère des organes génitaux, accompagnée de troubles généraux
divers.

**Corrélation entre la menstruation et l'ovula-
tion.** — Cette corrélation est généralement admise et
en règle générale on peut dire : pas d'ovulation, pas
de menstruation, la seconde fonction étant la conséquence de la première. Il y a cependant des exceptions, et c'est en se basant sur ces exceptions que
quelques auteurs ont essayé de démontrer que cette
corrélation était beaucoup moins absolue qu'on ne
l'avait dit, quelques-uns même sont allés jusqu'à la
nier ; il n'est pas très rare en effet de constater la
persistance des règles chez des femmes auxquelles
on a pratiqué l'ablation des deux ovaires ; de Sinety
a trouvé des corps jaunes récents chez des femmes
dont les règles avaient disparu depuis plusieurs
mois, etc.

Fécondation[1]. — La fécondation ou conception
est la conséquence de l'union des germes mâles et
femelles ; elle nécessite le rapprochement des deux
sexes ; ce rapprochement, désigné sous le nom de
copulation, précède donc la fécondation proprement
dite. Nous avons rapidement étudié le germe femelle,
l'ovule, jetons un coup d'œil également rapide sur
le liquide fécondant du mâle, dont le principe actif
est cet élément mobile désigné sous le nom de
spermatozoïde.

Le *sperme* est un liquide sécrétée par les testicules

---

1. Voir, pour plus de détails, les articles de Mathias Duval,
Spermatozoïde, *Sperme*, *Fécondation* dans le *Nouveau Dictionnaire de médecine et de chirurgie pratiques*, t. XXXIII,
p. 499 à 541.

auquel viennent se joindre les produits de sécrétion
de la prostate, des vésicules séminales, des glandes
de Cooper et qui est expulsé par éjaculation dans les
organes génitaux de la femme lors de l'acte de la
copulation. C'est un liquide
blanchâtre, de consistance mucilagineuse, plus lourd que
l'eau et d'une odeur particulière
(limaille d'os, fleur de châtai-
gnier, etc.); sa réaction est
neutre, il contient: eau 90; matières extractives 6: phosphates
3: soude 1: plus une matière
albumineuse que Berzelius a
décrit sous le nom de sperma-
tine. A l'examen microscopi-
que, on y découvre des cellules
pavimenteuses et cylindriques,
des noyaux sphériques, des leu-
cocytes, des granulations grais-
seuses, des cristaux de phosphate ammoniaco-magnésien,
des corpuscules de volume variable désignés sous le nom de
spermatozoïdes ou zoospermes (fig. 27). Ces spermatozoïdes ont des dimensions très variables suivant les
espèces animales, ils sont très petits chez l'homme
et mesurent environ 50 μ, 5 μ pour la tête, 45 μ pour
la queue; leur forme est assez comparable à celle des
têtards de grenouille. Ils sont animés de mouvements
rapides, se faisant toujours dans la direction de la
tête et parcourent par seconde à peu près la longueur
de leur corps, c'est-à-dire environ 3 millim. par minute; le froid et les acides les tuent, une température
modérée (jusqu'à 40°) et les solutions faiblement alca-
lines les stimulent au contraire. Considérés comme
des animalcules par les uns (Valentin, Czermak,
Pouchet, Joulin, Pajot), traités de simples cellules

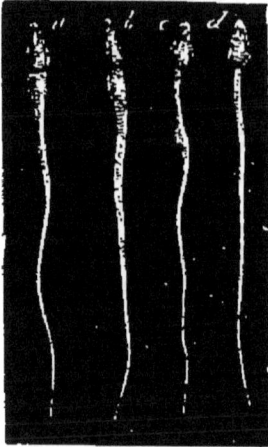

Fig. 27. — Spermato-
zoïdes. — a, b, sperma-
tozoïdes recueillis déjà
dans le testicule: c, dans
le canal déférent : d,
dans les vésicules sé-
minales.

vibratiles par d'autres (Longret, Coste, Béclard, Ch.
Robin), ils n'en sont pas moins indispensables à la
fécondation et la stérilité est la conséquence de leur
disparition du sperme.

Phénomènes intimes de la fécondation. —
Pour qu'il y ait fécondation il faut qu'il y ait union
entre le *spermatozoïde* et l'*ovule*, le fait est hors de
doute aujourd'hui, mais on est loin d'être aussi bien
fixé sur le lieu où se produit ce contact. On a longtemps pensé que ce contact se faisait dans la matrice,
mais il est aujourd'hui démontré que la fécondation
peut se produire sur l'ovaire même ou dans le tiers
externe de la trompe ; pour Coste la fécondation ne
se ferait même que dans ces points, l'œuf dans les
deux tiers internes de la trompe s'entourant d'une
couche d'albumine qui empêche le spermatozoïde
d'arriver jusqu'à lui.

Sans tenir grand compte de l'opinion ancienne, aspiration du sperme par l'utérus, comme par une ventouse, admise pourtant par Pouchet, il est vraisemblable d'admettre que les spermatozoïdes cheminent
à travers les organes génitaux non seulement en
vertu de leurs mouvements propres, mais encore
sous l'influence des cils vibratiles de l'utérus et de
l'action de la capillarité. Dans tous les cas, la fécondation proprement dite n'a pas lieu immédiatement
après la copulation, la translation des spermatozoïdes
jusqu'à l'ovule exigeant un certain temps.

Jusqu'en 1876, on était assez peu fixé sur les phénomènes intimes de la fécondation ; cependant, on
avait pu constater autour de l'ovule la présence d'un
grand nombre de spermatozoïdes cherchant à y
pénétrer, et on admettait généralement qu'en nombre
plus ou moins considérable, ils parvenaient à franchir la membrane vitelline et se dissolvaient dans
l'œuf.

En 1876, Fol, de Genève, et Selinka, de Rio-Janeiro,
ont pu surprendre la pénétration des spermatozoïdes

dans les œufs d'oursins ; mais comme à l'arrivée des spermatozoïdes l'œuf a déjà subi des transformations, il est nécessaire de les décrire brièvement tout d'abord.

A sa sortie de l'ovaire, l'œuf passe dans la trompe et y subit une série de transformations, les unes indépendantes de la fécondation, les autres ne se manifestant que si l'ovule a été fécondé, puis il arrive dans l'utérus, s'y fixe et s'y développe s'il a été fécondé, en est expulsé et disparait dans le cas contraire.

A sa sortie de l'ovaire, l'ovule est entouré du *disque proligère ;* ces granulations disparaissent dans le tiers moyen de la trompe et sont remplacées par une couche d'albumine qui disparait elle-même au moment où l'œuf arrive au contact de la muqueuse utérine.

Le premier phénomène qui se passe dans l'œuf après sa sortie de l'ovaire, est la disparition, ou tout au moins la modification de la vésicule germinative.

On admettait en effet jusqu'aux recherches récentes de Fol et Selinka que la *vésicule germinative* disparaissait complètement.

Pour les uns (Van Beneden), cette vésicule se porte vers la périphérie de l'œuf, se rompt et son contenu se confond avec le vitellus ; quant à son noyau, la *tache germinative,* elle s'aplatit sur la membrane vitelline et y reste soudée sous forme d'une plaque lenticulaire. Pour d'autres, elle disparait simplement par liquéfaction ; enfin pour quelques-uns (Bellacher), elle serait expulsée de l'œuf par un petit pertuis que l'on a pu constater sur les œufs de truite. Le fait sur lequel les observateurs sont d'accord, c'est que la vésicule germinative avant sa disparition se porte du centre vers la périphérie.

Les recherches de Fol ont porté sur l'œuf d'une stelléride (*asteria glacialis*) dont la couche péri-

phérique est molle, non condensée en membrane,
le contenu transparent quoique granuleux et la
vésicule germinative presque toujours excentrique.

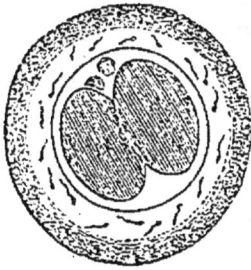
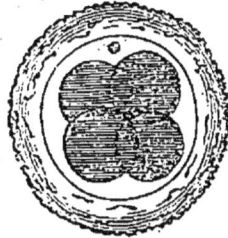
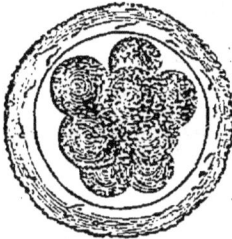
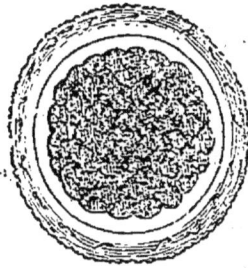

Fig. 28 à 31. — Segmentation du vitellus (d'après Bischoff)
    ovules entourés par la membrane pellucide à laquelle sont
    adhérents des spermatozoïdes. — Fig. 28, ovule avec deux
    globes de segmentation et deux globules polaires, la zone pel-
    lucide est entourée par les cellules de la membrane granuleuse.
    — Fig. 29, ovule avec quatre globes de segmentation et un
    globule polaire. — Fig. 30, ovule avec huit globules de seg-
    mentation. — Fig. 31, corps mûriforme.

Les découvertes antérieures de Van Beneden sur
des œufs de lapine, bien que moins complètes que
celles de Fol, s'en rapprochent cependant beaucoup
et nous permettent d'admettre que ces premières
modifications intimes de l'œuf ne diffèrent pas sensiblement chez les mammifères.

Après quelques minutes de séjour de l'œuf de l'asteria glacialis dans l'eau de mer, on voit la vésicule germinative se transformer en une tache plus claire, s'allonger en forme de fuseau, et se déplacer vers le pôle supérieur de l'œuf; bientôt on voit chacune des extrémités de ce fuseau devenir foncées, former un centre d'attraction autour duquel les granulations vitellines viennent se grouper en formant des traînées rayonnantes, et en même temps, on voit se dessiner dans l'intérieur du fuseau, des filaments qui relient l'une à l'autre ces deux extrémités. Ces filaments ont reçu le nom de *filaments bipolaires*; chacune des extrémités constitue un aster et l'ensemble de la nouvelle production a été désigné par Fol sous le nom d'*amphiaster*. L'amphiaster se rapproche de plus en plus de la périphérie de l'œuf avec laquelle un des asters se trouve bientôt en contact. L'œuf se soulève à ce niveau en formant une saillie transparente; cette saillie s'allonge, s'étrangle et se détache du vitellus, c'est le premier *globule polaire*; il est essentiellement constitué par la moitié externe de l'amphiaster.

Après un court repos, l'aster disparu se reforme avec ses deux étoiles et son fuseau, la même série de phénomènes se reproduit et un second *globule polaire* est excrété; il ne reste plus alors dans l'œuf que la moitié du second *amphiaster de rebut*, sous forme d'une vésicule rayonnée. Ce reste se condense et forme un petit noyau arrondi qui se déplace et gagne le centre de l'œuf; c'est le *pronucleus femelle*, ou *aster femelle*, qui par sa fusion avec l'*aster mâle* provenant de la tête du spermatozoïde, constituera le noyau vitellin.

Pendant que se font ces transformations de la vésicule germinative, le vitellus subit une série de déformations qui rappellent celles des *amybes* et présente des mouvements giratoires alternant avec des périodes de repos.

Le rôle des *globules polaires* est assez peu connu;

ce que l'on sait, c'est que le point du vitellus où ils naissent, est d'une manière constante celui par lequel passera le premier sillon circulaire de segmentation; aussi Van Beneden leur a-t-il donné le nom de *corps directeurs*.

Pénétration du spermatozoïde dans l'ovule. — C'est en faisant tomber la semence du mâle sur des œufs d'oursins parvenus à maturité que Fol a pu constater le mode de pénétration du spermatozoïde et la formation du noyau vitellin.

Dans les œufs d'oursins la membrane vitelline est remplacée par une couche molle et pellucide qui entoure le vitellus, ce n'est qu'après que le contact a eu lieu avec le spermatozoïde que cette couche prend des contours plus nets et l'aspect d'une véritable membrane.

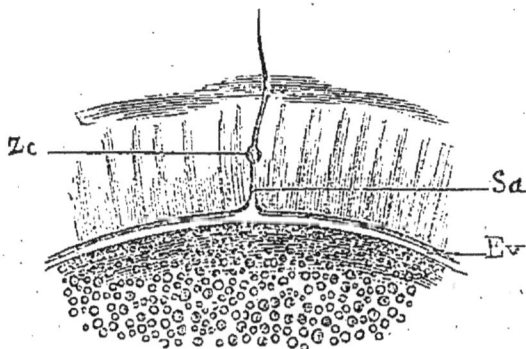

FIG. 32. — Pénétration du zoosperme. — *Zc*, corps du zoosperme qui pénètre. — *Sa*, saillie ou cône d'attraction. — *Ev*, couche limitante du vitellus ou sarcode enveloppe (Fol).

Toutes les fois que la tête du spermatozoïde arrive au contact de la couche périphérique, il reste pris et les mouvements de sa queue ne tendent qu'à le faire enfoncer davantage; la plupart des zoospermes cependant ne pénètrent que fort peu dans l'épaisseur de cette couche. Quelques-uns seulement se rapprochent du vitellus, et parmi ceux-ci il en est un qui s'en approche plus que les autres ; la couche superficielle du protoplasma ovulaire se soulève alors et va à la rencontre de la tête du spermatozoïde, en formant une sorte de cône d'attraction ; aussitôt que le contact est établi il se produit au contraire un retrait de cette portion du vitellus, sans qu'on puisse dire s'il est le résultat d'une rétraction active du cône ou de l'énergie propre du spermatozoïde ; toujours est-il, qu'à un moment donné, cône et spermatozoïde se trouvent englobés dans la masse vitelline, à l'exception de la queue qui reste dans la couche mucilagineuse comme un organe désormais inutile. Parvenue dans le vitellus, la tête du spermatozoïde se gonfle, s'entoure de rayons constitués par les granulations vitellines et progresse vers le centre de l'œuf. On la désigne alors sous le nom d'*aster mâle*. Lorsque l'aster mâle est arrivé au voisinage de l'*aster femelle*, celui-ci se creuse en forme de croissant, le reçoit dans sa concavité, et bientôt toute trace de séparation a disparu entre les deux noyaux ; il en résulte un noyau unique, *noyau vitellin* qui sera le point de départ des phénomènes qui se produiront dans cet œuf fécondé (Voir p. 64). Les recherches sur les œufs de mammifères et en particulier celles de Van Beneden, permettent d'admettre que les choses se passent à peu près de la même façon dans les œufs de mammifères (fig. 32).

Les spermatozoïdes étendent leur influence au delà de l'œuf qu'ils fécondent, c'est ce que l'on désigne sous le nom d'*imprégnation;* ce fait est bien connu des éleveurs, et une femelle d'animal de race pure, saillie une première fois par un mâle de race abâtardie, continue pendant longtemps à engendrer des produits abâtardis alors même qu'elle ne serait plus saillie que par des mâles de pure race. Les mêmes faits peuvent se produire dans l'espèce humaine (Simpson).

Le moment le plus favorable à la fécondation cor-

respond à la période menstruelle, et il résulte des
recherches de Raciborski que si la grossesse se produit chez quelques femmes dans les deux ou trois
jours qui précèdent les règles, le plus souvent c'est
dans les quelques jours qui les suivent que la conception a lieu.

La plupart des théories qui ont été émises pour
expliquer la *procréation des sexes* ne résistent pas à
la discussion, aussi les passerons-nous sous silence,
à l'exception cependant de celle de Thury. Pour cet
expérimentateur, l'œuf fécondé avant sa maturité
donnerait naissance à une femelle, à sa maturité à
un mâle; si l'on fait saillir des vaches au début du
rut, on obtient des femelles, à la fin du rut des
mâles. Cette loi qui paraît vraie pour l'espèce bovine
ne l'est plus pour les autres espèces animales et pour
l'espèce humaine en particulier.

Stérilité. — Les causes de stérilité peuvent dépendre aussi bien de l'homme que de la femme : chez
l'homme : l'absence d'éjaculation (*aspermatisme*), les
obstacles sur le trajet de l'urètre rendant l'éjaculation difficile (*dyspermatisme*), l'absence de spermatozoïdes dans le sperme, quelle qu'en soit la cause
(*aspermatozie*), les vices de conformation des parties
génitales, etc., peuvent entraîner la stérilité.

Chez la femme, les vices de conformation des organes génitaux, les obstacles à la progression des
spermatozoïdes ou de l'ovule (déviations, adhérences,
oblitération, altération des sécrétions, etc.), le défaut
d'ovulation, produiront la même conséquence.

On pourra remédier à certains cas particuliers de
stérilité par la fécondation artificielle. Le cadre de
cet ouvrage ne nous permet pas de nous étendre sur
les différents procédés employés; nous nous contenterons de faire remarquer avec Tarnier que la fécondation artificielle est une entreprise délicate à laquelle on ne devra jamais recourir sans avoir
préalablement examiné le sperme du mari, et pour

que la moralité du médecin ne puisse être suspectée, non seulement la présence du mari est indispensable, mais encore Tarnier considère comme désirable la présence de deux médecins.

Œuf humain. — *Transformations de l'ovule fécondé.* — Pendant la formation du *noyau vitellin* (v. p. 60), le vitellus reste immobile, ses déformations recommencent pendant la segmentation. Cette segmentation du vitellus commence par le noyau qui s'allonge, s'étrangle et finit par se diviser en deux, le vitellus se segmente ensuite en deux globes au centre desquels se trouve chacune des moitiés du noyau divisé ; chacun des globes se segmente ensuite de la même façon, ainsi que les globes secondaires qui en résultent, de façon que la masse totale du vitellus finit par prendre l'aspect d'une mûre (*corps mûriforme*).

Cependant pour Van Beneden les choses ne se passeraient pas tout aussi simplement.

Pour cet auteur, les deux globes résultant de la première segmentation ont un volume et des caractères histologiques et chimiques différents, l'un est plus grand et plus clair, l'autre plus petit et plus opaque ; il désigne le premier sous le nom de *globe ectodermique*, le second sous le nom de *globe endodermique*. Les cellules résultant de la segmentation du *globe endodermique* sont plus petites et plus opaques que celles résultant de la segmentation du *globe ectodermique ;* elles constituent une masse centrale, tandis que les dernières forment une couche superficielle continue, si ce n'est en un point où elles sont remplacées par des cellules de la masse endodermique.

Ray-Lankester a désigné sous le nom de *Blastopore* le point où elles font défaut ; les cellules endodermiques qui comblent ce vide constituent le *bouchon endodermique* ou *bouchon de Ecker* (fig. 33).

Le blastopore disparaît bientôt et la couche ectodermique forme une enveloppe complète à la masse endodermique, puis une fissure de séparation se produit entre les deux masses qui s'isolent l'une de l'autre, excepté au niveau du point primitivement occupé par le blastopore. Un liquide albumineux s'épanche dans l'interstice et distend la couche ectodermique. La masse endodermique refoulée se condense et ne constitue bientôt plus qu'une petite masse, affectant la forme d'une lentille biconvexe au niveau du point primitivement occupé par le blastopore, c'est le *gastro-disque* de Van Beneden.

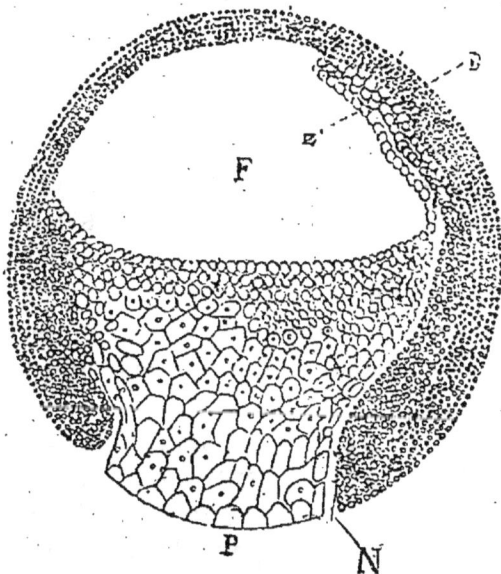

Fig. 33. — Bouchon de Ecker chez le *bufo cinereus*, d'après Schenk. — D, enveloppe de la cavité de segmentation. — F, cavité de segmentation. — P, bouchon de Ecker. — Z, cellules se dirigeant vers l'enveloppe. — N, cavité nutritive.

L'ovule se trouve alors transformé en une vésicule remplie de liquide à laquelle on a donné le nom de *vésicule blastodermique*.

Les cellules qui constituent le gastro-disque se différencient bientôt en deux couches : 1° une couche interne formée de cellules aplaties ressemblant beau-

coup aux cellules de la couche ectodermique ; cette
couche en proliférant finit par tapisser toute la surface interne de l'ectoderme et constitue le *feuillet
interne du blastoderme ;* 2° la couche externe qui ne
dépasse pas les limites du gastro-disque et dont les
cellules conservent leurs caractères de cellules endodermiques, constituera le *feuillet moyen.*

Au point précédemment occupé par le gastro-
disque, il existe donc, à ce degré de développement,
trois feuillets superposés : 1° feuillet externe du blastoderme (*ectoderme de Van Beneden*); 2° feuillet
moyen du blastoderme (*couche superficielle de l'endoderme*); 3° feuillet interne du blastoderme (*couche
profonde de l'endoderme*).

Cette région de l'œuf, moins transparente que les
autres, a reçu le nom d'*aire* ou *tache embryonnaire.*
En même temps que cette tache embryonnaire s'allonge et devient ovalaire, son centre s'éclaircit, de là
sa division en *aire transparente* ou centrale, *aire
obscure* ou périphérique ; puis dans l'épaisseur du
feuillet moyen, des vaisseaux se développent et apparaissent autour de cette tache et constituent ce que l'on
a appelé l'*aire vasculaire.*

Une ligne sombre apparaît bientôt au milieu de
l'aire transparente et présente peu après son apparition, dans toute sa longueur, un sillon étroit et
peu profond, assez comparable à celui que l'on
produirait en appuyant le dos d'un couteau sur une
vessie pleine d'eau, ce sont la *ligne* et la *gouttière
primitive;* ligne et gouttière primitive sont bientôt
remplacées par la *gouttière médullaire* formée aux
dépens du feuillet externe du blastoderme par le
même mécanisme que la précédente. Cette gouttière médullaire présente une extrémité plus large,
extrémité céphalique, point de départ de la tête de
l'embryon et une extrémité effilée, *extrémité cau-
dale.*

Les parois latérales de cette gouttière sont dési-

gnées sous le nom de *lames médullaires* et leurs
arêtes sous celui de *crêtes dorsales*. A mesure que le
sillon se creuse davantage, les crêtes dorsales deviennent plus saillantes et prennent le nom de *lames
dorsales ;* elles se rapprochent l'une de l'autre et
finissent par se souder, la gouttière est alors transformée en *canal médullaire,* et celui-ci ne tarde pas à
s'isoler du feuillet externe du blastoderme qui lui a
donné naissance.

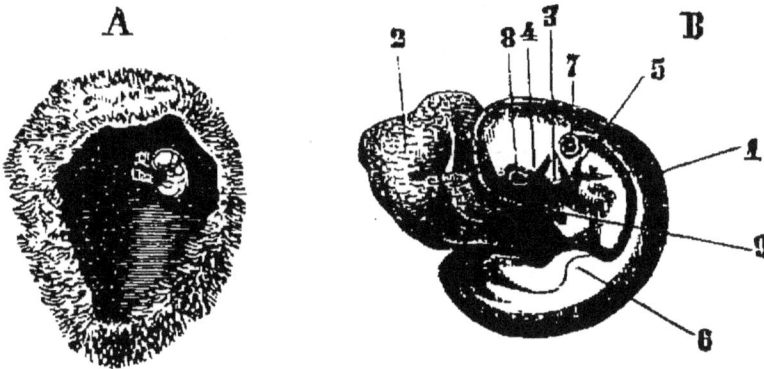

Fig. 34. — A, embryon d'à peu près trois semaines dans son œuf
(grandeur naturelle). C'est ce qu'on a pu observer de plus petit.
B, le même embryon grossi. — 1, amnios. — 2, vésicule ombilicale. — 3, premier arc pharyngien. — 4, bourgeon maxillaire supérieur de cet arc. — 5, deuxième arc pharyngien,
derrière lequel deux autres plus petits sont encore visibles. —
6, ébauches des extrémités antérieures. — 7, vésicule auditive.
— 8, œil. — 9, cœur (Thompson).

Avant que la gouttière médullaire soit convertie
en canal, on voit paraître en avant d'elle, dans le
feuillet moyen, un cordon cylindrique, première
trace du développement du rachis, auquel on a
donné le nom de *notocorde* ou *corde dorsale*[1]. Peu
après, le feuillet moyen se dédouble de chaque côté
de la notocorde et du canal médullaire, et se divise

1. Charles Robin, *Mémoire sur l'évolution de la notocorde*
(Mémoires de l'Académie des sciences); Paris, 1870, t. XXXVI,
p. 410, et tirage à part, J.-B. Baillière.

en deux lames séparées par une cavité. La lame interne a reçu le nom de *lame fibro-intestinale*, la lame externe celui de *musculo-cutanée*, et comme le dédoublement ne va pas jusqu'à la ligne médiane, la bande de feuillet moyen qui de chaque côté de la ligne médiane a échappé au *clivage*, constitue les *lames vertébrales*. La lame fibro-intestinale s'unit au feuillet interne et forme la *splanchno-pleure*, la lame musculo-cutanée en s'unissant au feuillet externe constitue la *somatopleure ;* la cavité qui résulte de ce dédoublement a reçu le nom de *cœlôme* ou cavité *pleuro-péritonéale.*

La *tache embryonnaire*, qui n'est en somme qu'un segment de la vésicule blastodermique, se transforme peu à peu en embryon. Arrivée à ce degré de développement, elle s'incurve et prend la forme d'une nacelle. Les parois de la vésicule blastodermique subissent une dépression tout autour de l'embryon et forment un repli circulaire que l'on a divisé en quatre sections, replis *céphalique, caudal,* et *latéraux.*. Ces replis constituent un étranglement qui tend à diviser la vésicule blastodermique en deux parties, l'une embryonnaire, l'autre extra-embryonnaire (*vésicule ombilicale*). Le pédicule formé par cet étranglement devient de plus en plus étroit et a reçu le nom de pédicule *omphalo-mésentérique.*

Les replis *céphalique, caudal* et *latéraux* continuent à se développer en allant à la rencontre les uns des autres sur la face dorsale de l'embryon, et finissent par se rejoindre en limitant d'abord un canal très étroit (*ombilic amniotique*), qui disparaît bientôt, les replis se soudant les uns aux autres ; puis les parois disparaissant au niveau du point de jonction, il en résulte deux poches concentriques et sans ouvertures, l'une externe, cavité *amnio-choriale*, l'autre interne, *cavité amniotique.*

En résumé, la *vésicule ombilicale* sera constituée

par la continuation extra-embryonnaire des *splan-chnopleures*, la continuation de la *somatopleure* formera l'*amnios* et le *chorion blastodermique* (fig. 34 et 35).

Ce serait dépasser le cadre de cet ouvrage que de pousser plus loin le développement de l'œuf que l'on pourra étudier avec plus de profit dans les ouvrages spéciaux, il nous paraît cependant nécessaire de donner quelques notions complémentaires sur les annexes de l'embryon.

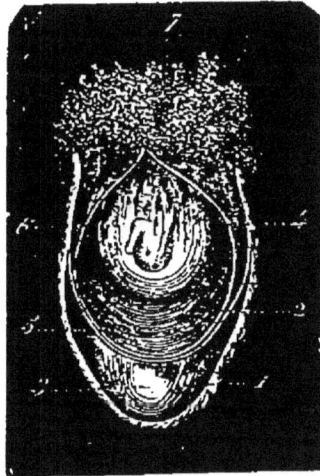

Fig. 35. — Œuf complet, vers le quatrième mois, réduit au tiers du volume normal, et ouvert pour montrer les trois membranes et leurs rapports.

1, caduque maternelle. — 2, caduque ovulaire. — 3, cavité utérine remplie d'un liquide albumineux filant. — 4, chorion en rapport avec la caduque ovulaire et dont les villosités vasculaires sont atrophiées. — 5, face interne du chorion, lisse, séparée de l'amnios par un espace rempli du liquide interblastodermique. — 6, sac amniotique. — 7, placenta fœtal formé par les villosités du chorion allantoïdien hypertrophiées.

L'*amnios* est donc une poche formée primitivement sur la face dorsale de l'embryon par le repli du feuillet externe du blastoderme, doublé de la lame externe du feuillet moyen ; c'est au début une cavité de petite dimension, mais qui se développe rapidement et finit par remplir toute la cavité de l'œuf, prenant à mesure qu'elles s'atrophient la place des *vésicules ombilicale* et *allantoïde*.

La *vésicule ombilicale* (fig. 36 et 37) est formée par le prolongement extra-embryonnaire des splanchnopleures, elle communique d'abord largement avec l'intestin par le pédicule *omphalo-mésentérique* ;

cette vésicule a acquis son complet développement
vers la quatrième ou la cinquième semaine et s'atrophie à partir de cette époque, à tel point qu'on en
retrouve difficilement des vestiges à partir du cinquième ou sixième mois; elle se compose d'une
tunique interne épithéliale, et d'une externe fibreuse,
vasculaire, mais seulement dans sa moitié la plus
rapprochée de l'em-
bryon; elle con-
tient dans sa cavité
un liquide tenant
en suspension des
granulations jau-
nes, des cellules po-
lyédriques et des
noyaux libres; sa
fonction est de four-
nir à l'embryon des
matériaux de nu-
trition avant l'ap-
parition de l'allan-
toïde.

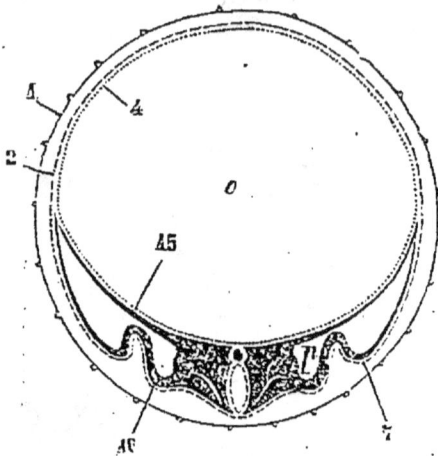

Fig. 36. — Développement des trois
feuillets du blastoderme, coupe transversale (figure schématique). — p; cavité péritonéale. — 1, membrane vitelline. — 2, feuillet externe du blastoderme. — 4, feuillet interne. — 7,
capuchons latéraux de l'amnios. —
15, lame fibro-intestinale. — 16, lame
cutanée.

L'allantoïde (fig.
37) n'apparaît que
vers la cinquième
ou la sixième se-
maine et semble
naître de la por-
tion terminale de l'intestin, sous forme d'un bourgeon qui s'accroît rapidement; elle sort du corps
de l'embryon et remplit bientôt tout l'espace am-
niochorial en contractant avec le chorion des rapports intimes. La partie intra-fœtale de l'allantoïde
devient plus tard la *vessie* et la portion rétrécie qui
la relie avec l'allantoïde proprement dite constitue
l'*ouraque*.

L'allantoïde envoie des prolongements vasculaires
et conjonctifs dans les villosités choriales, de sorte

qu'à une certaine époque, suivant l'expression de Pajot, *l'œuf est placenta partout*, puis les vaisseaux et les villosités s'atrophient sur presque toute la surface du chorion, excepté en un point où il se produit au contraire une prolifération qui doit donner naissance au *placenta*.

Les vaisseaux de l'allantoïde apparaissent de bonne heure, ce sont les *deux artères om-bilicales*, bran-ches des verté-brales inférieu-res, qui s'y ra-mifient, en for-mant un réseau délicat, pénè-trent dans les villosités choria-les et donnent naissance aux deux *veines om-bilicales* qui vont se jeter dans la région veineuse

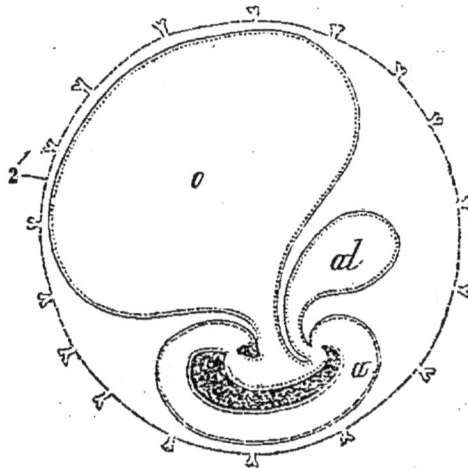

Fɪɢ. 37. — Développement des trois feuil-lets du blastoderme, coupe antéro-posté-rieure (figure schématique). — 2, vési-cule séreuse.

du cœur de l'embryon, par un tronc commun avec les veines *omphalo-mésentériques*.

La vésicule allantoïde contient un liquide alcalin émulsionnant facilement les graisses, dans la com-position duquel entrent de l'albumine, de l'urée, du sucre, de l'allantoïne. D'une façon générale, l'allan-toïde a la fonction des séreuses, mais elle remplit surtout un autre rôle, celui de conducteur et de support dans la vascularisation de l'œuf. Une fois qu'elle a porté les vaisseaux dans les villosités cho-riales, elle s'atrophie, sauf dans le point où se déve-loppe le placenta.

Le *chorion* (fig. 36 et 37) est la membrane la plus externe de l'œuf, du moins de celles qui lui appartiennent en propre ; il est situé entre la caduque et l'amnios.

Œuf à terme. — A terme l'œuf est composé : 1º du fœtus (partie embryonnaire de l'œuf) ; 2º des annexes du fœtus (partie extra embryonnaire).

1º *Fœtus à terme.* — Le fœtus, quand il est à *terme,* mesure en moyenne 50 à 55 cent. de longueur, son poids moyen est de 3 kil. à 3 k. 500. Les enfants au-dessus de 5 kil. sont très rares, au-dessous de 2 kil. le fœtus n'est pas à terme, ou bien a été arrêté dans son développement par une cause pathologique.

Le point d'insertion du cordon est plus rapproché de l'extrémité pelvienne que de l'extrémité céphalique.

La *peau* du fœtus est généralement rosée, recouverte d'une couche plus ou moins épaisse d'enduit sébacé, abondante surtout au niveau des plis.

Le *thymus* est très développé ; les *poumons* au contraire sont peu volumineux, et constitués par un tissu rougeâtre, ferme, d'apparence homogène, ne surnageant pas, quand le fœtus n'a pas encore respiré.

Le *cœur*, avant l'établissement de la respiration, est très rapprocué du plan sternal et du plan latéral gauche, et les recherches de Ribemont sur des fœtus congelés ont démontré que la pointe du cœur, par rapport aux deux extrémités de l'ovoïde fœtal, est plus rapprochée de l'extrémité pelvienne que de l'extrémité céphalique.

Le *foie*, très volumineux, occupe presque à lui seul la moitié de la cavité abdominale, et s'étend à droite jusqu'à quelques millimètres de la crête iliaque.

Sa présence dans la zone abdominale inférieure rend compte des dangers auxquels exposerait la pression des mains de l'accoucheur dans cette région.

La partie inférieure du *gros intestin* est remplie de *méconium.*

Les *capsules surrénales* très volumineuses recouvrent l'extrémité supérieure des reins.

L'*épiphyse* inférieure du fémur, coupée transversalement, présente un point osseux de couleur sang que l'on a considéré pendant longtemps comme un signe de la maturité du fœtus, mais ce point osseux épiphysaire manque parfois.

La *tête* du fœtus à terme a une importance considérable au point de vue de l'accouchement, aussi nous y arrêterons-nous plus longuement.

Elle est composée de deux parties, le *crâne* et la *face*; le crâne est formé par neuf os, trois pairs : le frontal, le pariétal et le temporal ; trois impairs : l'occipital, le sphénoïde et l'ethmoïde. Chez l'adulte, on ne trouve que huit os, par suite de la fusion des deux os frontaux sur la ligne médiane.

La face comprend quatorze os, six os pairs : 1° maxillaires supérieurs; 2° palatins ; 3° malaires ; 4° os propres du nez ; 5° os unguis ; 6° cornets inférieurs et deux impairs : le maxillaire inférieur et le vomer.

La tête du fœtus a la forme d'un ovoïde à grosse extrémité postérieure. Les os de la base du crâne sont fortement soudés et unis entre eux ; ceux de la voûte, au contraire, sont séparés les uns des autres et réunis par des espaces membraneux auxquels on a donné les noms de *sutures* et de *fontanelles* (fig. 38).

Sutures. — Elles sont au nombre de *cinq :*

1° *Suture sagittale* ou *suture antéro-postérieure,* de la racine du nez à l'angle supérieur de l'occipital ;

2° *Suture transverse* ou *fronto-pariétale,* se termine à l'écaille des temporaux ;

3° *Suture lambdoïde* ou *occipito-pariétale* formée par l'union des bords postérieurs des pariétaux avec l'occipital ;

4° et 5° *Les deux sutures temporo-pariétales.* — Ces deux dernières n'offrent aucun intérêt pour l'accoucheur.

Nous joindrons à ces sutures la charnière occipitale signalée par Budin et constituée par une lame membraneuse qui réunit chez le fœtus la portion écailleuse de l'occipital avec la portion basilaire, et permet à ces deux parties d'exécuter l'une sur l'autre des mouvements de flexion et d'extension.

Fontanelles (fig. 38). — La *fontanelle antérieure, bregma, grande fontanelle,* a une forme losangique. L'angle antérieur est formé par la réunion des deux moitiés du frontal, l'angle postérieur par la réunion des deux pariétaux, les deux angles latéraux par la réunion des bords des pariétaux et du frontal, ces quatre angles se continuent avec les sutures correspondantes.

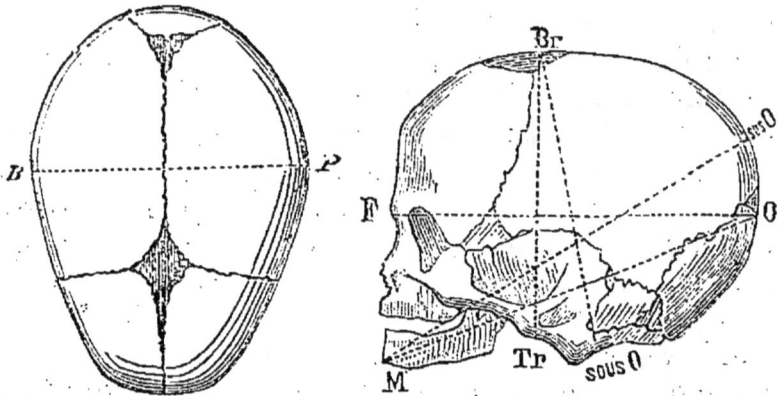

Fig. 38. Tête de fœtus vue par son sommet et de côté.

La *fontanelle postérieure* ou *occipitale* est triangulaire, elle se trouve à l'union des pariétaux avec l'occipital.

Les *fontanelles de Gasser,* situées de chaque côté au point où la suture lambdoïde aboutit à la portion mastoïdienne du temporal, sont recouvertes par les parties molles et n'offrent qu'un intérêt secondaire pour l'accoucheur.

C'est dans la direction de la grande suture du

crâne et dans la position des deux fontanelles, par rapport à la circonférence du détroit supérieur, que sont les éléments du diagnostic des *positions* dans la présentation du sommet. Il faut donc savoir bien reconnaître au toucher et cette suture et ces fontanelles.

La suture, sitôt que la tête est tant soit peu engagée au détroit supérieur, revêt la forme d'une saillie osseuse, au lieu de rester une fente membraneuse, parce que l'un des pariétaux chevauche alors sur l'autre. Quant aux fontanelles, si l'*antérieure*, qui est *losangique*, ne change pas de forme et diminue à peine de largeur par la compression du crâne, la *postérieure*, qui est *triangulaire*, s'efface au contraire complètement, pour être remplacée par une simple dépression osseuse, l'angle supérieur de l'occipital s'engageant sous les angles postéro-supérieurs des pariétaux. Mais peu importe, le diagnostic n'en est pas rendu plus obscur, puisque la disparition même de cette fontanelle sincipitale est un signe négatif qui suffit à la faire distinguer de l'autre qui ne s'efface jamais.

S'il se présentait sous les doigts des fontanelles accidentelles (intervalles non ossifiés) sur un point quelconque de la voûte cranienne, on les distinguerait des vraies fontanelles à leur forme, et, plus particulièrement encore, à l'absence de sutures latérales venant y aboutir.

Les sutures membraneuses et les fontanelles permettent un certain degré de réduction de la voûte du crâne, qui ne dépasse guère un centimètre dans les points les plus réductibles.

La plus grande réduction du crâne se fait par le redressement des os de la voûte et, par conséquent, par l'allongement *en pain de sucre* de cette partie. Le diamètre occipito-frontal peut perdre ainsi un demi-centimètre, et le diamètre bi-temporal un centimètre.

Selon Budin [1], le diamètre qui diminue le plus est le sous-occipito-bregmatique, puis le bi-temporal, et, en troisième lieu, vient le bi-pariétal. Ainsi, tandis qu'on croyait généralement que la réduction la plus considérable de la tête se faisait suivant le diamètre bi-pariétal, c'est, au contraire, ce diamètre qui, dans le cas de présentation normale du sommet, se réduit le moins.

Voici, du reste, par quel mécanisme exclusivement passif s'opèrent ces modifications du crâne fœtal au moment de l'accouchement :

Les fontanelles, et bien plus encore les sutures membraneuses, permettant aux os de la voûte de chevaucher, l'angle supérieur de l'occipital s'engage sous les pariétaux, le frontal également, et les bords supérieurs des pariétaux se rapprochent comme pour chevaucher eux-mêmes l'un sur l'autre ; mais ils ne chevauchent réellement que dans certaines conditions anormales, quand la tête est très vigoureusement comprimée. Par là se trouve expliqué tout naturellement comment le diamètre occipito-frontal est diminué ; comment le diamètre bi-pariétal reste à peu près sans diminution, l'engagement de l'occipital et du frontal sous les angles supérieurs des pariétaux, à la fois en arrière et en avant, devant gêner beaucoup le chevauchement des bords supérieurs de ces deux derniers os ; et comment, au contraire, les angles postéro-supérieurs de ces mêmes pariétaux étant soulevés par l'angle de l'occipital engagé sous eux, le diamètre sus-occipito-mentonnier, celui que Budin appelle *diamètre maximum*, de la tête, se trouve augmenté très sensiblement.

---

1. P. Budin, *De la tête du fœtus au point de vue de l'obstétrique*, thèse du doctorat, Paris, 1876.

DIAMÈTRES DU FŒTUS A TERME

A. — Diamètres antéro-postérieurs.

1° *Diamètre maximum de Budin*, de la pointe du menton à un point variable sur la suture sagittale, en avant le plus souvent, de la pointe de l'occipital. . . . . 13 cent. 1/2

2° *D. Occipito-mentonnier*, de la pointe de l'occiput à la pointe du menton. . . . . . 13 —

3° *D. Occipito-frontal*, de la pointe de l'occiput à la racine du nez. . . . . 12 —

4° *D. Sous-occipito-bregmatique*, de la nuque au milieu de la grande fontanelle. . . . 9 — 1/2

B. — Diamètres transverses.

1° *D. Bipariétal*, d'une bosse pariétale à l'autre. 9 — 1/2

2° *D. Bitemporal*, de la naissance de la suture fronto-pariétale d'un côté à celle du côté opposé. . . . . 8 —

3° *D. Bimastoïdien*, d'une apophyse mastoïde à l'autre. . . . . 7 — 1/2

C. — Diamètres verticaux.

1° *Fronto-mentonnier*, du point le plus élevé du front à la pointe du menton. . . . . . 8 —

2° *Trachelo-bregmatique*, du milieu de la fontanelle antérieure, à la partie antéro-supérieure du cou. . . . . 9 — 1/2

Après la tête vient, pour le volume, le haut du tronc, dont le diamètre bis-acromial mesure de 11 à 12 cent.; mais ce diamètre est réductible par une forte pression à 9 cent. et demi, les épaules s'abaissant alors, tout en se portant en avant ou en arrière. Enfin, après les épaules, vient le pelvis, qui a 11 cent. de diamètre, mais qui est réductible par la pression à 9 cent.

L'*attitude* du fœtus dans la matrice est celle-ci : il a le tronc courbé en avant, la tête fléchie sur la poitrine, les bras appliqués sur les côtés du thorax, les avant-bras fléchis et croisés sur le devant du sternum, les mains appliquées sur les côtés du menton, les pieds relevés sur le devant des jambes, les jambes fléchies tout à fait sur les cuisses et les cuisses fléchies sur l'abdomen ; les talons sont croisés et rapprochés du dessous des fesses, vers les ischions.

Dans les derniers jours de la grossesse, et souvent même dès la fin du 7e mois, le fœtus prend d'ordinaire une position fixe dans l'utérus (fig. 39), mais il ne faudrait pas croire que cette position soit tellement fixe qu'il ne puisse en changer, ces mutations de positions et même de présentation ne sont pas très rares dans les derniers temps de la grossesse, il suffit de pratiquer souvent le *palper* pour s'en convaincre.

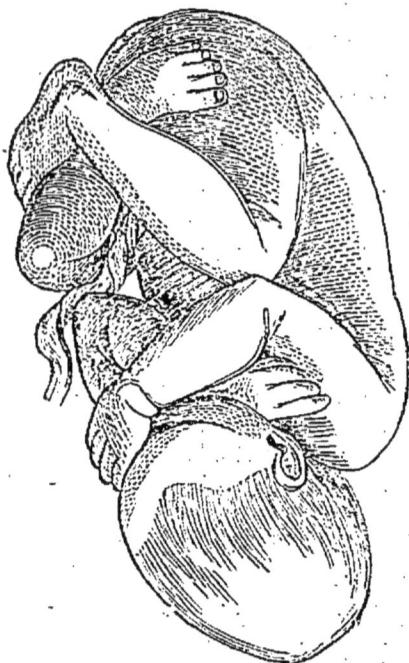

Fig. 39. — Attitude du fœtus dans la matrice.

Du rapprochement des diamètres de la tête du fœtus avec ceux de l'excavation et du détroit inférieur, et, pour mieux dire, du rapprochement des dimensions du fœtus à terme avec celles du bassin, découlent les principes fondamentaux de l'accouchement spontané. Il en résulte, en effet, qu'un fœtus à terme ne peut franchir la filière pelvienne qu'en se présentant au détroit supérieur par l'une de ses extrémités, tête ou pelvis ; et que, quelle que soit cette extrémité, l'accouchement spontané ne sera possible qu'autant que le diamètre sus-occipito-mentonnier ne restera pas parallèle aux diamètres de l'excavation et, en particulier, de son détroit inférieur ; qu'il faut, par conséquent, que toujours

l'occiput se dégage avant le menton ou le menton
avant l'occiput, et que, de plus, la tête plonge dans

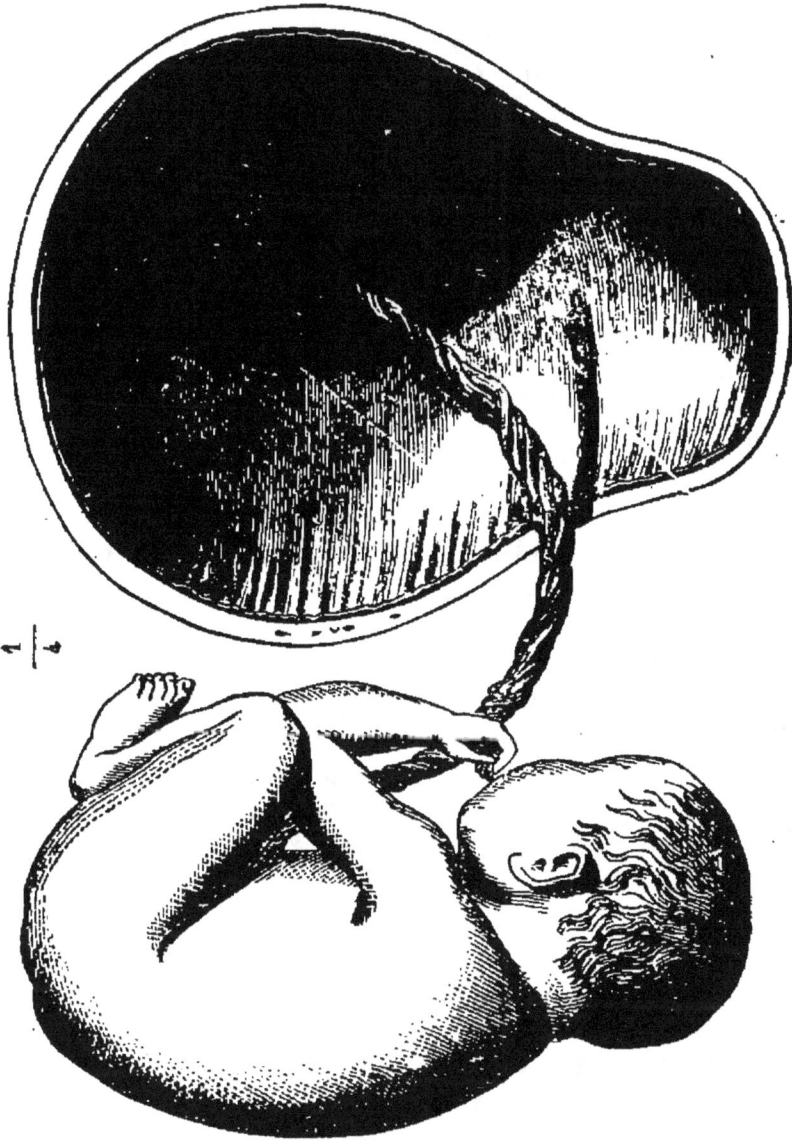

$\frac{1}{4}$

Fɪɢ. 40. — Attitude du fœtus, insertion du placenta (d'après Schultze).

l'excavation fortement fléchie, ou bien, au contraire,
complètement défléchie, soit que l'enfant naisse par
le sommet, soit qu'il naisse par le pelvis ; — de
façon que l'un des plus petits diamètres de la tête,

le *sous-occipito-bregmatique,* ou le *trachélo-bregma-tique,* arrive à se trouver parallèle au plan du détroit inférieur.

Fonctions du fœtus. — Nous ne nous étendrons pas longuement sur les fonctions du fœtus, et nous nous contenterons d'en signaler les particularités les plus importantes.

Le *placenta* est l'organe essentiel de la *respiration* et de la *nutrition* du fœtus.

Respiration. — Le sang apporté dans cet organe par les artères ombilicales parcourt les dernières ramifications des villosités placentaires et se trouve en contact médiat avec le sang des lacunes du placenta maternel. A travers la paroi endothéliale des capillaires et la couche cellulaire de revêtement de la villosité, le *globule sanguin maternel* abandonne son oxygène au *globule sanguin fœtal,* tandis que le *serum fœtal* abandonne au *serum maternel* son acide carbonique. Le sang ainsi hématosé est ramené au fœtus par la veine ombilicale.

Nutrition. — Les matériaux de nutrition passent de la mère au fœtus par un mécanisme semblable, c'est-à-dire par endosmose, à condition toutefois, que ces matériaux soient à l'état de solution, les matières insolubles, quelque ténues qu'elles soient, ne passant pas, ainsi que l'ont prouvé les expériences de Davaine et de Ballanger.

Le placenta ne constitue pas, cependant, comme on l'avait cru jusqu'ici, une barrière infranchissable aux micro-organismes, et les recherches expérimentales des docteurs Chambrelent et Sabrazès ont démontré d'une façon évidente le passage de microbes pathogènes, de la mère au fœtus, à travers le filtre placentaire.

Jusque dans les derniers temps de la gestation, c'est dans le placenta que se trouve accumulée la *matière glycogène* du fœtus.

Sécrétions. — Les organes sécrétoires du fœtus

fonctionnent pendant la vie intra-utérine, mais d'une façon beaucoup moins active qu'après la naissance. Ce n'est guère qu'à partir de cinq mois de la vie utérine que la peau commence à fonctionner et que se forme l'*enduit sébacé*.

Le *meconium*, résultant de la sécrétion intestinale et hépatique, est contenu dans l'intestin grêle jusqu'au 5e mois ; à partir de cette époque il descend dans le gros intestin et au moment de la naissance, il est accumulé dans le rectum.

Les *corps de Wolff* suppléant les reins pendant la première moitié de la grossesse, ceux-ci fonctionnent pendant la seconde moitié ; il est même vraisemblable qu'il y a alors non seulement sécrétion, mais encore excrétion urinaire, ainsi que semblent le prouver certains cas de dilatation exagérée de la vessie, de dilatation kystique des reins et la présence des principes de l'urine dans le liquide amniotique.

Circulation. — La circulation du fœtus présente des particularités qu'il est essentiel de noter ; elle est caractérisée par l'existence du trou de Botal qui fait communiquer les deux oreillettes, du canal artériel qui met en communication l'artère pulmonaire et l'aorte et du canal veineux d'Arantius qui relie la veine ombilicale à la veine cave inférieure.

Voici le trajet parcouru par le sang dans la circulation fœtale[1]. Le cœur se contracte : du ventricule droit, le sang est projeté dans l'artère pulmonaire, du ventricule gauche dans l'aorte et de là dirigé vers la tête et les membres supérieurs par le tronc brachio-céphalique, les artères carotide primitive et sous-clavière gauches, puis dans le tronc, les membres inférieurs et le placenta où il est apporté par les artères ombilicales, branches de l'hypogastrique.

---

1. Voir Tarnier et Chantreuil, *Traité d'accouchements*, t. I, p. 422.

Le sang qui a été projeté dans l'*artère pulmonaire*
par le ventricule droit, n'arrive aux poumons qu'en
très petite quantité et passe en plus grande partie
dans le canal artériel qui le déverse dans l'aorte au-
dessous de la sous-clavière gauche.

Dans le *placenta*, le sang s'hématose et revient au
fœtus par la veine ombilicale ; au niveau du foie,
la veine ombilicale se divise en deux branches, l'une
qui se jette dans la veine porte et l'autre qui continue et va se jeter dans la veine cave inférieure, au
même niveau que les veines sus-hépatiques ; c'est
le canal veineux d'Arantius. De la veine cave inférieure, le sang passe dans l'oreillette droite ; de là
dans l'oreillette gauche par le trou de Botal et enfin
dans le ventricule gauche d'où il est rejeté dans
l'aorte.

Quant au sang qui avait été envoyé dans la tête et
aux membres supérieurs, il revient par la *veine cave
supérieure*, qui le verse dans l'oreillette droite d'où
il passe dans le ventricule droit pour être expulsé
dans l'artère pulmonaire (fig. 41).

La petite quantité de sang envoyée aux *poumons*
revient dans l'oreillette gauche et de là dans le ventricule gauche par les veines pulmonaires.

Il résulte de cette circulation que le sang artériel
se mélange plusieurs fois pendant son parcours avec
le sang veineux, et qu'aucun des organes du fœtus
ne reçoit de sang absolument artériel.

L'organe le plus favorisé est le foie, puis viennent
la tête et les membres supérieurs ; les viscères et les
membres inférieurs viennent en troisième ligne ;
quant aux poumons ils ne reçoivent que du sang veineux, puisqu'il provient du ventricule droit exclusivement alimenté par la veine cave supérieure.

Aussitôt après la naissance, cette circulation se
modifie ; sous l'influence de la respiration les poumons reçoivent une quantité considérable de sang et
le canal artériel s'oblitère.

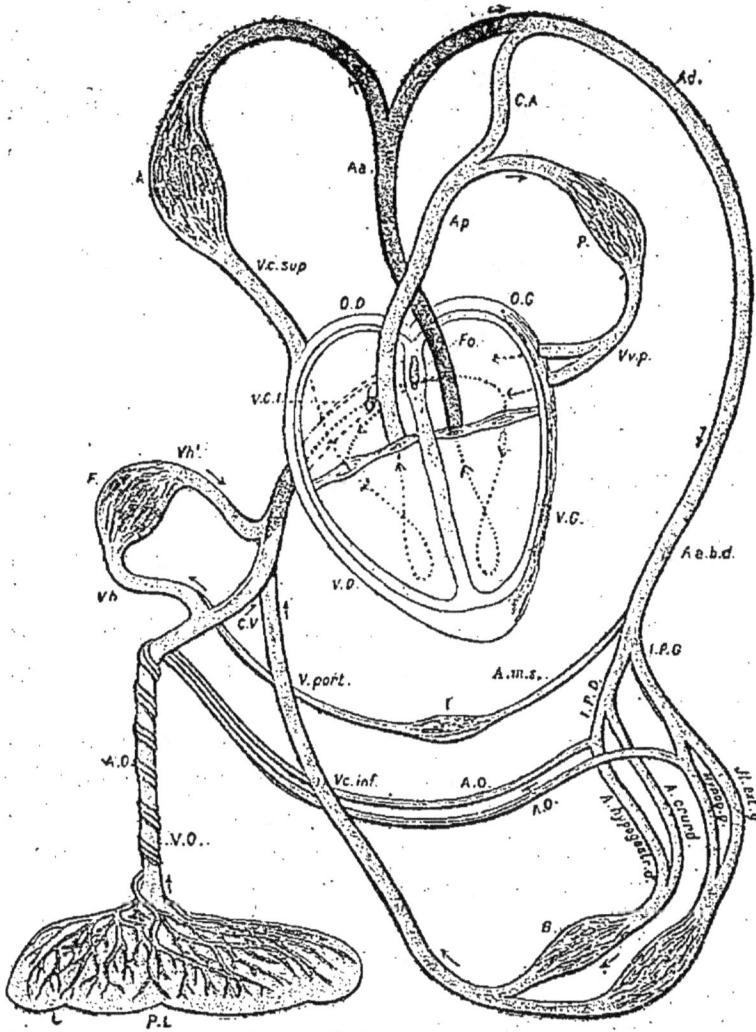

Fig. 41. — Schéma de la circulation placentaire.

A, moitié supérieure du corps; B, moitié inférieure du corps; F, foie; P,
poumon; I, intestin; Vo, veine ombilicale; Ao, Ao, Ao, artères ombilicales; Vh, veine hépatique afférente du foie; Vh', veine hépatique afférente du foie; Cv, canal veineux d'Arantius; V. port, veine porte;
Vc inf, veine cave inférieure; Vci, veine cave inférieure; Vc sup.,
veine cave supérieure; OD, oreillette droite; OG, oreillette gauche;
FO, trou ovale, embouchure supérieure de la veine cave inférieure;
Vd, ventricule droit; Vg, ventricule gauche; Ap, artère pulmonaire;
Aa, aorte ascendante; CA, canal artériel de Botal; Vvp, veine pulmonaire; Aa. b. d, aorte abdominale; I. P. D, artère iliaque commune
droite; I. P. G, artère iliaque commune gauche; Il. ext. g, artère iliaque externe ou artère fémorale gauche; Hypog. g, artère hypogastrique
gauche; A crur. d, artère fémorale droite; A. hypogastr. d, artère
hypogastrique droite; Ams, artère mésaraïque supérieure (Preyer, Spe-
cielle physiologie des embryo).

L'oreillette gauche recevant en abondance le sang des veines pulmonaires, empêche le sang de l'oreillette droite de pénétrer et le *trou de Botal* se ferme à son tour.

Les artères ombilicales et le canal veineux, qui n'ont plus raison d'être, s'oblitèrent également.

ANNEXES DU FŒTUS.

Membranes. — En examinant les enveloppes d'un œuf à terme, on voit qu'elles sont formées par trois feuillets distincts qui sont, en allant de dehors en dedans : 1° la *caduque ;* 2° le *chorion ;* 3° l'*amnios.*

Caduque. — Cette membrane n'appartient pas en propre à l'œuf, elle lui est fournie par l'utérus et n'est autre chose que la muqueuse modifiée qui, ayant contracté avec l'œuf des adhérences intimes, est expulsée avec lui.

Chorion. — C'est une membrane de texture conjonctive, tapissée à sa face interne par une couche de cellules endothéliales. La membrane vitelline constitue le premier chorion, bientôt doublé par le feuillet externe du blastoderme qui à son tour est renforcé par l'allantoïde.

Le principal usage du chorion est la formation du placenta.

Amnios. — Cette membrane, plus mince que le chorion, forme autour du fœtus une poche à parois minces, transparentes et assez résistantes. La cavité est remplie par le liquide amniotique dont la quantité est très variable, 500 à 600 grammes en moyenne. La face externe de l'amnios est en rapport avec le chorion dont elle est séparée par une matière glutineuse, vestige de l'allantoïde atrophiée (*membrane lamineuse de Joulin*). L'amnios tapisse la face fœtale du placenta, fournit la gaine extérieure du cordon, puis va s'unir à la peau du fœtus au niveau de l'ombilic. Cette membrane est formée de deux couches, une couche interne, endothéliale, une couche externe fibreuse. Le liquide amniotique est légèrement alcalin, clair et transparent au début de la grossesse, trouble à la fin ; son odeur est fade. Il contient des chlorures, des phosphates, du lactate de soude, des traces d'urée, de créatine, de graisse, de glycose et d'albumine, etc. Le microscope y démontre la présence de poils, de matière sébacée, de cellules épidermiques, de cellules épithéliales du rein et de la vessie.

Le liquide amniotique protège pendant la grossesse le fœtus contre les chocs extérieurs, favorise ses mouvements, diminue son poids spécifique. Pendant le travail il protège le fœtus contre la violence des contractions utérines, contribue à la formation de la *poche des eaux* et à la dilatation du col, et facilite le glissement en lubrifiant le canal pelvi-génital.

Placenta (fig. 42 et 43). — Le placenta est une masse charnue très vasculaire dans laquelle les vaisseaux sanguins de la mère et du fœtus se mettent en contact intime, mais sans se confondre et sans communiquer les uns avec les autres. Cet organe résulte de l'accroissement considérable des villosités choriales au niveau du point où l'œuf s'est inséré sur la muqueuse utérine. Au troisième mois, le placenta constitue un organe distinct et à partir de ce moment il continue à s'accroître proportionnellement au développement de l'embryon. Cet organe de forme arrondie, plus épais au centre qu'à la circonférence, ressemble assez exactement à un gâteau, il affecte cependant parfois une forme ovalaire ou en raquette ; son poids à terme est de cinq à six cents grammes.

La face *utérine* (fig. 42) en est saignante, tomenteuse, irrégulière, divisée en lobes ou cotylédons, elle est recouverte par une matière glutineuse qui pénètre entre les cotylédons et qui n'est autre chose que la portion de *caduque utéro-placentaire* détachée avec le placenta.

La face fœtale (fig. 43) est recouverte par le chorion qui lui adhère intimement, elle est parcourue par les divisions des vaisseaux ombilicaux qui cheminent entre le chorion et l'amnios, dans un tissu particulier, débris de l'allantoïde (*membrane lamineuse de Joulin ou tissu inter-annexiel de Dastre*). Immédiatement en dedans se trouve l'amnios qui se replie pour former l'enveloppe extérieure du cordon ombilical.

Le placenta forme le plus souvent une masse unique, parfois cependant il est bilobé; exceptionnellement il présente des cotylédons isolés qui sont réunis seulement par les vaisseaux à la masse principale.

Les *villosités* hypertrophiées du chorion qui doivent constituer le placenta prennent un développement considérable, se ramifient dans l'épaisseur de la caduque utéro-placentaire qui s'hypertrophie de son côté. Les vaisseaux maternels se développent en sens inverse, forment de nombreuses flexuosités qui descendent entre les villosités choriales et s'enchevêtrent avec elles, c'est de cet enchevêtrement que résulte le placenta qui est à la fois un *organe fœtal* et un *organe maternel.*

Les cotylédons ou lobes sont formés par l'agglomération d'un certain nombre de villosités, qui constituent chacune une sorte de *lobule*, ne communiquant pas avec le lobule voisin, malgré leur enchevêtrement apparent. Chaque villosité extraordinairement ramifiée forme une sorte de touffe comparable à un écheveau de fil entremêlé.

Les dernières divisions des villosités ressemblent assez à un doigt de gant, le cul-de-sac terminal est tantôt cylindrique, tantôt renflé en massue.

La paroi de la villosité est formée par une couche d'épithélium pavimenteux, d'après Kölliker; sa ca-

vité est remplie par un tissu muqueux et au centre
cheminent une artère et une veine, dernières terminaisons des artères et de la veine ombilicale, s'anas-
tomosant au niveau des culs-de-sac terminaux soit
par une ou plusieurs anses, soit par un petit réseau
capillaire.

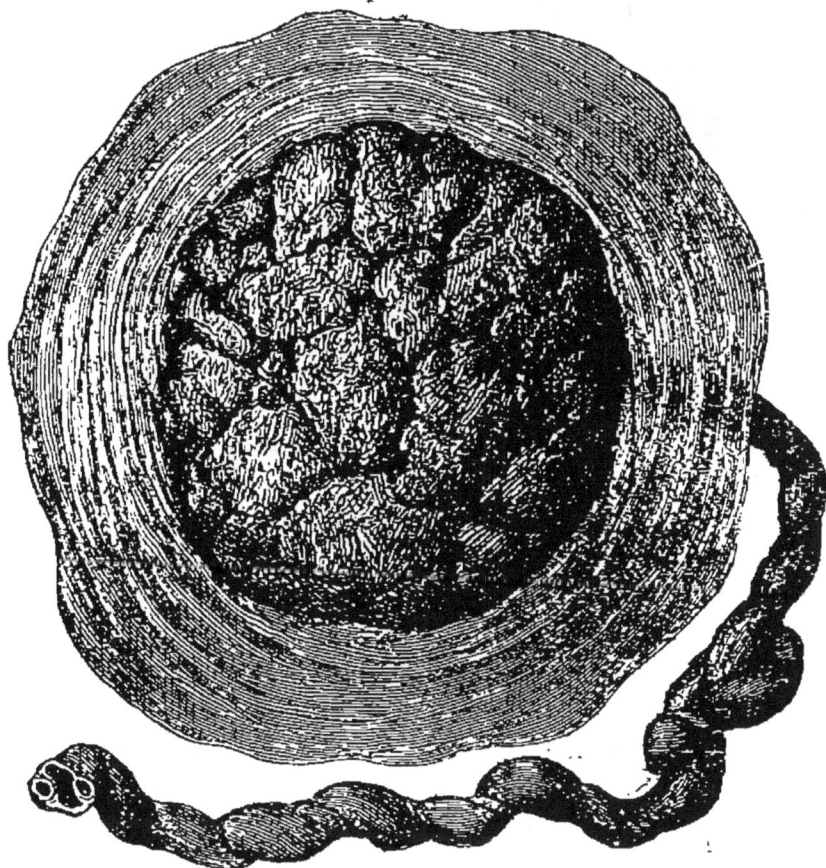

LEVEILLE.DEL.   MARCHAND.SC.

Fig. 42. — Placenta, face externe ou utérine.

Les villosités constituent à elles seules le *placenta fœtal*, elles plongent les unes au milieu des
espaces sanguins de la caduque utéro-placentaire
(portion respiratoire du placenta ; Ercolani) les

autres au milieu du tissu utérin (portion nutritive
de placenta; Ercolani).

On désigne sous le nom de *placenta maternel* la
muqueuse utéro-placentaire, qui de son côté s'est
énormément hypertrophiée dans tous ses éléments

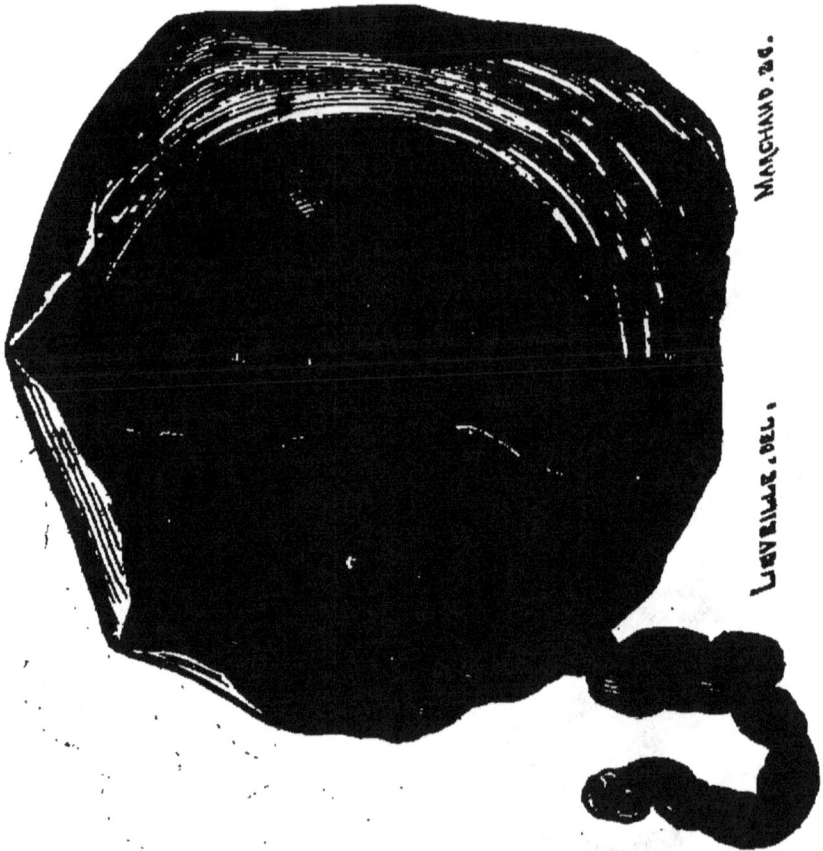

FIG. 43. — Placenta, face interne ou fœtale.

et a été envahie par les villosités. Nous ne nous
arrêterons pas ici à l'hyperplasie glandulaire et
conjonctive, les modifications du système vasculaire étant surtout intéressantes. Ce système se
compose d'artères et de veines reliées entre elles
par des cavités remplies de sang et qui ont reçu les

noms d'*espaces sanguins*, de *grandes lacunes* suivant leurs dimensions. Ces espaces sanguins qui
paraissent creusés dans l'épaisseur de la caduque
et qui ne sont vraisemblablement que le résultat
de la distension exagérée des capillaires primitifs,
communiquent tous entre eux, grands et petits ; de
sorte que, suivant l'expression de Robin, l'ensemble
du système vasculaire du placenta peut être comparé à un véritable *lac sanguin*.

Les artères de forme hélicine se jettent dans les
lacs sanguins ; leur paroi est réduite à la tunique
interne.

Les veines reçoivent le sang des espaces sanguins
et vont se jeter dans le *sinus coronaire*, gros vaisseau
situé sur la limite de la caduque utérine et du
placenta.

Dans les grossesses multiples, il existe habituellement autant de poches distinctes et de placentas
qu'il y a de fœtus, mais les placentas sont souvent
réunis par un pont membraneux, parfois même ils
empiètent l'un dans l'autre de façon à ne former
qu'une seule masse, les deux circulations restant
néanmoins indépendantes ; il se peut cependant
qu'elles communiquent (fig. 44).

Dans la grossesse *gémellaire*, les enveloppes de
l'œuf ne sont pas toujours disposées de la même
façon ; il peut se présenter trois cas :

1º Les deux ovules se sont primitivement greffés
à une certaine distance l'un de l'autre ; ils ont eu
d'abord chacun leur caduque, leur chorion et leur
amnios, puis ils se sont accolés en se développant.
La portion de caduque qui faisait au début partie
de la cloison s'est peu à peu résorbée et celle-ci
ne reste plus constituée que par l'adossement des
deux chorions et des amnios. Les placentas sont séparés, ou réunis seulement par un pont membraneux.

En résumé : *caduque unique, deux chorions, deux*
amnios.

2º Les ovules se sont primitivement greffés au contact l'un de l'autre, il ne s'est formé qu'une seule caduque ovulaire, mais la portion des deux chorions qui fait partie de la cloison s'atrophiant,

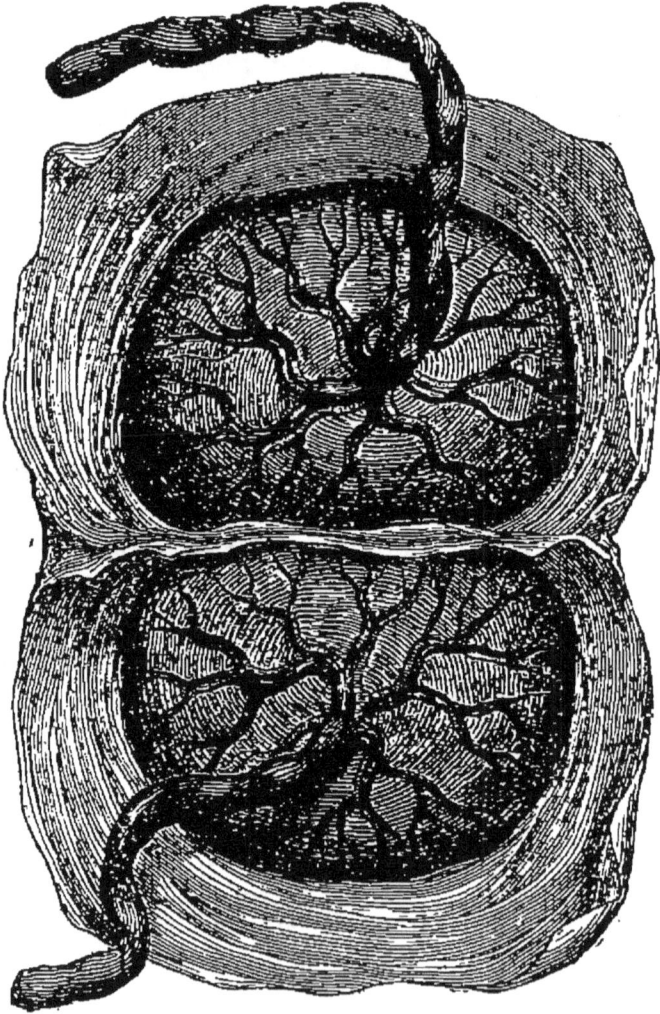

Fig. 44. — Disposition habituelle des annexes fœtales dans la grossesse gémellaire.

celle-ci n'est plus formée que par l'adossement des deux amnios.

En résumé : *caduque unique, chorion unique, deux amnios.*

3º Il n'existe plus de cloison ; les deux fœtus sont

contenus dans une seule loge dont les parois sont
formées par une caduque, un chorion et un amnios. Au début, chaque fœtus avait son amnios
propre, mais la cloison, résultant de leur adossement,
s'est résorbée comme dans les cas précédents. Dans
ce cas très rare, le placenta est unique, les circulations communiquent le plus souvent.

Dans la grossesse trigémellaire l'œuf présente des
dispositions analogues.

Le *cordon ombilical* relie le placenta à l'ombilic
du fœtus, il n'apparaît qu'après la formation de
l'allantoïde et contient primitivement les deux
veines et les deux artères ombilicales ; l'une des
veines ombilicales s'atrophie de bonne heure, de
sorte qu'au moment de la naissance le cordon est
constitué en allant de dehors en dedans : 1° par
une enveloppe extérieure fournie par l'amnios ; 2°
un tissu muqueux, tissu conjonctif embryonnaire
qui entoure les vaisseaux et que l'on désigne sous
le nom de *gélatine de Warthon* ; 3° une veine volumineuse, *veine ombilicale,* qui conduit au fœtus le
sang artérialisé dans le placenta ; 4° deux *artères
ombilicales,* branches de l'hypogastrique qui ramènent au placenta le sang qui a servi à la respiration et à la nutrition du fœtus.

A terme, la longueur moyenne du cordon est de 50
à 60 cent., sa grosseur égale à peu près celle du petit
doigt, mais présente de grandes variétés suivant
l'abondance plus ou moins grande de la gélatine de
Warthon. Le cordon est tordu sur lui-même, et les
tours de spire sont le plus souvent dirigés de droite
à gauche (150 fois), plus rarement de gauche à
droite (45 fois ; Nægelé, Tarnier, Neugebauer).

Le nombre des tours de spire est également variable, il en présente quelquefois deux ou trois,
d'autres fois une fraction de tour seulement.

Le cordon présente souvent des bosselures, tenant soit à l'exagération par place de la gélatine de

Warthon, soit à la duplicature et à l'entortillement
de l'un ou de plusieurs des vaisseaux ; on rencontre
parfois même de véritables nœuds, comparables à
ceux que l'on peut faire sur le trajet d'une corde.

A l'insertion ombilicale du placenta, la peau de
l'abdomen se relève et constitue un petit prolongement de un cent. environ, qui va au-devant du
cordon et se soude avec lui.

L'insertion du cordon au placenta se fait tantôt
au centre, tantôt sur les bords, et l'organe présente
souvent alors la forme d'une *raquette ;* quelquefois
enfin, les vaisseaux du cordon se séparent avant
d'arriver sur le placenta et vont s'y insérer séparément; on dit alors que l'insertion est *vélamenteuse.*

Les vaisseaux ombilicaux, artères et veines sont
munis de valvules, celles-ci sont même plus constantes dans les artères que dans la veine ; elles affectent la forme de replis semi-lunaires ; leur rôle
physiologique est encore assez peu défini.

DEUXIÈME PARTIE.

De la grossesse.

La grossesse est cet état particulier dans lequel se trouve la femme, depuis le moment de la conception jusqu'à celui de l'expulsion du produit. Elle dure, en moyenne, 9 mois solaires, 270 jours ; mais une variation de 8 à 10 jours en deçà ou au delà de ce terme n'est pas rare.

On distingue la grossesse en normale ou *intrà-utérine* et en anormale ou *extrà-utérine*, — et cette dernière est dite, suivant le point où l'œuf s'est creusé une loge, *abdominale, ovarique, tubaire* ou *interstitielle*.

La grossesse est ou *simple*, ou *composée*, ou *compliquée* : simple, s'il n'y a qu'un fœtus ; composée, s'il y en a plusieurs ; et compliquée, si, avec le fœtus ou les fœtus, il y a autre chose, une production accidentelle quelconque. Elle est dite *fausse*, enfin, quand c'est tout autre chose qu'un fœtus qui fait croire à une vraie grossesse.

MODIFICATIONS IMPRIMÉES PAR LA GROSSESSE A L'ORGANISME MATERNEL.

Modifications de l'utérus. — Sous l'influence de la grossesse, toutes les parties du système génital sont profondément modifiées, mais l'utérus est sans contredit l'organe qui subit les modifications les plus importantes (fig. 45).

Son *volume* augmente progressivement jusqu'au terme de la grossesse, et les causes de cette augmentation résident bien plus dans une véritable hypertrophie des parois que dans leur simple distension par le fait de l'accroissement de l'œuf.

Pyriforme au début de la grossesse, sphérique vers le troisième mois, il devient ovoïde à partir du cinquième et, à terme, il a la forme d'un ovoïde dont la grosse extrémité supérieure est un peu irrégulière, la moitié droite du fond de l'utérus se trouvant d'ordinaire plus élevée que la moitié gauche[1] ; de même, la moitié antérieure du segment inférieur est plus développée que la moitié postérieure. L'utérus gravide est généralement incliné à droite ; il subit, en outre, un mouvement de rotation sur son axe, qui ramène en avant son bord latéral gauche. Logé dans l'excavation pendant les trois premiers mois, il s'élève ensuite peu à peu dans la cavité abdominale et, à terme, son fond atteint la région épigastrique.

Pendant les *six premiers mois,* l'utérus se développe surtout aux dépens du segment supérieur, et pendant les *trois derniers mois* aux dépens du segment inférieur, ce qui explique les hémorragies qui ont lieu à cette époque, dans le cas d'insertion vicieuse du placenta.

Dans la plus grande partie de leur étendue, les parois utérines conservent, à peu près, la même épaisseur qu'en dehors de l'état de grossesse ; mais il est certaines régions de l'organe, ainsi que l'ont constaté Tarnier, Pinard et Ribemont-Dessaignes, où cette épaisseur est sensiblement diminuée, ce sont celles qui sont en rapport avec une portion volumineuse du fœtus, en particulier, au niveau du fond et du segment inférieur où se trouvent les pôles fœtaux.

La consistance de ces parois change considérable-

---

1. Hergott. Thèse de Strasbourg, 1839.

ment, elles deviennent souples et élastiques pendant la grossesse. au point de permettre d'apprécier assez nettement les diverses parties fœtales par la palpation.

On a beaucoup discuté pour expliquer la formation du segment inférieur de l'utérus ; dans une première

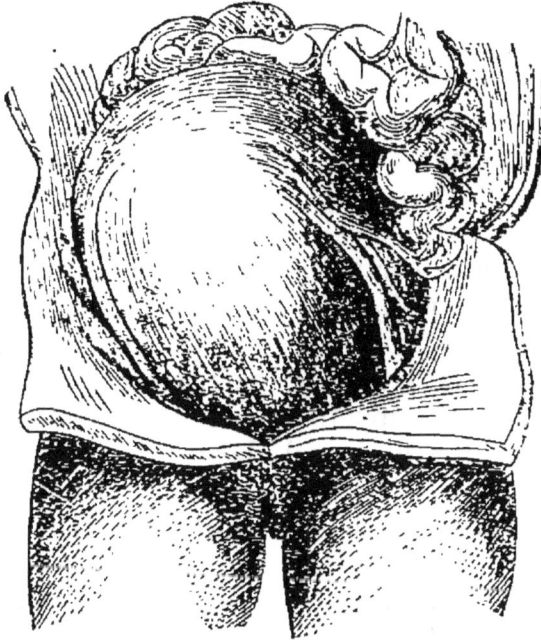

Fig. 45. — Utérus à terme avec sa double obliquité et son dévirement à droite.

théorie, Bandl, Braune le faisaient uniquement provenir de la portion sus-vaginale du col ; dans une deuxième, Bandl admettait qu'il se formait, en partie aux dépens du corps, en partie aux dépens du col ; dans une troisième, Waldeyer et Hofmeier le font procéder uniquement du corps, en s'appuyant sur ces faits démontrés par des autopsies : 1º que la texture de la paroi du segment inférieur, analogue à celle du corps, est très différente de celle du col ; 2º qu'il est impossible de retrouver sur la muqueuse du segment inférieur aucune des glandes en grappes qui caractérisent la muqueuse du col, de même qu'on y voit aucune trace de l'arbre de vie.

Enfin, Auvard [1] estime que le segment inférieur se développe aux dépens de cette portion rétrécie, *Isthme de l'utérus*, qui sépare la cavité du corps de la cavité du col et dont la muqueuse possède les mêmes caractères que celle du corps et sur laquelle ne s'étendent pas les ramifications de l'arbre de vie.

Les coupes d'utérus gravides faites au voisinage de l'époque du terme de la grossesse ont démontré qu'il existait alors trois zones facilement appréciables : 1° une zone supérieure, *segment supérieur de l'utérus*, à parois épaisses, limitées inférieurement par un bourrelet saillant auquel on a donné des noms divers : cercle utérin (Baudelocque-Auvard), anneau de Bandl, anneau de contraction (Schröder), stricture du détroit supérieur (Lash), orifice d'Ebell, anneau de rétraction de Lusk, etc. ;

2° Une zone moyenne, s'étendant du cercle utérin à l'orifice interne du col, beaucoup plus mince que la précédente, c'est le segment inférieur ; 3° une troisième zone limitée en haut par l'orifice interne, en bas par l'orifice externe, c'est le col de l'utérus.

Immédiatement après l'accouchement, comme il est facile de s'en rendre compte par le toucher, on trouve une sorte de long manchon flasque dont les parois sont parfois assez difficiles à différencier de celles du vagin et qui aboutit à un orifice plus ou moins rétracté, entouré de parois beaucoup plus épaisses et beaucoup plus résistantes.

Ce canal, auquel on peut donner le nom de canal cervico-utérin, est formé par le col et le segment inférieur, qui ne se rétracte pas comme le segment supérieur ; sa limite supérieure est le cercle utérin ou anneau de Bandl, et non pas l'orifice interne,

---

1. Auvard. Quelques considérations sur l'utérus puerpéral. (*Archives de Tocologie*, juin, juillet, août 1880).

comme beaucoup d'accoucheurs l'admettaient ; ce dernier, situé 3 ou 4 cent. plus bas, ne peut être à ce moment distingué par le toucher du reste de la paroi.

Varnier[1] a pu constater sur la coupe de l'utérus d'une femme morte 12 heures après l'accouchement, que le canal cervico-utérin mesurait 7 cent. et que l'arbre de vie s'arrêtait à 4 cent. de l'orifice externe.

Comment est constitué cet anneau de contraction, ce cercle utérin ? Lash a pensé que l'utérus, comprimé au niveau du détroit supérieur, s'amincissait ensuite ; pour d'autres, cet anneau se formerait au niveau de la région où le péritoine devient intimement adhérent à la face antérieure et postérieure de l'organe ; pour Budin[2], le cercle utérin serait la conséquence de la saillie des fibres musculaires de le couche interne qui, à la partie inférieure, constituent un cercle complet. Pour Auvard, ce serait surtout l'arrêt brusque de la couche moyenne ou plexiforme, dont l'épaisseur est considérable pendant la grossesse, qui constituerait le relief ou anneau qui limite supérieurement le segment inférieur.

Sous l'influence de la grossesse, les *fibres musculaires* de l'utérus augmentent considérablement en nombre et en volume, se différenciant en trois couches (voir p. 31), et prennent un aspect légèrement strié.

Les modifications de la muqueuse du corps sont des plus importantes. — Au moment ou l'œuf fécondé arrive dans la matrice, la muqueuse est tuméfiée, plissée, sa surface est irrégulière, et l'œuf est arrêté par un des replis où il se fixe définitivement. Lorsque

1. Varnier. Le col et le segment inférieur de l'utérus, à la fin de la grossesse, pendant et après le travail (*Annales de gynécologie*, octobre, novembre, décembre 1887.)

2. Budin et Crouzat, *Pratique des accouchements*, p. 140.

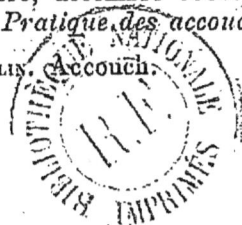

l'œuf est ainsi fixé, la muqueuse bourgeonne autour, et le recouvre bientôt complètement, les trois caduques se trouvent alors constituées : la muqueuse qui recouvre la paroi utérine a reçu le nom de *caduque utérine ou pariétale*, celle qui a bourgeonné et recouvre l'œuf s'appelle *caduque ovulaire* et celle qui se trouve au point d'insertion de l'œuf *caduque utero-placentaire*.

Les deux premières, par suite de l'accroissement de l'œuf se rejoignent bientôt, se soudent l'une à l'autre, et, après avoir présenté pendant les premiers mois des phénomènes d'hypertrophie, subissent une véritable régression, et ne constituent plus qu'une membrane unique qui est expulsée en même temps que les membranes de l'œuf, dont elle forme la couche la plus extérieure.

La *caduque utero-placentaire* subit au contraire une hypertrophie considérable dans tous ses éléments et constitue ce que l'on a appelé le *placenta maternel*. Elle est expulsée en partie au moment de la délivrance en même temps que le *placenta fœtal*.

Modifications du col. — Pendant la grossesse, le col subit une hypertrophie légère ; il résulte, en effet, d'autopsies pratiquées au 8e et au 9e mois par Pinard et Ribemont, que sa longueur moyenne à cette époque est de 4 à 5 cent. ; ses fibres musculaires ne sont que peu modifiées ; sa muqueuse, qui n'est pas caduque, secrète une matière visqueuse qui obstrue sa cavité et qui est expulsée, au moment de l'accouchement ; c'est ce que l'on a appelé le *bouchon muqueux*.

Une des modifications les plus importantes du col consiste dans son *ramollissement* qui débute, dès le commencement de la grossesse, par les parties les plus superficielles au pourtour de l'orifice externe et l'envahit progressivement tout entier chez les primipares ; au 6e mois, la moitié de la portion vagi-

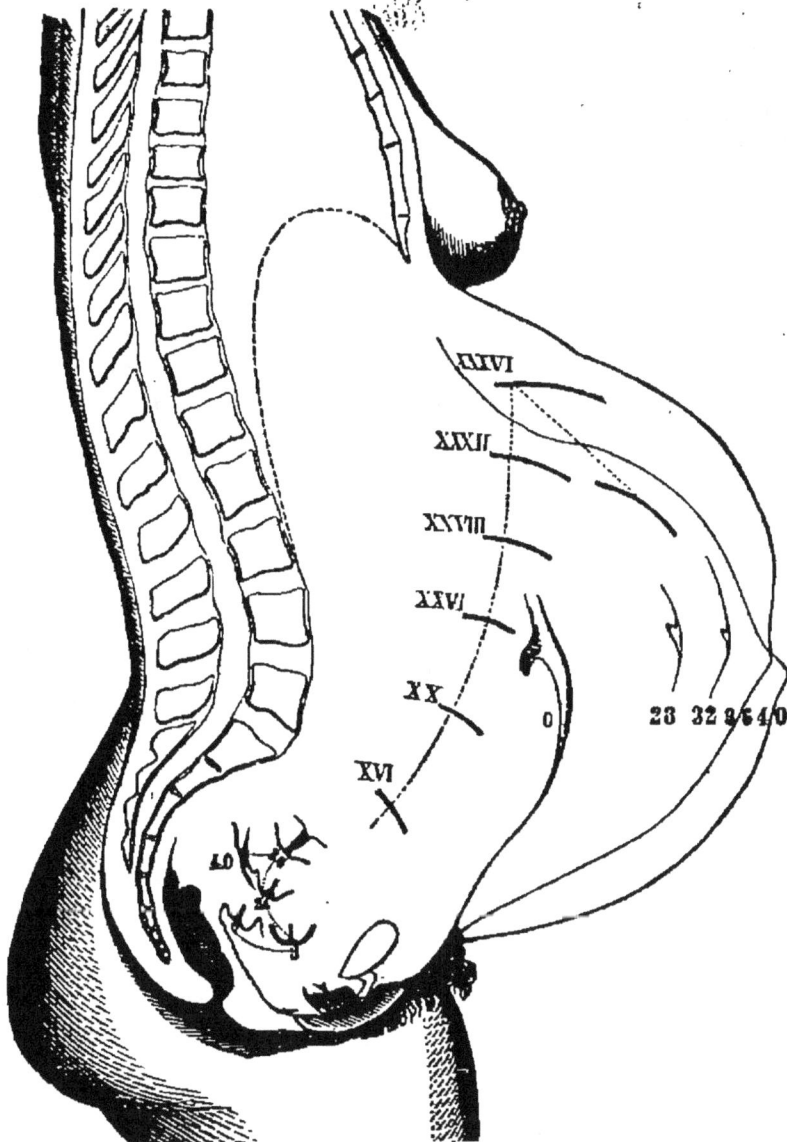

Fig. 46. — Figure schématique indiquant la hauteur du col et du fond de la matrice, et la forme de la paroi abdominale antérieure à différentes époques de la grossesse [1].

1. Hauteur du col à l'état de vacuité. — 8, 30, 36, 40, hauteur du col à la 8e, 30e, 36e, 40e semaine de la grossesse. — XVI, XX, XXVI, XXVIII, XXXII, XXXVI, fond de la matrice à la 16e, 20e, 26e, 28e, 32e semaine. (La ligne non numérotée au niveau et en avant de la ligne marquée XXXII, indique la hauteur du fond de l'utérus au moment de l'accouchement). — (o Paroi abdominale antérieure à l'état de vacuité. — 28, 32, 36, 40) la même paroi aux semaines correspondantes. (Schultze, *Atlas*).

nale est ramollie, au 8ᵉ mois la portion vaginale
toute entière ; ce ramollissement marche plus vite
à la fin de la grossesse qu'au début, il est également
plus rapide chez les multipares, mais il n'est absolument complet qu'au terme de la gestation. Comme
on le voit, le ramollissement se fait de *bas en haut*.

La *situation* du col se modifie suivant les déplacements de l'utérus ; vers le quatrième mois, il est généralement plus élevé et porté en arrière et à gauche ;
à terme, surtout chez les primipares et consécutivement au développement de la portion inférieure du

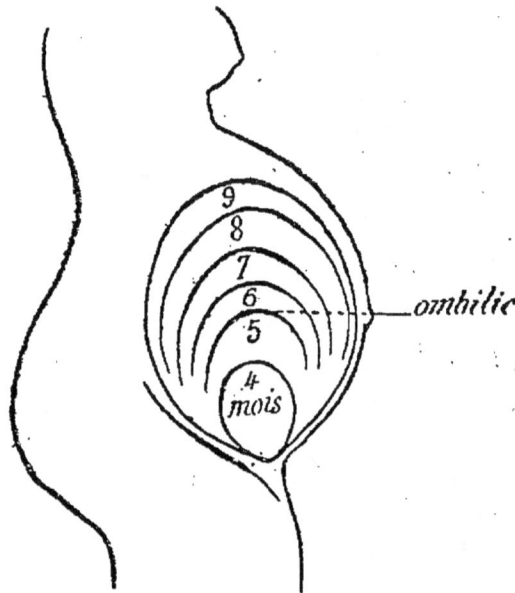

Fɪɢ. 47. — Hauteur de l'utérus aux différents âges de la
grossesse.

segment inférieur et à l'engagement de la présentation, il se trouve porté en arrière et à gauche, son
orifice regardant la concavité du sacrum ; il peut,
même dans certains cas, devenir assez difficilement
accessible au toucher.

Chez les primipares, si ce n'est cependant chez celles
qui ont subi des touchers répétés, le col reste fermé

jusqu'à la fin de la grossesse ; chez les multipares, au contraire, il devient de plus en plus perméable à mesure que la grossesse progresse ; cependant, l'orifice interne reste le plus souvent fermé, bien qu'il ne soit pas très rare, surtout chez celles qui ont eu beaucoup d'enfants, d'arriver jusqu'aux membranes, à partir de la fin du 8e mois, quelquefois même avant.

Effacement du col. — Au terme de la grossesse, le col s'efface, c'est-à-dire qu'au lieu de former un cylindre à cavité fusiforme, il ne constitue plus qu'une sorte de calotte à parois minces, percée de l'orifice externe et dont le bord correspondant à l'ancien orifice interne se continue avec le segment inférieur.

Cet effacement du col se produit donc de *haut* en *bas* et résulte de la prédominance d'action des fibres musculaires du corps de l'utérus sur celles du col, lorsque ce dernier est complètement ramolli.

Jusqu'en 1826, on admettait généralement que le col s'effaçait à partir du 6e mois ; à cette époque, Stolz admit qu'il ne s'effaçait que dans les quinze derniers jours de la grossesse, et cette opinion fut adoptée par la majorité des accoucheurs français, bien qu'elle fût en contradiction avec les recherches anatomiques de Taylor, M. Duncan, Müller (1851-1852), démontrant que le col conservait toute sa longueur jusqu'à la fin de la grossesse et ne disparaissait qu'au début du travail.

A la suite des travaux de Schrœder, Stratz, Hofmeier, Waldeyer, des recherches de Pinard, Varnier, Ribemont-Dessaignes, on doit admettre aujourd'hui que le col conserve sa longueur pendant toute la durée de la grossesse et que sa disparition peut être considérée comme un premier temps du travail[1].

Si dans les derniers jours de la gestation, au toucher, le col paraît effacé, cela tient à son extrême

---

1. Ribemont-Dessaignes et Lepage, *Précis d'obstétrique*, 1896.

L. PÉNARD et ABELIN. Accouch.   6.

ramollissement et à la facilité avec laquelle on le déprime; il suffit, en effet, de pratiquer le toucher intra-cervical jusqu'aux membranes, pour se convaincre qu'en retirant le doigt avec précaution, on parcourt un canal d'au moins 3 ou 4 cent. de longueur dont on déplisse les parois.

Les propriétés organiques de l'utérus, *contractilité, élasticité, rétractilité,* augmentent dans des proportions considérables et atteignent leur maximum au moment de l'accouchement.

Modifications des annexes. — Les ligaments larges s'hypertrophient dans tous leurs éléments et sont entrainés par l'utérus; leur direction primitivement transversale devient oblique de haut en bas et de dedans en dehors.

Les *ligaments ronds* subissent également une hypertrophie considérable et deviennent presque verticaux.

Les *trompes* deviennent presque verticales et leur insertion sur l'utérus se trouve reportée en avant, par suite du développement plus considérable de la face postérieure de l'organe.

Modifications de la vulve et du vagin. — Pendant la gestation, la *vulve* et le *vagin* sont congestionnés, ramollis, leurs sécrétions sont augmentées, et leur coloration est d'un rouge violacé caractéristique.

Modifications des différents appareils de l'organisme. — Les *parois abdominales,* distendues, présentent des vergetures, et une pigmentation particulière au niveau de la ligne blanche. Cette pigmentation est aussi fréquente à la face (*masque*), à la région vulvaire et à la face interne des cuisses, sur les femmes brunes surtout.

Les *seins* se gonflent, l'aréole se pigmente, les tubercules de Montgomery deviennent saillants et la pression du mamelon fait souvent sourdre une goutte de collostrum.

Toutes les *fonctions* de l'économie sont plus ou moins modifiées, mais l'appareil qui peut-être présente les modifications les plus intéressantes est *l'appareil circulatoire.*

Les femmes enceintes présentent une *hypertrophie du cœur*, portant surtout sur le ventricule gauche; ce fait, signalé par Larcher, a été vérifié par Ducrest et Blot. Ce dernier, par des pesées faites avec soin, a constaté que le poids du cœur augmentait de 60 grammes en moyenne pendant la grossesse.

D'après les expériences faites sur des animaux par Spiegelberg et Nasse, la masse totale du sang augmente dans la seconde moitié de la gestation, et d'après les recherches d'Andral et Gavarret, Becquerel et Rodier, les globules rouges diminuent ainsi que l'albumine. La fibrine diminue pendant les six premiers mois, augmente pendant les trois derniers, et, comme le fait remarquer le professeur Tarnier, il est vraisemblable que cette augmentation de la fibrine à la fin de la grossesse, en rendant le sang plus coagulable, concourt avantageusement à modérer l'hémorragie de la délivrance.

GROSSESSE NORMALE ET SIMPLE.

La grossesse normale se reconnaît à des signes nombreux, fournis par les différentes méthodes d'exploration : *interrogatoire de la femme, inspection, palper abdominal, auscultation obstétricale* et *toucher vaginal.* Tous ces signes sont loin d'avoir la même valeur au point de vue du diagnostic ; les uns, de beaucoup les plus nombreux, permettent de soupçonner l'existence de la grossesse ; leur réunion chez une même femme donne au diagnostic beaucoup de probabilité; ce sont les *signes de probabilité;* les autres, en très petit nombre, permettent d'acquérir une certitude absolue, ce sont les *signes de certitude.*

Nous allons d'abord énumérer ces différents signes,

suivant l'ordre de leur apparition ; ils sont loin du reste d'être tous constants ; on peut constater :

Dans le cours du 1er mois de la grossesse.

- Un gonflement sensible des seins, avec picotements douloureux ;
- Des douleurs de dents, sans carie ;
- Un état de langueur de la face, les traits sont tirés, les yeux entourés d'un cercle bleuâtre ;
- Des envies de vomir, avec du ptyalisme, des crachotements ;
- Une tendance insolite aux lipothymies.

Dans le cours du 2e mois.

- La suppression des règles ;
- Des vomissements d'eau, de glaires ou même de bile, le matin particulièrement, aux premiers mouvements que la femme se donne en sortant du lit ;
- Un redressement du col utérin qui est plus facile à atteindre avec le doigt qu'auparavant ;
- Un léger ramollissement de l'écorce du museau de tanche ;
- Des dégoûts pour les aliments préférés jusque-là et une appétence marquée pour d'autres qu'on détestait ;
- Un changement dans le caractère et parfois même une certaine perversion de l'intelligence.

Dans le cours du 3e mois.

- Persistance des signes précédents ; de plus :
- Une presque immobilité de l'utérus, qui remplit, pour ainsi dire, l'excavation ;
- Une augmentation d'épaisseur du col qui, chez la primipare, cesse d'être acuminé pour devenir presque

Dans le cours du 3ᵉ mois. (*Suite*)

cylindrique, et qui, chez la multipare, s'élargit en restant cylindrique ;

Un ramollissement du museau de tanche assez marqué, chez la primipare comme chez la multipare, pour donner sous le doigt la sensation d'un corps dur et lisse recouvert d'un tapis de drap épais ;

Enfin, un peu d'élargissement de l'orifice externe, qui, chez la primipare, cesse d'être une fente transversale et linéaire pour prendre une forme ovalaire, *tout en restant fermé cependant ;* et qui, chez la multipare, où il est déjà rond, peut être ouvert au point de recevoir la pulpe du doigt ; *à la fin du 3ᵉ mois,* on peut sentir au palper le fond de l'utérus au-dessus des pubis.

Dans le cours du 4ᵉ mois.

Augmentation de volume des mamelons et boursouflement des aréoles mammaires, avec coloration brune des uns et des autres ;

Apparition sur les aréoles de douze à vingt tubercules saillants et donnant, quand on les presse entre les doigts, un liquide séro-lactescent (*tubercules papillaires* de Montgomery) ;

Élévation de l'utérus au-dessus du détroit supérieur, pour prendre définitivement domicile dans le ventre jusqu'à l'accouchement ;

Le col est plus élevé, plus difficile à atteindre, il est en même temps porté en arrière et à gauche ;

Ramollissement du museau de tanche

à un degré tel qu'on a, en le touchant, la sensation d'une muqueuse œdématiée ;

Arrondissement complet, chez la primipare, de l'orifice externe qui, malgré cela, *reste fermé ;* et, chez la multipare, élargissement de cet orifice qui permet l'introduction facile de la pulpe digitale ;

Dans le cours du 4e mois. (Suite.)

Pouls vaginal du docteur Osiander, au niveau de la base du col ;

Coloration ardoisée du vagin (Jacquemier et Kluge) ;

Bruits de soufle ;

Commencement du bruit de frottement du fœtus sur les parois utérines (Nauche), ou de choc fœtal (Pajot) ;

A la fin du mois, le fonds de l'utérus est à quatre ou cinq travers de doigt au-dessus des pubis.

Dans la première moitié du 5e mois, mêmes signes que dans le mois précédent, seulement plus évidents ;

Mais, *dans la seconde moitié,* apparition des signes de *certitude ;*

Ballottement ou mouvements passifs du fœtus ;

Dans le cours du 5e mois.

Mouvements actifs du fœtus ;

Bruits ou battements provenant du cœur du fœtus ;

Dès que ces derniers signes sont évidents, il n'y a plus de doute à conserver sur la réalité de la grossesse.

A la fin du mois, le fond de la matrice est au voisinage de l'ombilic.

Le professeur Pinard déclare même qu'il n'a jamais vu un utérus dont

Dans le cours du 5e mois. (Suite.)

le fond ne dépassât pas l'ombilic au 5e mois.

La moitié de la portion cervicale du col est ramollie chez la primipare comme chez la multipare ; mais tandis que, chez la première, il reste toujours *fermé*, chez la seconde, il est assez ouvert pour permettre l'introduction de toute la portion unguéale de l'index.

Dans le cours du 6e mois.

Mêmes signes, en outre :

Commencement de l'aréole *mouchetée* du sein et de la ligne brune ventrale ;

Apparition du *masque* (taches sur le visage et tiraillement des traits) ;

Cessation des troubles digestifs, appétit vorace, embonpoint, belle santé;

A la fin du mois, le fond de l'utérus a dépassé l'ombilic de 2 ou 3 centimètres ;

Chez la multipare, ce col est assez ouvert pour recevoir toute la phalangette de l'index; mais, chez la primipare, il reste toujours *fermé*.

Dans le cours du 7e mois.

Mêmes signes que dans le 6e mois, et de plus :

Vergetures nombreuses sur la peau du ventre, au-dessus des aînes, avec éraillures de l'épiderme ;

Coloration plus marquée de la ligne brune ventrale ;

Agrandissement de l'aréole mouchetée des mamelles ;

Quelquefois, vergetures sur les seins, s'ils sont très gros ; .

A la fin du mois, le fond de l'utérus arrive à 5 ou 6 centimètres au-dessus de l'ombilic et s'oblique

Dans le cours du 7e mois. (Suite.)

alors très sensiblement à droite et en avant; le col s'oblique dans le sens contraire, il est ramolli dans toute sa position vaginale, et est d'ordinaire assez ouvert chez la multipare pour recevoir toute la phalangette de l'index; il est encore fermé chez la primipare.

Dans le cours du 8e mois.

Mêmes signes que dans le 7e mois, moins le ballottement qui a généralement disparu; il y trop peu d'eau dans l'amnios, comparativement au volume du fœtus, pour que celui-ci ballotte facilement.

A la fin du mois, le fond de l'utérus est à 8 ou 9 centimètres au-dessus de l'ombilic; le col est aux 3/4 mou, et l'orifice externe, chez la multipare, plus perméable encore au doigt qui peut atteindre l'orifice interne. Chez la primipare elle-même, le col est parfois assez ouvert pour permettre l'introduction de la pulpe du doigt; l'orifice interne est le plus souvent complétement fermé.

Dans le cours du 9e mois.

Dans les vingt premiers jours du 9e mois, même état de choses que dans le 8e. Seulement, le fond de l'utérus arrive à remplir tout l'épigastre.

Le col est souvent complètement perméable chez la multipare. En pratiquant le toucher, on ne sent pas le col sous le doigt tant il est mou, et il est difficile de le différencier des parois vaginales. Mais si on engage l'extrémité du doigt dans la cavité cervicale, ce qui est assez difficile, parfois, par suite du renversement en arrière et en haut de la partie postérieure du segment inférieur, on sent parfaitement que le col a toute sa longueur.

La règle est que l'orifice interne soit fermé chez les primipares, il est au contraire assez souvent ouvert chez les multipares.

Dans les 8 ou 10 derniers jours, chez la primipare, la base du col conserve encore une résistance qui ne disparaîtra qu'aux premières douleurs, chez la seconde au contraire, tout est mou et on arrive facilement sur l'orifice interne mince et un peu entr'ouvert.

Dans le cours du 9e mois. (*Suite.*)

Quand le ventre est tombé, par suite de l'engagement, dans le détroit supérieur, de la tête du fœtus coiffée du segment inférieur de la matrice, la femme se sent plus libre de la respiration; mais aussi plus gênée pour la marche, en même temps qu'elle est tourmentée par des envies fréquentes d'uriner, par des coliques et des douleurs de reins.

Ces derniers symptômes, joints à de l'agitation, de l'anxiété, et des glaires insolites, annoncent ordinairement que le moment de la parturition n'est pas loin.

La figure schématique de Schultze rend assez bien compte du développement graduel de l'utérus (voy. fig. 47 et 48).

Mais, chez les femmes ayant déjà eu plusieurs enfants, le mouvement ascensionnel de la matrice est loin d'être aussi régulier; chez elles, trop souvent l'organe gestateur s'incline en avant, dès que son corps a franchi le détroit supérieur, et son fond dépasse alors à peine la région ombilicale, même à la fin de la grossesse (Stoltz).

Tel est le tableau des signes de la grossesse suivant leur succession ordinaire. Revenons, à présent, sur chacun en particulier, pour dire quelle est sa valeur.

Le gonflement des seins, l'odontalgie sans carie, l'état de langueur de la face avec les yeux cernés, les envies de vomir avec crachotements fatigants, la tendance aux syncopes, sont des signes qui, réunis, donnent déjà d'assez grandes probabilités. Quand, outre cela, on constate la suppression des règles, et des vomissements journaliers, sans maladie qui puisse les expliquer; des dégoûts, des appétits bizarres, une perversion du caractère et parfois de l'intelligence ; le diagnostic s'affermit, surtout si le toucher et le palper font reconnaître une augmentation de volume de l'utérus et un peu de ramollissement de la surface du museau de tanche, avec changement de forme et évasement de l'orifice, et si les modifications des mamelons et des aréoles mammaires, indiquées plus haut, se montrent bien évidentes. Montgomery regarde ces modifications du sein comme un signe qui ne trompe pas, chez une primipare, bien entendu; car il est bon de savoir qu'une fois développées par une première grossesse, elles ne disparaissent plus[1].

On ne reconnaît plus à la *kyestéine* la valeur diagnostique qu'on lui accordait autrefois, cette pellicule composée de monades, de vibrions, de

---

1. Vedeler n'ayant pas trouvé ces tubercules *papillaires* chez plusieurs femmes réellement enceintes, et les ayant rencontrés un grand nombre de fois sur des femmes non enceintes et n'ayant même jamais été mariées, en conclut que ce signe de l'existence de la grossesse n'a pas la valeur que veut bien lui attribuer Montgomery.

phosphate ammoniaco-magnésien, se rencontrant souvent en dehors de l'état de grossesse.

Quant à la *coloration ardoisée du vagin*, au pouls vaginal et au bruit de souffle lui-même, ils n'indiquent qu'une chose, l'augmentation de volume de l'utérus et un certain degré de compression exercée par lui sur les vaisseaux iliaques et hypogastriques, sans indication de la cause de cette augmentation de volume. Ils corroborent les autres signes rationnels; mais ils n'ont par eux-mêmes aucune signification, en ce qui touche la grossesse[1].

Il n'en serait pas de même du *bruit de frottement* de Nauche, et surtout du *choc fœtal*[2], de Pajot, s'ils étaient perçus nettement ; car ces bruits ne seraient plus de simples signes de probabilité ; ils mériteraient presque d'être rangés au nombre des signes de certitude, et seraient d'autant plus précieux qu'ils se manifesteraient alors que les signes ordinaires de ce genre manquent encore.

Le *ballottement*, ou mouvement de va-et-vient communiqué au fœtus (nous dirons bientôt de quelle façon), ne saurait être produit que par un corps

---

1. Huguier n'est pas de cet avis, en ce qui regarde la *Coloration bleuâtre* de l'orifice vulvo-vaginal; elle aurait pour lui une grande valeur et serait un excellent moyen de distinguer une grossesse douteuse, extra-utérine, par exemple, d'avec une tumeur ovarique ou même utérine, — la teinte du vagin, dans ce dernier cas, ne devenant jamais aussi sombre.

2. Vers la fin du quatrième mois, dit Pajot, le fœtus vivant se meut déjà de lui-même, sous l'influence de causes encore mal connues, et cette mobilité instinctive se traduit par un phénomène important d'une perception assez difficile. C'est là le *choc fœtal*. Il faut le chercher, non avec la main, mais avec le stéthoscope. Sous la pression moyenne de l'instrument, on éprouve en même temps, à l'instant où le mouvement se produit, une double sensation de *choc* et de *bruit brusque*, mais *d'une extrême légèreté* l'un et l'autre. Si l'oreille réussit à les bien percevoir, elle met l'accoucheur en possession d'un nouveau signe de certitude, délicat, il est vrai, mais dont l'avantage est de se manifester souvent avant tous les autres. (*Annales de Gynécologie*, t. I, p. 207.)

solide flottant dans un liquide, aussi est-ce là un
signe presque certain de la présence d'un fœtus dans
l'utérus. Malheureusement, il n'est pas toujours facilement perceptible, attendu qu'à l'époque précisé-
ment où on commence à pouvoir le produire, le
doigt a souvent beaucoup de peine à atteindre le
segment inférieur de l'utérus; et qu'ensuite le choc
en retour est insignifiant ou même nul, si par hasard le fœtus se présente par le siège ou par le tronc,
au lieu de se présenter par le sommet. Si le ballottement n'est pas perçu avant quatre mois et demi,
c'est que le fœtus est encore trop petit, trop peu
lourd, pour que sa chute sur le doigt soit sentie. Et
s'il cesse d'être perçu, passé le septième mois, c'est
qu'il a perdu alors presque toute sa mobilité.

Les *mouvements spontanés* du fœtus, qui se font
sentir également vers quatre mois et demi, sont un
signe de plus grande valeur encore que le ballottement; ils constituent un signe de certitude quand
ils sont perçus par l'accoucheur.

Sitôt qu'elle les a perçus, la femme n'émet plus de
doute sur son état. Mais, pour partager cette conviction, le médecin ne doit pas s'en rapporter uniquement au dire de la femme, qui peut se tromper, si
elle ne sait pas encore ce que c'est, ou si, le sachant,
elle a un immense désir d'avoir un nouvel enfant;
il faut qu'il perçoive lui-même ces mouvements actifs.
Pour cela, il n'a qu'à tenir ses mains appliquées
sur le ventre de la femme, durant quelques instants, à agacer l'organe gestateur avec le bout des
doigts, et, si cela ne suffit pas, une main étant appliquée sur un des côtés de l'abdomen, à donner un petit coup sec, avec l'autre main, sur le point opposé:
il est rare que le fœtus ne réagisse pas contre cette
provocation et ne fasse pas quelques mouvements.
Toujours est-il que, nettement perçus, ces mouvements donnent au médecin la certitude qu'il y a
grossesse. Mais, cependant, de ce qu'ils ne seraient

pas perçus, il ne faudrait pas conclure qu'il n'y a pas grossesse ; car l'enfant peut être mort, ou même, quoique vivant, être dans un état de torpeur absolu, comme on l'observe assez souvent.

Il n'y a alors que les *bruits du cœur fœtal* qui puissent jeter sur la question toute la lumière désirable. Quand ces pulsations *redoublées*, battant de 130 à 160 par minute, se font nettement entendre au niveau de l'utérus (et une oreille exercée les trouve toujours), nul doute, en effet, qu'il n'y ait dans cet organe un enfant et, qui plus est, un enfant vivant. Tandis que, si elles font défaut, tous les autres signes existeraient-ils, on ne pourrait consciencieusement établir, sur son existence, qu'une masse plus ou moins forte de probabilités.

Les battements du cœur du fœtus pourraient être confondus à la rigueur avec ceux de la mère (cela est arrivé à Paul Dubois) dans le cas où celle-ci aurait des battements très précipités, aussi faudra-t-il toujours comparer les battements du cœur fœtal avec le pouls maternel.

Le cœur du fœtus bat de 130 à 160 fois par minute et l'intensité des bruits varie avec l'âge de la grossesse ; on les a comparés aux bruits que produisent les battements d'une montre qu'on aurait enveloppée dans un linge replié plusieurs fois sur lui-même.

Nous avons donc dans le *ballottement*, les *mouvements spontanés* et les *bruits du cœur* du fœtus, trois signes qui effacent évidemment tous les signes rationnels. Néanmoins, comme il peut se faire qu'on ne les perçoive pas clairement, quand cependant il y a réellement grossesse assez avancée, il ne faut pas négliger de tenir grand compte des signes rationnels, qui, du reste, lorsqu'ils sont réunis en assez grand nombre, équivalent à une presque certitude. Il en est même deux qui, à eux seuls, suffisent à donner à l'accoucheur expérimenté une notion assez exacte, non seulement de l'existence de la grossesse, mais encore de son âge. Ce sont le développement progressif du corps de l'utérus et les changements que subit peu à peu son col dans sa forme, sa consistance et sa position. Il ne faut pas oublier cependant qu'il est certains états pathologiques de l'utérus qui peuvent s'accompagner de modifications semblables.

Il est encore un signe de certitude qui consiste dans la perception d'une portion des membranes ou d'une partie fœtale, à travers l'orifice interne entr'ouvert; on peut le rencontrer chez certaines multipares à la fin de la grossesse, mais il faut bien se garder de le rechercher dans les autres cas, et d'exercer la moindre violence pour franchir des orifices encore fermés.

Disons maintenant comment se pratique le *palper abdominal*, l'*auscultation obstétricale* et le *toucher vaginal*, qui rendent au médecin-accoucheur de si grands services.

Manière de pratiquer le palper abdominal.

Pour pratiquer le palper abdominal, la femme étant couchée sur le dos, la tête seulement soutenue par un oreiller, les bras étendus mollement le long du tronc, les jambes simplement allongées, tout au plus légèrement écartées, la vessie et le rectum ayant été préalablement vidés, l'accoucheur cherchera d'abord à apprécier la forme et les dimensions de l'utérus.

Pour apprécier la hauteur de l'utérus, il suffit d'appliquer la main gauche sur la paroi abdominale, si toutefois, comme il est préférable, l'opérateur est à droite de la femme, et de la faire remonter par une sorte de mouvement de reptation, en appuyant surtout sur le bord cubital qui tombera dans une dépression profonde dès qu'il aura atteint le fond de l'utérus, la paume de la main coiffant pour ainsi dire la partie supérieure de l'organe.

On peut encore, comme le veulent quelques auteurs, placer les deux mains à plat sur le ventre, de

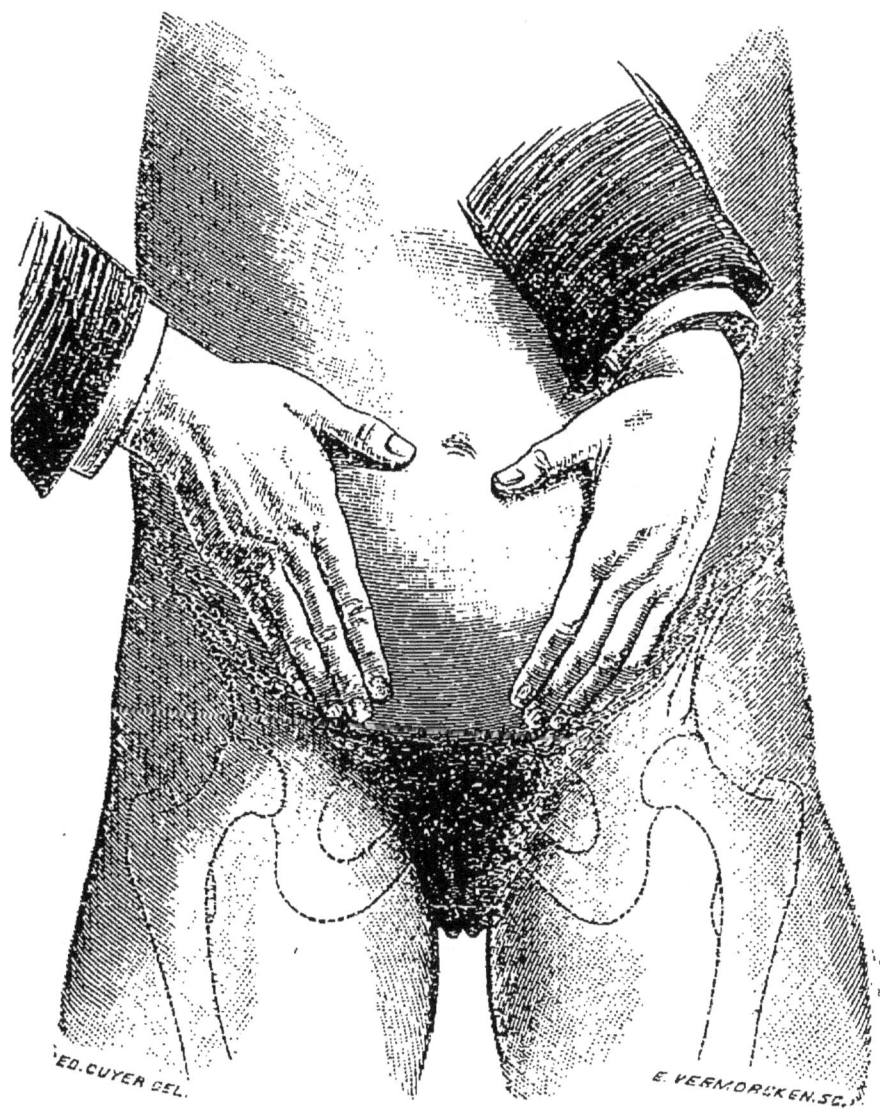

Fig. 48. — Position des mains au début de l'exploration du
haut de l'excavation (professeur Pinard.)

manière que les extrémités des doigts contournent
l'organe gestateur par dessus son fond, pendant que

chaque main, de son bord cubital, déprime les parois abdominales au niveau des flancs.

On explorera ensuite successivement et d'une façon méthodique à l'aide des deux mains, disposées ainsi que l'indique la figure 48 : 1° La partie supérieure de l'excavation ; 2° le fond ; 3° les parties latérales de l'utérus ; et si la grossesse est suffisamment avancée, on y reconnaîtra des parties fœtales qui permettront de diagnostiquer non seulement la *présentation*, mais encore la *position*. (Voyez Diagnostic des présentations et positions.)

Le *palper* permet, en outre, de percevoir les mouvements actifs du fœtus, et, du cinquième au septième mois, il sera souvent possible de faire ballotter des parties fœtales en les repoussant d'un petit mouvement brusque à travers la paroi abdominale (ballottement abdominal).

Manière de pratiquer l'auscultation obstétricale.

Pour pratiquer l'auscultation obstétricale, on se sert généralement du stéthoscope, qui vaut mieux que l'oreille nue, parce qu'il ménage davantage la pudeur de la femme, — qu'il prévient plus sûrement, chez l'opérateur, un état congestionnel de la tête, — qu'il permet à ce même opérateur d'ausculter un plus grand nombre de points sur le ventre, sans l'obliger à des positions gênantes, — qu'il rend plus facile la dépression des anses intestinales qui peuvent s'être interposées entre la matrice et la paroi abdominale antérieure, — et qu'enfin il rend plus facile aussi la détermination du *summun d'intensité* des bruits du cœur et des limites auxquelles ces bruits s'arrêtent.

La femme sur laquelle on va pratiquer ce genre d'auscultation doit être couchée sur un lit étroit, disposé de manière qu'on puisse circuler facilement tout autour, et assez élevé, d'ailleurs, pour qu'on ne soit pas obligé de baisser trop la tête, ce qui enlèverait quelque chose à la netteté de l'audition.

Cela fait, on place le pavillon du stéthoscope à nu sur la paroi abdominale, bien perpendiculairement à la surface de l'utérus, et on applique convenablement l'oreille sur le bout auriculaire de l'instrument en exerçant une certaine pression avec la tête, et afin que des bruits étrangers ne viennent pas se mêler aux bruits abdominaux, les doigts abandonneront l'instrument dès que l'oreille sera en place. On explorera ainsi les différents points de l'utérus, et il ne suffira pas d'avoir entendu les bruits du cœur en une région, il faudra encore chercher le point où se trouve leur *maximum*, le sens dans lequel ils se propagent, et voir si par hasard il n'existerait pas un autre foyer d'auscultation.

Outre les *bruits du cœur du fœtus*, l'auscultation permettra encore d'entendre le *souffle utérin*, si variable dans son timbre et son intensité, et le bruit de *frottement* ou de *choc fœtal*.

Manière de pratiquer le toucher vaginal et de rechercher le ballottement.

Pour pratiquer le toucher vaginal, on se sert habituellement du doigt indicateur seul, les trois derniers doigts étant fléchis comme quand on a le poing fermé, et le pouce étant porté dans une forte abduction. La femme peut être touchée ou debout ou couchée (fig. 49 et 50).

Si on la touche debout (fig. 49), on la fait s'appuyer le dos contre une cloison ou une armoire, et se tenir les jambes un peu fléchies et écartées. Alors, après s'être graissé l'index avec un corps gras antiseptique, on se place devant elle, on met à terre le genou opposé à la main qui doit pratiquer le toucher ; ce sera le genou gauche si l'on doit se servir de la main droite, ce qui permettra au genou droit d'offrir au coude un point d'appui souvent utile. On porte ensuite la main par-dessous les vêtements (aussi peu soulevés que possible), entre les cuisses de la femme. L'index étant étendu et tourné la pulpe en haut, on l'élève ainsi disposé jusqu'au sillon interfessier ; puis, quand il est couché sur ce sillon, on l'amène *d'arrière en avant* jusqu'à ce que son extrémité rencontre la commissure postérieure de la vulve, qui est plus ou moins entr'ouverte dans la position qu'on a fait prendre à la femme. Pour peu qu'on presse sur le périnée, en le parcourant ainsi d'arrière en avant, le doigt entre tout naturellement dans la vulve ; et, quand il y est, on n'a plus qu'à le relever pour le faire pénétrer dans le vagin, ce qu'il faut faire *avec douceur* et *en s'attachant à suivre exactement la courbure de ce canal.* Mais, avant qu'il soit arrivé au col, on a bien soin de porter l'autre main *à plat* sur le fond de l'utérus, pour bien soutenir cet organe, l'empêcher de s'élever en masse, le redresser s'il est très oblique et l'abaisser même un peu, si c'est possible. Quand l'index est dans le vagin, le pouce doit se trouver étendu sur le pénil et l'avant-bras presque vertical.

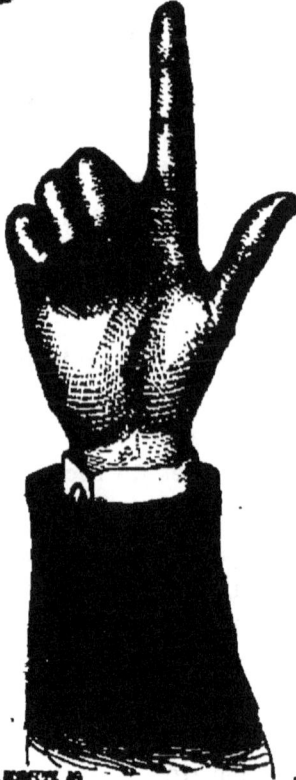

Fig. 49. — Toucher vaginal. Position de la main pour l'exploration de la partie antérieure du bassin.

Si l'on touche, au contraire, la femme couchée, on la fait se placer sur le bord de son lit, le siège un peu élevé et les cuisses fléchies et écartées l'une de l'autre. Cela fait, on glisse, par-dessous les vêtements, la main droite, l'index étendu, en suivant la face interne de la cuisse droite de la femme. Lorsqu'il est arrivé au niveau du sillon interfessier, on ramène le doigt de bas en haut (fig. 50), en s'appuyant un peu, jusqu'à ce que sa pulpe rencontre la commissure postérieure de la vulve. Le doigt entre, pour ainsi dire, tout seul, dans cette commissure, si l'on parcourt le périnée en exerçant une pression suffisante ; et, quand il y est introduit, on lui fait suivre, *avec douceur* toujours, la courbure du vagin, en abaissant progressivement le coude jusqu'à toucher le matelas. Enfin, dès que le bout

$$\frac{3}{4}$$

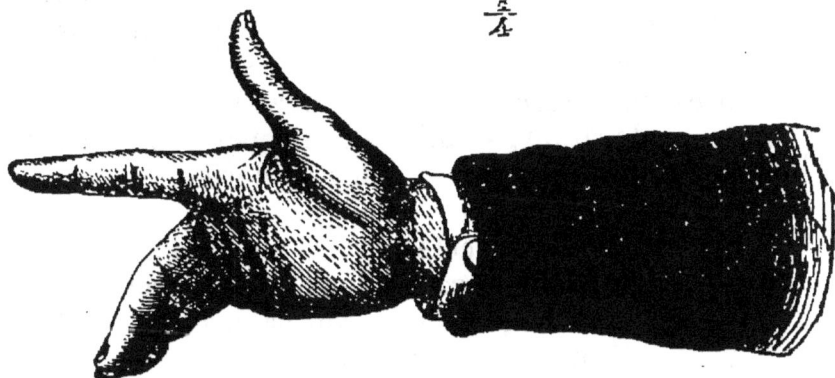

FIG. 50. — Toucher vaginal. Position de la main pour l'exploration de la partie postérieure du bassin.

du doigt approche du col, on porte, si ce n'est déjà fait, l'autre main sur le fond de l'utérus, pour le soutenir, le redresser et l'abaisser un peu.

Pendant le toucher, le pouce doit rester étendu et on doit veiller à ce qu'il n'exerce aucun froissement sur la région clitoridienne et, pour cela, on le maintiendra incliné vers l'un ou l'autre des plis génito-cruraux ; les autres doigts, fléchis dans la paume de la main, déprimeront le périnée.

On pratique généralement le toucher avec la main dont on est le plus habile, la main droite d'ordinaire ;

mais en outre de quelques circonstances qui peuvent nécessiter de toucher avec la main gauche, il est nécessaire que l'accoucheur soit également exercé des deux mains, car il ne faut pas oublier que les indications précises ne sont fournies que par la *pulpe* du doigt, et que le côté droit du bassin ne peut être réellement bien exploré qu'avec l'index droit, le côté gauche avec l'index gauche.

Le doigt introduit dans le vagin, on suit, comme le conseille Budin, la paroi antérieure, qui est la plus courte, jusqu'au fond du cul-de-sac antérieur, puis en imprimant au doigt un mouvement de circumduction, on lui fait successivement parcourir, si c'est l'index droit qui touche, le cul-de-sac latéral gauche, le cul-de-sac postérieur, le cul-de-sac latéral droit, et il est bien rare de ne pas rencontrer le col dans cette exploration ; si on n'y avait pas réussi, on le trouverait certainement dans l'intérieur du cercle précédemment décrit.

En ramenant directement le doigt d'arrière en avant, on se rendra compte de l'état du col, de son volume, de sa forme, de sa consistance, de sa situation, de l'état de son orifice, et on recommencera ensuite successivement, d'une façon plus complète, l'exploration du cul-de-sac.

En retirant le doigt, on appréciera les particularités que peuvent présenter les parois de l'excavation, le vagin et l'orifice vaginal.

Si le col est difficilement accessible, on peut pratiquer le toucher avec deux doigts, l'index et le médius accolés.

Dans le cas, très rare, où le col serait caché derrière le pubis, il peut être nécessaire de pratiquer le toucher dans la position genu-pectorale ou dans le décubitus latéral.

Enfin, dans certains cas particuliers, il y aura lieu de pratiquer le toucher avec la main tout entière ; dans ce cas, la femme ayant été mise en position obstétricale et soumise à l'anesthésie chloroformique, la main soigneusement aseptisée et enduite de vaseline, les doigts étant allongés et réunis en faisceaux, sera introduite dans le vagin progressivement, par un léger mouvement de spirale et avec beaucoup de douceur.

Pour rechercher le ballottement, il faut porter l'extrémité de l'index sur le point le plus déclive de l'organe, *en avant de la base du col*, et, après avoir pris la précaution, indispensable ici, de soutenir de l'autre main le fond de l'utérus, donner un petit coup sec au segment inférieur; puis, cela fait, garder la pulpe du doigt en rapport avec le point percuté, pour pouvoir percevoir, s'il y a lieu, le choc en retour du corps déplacé. Or, nous l'avons vu, il n'y a guère qu'un fœtus qui puisse balloter ainsi dans la matrice.

GROSSESSE NORMALE ET COMPOSÉE

Les cas de grossesse double sont loin d'être rares. mais il n'en est pas de même des cas de grossesse avec plus de deux fœtus, ce sont de véritables exceptions.

D'après Veit, la fréquence relative des grossesses multiples serait :

Grossesse double   1 : 89
—   triple   1 : 7.910
—   quadruple 1 : 371.127

On compte environ une dizaine de cas de grossesse *quintuple*, et Vassali, en 1888, a signalé un cas de grossesse *sextuple* terminée par l'avortement à 4 mois.

Comme causes prédisposantes de la grossesse multiple, on peut faire intervenir l'influence de la race, de la taille, de l'âge, de la multiparité, de l'hérédité.

Quant à la cause efficiente, il ne saurait y en avoir qu'une, la fécondation de deux ou plusieurs ovules.

1° Les deux germes femelles, arrivés en même temps à maturité, peuvent être fécondés à la suite d'un seul approchement sexuel ;

2° Ils peuvent l'être à la suite de coïts plus ou moins éloignés ; on dit alors qu'il y a *superimprégnation*. La superimprégnation se divise en *superfécondation* et *superfétation*. Dans la *superfécondation*, les deux ovules sont fécondés à un certain intervalle l'un de l'autre, mais dans la même période ovulaire ; les preuves en sont nombreuses dans la série animale et ne sont pas très rares dans l'espèce humaine, exemple : un enfant blanc, l'autre mulâtre ; un enfant sain, l'autre syphilitique (Pinard), etc.

La superfétation est plus discutée ; il existe pourtant des exemples authentiques d'enfants vivants et viables, nés à plusieurs semaines et même à plusieurs mois d'intervalle, qui ne sauraient être expliqués autrement.

Pour que la superfétation soit possible, il faut évidemment que les caduques ovulaires et utérines ne soient pas encore soudées et que l'ovulation se produise pendant la grossesse, ce qui a été constaté quelquefois.

Le diagnostic de la grossesse gémellaire est, en général, assez facile à établir, au moyen de la vue, du palper, du toucher et surtout de l'auscultation.

Quand il y a deux enfants à la fois dans la matrice, le ventre est généralement plus gros que dans le cas de grossesse simple, plus large et comme divisé en deux par une rainure longitudinale, au lieu d'offrir une saillie unique et régulière. Toutefois, il n'est pas rare de rencontrer des femmes portant deux jumeaux, sans que leur ventre offre rien de particulier qui puisse faire soupçonner, *à la vue*, ce qui existe. Par le *palper*, lorsque la grossesse est suffisamment avancée, la paroi abdominale, souple et peu chargée de graisse, et malgré la tension particulière et per-

manente de la paroi utérine, qui doit déjà donner
l'éveil à l'explorateur, on peut parvenir à sentir
plus de deux pôles fœtaux, quelquefois quatre, mais
il suffit d'en percevoir trois d'une façon distincte

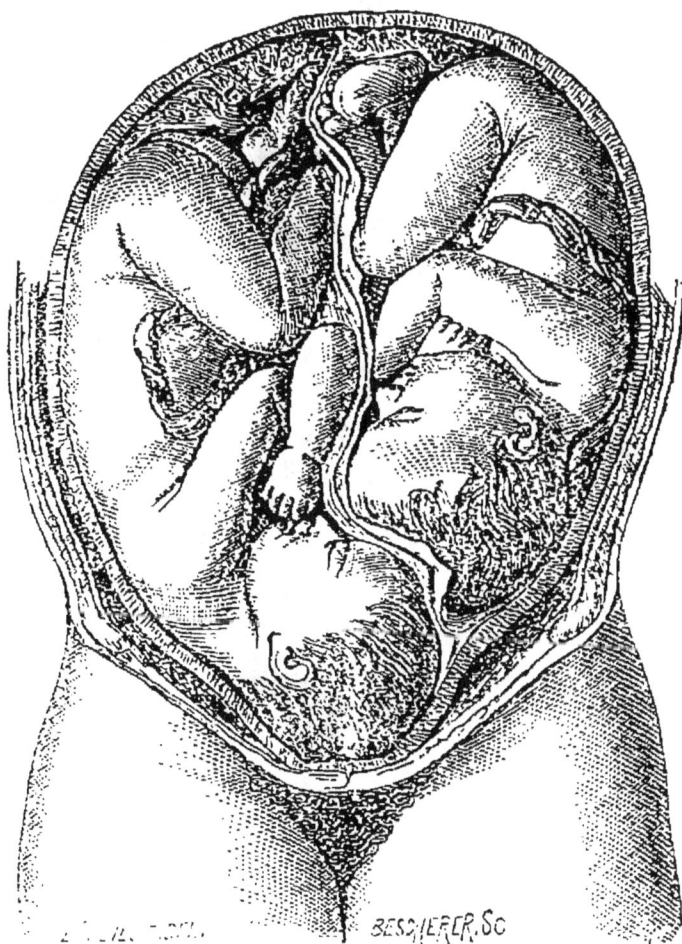

FIG. 51. — Grossesse gémellaire. Les deux fœtus se présentent
par le sommet.

pour pouvoir affirmer le diagnostic. En palpant bien,
on arrivera même souvent à percevoir les extrémités
céphaliques des deux fœtus que l'on sentira, l'une

en bas et l'autre un peu plus haut, du côté opposé
(fig. 51), ou l'une en bas et l'autre tout à fait en
haut (fig. 52). La perception très nette de deux plans

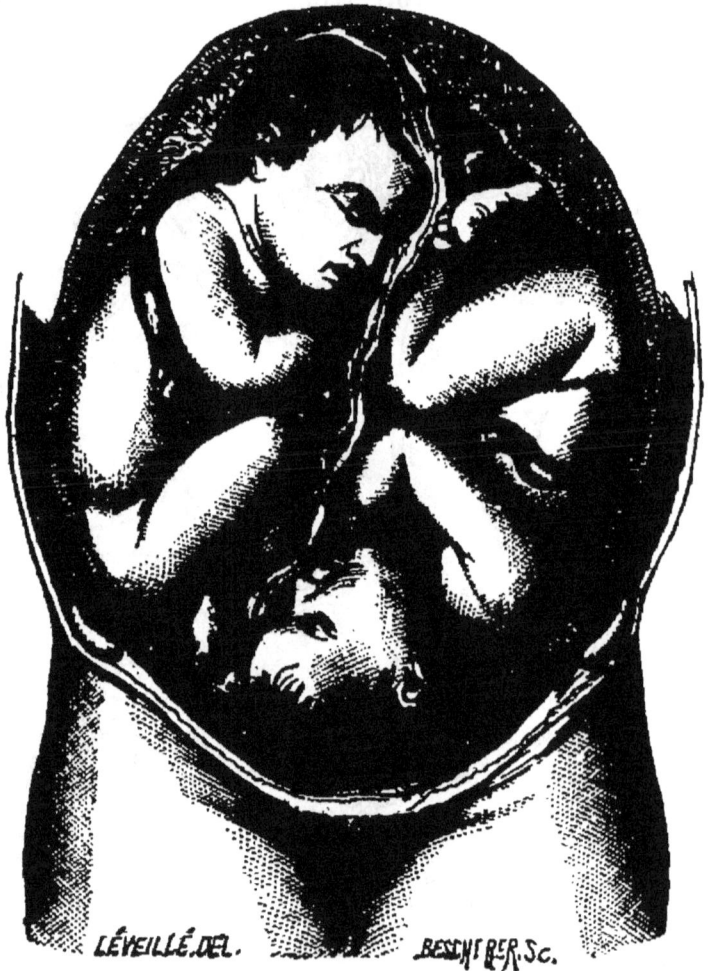

Fig. 52. — Grossesse gémellaire. L'un des fœtus se présente
par le sommet et l'autre par le siège.

dorsaux suffirait du reste à elle seule à affirmer le
diagnostic.

Le *toucher* en permettant dans certains cas de
reconnaître l'engagement d'une tête, tandis que le
palper en révèle la présence d'une autre au-dessus

du détroit supérieur dans l'un des hypocondres ou dans l'un des flancs, permet également de confirmer le diagnostic de grossesse gémellaire.

L'*auscultation* fournit des renseignements précieux pour le diagnostic de la grossesse gémellaire ; dans la grossesse double, en effet, les battements du cœur des fœtus présentent deux *summum* d'intensité situés en des points différents de l'abdomen. — Mais pour que ce signe ait toute sa valeur, il faut non seulement qu'il existe une certaine distance entre les deux *summum*, mais encore qu'il y ait absence d'isochronisme entre eux, l'un donnant par exemple 150 pulsations à la minute, l'autre seulement 130 ou 140.

Si l'un des fœtus est mort, le diagnostic de la grossesse gémellaire sera impossible par l'auscultation seule ; dans certains cas cependant, l'auscultation, le palper et le toucher combinés permettront sinon de l'affirmer, au moins de la soupçonner.

Le *diagnostic* de la grossesse *trigémellaire* est plus difficile ; cependant, en 1876, le professeur Pinard, alors chef de clinique à la clinique d'accouchements, diagnostiqua par le palper seul la présence de trois têtes, l'une dans l'excavation, la seconde dans la fosse iliaque droite, et la troisième, en haut, très mobile, et, bien qu'il n'eut pu trouver que deux summum de pulsations cardiaques, il n'hésita pas à annoncer trois enfants. L'accouchement, qui eut lieu le 1er décembre 1876, confirma son diagnostic ; depuis cette époque, le diagnostic par le palper de la grossesse trigémellaire put être fait en un certain nombre de fois, en particulier en 1881 à la clinique par Ribemont-Dessaignes, en 1887 à Lariboisière par Pinard.

L'auscultation a pu permettre à Rausset (de Bordeaux) et à Dunal de Montpellier de diagnostiquer une grossesse triple par la perception de trois foyers.

Les trijumeaux naissent souvent avant terme, mais il n'est pas exceptionnel qu'ils soient viables et puissent s'élever.

La grossesse quadruple se termine d'ordinaire avant l'époque de viabilité des fœtus : le diagnostic n'en a jamais été fait pendant la grossesse ; il en est de même à plus forte raison des cas extrêmement rares de grossesse quintuple.

GROSSESSE ANORMALE OU EXTRA-UTÉRINE

Il existe plusieurs variétés de cette espèce de grossesse, suivant le point où l'œuf s'est développé. Si c'est dans l'ovaire, la grossesse est dite *ovarique ;* si c'est dans la trompe, *tubaire ;* si c'est dans la partie de la trompe qui traverse la paroi de l'utérus, *tubo-interstitielle ;* enfin, si c'est dans la cavité du péritoine, *abdominale.* La *tubaire* est la plus commune.

La grossesse extra-utérine est plus fréquente chez les multipares que chez les primipares.

Dans le cas de grossesse *tubaire*, la plus commune, nous l'avons dit, le kyste fœtal finit promptement par écarter les fibres de la tunique musculaire de la trompe et en dehors des parois propres de l'œuf, c'est-à-dire de l'amnios et du chorion, par n'avoir plus pour paroi que la muqueuse ou le péritoine.

Dans cette forme de grossesse extra-utérine, la rupture du kyste survient dans les premiers mois, entre la huitième et la douzième semaine, le plus souvent, d'après Maygrier. Dans la forme abdominale, la durée de la grossesse est plus longue, elle peut même arriver à terme.

Les symptômes de la rupture du kyste consistent en une douleur déchirante, perçue dans l'une ou l'autre des fosses iliaques, et tous les signes d'une grave hémorragie interne.

Lorsque le kyste ne se rompt pas, il se produit, au moment du terme de la grossesse, des phénomènes curieux, auxquels on a donné le nom de *faux travail :* la femme éprouve des douleurs comme pour accoucher ; ces douleurs durent en moyenne trois à quatre jours, puis se dissipent. Pendant ce temps, le col subit souvent une légère dilatation, suffisante pour introduire un ou deux doigts et s'assurer que l'organe est vide.

Des débris de caduque sont souvent expulsés à ce moment et un léger écoulement de sang se produit par l'utérus; puis, dans les cas heureux, le calme se rétablit; le fœtus ayant succombé pendant le faux travail, le ventre diminue et tout semble rentrer dans l'ordre, le kyste fœtal restant inclus dans la cavité abdominale sans provoquer d'accidents. Dans quelques cas, les phénomènes du faux travail se renouvellent plusieurs fois à intervalles assez irréguliers.

Malheureusement tous les cas ne sont pas aussi heureux, et la mort survient souvent soit par suite de l'*hémorragie interne,* soit par suite d'accidents consécutifs à l'inflammation du kyste fœtal, *péritonite, septicémie.* On a vu parfois les débris du fœtus être expulsés par différentes voies, rectum, vagin, vessie, paroi abdominale.

L'utérus se modifie dans la grossesse extra-utérine comme au début d'une grossesse normale, il augmente sensiblement de volume, et sa muqueuse se transforme en caduque qui est expulsée parfois dans le cours de la grossesse.

Il est très difficile, dans les premiers mois, de diagnostiquer une grossesse extra-utérine, surtout si, ce qui a lieu communément, les règles sont supprimées; car les modifications survenues dans le volume du ventre, dans la consistance du col et dans l'aspect des aréoles mammaires, sont presque les mêmes que dans la grossesse normale.

Mais plus tard, si la grossesse, ce qui est rare, dépasse le 5e mois, il y a des signes propres à éclairer le diagnostic. Ainsi, le ventre a une forme irrégulière, au palper, on sent que l'œuf développé n'est pas à sa place ordinaire; au palper et au toucher réunis, en renvoyant la matrice d'une main à l'autre, on s'aperçoit qu'elle est vide, quoiqu'un peu grossie, et déjetée par côté ; et enfin, si la partie inférieure du kyste occupe le détroit supérieur, on peut y déterminer le ballottement, qu'on reconnaît parfaitement ne pas se produire dans l'utérus lui-même. Puis, si le fœtus a des mouvements spontanés et des bruits du cœur, la main perçoit les premiers et l'oreille les seconds plus superficiels que d'habitude.

Si la grossesse extra-utérine était diagnostiquée à temps, l'indication serait d'enrayer l'évolution du kyste fœtal, en provoquant la mort du fœtus.

Pour arriver à ce résultat on a conseillé d'injecter dans le kyste des solutions toxiques à dose mortelle pour le fœtus, mais inoffensive pour la mère.

Cette opération a été pratiquée avec succès par Friedreich, Kœberlé, Cohen et Rennert qui se servirent de la morphine. Si l'on peut mettre en doute dans quelques-uns de ces cas l'exactitude du diagnostic, on ne saurait nier tout au moins l'influence mortelle de la morphine pour le fœtus, et, dans un cas de grossesse extra-utérine, Tarnier a réussi à tuer le fœtus avec trois injections de chlorhydrate de morphine, de un centigramme chacune ; des accidents survenus après la mort de l'enfant nécessitèrent la laparotomie, la malade succomba et le diagnostic se trouva malheureusement confirmé. Peut-être, comme le fait remarquer Tarnier, l'intervention a-t-elle été suivie d'insuccès dans ce cas, parce que l'âge du fœtus était trop avancé[1] ? L'électricité (faradisation ou courants galvaniques) a été employée dans le même but et semble avoir donné de bons résultats entre les mains des Américains. Lorsque la grossesse extra-utérine sera plus avancée, l'interven-

1. Voir le chapitre *Grossesse extra-utérine* dans le *Traité d'accouchement* de Tarnier et Budin, t. II, p. 524 à 568.

tion s'imposera dans certains cas, l'expectation dans d'autres (Voy. Intervention dans le cas de la grossesse extra-utérine, partie IV).

GROSSESSE MOLAIRE

On désigne ainsi une grossesse dont le produit s'altère et se transforme en une masse vésiculeuse ou charnue (*môle hydatique* et *môle charnue*).

La *môle* peut contenir un embryon, d'autres fois l'embryon s'est dissous et il reste plus au centre de la masse qu'une cavité contenant un liquide ; d'autres fois enfin, cette cavité même a disparu et la *môle* alors, ordinairement plus volumineuse, présente une disposition plus manifestement en grappe.

Dans des cas exceptionnels où la dégénérescence du placenta n'est que partielle, la grossesse peut arriver à terme et l'enfant naître vivant.

La *grossesse molaire* a donc commencé par être vraie ; il y a eu fécondation et développement d'un œuf ; mais, au bout de quelques semaines, l'embryon est mort et s'est trouvé englobé dans le placenta qui, lui, a continué de s'accroître, en subissant une transformation particulière.

Pour Robin, la grossesse molaire est le résultat d'une simple hydropisie des villosités choriales ; pour Virchow, elle serait due au développement exagéré du tissu muqueux de la villosité ; cette dernière opinion est aussi celle de Cornil, Ranvier et de Sinety, qui ont démontré l'identité de la môle vésiculaire avec les myxômes des autres régions.

Dans les premiers mois de la grossesse, le diagnostic est difficile sinon impossible, tous les signes de la grossesse normale existent.

Les signes qui peuvent mettre sur la voie sont, d'après Depaul :

1º Le développement rapide et exagéré du ventre;

2º De petites hémorragies à répétition ;

3º L'expulsion soit de grappes, soit de vésicules,

ce dernier signe est rare et ne se produit que peu de temps avant l'expulsion de la masse entière.

Le pronostic est surtout grave pour l'enfant, il n'est cependant pas sans gravité pour la mère à cause des hémorragies.

La môle vésiculaire est ordinairement expulsée du 3e au 6e mois, avec tous les symptômes de l'avortement, mais habituellement avec des hémorragies plus abondantes; elle se fait heureusement le plus souvent en masse et en une seule fois, mais il peut arriver cependant que son élimination se fasse en plusieurs temps, avec hémorragies répétées. Le traitement consiste à combattre les hémorragies, en attendant l'expulsion spontanée; si, cependant, les hémorragies sont menaçantes, on est autorisé à provoquer l'avortement, soit à l'aide de la sonde de Krause, ou du ballon de Tarnier.

Pendant le travail, en cas d'hémorragie grave et d'expulsion incomplète, il faudra débarrasser l'utérus à l'aide de la pince à faux germe, ou de pinces à larges mors, mais mieux encore par le curage digital aseptiquement pratiqué. — Il faut se défier de l'emploi de la curette même mousse et à larges bords, car les parois utérines sont souvent amincies d'une façon très remarquable et usées, pour ainsi dire, en certains points par la présence de la môle.

FAUSSE GROSSESSE

On désigne sous ce nom des états particuliers de la femme, qui peuvent faire croire à la grossesse alors qu'elle n'existe pas. En réalité, comme le fait justement observer Pajot, la grossesse *existe* ou *n'existe pas*, il n'y a pas de fausse grossesse, il n'y a que des erreurs de diagnostic.

Les principales maladies qui peuvent simuler la grossesse, en dehors des tumeurs de l'utérus et des ovaires, sont la rétention des règles, l'hydromètre, la tympanite utérine et certains états nerveux hysté-

riformes. Dans tous les cas, l'erreur ne saurait être
commise que jusqu'à l'époque de l'apparition des
battements du cœur et des mouvements actifs, où
l'absence de ces signes de certitude fera rejeter l'idée
d'une grossesse.

Ce sont, en général, des femmes de trente-cinq à
quarante ans, fortes, brunes, nerveuses, plus ou
moins hystériques, et avec cela possédées d'un désir
immodéré d'avoir des enfants, qui, atteintes tout
simplement d'une névrose ou utérine ou intestinale, s'imaginent, un beau jour, être enceintes,
malgré la persistance de leurs règles, parce que leur
ventre a un peu grossi et qu'elles y sentent de petits
mouvements extraordinaires. Or, ces hallucinées en
viennent parfois à se faire une illusion si complète,
qu'elles indiquent avec précision, comme si elles les
éprouvaient réellement, les diverses sensations qui
se rapportent d'ordinaire à la grossesse, et finissent
même, à force de conviction, par faire naître en
elles la plupart des symptômes dits *signes rationnels*. Ainsi, leur ventre et leurs mamelles se développent réellement un peu ; elles ont du ptyalisme,
des nausées, des vomissements, des dépravations
du goût ; — bien mieux, se méprenant sur la nature
des mouvements qui se passent dans leur intestin
tympanisé, elles vont jusqu'à annoncer que leur
enfant remue, et enfin, quand elles se croient à
terme, jusqu'à se plaindre de douleurs partant des
reins et venant mourir aux pubis, comme les véritables douleurs prodromiques de l'accouchement
(douleurs qu'elles ont entendu dépeindre), et à
faire toutes leurs dispositions pour recevoir un enfant qui n'a d'existence que dans leur imagination
malade. Toutefois, il est rare que l'illusion se prolonge autant. Ordinairement, ces pauvres mono-
maniaques sont désabusées, vers le cinquième mois
de leur prétendue grossesse, soit parce qu'elles voient
bien que leur ventre n'a pas tout le volume qu'il

devrait avoir, soit parce que le médecin qu'elles consultent, n'arrivant à percevoir aucun des signes de certitude de la grossesse normale, leur démontre clairement qu'elles ne sont pas réellement enceintes.

Pajot fait remarquer avec raison que toutes les fois que les règles continueront, avec leur régularité et leur abondance normale, l'idée d'une grossesse devra être rejetée.

Mais si par hasard les règles manquent, soit par suite de l'arrivée de la ménopause, soit par toute autre cause, on n'aura pour se renseigner que l'appréciation du volume de l'utérus, assez difficile à obtenir quelquefois chez certaines femmes obèses, aussi devra-t-on se tenir dans une prudente réserve, jusqu'au cinquième mois révolu, époque à laquelle l'absence des signes positifs plusieurs fois recherchés avec soin établira la conviction. Il faudra alors désabuser complètement la femme, mais en y mettant, bien entendu, tous les ménagements possibles.

HYGIÈNE DE LA FEMME ENCEINTE

Si la femme suit d'ordinaire un régime alimentaire convenable, il ne faut pas qu'elle se fasse une obligation d'en changer, par cela seul qu'elle est enceinte. Elle ne doit alors opérer, en fait de changements, que ceux qui lui sont recommandés par un dégoût ou par une appétence invincibles. Et encore faut-il que le nouvel aliment ou la nouvelle boisson, qu'elle désire substituer à d'autres qui lui sont devenus antipathiques, ne puisse en rien lui être nuisible, comme le seraient, par exemple, les viandes fumées ou trop fortement épicées et les boissons alcooliques prises en trop grande quantité.

Dans les derniers mois de sa grossesse, la femme est presque toujours constipée; or, l'accumulation de matières fécales durcies dans le gros intestin peut gêner l'utérus, l'agacer et le pousser à des contractions prématurées, il est sage que la femme dans cet état évite avec soin la constipation ; comme il est sage également qu'elle ne résiste jamais trop longtemps au besoin d'uriner, pour les mêmes raisons.

Ses vêtements seront faits de manière à la garantir parfaitement du froid, mais sans la gêner en rien, sans entraver la circulation nulle part et sans lui comprimer ni le ventre ni les mamelles. C'est dire que les corsets garnis de baleines trop rigides doivent être sévèrement proscrits. Il serait même bon que ce fussent les épaules, et non la ceinture épigastrique, qui supportassent le poids des jupons. Et comme ceux-ci, par la saillie du ventre, sont projetés très en avant, de façon à laisser pénétrer l'air trop librement jusqu'aux parties génitales, il serait encore convenable que la femme, en hiver surtout, ajoutât à ses vêtements ordinaires un caleçon large, léger et chaud tout à la fois.

Dans quelques cas, le ventre, en se développant, arrive à un degré d'obliquité extrême en avant et tombe sur le haut des cuisses ; l'usage d'une ceinture hypogastrique bien faite est alors nécessaire, comme aussi celui d'un demi-corset sans baleines pour soutenir les seins, quand ils ont pris un volume et un poids considérables.

Si la femme avait l'habitude des bains généraux, elle doit les continuer ; car ils lui sont bons et comme moyen de propreté et comme moyen d'accroître la souplesse des parties génitales externes.

Ces bains doivent être courts, tièdes (30° à 32°). On ne les proscrirait que si la femme était sujette aux avortements.

Les bains de rivière, de mer surtout, ne seront permis qu'avec une certaine réserve et sans exercices violents. On s'abstient généralement en France de faire de l'hydrothérapie pendant la grossesse, cependant les affusions froides, les douches paraissent être sans inconvénients chez les personnes qui en ont l'habitude.

Les pédiluves chauds sont *absolument défendus*, mais on pourra permettre un lavage rapide des pieds à l'eau tiède.

La station assise prolongée disposant évidemment aux congestions utérines, la femme enceinte doit se donner du mouvement dans son intérieur et mieux encore au dehors, au grand air, et à la campagne surtout, si c'est possible; car des promenades répétées, dans de semblables conditions, ne peuvent être que très favorables, en régularisant l'hématose et la circulation. Ces promenades doivent être faites à pied et ne jamais être prolongées jusqu'à la fatigue.

On évitera tous les exercices s'accompagnant de secousses plus ou moins violentes, équitation, danse, course; sans doute on voit des femmes, bien délicates en apparence, se livrer à des mouvements désordonnés et faire même d'horribles chutes, sans que leur grossesse en soit le moindrement troublée; mais combien aussi n'en voit-on pas qui avortent pour le plus léger ébranlement!...

Il serait à souhaiter que les femmes puissent cesser au moins momentanément les professions qui peuvent être nuisibles à leur grossesse, celles où l'on manie le plomb, le sulfure de carbone, les professions qui exigent de violents efforts musculaires ou exposent à des secousses répétées, l'emploi de la machine à coudre par exemple.

Quant à ce qui regarde le moral, les passions, les facultés affectives, il serait à désirer aussi que la femme enceinte pût maintenir tout cela dans un calme parfait. La colère, la frayeur, le chagrin et la joie elle-même sont en effet des causes fréquentes d'avortement. La femme en gestation a grand besoin d'être ménagée au point de vue de son impressionnabilité nerveuse, car il est hors de doute que les sensations sont plus vives chez la femme en état de grossesse, qu'il existe chez elle une super-activité nerveuse et que les émotions très vives peuvent parfois avoir chez elle des conséquences fâcheuses. Il en est encore de même des plaisirs sexuels, quand on en use sans modération et sans prudence. Pendant tout le cours de la gestation, la femme devrait en être très sobre, mais plus particulièrement encore du deuxième au quatrième mois, époque où se font presque tous les avortements, et dans le neuvième mois, alors que l'utérus ne demande souvent que la plus légère cause d'excitation pour entrer en travail. Cette continence devrait surtout être observée par les femmes qui ont fait déjà des fausses couches, car il est certain que l'abus du coït est une cause d'avortement plus commune qu'on ne le pense. Son mode d'action est, d'ailleurs très facile à concevoir : ou le coït est trop impétueux, — ou, sans être impétueux, il s'accompagne d'un plaisir très vif. Dans le premier cas, il y a ébranlement direct de l'utérus, décollement de l'œuf quelque part, épanchement de sang entre lui et la face interne de la matrice, contraction de celle-ci et expulsion hâtive du produit ; dans le second cas, il y a congestion de la matrice, par le seul effet de l'orgasme vénérien, hémorragie, décollement de l'œuf et, enfin, encore expulsion du produit.

Enfin, si la femme se propose de nourrir son enfant de son lait, il y a quelques soins particuliers à donner à ses seins. D'abord, on doit veiller à ce que ces organes, qui vont avoir à remplir un rôle si intéressant, ne soient gênés en rien dans leur développement. Puis, si l'on juge les mamelons trop courts, il faut les former, les faire saillir davantage soit en les soustrayant pendant un mois au moins, à toute pression de la part des vêtements, au moyen d'anneaux ou de bouts de seins rigides. De simples tiraillements avec les doigts, renouvelés plusieurs fois par jour dans les derniers mois de la grossesse, rendront les plus grands services.

Pour prévenir les excoriations et les gerçures que déterminent si souvent les premières succions de l'enfant, il faudra, pendant la grossesse, faire avec soin la toilette des seins, éviter surtout dans les derniers mois la formation de ces croûtes que forme, parfois, le collostrum à l'extrémité du mamelon et, pendant le dernier mois, on se trouvera bien de faire des lotions fréquentes avec de l'eau bouillie additionnée d'un tiers de teinture de quinquina.

Là se bornent les soins à donner à la femme enceinte qui n'a d'autres troubles dans ses fonctions que ceux occasionnés par le grossissement graduel de son ventre. Mais, malheureusement, la santé ne reste pas toujours aussi parfaite pendant tout le cours de la grossesse. Avant d'indiquer les maladies qui peuvent venir troubler cet état physiologique, disons encore, car cela se rattache évidemment à l'hygiène de la femme enceinte, que celle-ci, *primipare* ou *multipare*, agirait sagement dans les deux derniers mois de sa grossesse, ou tout au moins dans le dernier, en priant le médecin qui doit l'accoucher de venir la visiter. Dans tous les cas, c'est un devoir absolu pour l'accoucheur prévenu à temps, que de s'assurer de la présentation du fœtus, de façon à pouvoir remédier à une présentation vicieuse par des *manœuvres externes* et de rechercher l'existence possible d'un vice de conformation du bassin, de façon à pouvoir prendre, en temps utile, les mesures les plus favorables à la mère et à l'enfant.

L'accoucheur devra également examiner à plusieurs reprises, pendant la grossesse, l'urine des femmes enceintes, particulièrement dans les trois derniers mois, de façon à pouvoir, s'il constate de l'albuminurie, en instituer le traitement curatif, lequel sera, en même temps, le traitement prophylactique de l'éclampsie.

PATHOLOGIE DE LA GROSSESSE

Il ne peut être question ici, bien entendu, de toutes les maladies qui pourraient compliquer la grossesse ; nous ne nous occuperons que de celles qui lui appartiennent presque spécialement, parce qu'elles se rattachent à elle comme effet plus ou moins direct.

1º Lésions de la digestion.

Ce sont : l'anorexie, le pica, la gastralgie, le vomissement, la constipation, et la diarrhée.

Anorexie. — Avant de rien prescrire, il faut voir s'il y a ou non état saburral de la langue. Dans le premier cas, on donne un léger purgatif ; s'il n'existe pas d'embarras gastrique, il n'y a qu'à essayer d'une infusion amère ou aromatique quelconque, en attendant que les progrès même de la grossesse ramènent de l'appétit.

Pica. — C'est un état nerveux contre lequel les remèdes échouent généralement, et, d'un autre côté, s'adresser à la raison de la femme est inutile ; il n'y a pas grand inconvénient à laisser la femme satisfaire ses appétits bizarres, s'ils ne portent pas toutefois sur des substances nuisibles.

Gastralgie. — Cette affection que caractérisent, ici comme ailleurs, des crampes, des aigreurs, de la dyspepsie, de la constipation, etc., résiste malheureusement aux divers traitements employés, ceux qui lui conviennent le mieux sont les alcalins, les poudres absorbantes, la glace, l'opium, etc. On combattra la *constipation* par les lavements et les purgatifs légers, on évitera les drastiques.

Vomissements. — Les vomissements de la grossesse peuvent être divisés en deux groupes, *vomissements simples*, *vomissements incoercibles* ; les premiers constituent plutôt un signe de grossesse qu'un phénomène pathologique ; débutant en général avec

la grossesse, ils disparaissent d'ordinaire spontanément vers le troisième ou quatrième mois, pour
reparaître à la fin de la grossesse (vomissements
mécaniques) ; tantôt indolores, tantôt accompagnés
d'un vive douleur au creux épigastrique, ils sont
le plus souvent sans influence sur la santé générale;
ils peuvent cependant parfois empêcher la nutrition
et produire l'amaigrissement. *Traitement :* alcalins,
infusions aromatiques, stimulants diffusibles.

Les *vomissements* dits *incoercibles* succèdent d'ordinaire aux premiers ; on les désigne sous ce nom,
parce qu'ils ont résisté à l'emploi de tous les moyens
judicieux et qu'ils portent une atteinte grave à la
santé de la femme.

Cette complication de la grossesse est heureuse-
sement fort rare.

L'estomac ne peut supporter le moindre aliment,
les vomissements se succèdent, fréquents, tenaces,
provoqués par la moindre cause et ne tardent pas à
produire une grande dépression morale et physique.
Il n'y a pas de fièvre dans cette première période,
mais bientôt la fièvre apparaît, le soir d'abord, puis
devient continue ; la peau se sèche, la soif est ar-
dente, les urines sont rares et colorées, l'haleine est
fétide ; rougeur et sécheresse de la langue, fuligi-
nosités dentaires, amaigrissement rapide, etc., en
somme, aspect typhique grave de la malade.

Dans une troisième période, les vomissements
diminuent peut-être, mais en même temps que l'état
fébrile persiste ou augmente, surviennent des troubles sensoriels et cérébraux (délire, hallucinations);
le pouls très fréquent devient de plus en plus petit,
puis survient le coma et la mort.

La *durée* des vomissements incoercibles est de
deux à trois mois ; il se produit pendant cette période des rémissions fréquentes, spontanées que
l'on est tenté d'attribuer aux agents thérapeutiques,
mais qui, malheureusement, ne sont le plus sou-

vent que des temps d'arrêts dans la marche de la maladie.

Il est peu d'agents thérapeutiques qui n'aient été essayés dans le traitement des vomissements incoercibles avec aussi peu d'efficacité les uns que les autres, il faut bien l'avouer.

Y a-t-il lieu de parler du régime dans une affection où la plus petite quantité de liquide provoque parfois la révolte de l'estomac? Il pourra arriver pourtant, dans certains cas, qu'en profitant des caprices de la femme, on réussira à lui faire tolérer quelques aliments. On recherchera autant qu'il sera possible les préparations alimentaires présentant le plus de matériaux nutritifs sous le volume le plus restreint ; à défaut de tolérance stomacale, on aura recours à l'alimentation rectale.

Les anciens accoucheurs ont eu recours aux antiphlogistiques, je ne cite cette méthode que pour mémoire. On a depuis essayé les révulsifs, les purgatifs, les alcalins, les opiacés, la belladone, les médicaments cyaniques, les alcooliques, la noix vomique, la pepsine, le froid, l'électricité, etc., etc.

Les cautérisations du col avec le nitrate d'argent ou le caustique de Filhos paraissent avoir donné quelques résultats (Mauny); de même le Dr Copermann, de Norwich, a réussi dans plusieurs cas à arrêter des vomissements incoercibles en dilatant de force le col utérin avec le doigt poussé avec force jusqu'à toucher l'œuf, et décollant les membranes dans une très petite étendue.

Le traitement réellement efficace des vomissements incoercibles, mais auquel il ne faudra recourir qu'après avoir épuisé les autres, consiste dans l'*avortement* ou l'*accouchement provoqué;* mais encore ce mode d'intervention ne fournira-t-il les résultats que l'on est en droit d'en attendre que s'il est employé à temps.

C'est le plus souvent au début de la deuxième

période, alors que la fièvre devient continue, malgré tous les moyens employés, qu'il conviendra d'intervenir, sans attendre que l'état s'aggravant vienne sinon empêcher l'intervention, tout au moins en compromettre le résultat.

La *constipation*, comme j'ai eu déjà l'occasion de le dire, sera combattue par les purgatifs légers et mieux encore par les lavements, mais il ne faut pas oublier que chez les femmes un peu avancées dans leur grossesse, chez les primipares surtout, il est presque indispensable d'ajuster à la canule de la seringue ou du clysopompe un tube élastique assez long pour que son extrémité puisse arriver jusqu'au-dessus de la partie du gros intestin comprimée par le segment inférieur de l'utérus. Sans cette précaution, les lavements ne sont qu'incomplètement reçus et, la plupart du temps, ne ramènent rien ou presque rien avec eux.

Diarrhée. — La diarrhée est bien plus rare que la constipation chez les femmes enceintes. Cependant on l'observe encore assez souvent, surtout dans les premiers mois. Sitôt qu'elle apparaît, il faut la combattre activement, car elle dispose beaucoup à l'avortement. Traitement : s'il y a de l'embarras gastrique, administrer un purgatif salin, puis recourir au bismuth, aux opiacés, et dans quelques cas au nitrate d'argent à la dose de 0,02 centig. par jour en deux pilules, une le matin, l'autre le soir.

2° Lésions de la respiration.

Dyspnée. — La dyspnée, qui incommode la plupart des femmes dans les derniers temps de la gestation, a pour cause ordinaire le grand développement de l'utérus, qui gêne le redressement du diaphragme et, par suite, la libre ampliation des poumons; mais elle peut aussi bien, dans certaines circonstances, ne tenir uniquement qu'à l'état chloro-anémique du sujet. Dans le premier cas, l'accouchement seul peut la faire cesser ; dans le second, on peut, en attendant la délivrance, rendre l'anhélation moins pénible par les amers, les ferrugineux et un régime tonique.

3o Lésions de la circulation.

La grossesse, comme nous l'avons dit plus haut, apporte une série de modifications dans le système circulatoire. Il y a :

1o *Augmentation de la masse totale du sang ;*

2o *Augmentation de l'eau, des globules blancs, diminution des globules rouges, de l'albumine et du fer.* La fibrine, qui diminue pendant les premiers mois, augmente pendant les trois derniers.

Cet état s'accompagne d'une *hypertrophie* passagère du cœur et en particulier du ventricule gauche. Ce n'est là ni de la pléthore ni de l'anémie, et, cependant, il y a augmentation de la masse du sang, d'où pléthore par excès de réplétion, mais par contre diminution des matériaux réparateurs, d'où tendance aux manifestations anémiques.

Chez les femmes très vigoureuses, sous l'influence de la grossesse, la nutrition semble se faire trop puissamment, et on voit apparaître de la céphalalgie, des vertiges, de la dyspnée, dans certains cas même il peut y avoir menace de congestion ou d'apoplexie. Dans ces cas particuliers, on aura recours aux purgatifs salins et exceptionnellement à la saignée.

Sous l'influence de ces modifications du système sanguin, mais aussi vraisemblablement sous la dépendance d'un trouble vaso-moteur, on voit survenir parfois des infiltrations séreuses qui affectent deux formes principales : une forme aiguë, anémie pernicieuse, une forme chronique que l'on désigne d'ordinaire sous le nom de diathèse séreuse.

Ces deux affections ont pour caractères communs un état anémique général avec hydropisies, sans albumine dans les urines.

La forme chronique est apyrétique, l'œdème débute par les membres inférieurs et monte progessivement; des épanchements peuvent se produire dans les cavités splanchniques. — La marche en est lente, présente des rémissions et se termine le plus souvent par la guérison.

Corre rapproche cette forme du Beriberi.

Les toniques, le fer, les diurétiques formeront la base du traitement. On pourra recourir à la ponction dans le cas d'ascite considérable, mais il faudra dans ce cas limiter avec soin l'utérus gravide de façon à ne pas le léser.

Dans la *forme aiguë* il y a de la fièvre; l'œdème débute par la face et se généralise rapidement, puis surviennent des hémorragies capillaires: la marche en est rapide et se termine le plus souvent par la mort. Dans cette forme, rare heureusement, le régime tonique, les ferrugineux, les diurétiques, les inhalations d'oxygène ont été conseillés, mais ces modes de traitement n'ont pas grande chance de succès, et l'on est autorisé, je crois, à recourir à l'avortement ou à l'accouchement provoqué.

Varices, hémorroïdes et œdème. — Lorsque ces maladies, qui tiennent à de la gène dans la circulation, soit de la veine porte, soit des veines iliaques, restent à un degré modéré, elles ne présentent aucun danger et ne demandent même pas de soins particuliers. Dans le cas contraire, on oppose : aux *varices*, une compression douce et uniforme à l'aide d'une bande de flanelle ou d'un bas élastique; aux *hémorroïdes*, des laxatifs, des lavements frais et des bains de sièges froids; à *l'œdème*, des frictions et des lotions toniques. De plus, si les jambes sont très infiltrées, il faut conseiller aux femmes de se tenir debout immobiles le moins possible et même de marcher peu, et, quand elles sont assises, de faire usage d'une chaise longue ou d'une seconde chaise un peu basse, qui puisse soutenir leurs jambes allongées.

Mais tous ces moyens ne sont évidemment que des palliatifs, l'accouchement seul pouvant mettre un terme à ces misères.

4° Lésions des sécrétions et excrétions.

Appareil salivaire. — Ptyalisme. — Tant que la perte de salive ne dépasse pas une certaine limite, il n'y a rien à faire, mais si elle va jusqu'à entraîner du dépérissement, on doit essayer les gargarismes astringents et un séjour prolongé dans la bouche soit de fragments de glace, soit de petits morceaux de sucre candi, — moyens qui ont été quelquefois, dit-on, couronnés de succès. Mais, bien plus souvent, la femme n'aura qu'à s'armer de patience et attendre la fin du troisième mois de sa grossesse, époque à laquelle le ptyalisme cesse ordinairement de lui-même.

Il arrive cependant parfois que cette affection ne disparaît qu'après l'accouchement.

Pinard a obtenu de bons effets du régime lacté.

Gingivite. — Cette affection, qui est surtout fréquente chez les multipares, se manifeste par de la douleur et de la tuméfaction des gencives qui saignent facilement; souvent même les dents sont ébranlées; elle paraît être sous la dépendance de l'augmentation de tension sanguine qui accompagne la grossesse.

Elle débute ordinairement vers le quatrième mois de la grossesse, et ne disparaît qu'un mois ou deux après l'accouchement, un peu plus tôt si la femme n'allaite pas.

Qu'opposer à cette sorte de gingivite? Selon le professeur Pinard, la teinture d'iode étendue et le glycérolé au tanin améliorent le mal, mais ne le guérissent que rarement. On le guérit, au contraire, très vite, en douze ou quinze jours, par le moyen suivant: après avoir enlevé, du collet des dents, le tartre qui peut s'y trouver, on touche les gencives, partout où elles sont malades, avec un pinceau d'ouate imbibé d'une *solution d'hydrate de chloral dans parties égales d'alcoolat de cochléaria*. On répète cette petite cautérisation tous les jours, et il est bien rare qu'après trois semaines, la guérison ne soit pas complète.

Appareil urinaire. Incontinence d'urine. — S'observe surtout à la fin de la grossesse, et les auteurs qui en ont parlé l'attribuent soit à la pression exercée sur la vessie par l'utérus, soit au tiraillement du col de la vessie, conséquence de ce que l'utérus en s'élevant dans la cavité abdominale entraîne avec lui le bas-fond de la vessie (Spiegelberg).

La *rétention* d'urine s'observe plus fréquemment et le plus souvent elle est due à la compression exercée sur le canal de l'urètre et le bas-fond de la vessie par la partie fœtale qui s'engage dans l'excavation. On la combattra par le cathétérisme.

Cystite. — La cystite peut survenir pendant la grossesse sous l'influence des causes ordinaires qui la provoquent, froid, blennorragie, etc.; mais les femmes enceintes y sont particulièrement prédisposées par suite de la congestion générale du système vasculaire du petit bassin. La cystite gravidique peut même être exclusivement sous la dépendance de cette congestion. On la traitera par le repos, les émollients, les balsamiques et les opiacés. Dans la cystite purulente on fera des lavages vésicaux avec la solution d'acide borique 3 0/0.

Albuminurie. — L'albuminurie des femmes enceintes présente cela de particulier, qu'elle s'accompagne rarement de lésions rénales ; elle paraît être la conséquence, soit de l'excès d'albumine contenue dans le sang (*superalbuminose* de Gubler) soit, et cela est encore plus vraisemblable, de l'excès de tension vasculaire.

Et cela est si vrai que, la plupart du temps, la maladie disparaît d'elle-même après l'accouchement, au lieu d'offrir cette ténacité désolante qu'elle montre dans la vraie maladie de Bright. Toutefois, il y a réellement des cas avec néphrite, et alors, on le conçoit, l'albuminurie survit à l'accouchement.

Dans les cas légers, quand il n'y a pas grande infiltration du tissu cellulaire, le *pronostic* n'est pas grave ; mais il n'en est plus de même quand l'infiltration est générale et considérable ; car il y a alors imminence d'éclampsie et, par conséquent, grand danger pour la mère et pour l'enfant.

On a successivement employé dans le traitement de l'albuminurie gravidique, l'iodure de potassium, le tanin, les purgatifs, la saignée générale, mais ces modes de traitement n'ont guère donné que des résultats médiocres.

Le *régime lacté exclusif*, préconisé par Jaccoud et appliqué par Tarnier au traitement de l'albuminurie gravidique, est sans contredit la méthode thérapeutique qui compte le plus de succès.

Pour être efficace, le régime lacté doit être absolu, et la malade absorbera autant de lait qu'en comportera son appétit, trois à quatre litres sont d'ordinaire nécessaires ; il pourra être pris chaud ou froid, cru ou bouilli.

Si le lait est mal digéré, ce qui se présente parfois, on se trouvera bien de le couper avec un peu d'eau de Vichy ou un peu d'eau de chaux médicinale.

L'albumine diminue notablement sous l'influence de ce mode de traitement, disparaît même parfois complètement, mais pour reparaître bientôt si on laisse la malade revenir trop vite à une alimentation ordinaire.

Le régime lacté n'est pas seulement le meilleur traitement curatif de l'albuminurie gravidique, c'est encore le meilleur traitement prophylactique de l'éclampsie. Tarnier dit n'avoir pas encore vu de femme enceinte soumise à ce régime depuis une semaine devenir éclamptique.

Dans certains cas, la situation des femmes albumi-

nuriques est tellement grave que Tarnier et Pinard
après lui conseillent l'accouchement prématuré. Le
professeur Pinard formule ainsi les conditions nécessaires pour que l'on soit conduit à prendre cette
grave résolution :

« Quand, chez une femme enceinte, primipare ou
« multipare, on a constaté l'existence d'une albumi-
« nurie grave (anasarque, troubles persistants de la
« vue, urémie gastro-intestinale, dyspnéique, etc.)
« et que, sous l'influence du régime lacté absolu,
« continué pendant huit jours au moins, l'albumine
« ne diminue pas ou continue à faire des progrès,
« alors que les autres symptômes s'aggravent, on
« doit, dans l'intérêt de la mère, interrompre le
« cours de la grossesse. »

Glycosurie. — On a signalé la présence du sucre
dans les urines d'un certain nombre de femmes enceintes et de nourrices, mais ce n'est là qu'une glycosurie passagère, sans troubles pathologiques et ne
comportant aucun traitement.

5° Lésions de la locomotion.

**Relâchement et inflammation des symphyses
pelviennes.** — Normalement, les articulations du
bassin subissent un certain degré de ramollissement
pendant la grossesse, mais il peut arriver qu'il se
produise un véritable relâchement rendant la marche
et la station debout très pénibles.

Quant à l'inflammation et à la suppuration des
symphyses articulaires que l'on observait autrefois
chez les accouchées, elles n'étaient autre chose qu'une
des manifestations de la septicémie puerpérale et
doivent disparaître de la nosologie obstétricale actuelle, grâce aux mesures antiseptiques.

Le traitement du relâchement des symphyses consistera dans un régime tonique, le repos à la chambre
et au lit, la prolongation du séjour au lit après

l'accouchement, l'application d'un appareil plâtré ou
d'une ceinture, celle de Martin, par exemple, etc.

6° Lésions de l'innervation.

**Dérangement des facultés sensorielles, affec-
tives et intellectuelles.** — Toutes ces facultés sont
parfois troublées pendant la grossesse et l'on voit
survenir des accidents variés : vertiges, éblouissements, syncopes, dépravation du goût, amaurose,
surdité, perversion du caractère, antipathies inex-
plicables pour des personnes chéries dans l'état
ordinaire, impatiences, colères, manies, tristesse,
morosité, découragement, désespoir, etc.

Si la cause gît réellement dans un appauvrissement
du sang (moins de globules et plus d'eau), il est
évident que les ferrugineux, les amers, une nourriture tonique et un exercice bien entendu, à la
campagne surtout, seront les seuls moyens sur lesquels on pourra compter ; et s'ils échouent, il n'y
aura plus rien à faire qu'à attendre l'accouchement,
qui ramènera très certainement les fonctions déran-
gées à leur état normal.

Quelquefois, les troubles intellectuels constituent
un véritable état d'aliénation mentale à formes variables mais bien caractérisé.

La *mélancolie* est la forme la plus commune, puis
vient la *manie*.

La folie puerpérale peut débuter avec la grossesse,
mais elle apparaît plus fréquemment vers le septième
ou le huitième mois. Elle ne guérit jamais pendant
la grossesse, mais disparaît ordinairement après
l'accouchement ; dans quelques cas rares cependant,
la manie peut persister.

On observe parfois au moment de l'accouchement
une sorte de délire, *folie transitoire*, qui disparaît,
soit immédiatement après l'accouchement, soit dans
les deux ou trois jours qui le suivent.

Prurits vulvaires. — Quelques femmes enceintes

sont mises au supplice par des prurits vulvaires in-
tolérables. En attendant la délivrance, qui les fera
sûrement disparaître, on leur opposera les bains
tièdes répétés, des lotions fréquentes avec une solution antiseptique et, en particulier, avec une solution
de sublimé à 1/5,000, employée aussi chaude que
possible : on pourra également employer la solution
de chloral à 1/100.

Les pommades à la cocaïne, le badigeonnage de
toute la région avec une solution et même avec un
crayon de nitrate d'argent, ont aussi donné de bons
résultats.

Douleurs utérines, rhumatisme utérin. — A
cet accident, qui est rare, il faut opposer le repos,
les grands bains, les lavements fortement laudanisés ; on a même conseillé la saignée générale dans le
cas de pléthore, et, si les douleurs étaient assez vives
pour faire redouter l'avortement.

Convulsions. Éclampsie. — Cette affection est
caractérisée par des accès convulsifs avec perte complète de connaissance, se renouvelant à intervalles
plus ou moins rapprochés et reliés les uns aux autres
par des périodes de *coma* plus ou moins longues.
L'éclampsie est extrêmement rare avant le sixième
mois. Sa fréquence augmente à mesure que l'on se
rapproche du terme de la grossesse. L'ordre de fréquence d'après Charpentier serait : Travail, grossesse,
suites de couches.

La primiparité (sept primipares contre une multipare), les affections des reins, la longueur du travail,
la distension exagérée de l'utérus, les rétrécissements
du bassin peuvent être regardés comme des *causes
prédisposantes.*

Quant aux *causes déterminantes*, elles sont encore
aujourd'hui l'objet de recherches et de discussions
nombreuses. — Primitivement considérée comme
une névrose (Mauriceau, Sydenham), l'éclampsie fut
ensuite considérée comme la conséquence d'une al-

lération matérielle des centres nerveux (Marchal, de Calvi) ; puis, pour en expliquer la production, on a successivement invoqué l'accumulation de l'urée dans le sang (*Urémie*, Wilson), la transformation dans le sang de l'urée en carbonate d'ammoniaque (*Ammoniémie*, Frerichs), la rétention dans le sang de tous les matériaux de l'urine (*Urinémie*, Peter).

Deux théories se trouvent aujourd'hui en présence pour expliquer la pathogénie de l'éclampsie : 1° La théorie microbienne ; 2° la théorie de l'auto-intoxication.

Théorie microbienne. — Défendue par Delore[1], Doléris[2], Blanc[3], A. Herrgott[4], Combemale et Boué[5], elle ne semble pas jusqu'à présent avoir rallié la majorité des accoucheurs. Les recherches de cette sorte sont, en effet, difficiles et les causes d'erreurs si nombreuses que, bien qu'on ait trouvé des microbes *fréquemment* dans l'urine des éclamptiques et *très rarement* dans leur sang, il ne s'ensuit pas fatalement que ces microorganismes ou les toxines qu'ils secrètent soient la cause essentielle de l'affection ; c'est à cette conclusion que des recherches spéciales ont conduit le Dr Chambrelent[6], et cette question mérite d'être étudiée à nouveau d'une façon plus complète et plus précise.

Théorie de l'auto-intoxication (Bouchard, Rivière, Auvard. etc.). — Très séduisante, elle fait procéder

1. Delore, *Mémoire présenté au Congrès pour l'avancement des Sciences*, Blois, 1844.
2. Doléris, *Archives de Tocologie*, 1885, et *Annales de la Société obstétricale de France*, 1892.
3. Blanc, *Archives de Tocologie* (mars et avril 1889).
4. A. Hergott, *Considérations sur la Pathogénie de l'éclampsie*. (*Annales de Gynécologie*, janvier et février 1891.)
5. Combemale et Boué, *Mémoire présenté à la Société de biologie*. 1891.
6. Chambrelent. Étude critique et expérimentale de la théorie microbienne et l'éclampsie puerpérale. (*Annales de la Société obstétricale de France*, 1893.)

l'éclampsie de l'accumulation dans l'organisme de matières toxiques, qui devraient normalement en être éliminées, mais qui s'y trouvent retenues par suite du mauvais fonctionnement des émonctoires naturels et, en particulier, du rein et du foie ; par l'intermédiaire du sang, réceptacle et véhicule de tous les poisons fabriqués dans l'économie, ces matières toxiques agiraient sur le système nerveux pour produire les phénomènes convulsifs caractéristiques de la maladie.

On ne saurait oublier, en effet, que l'éclampsie ne se montre que très exceptionnellement sans albuminurie, et que cette albuminurie augmente dans de fortes proportions au moment des accès, pour disparaître d'ordinaire assez rapidement après qu'ils ont cessé.

Les belles recherches du professeur Bouchard ont prouvé qu'il y a dans l'éclampsie une très sensible diminution de la toxicité urinaire, celles du professeur Tarnier et du professeur agrégé Chambrelent[1] ont démontré : 1º que la toxicité du sérum sanguin était considérablement augmentée pendant l'éclampsie ; 2º que la toxicité urinaire était directement en raison inverse de la toxicité du sérum ; 3º que la toxicité du sérum sanguin paraît être en raison de la gravité de la maladie.

Dans les quelques cas rares d'éclampsie sans albuminurie, la cause des accidents peut être recherchée dans le mauvais fonctionnement du foie qui, à l'état normal, jouit de la propriété d'arrêter et de détruire les poisons ainsi que l'ont démontré les expériences de Schiff, G. H. Roger et Bouchard.

Si par suite d'altérations pathologiques de l'organe, cette action protectrice du foie vient à faire défaut, il est possible de comprendre que les autres

---

1. Toxicité du sérum sanguin chez les femmes atteintes d'éclampsie puerpérale. (*Annales de Gynécologie*, 1892.)

émonctoires et le rein même non altéré, ne pouvant pas suffire à l'élimination de produits toxiques trop abondants, des accidents éclamptiques puissent se produire sans albuminurie.

Le Dr Bouffe de Saint-Blaise[1] a décrit des lésions qu'il regarde comme pathognomoniques de l'éclampsie, et qui consistent en petits foyers hémorragiques disséminés dans le foie, pouvant s'étendre, communiquer entre eux, amener la nécrose de portions du parenchyme hépatique et diminuer ainsi considérablement le territoire utile de la glande ; ces lésions peuvent également se rencontrer dans la rate, le rein et d'autres organes, mais jamais généralisées comme dans le foie. — Quant à la cause de ces désordres, M. Bouffe de Saint-Blaise se contente d'affirmer : 1° qu'il existe chez toute éclamptique une grave altération du sang ; 2° qu'il arrive dans le foie, par la veine porte, un produit toxique chimique ou septique probablement d'origine intestinale.

D'autres observateurs, Bar et Maygrier entre autres, n'ont pas trouvé dans le foie des éclamptiques d'altérations aussi constantes, ni aussi caractéristiques que celles signalées par le Dr Bouffe de Saint-Blaise. Quoi qu'il en soit, ces altérations du foie, en diminuant le pouvoir antitoxique de l'organe, viendraient encore à l'appui de la théorie de l'auto-intoxication.

Les attaques d'éclampsie sont souvent précédées de prodromes dont les principaux sont des vertiges, des éblouissements accompagnés d'un état d'indifférence particulier, quelquefois d'un peu d'agitation, une céphalalgie frontale persistante, *une vive douleur épigastrique*, des troubles de la vue, de l'ouïe, parfois de la dyspnée et des vomissements. L'accès éclamptique peut se diviser en quatre périodes : 1°

---

1. Bouffe de Saint-Blaise. *Annales de la Société obstétricale de France*, 1893.

invasion; 2° *convulsions toniques*; 3° *convulsions cloniques*; 4° *coma.*

1° *Invasion.* — Cette période est caractérisée par un certain degré d'agitation ; la femme se retourne dans son lit, paraît impatiente, puis reste un moment dans le décubitus dorsal, la tête continuant pendant ce temps à s'agiter avec un mouvement de balancement assez irrégulier. Bientôt les yeux s'animent, roulent de bas en haut et de gauche à droite, une sorte de frémissement court sur la peau du visage, les narines se dilatent et se resserrent, puis le mouvement convulsif gagnant les membres supérieurs, ceux-ci sont pris de secousses intermittentes et se portent bientôt dans la pronation forcée, les avant-bras fléchis sur les bras, la main serrée, emprisonnant le pouce sous les doigts fléchis ; ce mouvement s'opère progressivement, puis l'œil devient fixe, se tourne en haut et à gauche le plus souvent, et la deuxième période commence.

2° *période des convulsions toniques.* — La tête s'arrête, se fixe sur l'une ou l'autre épaule, le plus souvent l'épaule droite, regarde à gauche, et l'œil la pupille dilatée semble fixer avec épouvante un objet situé au-dessus de lui. La bouche est entr'ouverte et la langue tremblottante, s'avance lentement entre les mâchoires écartées. Le visage, d'abord pâle, devient rouge et vultueux, la respiration est suspendue. Les bras et les jambes sont raidis, le corps décrit souvent un véritable arc de cercle ne reposant plus sur le lit que par la nuque et par les talons, puis 15 à 20 secondes après, une détente générale s'opère et survient la troisième période.

3° *période. Convulsions cloniques.* — Les muscles de la face, précédemment immobiles, sont pris d'une agitation progressive, l'orbiculaire des paupières se contracte et se relâche alternativement, la paupière supérieure s'abaisse et se relève rapidement ; des contractions semblables se produisent dans l'orbi-

culaire des lèvres et les muscles des mâchoires, celles-
ci sont animées de mouvements assez comparables à
ceux de la mastication et la malade semble mar-
motter des paroles incompréhensibles, en même
temps que la bouche rejette une écume sanglante
produite par le passage de la salive entre les dents
qui ont serré et déchiré la langue.

La respiration est profondément troublée pendant
cette période, la face est cyanosée et bouffie. L'agitation du tronc et des membres se traduit en général par des secousses peu étendues, puis, après une
ou deux minutes, les convulsions se ralentissent et
trois ou quatre convulsions bien nettes, bien séparées, annoncent la fin de l'accès. Une vaste inspiration se produit, les membres entrent en résolution
et la malade tombe dans le *coma* qui constitue la
4ᵉ période.

Pendant la *quatrième période*, les facultés intellectuelles et sensorielles sont abolies, l'inspiration
se fait par les fosses nasales, l'expiration par la
bouche, et l'air battu avec la salive mélangée de
sang, par suite des morsures de la langue, produit
en sortant de l'orifice buccal une écume sanglante.

Le *coma* n'est pas d'ordinaire complet après les
premières attaques, mais il devient rapidement plus
profond, et, après quelques crises, la malade ne
reprend plus connaissance.

La *marche* de cette affection est rapide, sa *durée*
dépasse rarement deux jours; elle se termine par la
mort ou par la guérison; mais celle-ci n'est pas toujours complète et peut être compliquée par des
infirmités, paralysies, troubles cérébraux, manie
puerpérale, etc.

L'abaissement de la température et du pouls, la
modification des urines qui de boueuses deviennent
claires, la diminution de l'albumine sont les indices
de la guérison.

La mort survient le plus souvent pendant la pé-

L. Pénard et Adelin. Accouch.   9

riode de coma et d'ordinaire elle est la conséquence de complications pulmonaires ou cérébrales.

Le nombre des accès constituant une attaque est très variable, il peut aller jusqu'à soixante et plus.

Le premier accès est toujours le moins violent et le plus court ; les autres sont de plus en plus longs et effrayants.

La durée du premier accès n'est pas de plus d'une à deux minutes ; mais celle des derniers peut être de cinq à sept.

Enfin, les intervalles des accès sont variables aussi de quelques minutes à quelques heures. Dans le premier cas, il n'y a pas de reprise de lucidité, la femme reste dans le coma en attendant un nouvel accès. Dans le second, il y a lucidité plus ou moins complète, mais ne revenant que peu à peu.

Peut-on confondre l'éclampsie avec une autre névrose, avec l'*épilepsie,* par exemple, qui lui ressemble le plus ? Non ; car dans l'épilepsie les accès ne sont pas aussi répétés, ne sont pas suivis d'un coma aussi profond et aussi prolongé, et, enfin, il n'y a pas d'albumine dans les urines.

Quant à l'*hystérie,* elle ne s'accompagne pas d'une abolition complète des sens et de l'intelligence ni d'élévation de la température, et cela seul suffit à la distinguer de l'éclampsie.

Pronostic. — L'éclampsie tue en moyenne une femme sur trois et un enfant sur deux. C'est donc une maladie d'une gravité extrême. L'éclampsie tue le fœtus, non pas en faisant participer l'utérus aux convulsions générales, mais en amenant chez la mère un état d'asphyxie intermittent. Il n'aborde alors dans les parois de la matrice qu'un sang noir, altéré, impropre à la vie de l'enfant.

Traitement. — Le traitement préventif consistera à combattre l'albuminurie, et le moyen le plus efficace, comme nous l'avons déjà dit, consiste dans l'établissement du *régime lacté exclusif.* Dans les cas où l'éclampsie est imminente, il conviendra de joindre au régime lacté l'emploi des purgatifs et des antiseptiques intestinaux, en particulier du charbon à la dose de 50 à 100 grammes par jour (Bouchard), et du Naphtol β par paquets de 0,25 centigrammes toutes les heures (Legendre). — On retirera également des avantages de l'emploi de bains chauds répétés tous les trois ou quatre jours (Bar).

S'il existe de la céphalalgie frontale, des troubles de la vue, etc., on administrera en plus du chloral à la dose d'au moins 4 à 6 grammes par 24 heures, soit en potions soit en lavements.

Dans le cas où la femme est très vigoureuse, Rivière conseille également une saignée de 300 à 400 grammes [1].

Dans l'*éclampsie déclarée*, Depaul n'hésitait pas, autrefois, à soustraire à la femme 1500 ou 2000 grammes de sang en quelques heures, par des saignées répétées.

Le professeur Pajot s'était, à cette époque, vivement élevé contre cette façon de faire, et recommandait au contraire l'usage de saignées modérées 400 ou 500 grammes au plus.

La saignée, à peu près complètement abandonnée aujourd'hui comme méthode exclusive de traitement, rendra encore de signalés services combinée avec l'emploi des anesthésiques, dans bon nombre de cas.

L'emploi des anesthésiques a considérablement abaissé le chiffre de la mortalité, et constitue aujourd'hui la méthode de choix dans le traitement des accidents convulsifs de l'éclampsie ; les anesthésiques auxquels on a le plus souvent recours sont le *chloroforme* et le *chloral*. — Employé seul, le chloroforme doit être administré à dose chirurgicale, et son action doit être continuée pendant plusieurs heures consécutives si cela est nécessaire.

1. Dr Rivière, *De l'auto-intoxication éclamptique*, Paris, 1888.

On se relâche un peu dans les intervalles des accès ; mais, sitôt que la malade fait le moindre clignotement, ou se déplace tant soit peu sur son lit, on lui fait respirer une nouvelle dose de vapeurs anesthésiques ; en un mot, il est essentiel de ne pas laisser renaître entière l'action musculaire.

L'hydrate de chloral peut être employé seul ou concurremment avec le chloroforme.

Il peut être administré en potion, en injections sous-cutanées ou en lavements ; ce dernier mode d'administration est incontestablement le meilleur, les éclamptiques le plus souvent ne pouvant avaler, et les injections sous-cutanées pouvant provoquer une irritation plus ou moins grave du tissu cellulaire.

Bourdon débute par un lavement avec 4 grammes de chloral, puis en administre un d'un gramme toutes les heures jusqu'à concurrence de 10 grammes. Le procédé préconisé par Charpentier est un peu différent ; il administre d'abord un lavement de 4 grammes de chloral en dissolution dans 100 grammes de mucilage de coings ; si le lavement est rejeté ou incomplètement gardé, il en donne immédiatement un second, un troisième au besoin si le second n'est pas toléré. Que les accès cessent ou continuent, ce n'est qu'après cinq au six heures qu'il administre un nouveau lavement de 4 grammes ; nouveau repos de cinq ou six heures, puis nouveau lavement. Il est rare qu'il soit nécessaire de dépasser la dose de 12 grammes de chloral en dix-huit ou vingt-quatre heures.

Dans le but de favoriser la diurèse et, par suite, l'élimination des substances toxiques, MM. les Drs Porak et Bernheim [1] ont conseillé l'injection sous-

1. Des injections sous-cutanées d'eau salée employées comme diurétiques, en particulier dans le traitement de l'albuminurie gravidique grave. (*Annales de la Société obstétricale de France,* 1893.)

cutanée d'eau salée et stérilisée en quantité considérable, 500 à 1500 grammes. Les résultats obtenus
par les auteurs ont été assez satisfaisants pour qu'il
soit permis de désirer que cette nouvelle méthode
reçoive l'appoint d'une expérimentation plus étendue.

La provocation de l'accouchement est repoussée
par la grande majorité des accoucheurs français,
dans le cas de l'éclampsie déclarée, mais tous sont
d'accord sur la nécessité de terminer l'accouchement
par le forceps ou la version, dès que la dilatation
permettra de le faire sans violence.

En résumé voici la conduite que nous conseillons
dans les cas d'éclampsie : on empêchera tout d'abord
la langue d'être mordue pendant les accès, et pour
cela il suffira de maintenir entre les mâchoires une
sorte de bâillon en bois tendre, entouré d'un morceau de toile pour le rendre moins contondant, et
éviter qu'il ne se brise entre les dents.

Si le coma n'est pas complet entre les accès, on
profitera du moment où la connaissance commence
à revenir pour administrer le chloroforme : on procèdera avec prudence, mais en conduisant l'anesthésie jusqu'à résolution.

Dans le cas de coma intense avec coloration asphy-
xique de la face, on débutera par une saignée de 300
à 400 grammes, parfois assez difficile à pratiquer par
suite de l'infiltration extrême des tissus ; c'est le
moyen le plus rapide pour combattre la congestion
dont le cerveau et les poumons sont le siège : tout
en continuant les inhalations chloroformiques, d'une
façon intermittente, mais de manière à maintenir
toujours la malade dans le sommeil anesthésique, et
après avoir débarrassé l'intestin par un lavement
purgatif, on administrera, à l'aide de sonde en
caoutchouc rouge, un nouveau lavement avec :

Hydrate de chloral.	4 grammes.
Jaune d'œuf.. . :	n° 1.
Lait.	60 grammes.

Ce dernier sera renouvelé toutes les cinq heures, suivant les circonstances, la dose de chloral ainsi administrée, pouvant atteindre 12 à 16 grammes dans les 24 heures.

Lorsque l'on jugera l'absorption du chloral suffisante, on suspendra peu à peu les inhalations chloroformiques, en se tenant prêt à les reprendre si les circonstances l'exigeaient. On terminera enfin l'accouchement, dès que la dilatation du col le permettra, et on veillera d'une façon particulière sur la délivrance qui est souvent hémorragique chez les éclamptiques.

7° Maladies de l'appareil génital.

Prolapsus de l'utérus. — Une femme affectée de descente de matrice, et même de chute complète de cet organe, peut très bien, malgré cela, être fécondée. Durant les premiers mois de la gestation, l'utérus reste bas, un peu plus bas même qu'il n'était étant vide ; mais, vers le commencement du quatrième mois, il s'élève d'ordinaire et va se loger dans le ventre ; de sorte que tout rentre dans l'ordre pour le reste du temps de la grossesse. Cependant, il arrive (rarement il est vrai) que l'utérus, si on ne l'aide pas à s'élever au-dessus du détroit supérieur, quand le quatrième mois approche, reste au fond de l'excavation. Cazeaux cite un cas où le segment inférieur de l'organe est resté sur la vulve durant tout le temps de la grossesse, et cela, chose extraordinaire, sans qu'il survînt aucune espèce d'accident ; et Wimmer, ce qui est bien plus remarquable encore, un cas où le fœtus a pu achever tranquillement son développement dans une matrice à l'état de prolapsus complet, c'est-à-dire pendante entre les cuisses.

Le traitement consistera à favoriser la réduction spontanée par des positions appropriées de la femme, décubitus horizontal surtout ; dans le cas où elle ne

se produirait pas, il y aurait lieu de la pratiquer artificiellement et de la maintenir à l'aide d'un pessaire
jusqu'à ce que l'utérus ait acquis assez de volume
pour ne plus pouvoir retomber dans l'excavation.

Rétroversion de l'utérus. — La rétroversion de
l'utérus gravide est un accident assez rare pour que
le professeur Depaul n'en ait observé que huit ou
dix cas dans toute sa carrière.

Cette rétroversion se produit, du reste, ou lentement ou brusquement. Dans le premier cas, le fond
de l'utérus, à la fin du troisième mois de la grossesse, au lieu de s'échapper par le détroit supérieur
pour passer dans l'abdomen, s'arrête par son fond
sous l'angle sacro-vertébral et s'y fixe. Il en résulte
déjà un sentiment de pesanteur dans tout le bassin
et de la difficulté pour aller à la selle et pour uriner.
Mais, que la matrice dans cette position continue
de s'accroître, et l'on verra se produire tous les
symptômes de l'étranglement interne.

Dans le second cas, celui d'une rétroversion brusque, l'utérus qui, vers le commencement du quatrième mois, venait de franchir le détroit supérieur
pour remonter dans l'abdomen, est tout à coup ren-
versé en arrière, à l'occasion d'une chute sur le
siège, d'un effort considérable pour soulever un
fardeau, ou encore d'une secousse violente de toux,
d'éternuement, de vomissement, etc. ; son fond va se
loger sous le promontoire et y reste engagé ; de là, le
développement des accidents signalés plus haut,
mais, marchant, cette fois, avec une rapidité extrême,
comme dans tout étranglement aigu, au lieu de se
développer graduellement. Si l'avortement n'a pas
lieu, ou si les manœuvres de réduction restent infructueuses, le pronostic est des plus graves et l'affection peut se terminer par la mort, qui arrive
alors ou par péritonite, ou à la suite de gangrène de
l'utérus, de ruptures de l'utérus ou de la vessie, etc.

Le pronostic de la rétroversion utérine, dans l'état

de grossesse, est donc toujours très grave, non seulement à cause de la menace d'avortement mais encore parce qu'il peut se manifester des accidents d'incarcération de l'utérus dans l'excavation qui mettent la femme dans le plus grand danger.

La première chose à faire, en pareille circonstance, est de tenter la réduction de l'utérus.

On y procède de la façon suivante :

La vessie et le rectum étant vidés, on place la femme en position obstétricale et on la soumet à l'anesthésie chloroformique, puis, toutes les précautions antiseptiques étant prises, on cherche à attirer le col de l'utérus en bas, en arrière et un peu obliquement vers la concavité du sacrum avec deux doigts de la main gauche introduits dans le vagin, tandis qu'avec deux doigts de la main droite, portés dans le rectum, on repousse le fond de l'utérus en haut et en avant vers le centre du détroit supérieur, en le dirigeant, toutefois, à gauche ou à droite du promontoire, dont la saillie constitue le principal obstacle à la réduction.

On peut encore opérer la réduction de l'utérus rétroversé, en introduisant la main droite tout entière dans le vagin, pour repousser lentement sa face postérieure en haut, en avant et à droite du bassin.

La position genu-pectorale est très favorable à la réduction de la rétroversion ; elle a pu suffire seule dans certains cas (Cazeaux, Mundé, Campbell, etc.) ; insuffisante, on peut lui adjoindre la réduction manuelle, mais cette position, malheureusement, ne permet pas l'anesthésie chloroformique.

Les divers instruments redresseurs, baguette d'Evrat, spatule de Petit, cuiller de Rœderer, etc., sont aujourd'hui à peu près abandonnés, mais on peut obtenir de bons résultats par l'emploi des ballons de Gariel, de Pétersen, de Champetier, que l'on introduit dans le rectum et que l'on distend ensuite en injectant de l'eau dans leur cavité.

Dans le cas où la réduction ne pourrait être obtenue et où des accidents graves d'étranglement se manifesteraient, il faudrait provoquer l'avortement, par la ponction des membranes en pénétrant dans l'utérus par le col s'il est accessible ; dans le cas où on ne pourrait l'atteindre, il faudra ponctionner le segment inférieur de l'utérus, en arrière et près de la base du col et attendre ensuite le travail d'expulsion de l'embryon. On peut encore aller désenclaver directement l'utérus par la laparotomie.

Si la réduction a pu être opérée, on tient la femme en repos au lit jusqu'à la fin du quatrième mois, avec défense de se livrer à aucun effort qui pourrait reproduire le déplacement. Lorsque la grossesse en est au cinquième mois, l'utérus a acquis un volume qui ne permet plus la récidive ; et alors toutes les précautions ci-dessus indiquées deviennent inutiles.

La *rétroflexion* de l'utérus gravide, si elle persistait jusqu'après le troisième mois révolu, donnerait lieu évidemment aux mêmes accidents que la *rétroversion*. Seulement, l'étranglement se produirait un peu plus tardivement.

Quant à la réduction, elle serait, au contraire, plus difficile à obtenir, l'utérus ayant moins de tendance naturelle à se redresser.

Les **ulcérations du col,** du fait même de la grossesse, sont assez rares ; elles apparaissent surtout dans les derniers mois et sont consécutives à la congestion du col. Leur pronostic est bénin.

Il n'en est pas de même des ulcérations préexistantes à la grossesse ; celles-ci prédisposent à l'avortement ; cependant, d'après la majorité des auteurs, il conviendra d'éviter les cautérisations, de s'abstenir même de tout traitement, l'intervention amenant l'avortement plus souvent encore que l'ulcération.

Leucorrhée.— Dans les derniers mois de leur grossesse, beaucoup de femmes ont un écoulement vaginal abondant, blanc ou verdâtre, sans avoir pour cela rien de vénérien. C'est tout simplement une vaginite granuleuse, qu'on peut reconnaître, du reste, au toucher, et, à plus forte raison, à la vue.

Le traitement consistera en bains, lotions antiseptiques et astringentes, et isolement des surfaces à l'aide de bourdonnets de ouate. On n'aura recours aux injections qu'avec la plus grande prudence, mais ce ne sont là que des moyens palliatifs, cette affection ne guérissant guère qu'après l'accouchement.

Les *végétations* de la région ano-vulvaire sont très fréquentes pendant la grossesse et résistent d'ordinaire à tous les traitements, mais disparaissent le plus souvent spontanément après l'accouchement. On se bornera donc à des soins de propreté: isolant les surfaces qui menaceraient de s'ulcérer et multipliant les lotions antiseptiques: liqueur de Labarraque. solution d'acide borique, etc.; ces végétations exhalent parfois une odeur infecte quand elles sont en grandes masses.

8° Maladies de l'œuf.

Hydrorrhée. — Petites pertes d'eau qui surviennent particulièrement dans les derniers mois de la grossesse, sans contractions utérines et sans menace manifeste d'avortement[1].

Il n'y a pas de prodromes; la femme est bien portante, et tout à coup elle se sent mouillée.; pas de douleurs ni avant ni après l'écoulement: parfois, néanmoins, si la déplétion se fait par flot un peu considérable, il peut y avoir quelques légères contractions utérines.

L'eau qui s'écoule est ordinairement un peu jaune et dans quelques cas teinte d'un peu de sang; puis,

---

1. L'accident est très rare au commencement de la grossesse : cependant Cazeaux en avait observé un entre le troisième et le quatrième mois; le Dr Pénard en a également observé deux cas vers la fin du quatrième mois.

elle laisse sur le linge des taches roides et d'une odeur spermatique assez prononcée.

D'où vient cette eau? On a émis à ce sujet un assez grand nombre d'opinions plus ou moins ingénieuses. Mais la plus vraisemblable est celle adoptée par Nægelé et Grenser[1], Cazeaux et P. Dubois, qui pensent que ce liquide est un produit de sécrétion de la face interne de l'utérus, produit qui s'accumule lentement entre cet organe et l'œuf décollé quelque part, et s'échappe enfin au dehors, dès que le décollement des membranes est arrivé jusqu'à l'orifice interne.

Le traitement consiste à faire garder de suite à la femme, dès que l'accident parait, le repos le plus absolu dans la position horizontale, et à lui éviter, en même temps, toute secousse morale. Si, malgré cela, il survenait quelques contractions utérines, on ajouterait à ces précautions l'usage de quarts de lavements *laudanisés*.

On a donné le nom d'*hydrorrhée déciduale* à l'accident que nous venons de décrire, par opposition à l'*hydrorrhée amniotique* qui se produit également surtout dans les trois derniers mois de la grossesse, et qui résulte d'une petite déchirure des membranes en un point plus ou moins élevé de l'œuf; cette dernière est caractérisée par l'écoulement continu du liquide et les débris de l'enduit sébacé du fœtus qu'il peut contenir; son pronostic, on le comprendra sans peine, est plus grave que dans le cas précédent, et il y a menace imminente de terminaison de la grossesse.

Le traitement sera celui que nous avons indiqué plus haut.

Hydramnios. — Exagération dans la quantité de

---

1. Nægelé et Grenser, *Traité pratique des accouchements*, 2ᵉ édition française par Aubenas et Stoltz.

liquide amniotique constituant une véritable hydropisie de l'œuf.

On est assez peu fixé sur l'étiologie de l'hydramnios, cette hydropisie serait pour les uns la conséquence de l'inflammation de la membrane amniotique, pour d'autres le résultat de troubles dans la
circulation fœtale ou placentaire, produisant un
excès de tension sanguine, pour d'autres encore, il
y aurait transsudation du serum maternel à travers
les membranes de l'œuf, quelques auteurs enfin ont
accusé la syphilis.

Cette affection est très rare avant le cinquième
mois, elle est plus fréquente chez les multipares
que chez les primipares et coïncide souvent avec la
grossesse gémellaire.

Le développement du ventre est ordinairement
rapide, et atteint des proportions anormales ; il en
résulte des troubles de la respiration et de la circulation, qui peuvent compromettre la vie de la
mère.

L'excès de distension amène le plus souvent l'expulsion prématurée du fœtus, soit par la révolte de
l'utérus qui se contracte prématurément, soit par
rupture des membranes distendues à l'excès. Le
traitement médical qui a été conseillé, diète sèche,
bains froids, purgatifs, diurétiques, saignée générale, etc., est inefficace. Il conviendra de se borner
à l'expectation en surveillant attentivement la
marche de la grossesse, et s'il survenait des troubles
graves de la respiration ou de la circulation, il faudrait provoquer l'accouchement par la perforation
des membranes, en évitant autant que possible la
sortie trop rapide du liquide amniotique. Si on avait
constaté la mort du fœtus, on agirait avec la plus
grande réserve, car souvent alors, l'hydramnios
cesse de s'accroître.

Pendant le travail il faudra également éviter
l'*écoulement trop rapide* du liquide amniotique dont

les conséquences peuvent être fort graves, hémorragies, syncope, et pour cela quand on rompra les membranes, il conviendra d'employer le procédé suivant recommandé par Tarnier : l'index sera porté sur la poche des eaux, les autres doigts fermés dans la paume de la main venant s'appliquer le plus exactement possible sur l'orifice vulvaire; on rompra alors les membranes soit avec l'ongle, soit en profitant d'une contraction, mais ensuite, au lieu de retirer sa main, on la pousse au contraire vers la vulve en l'enfonçant pour ainsi dire dans le vagin [1].

En résumé, l'*hydramnios* est une complication sérieuse de la grossesse et peut compromettre la vie de la mère, non seulement par les troubles circulatoires et respiratoires que nous avons indiqués, mais encore par les hémorragies qui peuvent se produire pendant la délivrance, la distension exagérée de l'utérus prédisposant à l'inertie. Pour l'enfant le pronostic est encore plus défavorable, sa mort ou son expulsion prématurée survenant fréquemment dans le cours de l'hydramnios.

Môle hydatiforme ou vésiculaire. — (Voir p. 129, Grossesse molaire.)

9° Lésions de rapports de l'œuf avec l'utérus.

Hémorragies utérines pendant les six premiers mois de la grossesse. Avortement. — L'hémorragie utérine, survenant pendant les six premiers mois de la grossesse, se lie si fréquemment, comme cause ou comme effet, à l'*avortement*, qu'il est presque impossible de faire une étude séparée de ces deux accidents. Nous les réunirons donc dans une même description.

Sous le nom d'*avortement*, de *blessure*, de *fausse*

---

1. Tarnier et Budin, *Accouchements.*

couche, on désigne l'expulsion du produit de la conception alors qu'il n'est pas viable, c'est-à-dire dans les six premiers mois de la grossesse.

Il est assez difficile d'établir d'une façon positive la fréquence de l'avortement. Pour Depaul, l'avortement serait surtout fréquent de deux mois et demi à trois mois, nous croyons pour notre part que les avortements méconnus des quatre ou six premières semaines, et considérés comme de simples retards des règles, sont très nombreux.

Les causes de l'avortement sont multiples et variées; elles peuvent dépendre 1° *du père;* 2° *de la mère ;* 3° *de l'œuf.*

Les *causes d'origine paternelle* sont des plus discutées : âge, constitution, maladies; il n'y a guère qu'un état pathologique dont l'influence paraisse aujourd'hui démontrée, c'est la *syphilis* (Diday, Fournier); encore les cas où cette influence devient manifeste ne sont-ils pas tellement nombreux que certains auteurs ont pu la nier. (Cullerier, Notta, Charrier, etc.)

Causes d'origine maternelle. — L'influence de l'âge, du tempérament, du climat, de l'altitude, est admise par quelques auteurs, rejetée par les autres; il en est de même de l'influence épidémique ; les épidémies d'avortement constatées dans l'espèce humaine étant surtout la conséquence de conditions hygiéniques, famines, sièges, disette. (Paris, 1870-1871.)

L'usage d'un corset trop serré qui gêne le libre développement du ventre, l'abus du coït ou sa trop grande impétuosité sont des causes sérieuses d'avortement, dans les premiers mois du mariage surtout.

Toutes les maladies qui peuvent atteindre la femme enceinte peuvent être considérées comme prédisposant à l'avortement, mais celles dont l'influence est la plus manifeste sont les affections qui s'accompagnent d'une élévation considérable de la température : fièvre typhoïde, pneumonie; fièvres éruptives, variole, scarlatine, rougeole, etc.

De toutes les affections diathésiques, la *syphilis* est peut-être celle qui exerce l'influence la plus pernicieuse sur la marche de la grossesse.

Le tiers des femmes qui en sont atteintes accouchent avant terme. La syphilis n'agit pas seulement comme état cachectique, mais encore en se transmettant au fœtus qui succombe à la maladie et est prématurément expulsé.

Les commotions physiques, chutes, coups, violences, manœuvres coupables peuvent devenir des causes d'avortement ; mais la prédisposition joue ici un grand rôle, et certaines femmes ont pu subir les traumatismes les plus graves sans avorter, tandis que d'autres avortent pour la moindre cause[1].

Les émotions morales vives, la frayeur, la colère, par les troubles circulatoires qui les accompagnent peuvent devenir des causes d'avortement; mais il s'en faut qu'on s'explique aussi facilement l'action d'une *odeur désagréable*, d'une *contrariété*, d'un *bain*

---

1. Voici quelques faits bien avérés propres à démontrer combien l'avortement est parfois difficile chez les femmes sans prédisposition organique :

Une femme enceinte de sept mois, voulant échapper à l'incendie de son appartement, se laisse glisser le long de draps attachés les uns aux autres, lâche prise en route par frayeur, tombe d'un troisième étage sur des pierres, se fracture l'avant-bras et n'avorte pas. (Mauriceau.)

Une jeune fille, enceinte de cinq mois, désespérée de l'abandon de son amant, se jette dans la Seine du haut du Pont-Neuf, et sa grossesse n'en continue pas moins son cours. (Cazeaux.)

Une jeune dame, enceinte de cinq mois, étant dans un cabriolet, est lancée jusqu'au delà de la tête du cheval qui s'est abattu, et n'en arrive pas moins au terme de sa grossesse. (Gendrin.)

Une jeune fille, devenue enceinte contre son gré, et ne pouvant supporter sa honte, se jette dans la rue, d'un deuxième étage, se brise les membres, mais n'avorte pas. (Velpeau.)

Etc., etc.

ou trop froid ou trop chaud, d'un *pédiluve intem-
pestif*, d'un *faux pas*, d'un *léger cahot de voiture*.

Les maladies des organes pelviens, métrite, tumeurs, déviations, affections organiques de l'utérus
mais surtout du col, sont également des causes fréquentes d'avortement; il en est de même de certaines professions, entre autres celles qui nécessitent l'usage du sulfure de carbone et l'emploi
continuel de la machine à coudre.

Causes tenant à l'œuf. — Elles sont fort nombreuses, et comprennent toutes les maladies du placenta, des membranes, du cordon ou du fœtus. On
peut y ranger encore les grossesses multiples qui, en
produisant une distension exagérée de l'utérus,
amènent la révolte de l'organe et ses contractions
prématurées.

Symptômes. — Lorsque l'hémorragie utérine et
l'avortement arrivent dans les premiers jours de la
grossesse, ils s'accompagnent de peu de phénomènes généraux remarquables; aussi, sont-ils pris
pour un simple retour des règles un peu douloureux et passent-ils inaperçus, attendu que la femme
n'a pas l'idée de demander le secours d'un médecin
et de soumettre à son examen les caillots qu'elle a
rendus.

Mais, vers le deuxième ou le troisième mois, les
symptômes sont beaucoup plus tranchés, tout en
variant, cependant, suivant le genre de cause. Si
l'avortement a lieu par l'effet d'une cause occasion-
nelle violente, d'une chute sur le siège, par exemple,
la femme peut se relever inondée de sang, et, au
milieu de ce sang, on trouve parfois l'œuf lui-même,
dont l'expulsion a été alors instantanée. Il faut dire
néanmoins que, si l'œuf a plus de deux mois, il n'est
pas généralement expulsé aussi vite, quelle que soit
la violence de la cause; il y a bien perte de sang
subite, mais l'œuf n'est rendu que quelques jours
après.

Si, au contraire, l'avortement est la conséquence d'une maladie générale de la femme, ou d'une affection particulière de l'utérus ou de l'œuf, il peut être précédé de prodromes variables : sensation de faiblesse générale, tendance aux lipothymies, sensation de froid vers le pubis, de pesanteur vers l'anus et la vulve, douleurs lombaires, affaissement des mamelles ; si la grossesse est suffisamment avancée : sensation d'un corps qui se déplace dans l'utérus, pendant les divers mouvements de la femme, etc.

Ce n'est qu'après huit ou neuf jours de durée de ces symptômes, que les douleurs utérines expulsives se déclarent et que l'œuf est chassé de la matrice. Quelquefois il se passe un mois et plus avant l'arrivée de ce travail d'expulsion. L'œuf est mort cependant, depuis l'apparition des symptômes précurseurs de l'avortement, mais, comme ses membranes n'étaient pas rompues, il ne s'est pas putréfié et, dès lors, il a pu séjourner aussi longtemps dans la cavité utérine, tout en restant inoffensif pour la santé de la mère.

Quand les membranes résistent aux efforts expulsifs et ne se déchirent pas, tout sort à la fois, l'embryon et le placenta ; mais si les membranes se déchirent dès les premières contractions un peu fortes, l'embryon seul s'échappe avec l'eau de l'amnios, et le placenta ne sort que plus tard, après des douleurs prolongées et presque aussi pénibles que dans l'accouchement à terme, si ce n'est même plus. C'est ce qui a fait dire qu'à l'inverse de ce qui s'observe dans l'accouchement, ici, dans l'avortement, l'expulsion du placenta est tout et celle du fœtus rien.

L'expulsion du placenta se fait, le plus souvent, dans les quelques heures qui suivent l'expulsion du fœtus, mais il n'est pas rare de voir cette délivrance retardée de plusieurs heures, parfois de plusieurs jours, et, dans quelques cas, de plusieurs semaines ; on dit, alors, qu'il y a rétention du délivre.

Dans l'avortement des premières semaines, l'œuf est le plus souvent expulsé en entier ; de un mois à deux mois et demi, l'expulsion de l'œuf entier est encore la règle, mais les membranes sont souvent rompues ; de deux mois et demi à trois mois et demi, le placenta est constitué, il est alors relativement plus volumineux que le fœtus et l'avortement en deux temps devient la règle ; parfois même, la muqueuse utérine est expulsée à part et constitue un troisième temps. De trois mois et demi à quatre mois et plus, l'avortement se rapproche de plus en plus de l'accouchement à terme et la délivrance suit d'ordinaire de plus près l'expulsion du fœtus ; plus on se rapproche du septième mois, moins l'hémorragie est sérieuse, mais jusqu'au cinquième mois elle peut être fort grave ; elle est surtout à redouter au troisième et au quatrième mois.

Les *lochies* sont à peine marquées dans l'avortement des premières semaines, elles sont d'ordinaire d'autant plus abondantes que la grossesse est plus avancée.

La *sécrétion lactée* ne se manifeste guère avant l'avortement du troisième mois.

Les *tranchées utérines* n'existent qu'après l'avortement du cinquième mois et seulement chez les multipares ; s'il en existe avant c'est qu'en général l'avortement n'est pas terminé.

Diagnostic. — Le diagnostic de l'avortement comprend la solution des trois questions suivantes :

1º Peut-on prendre un simple retour douloureux des règles pour un avortement ? Généralement non. Dans la menstruation difficile, les douleurs précèdent l'hémorragie et cessent dès que l'écoulement est bien établi ; et, d'ailleurs, si l'on porte le doigt sur l'orifice externe du col, on le trouve fermé. Tandis que, s'il s'agit d'un avortement, outre qu'on trouve bientôt le col entr'ouvert, on voit les douleurs suivre l'hémorragie, et persister, malgré l'écoulement, jusqu'à ce que l'œuf soit expulsé, et, si l'on peut examiner les caillots, on y retrouve le corps du délit.

2° Y a-t-il des signes indiquant si l'avortement est inévitable ou non ? Oui. Si l'on voit la perte sanguine s'arrêter, sans qu'il y ait eu expulsion d'une masse solide ; — si les douleurs, au lieu d'aller en augmentant, vont en diminuant ; — si la poche des eaux, que l'on peut parfois sentir dans l'orifice utérin, est encore intacte ; — et si, surtout, la grossesse étant assez avancée, on acquiert, par l'auscultation, la certitude que le fœtus continue à vivre, on est en droit d'espérer que la fausse couche n'aura pas lieu.

L'avortement n'est absolument inévitable que dans deux cas : 1° *quand la poche des eaux est rompue*; 2° *quand le fœtus est mort.*

Le fœtus mort est un corps étranger qui doit être tôt ou tard expulsé. Si c'est une cause violente qui l'a tué, il ne séjourne guère d'ordinaire que deux ou trois jours dans l'utérus; si c'est par cause lente, organique, qu'il est mort, il peut y séjourner pendant plusieurs jours, parfois plus d'un mois, mais enfin il finit toujours par être éliminé.

3° A quoi reconnaîtra-t-on que l'avortement est fait ou encore à faire? La vue de l'œuf sorti est le seul signe qui permette d'*affirmer* que la fausse couche est effectuée. Cependant, on a bien encore la certitude que l'œuf a été expulsé, bien qu'on en ait pas trouvé trace dans les caillots présentés par la femme, quand on voit, à des douleurs violentes, manifestement expulsives, succéder un calme complet, et quand, en portant le doigt dans le col utérin, on le trouve mou, dilaté et vide, à moins que, cependant, l'avortement ne soit pas terminé, et que les annexes du fœtus soient encore contenues dans la matrice.

Quelquefois l'œuf, chassé de l'utérus, s'arrête un certain temps dans le vagin; le calme est survenu, la perte sanguine s'est arrêtée, on peut être convaincu que l'œuf a été expulsé au dehors, et, cependant, on le cherche en vain au milieu des caillots. C'est qu'il est resté dans le conduit vaginal où le toucher le fera facilement trouver.

Mais on affirmera que l'avortement n'est pas encore effectué, quand on verra les douleurs aller toujours en augmentant; — qu'il ne sera sorti du vagin que du sang liquide, sans un seul caillot; — et qu'en portant le doigt dans le col de la matrice, on y trouvera l'extrémité d'une poche élastique, qui se tend au moment des douleurs et se relâche après. Il suffirait même, selon Depaul, de constater par le toucher que le col de l'utérus n'a pas sa cavité distincte de celle du corps de l'organe, en d'autres termes, que l'orifice interne du col n'a pas commencé à revenir sur lui-même, pour pouvoir presque affirmer que la fausse couche n'est pas achevée. On ne sent pas la poche élastique dont nous parlions tout à l'heure; c'est une preuve que l'œuf est rompu et que l'eau s'est écoulée; mais il n'en peut pas moins rester encore dans l'utérus l'embryon avec ses annexes.

Toujours est-il que cette troisième question, *l'avortement est-il fait ou encore à faire?* est importante à élucider, dès l'instant que l'expérience est là pour démontrer que, *tant que l'œuf est encore dans la matrice,* il est permis d'espérer la continuation de la grossesse.

Les hémorragies utérines survenant pendant la grossesse, à part celles qui résultent d'une insertion vicieuse du placenta, mettent assez rarement la vie de la femme en danger, mais elles n'en constituent pas moins un accident grave, puisqu'elles sont des symptômes de l'avortement qui tue fatalement le fœtus.

Quant à la gravité de l'avortement en lui-même, pour ce qui regarde la mère, elle varie suivant la nature de la cause, les conditions organiques où se trouve la femme, et l'âge du produit. Ainsi, la fausse couche est plus grave par cause externe violente que par cause simplement prédisposante; — plus grave chez une femme faible et déjà malade, que chez une femme forte et bien portante ; — et plus grave du troisième au cinquième mois de la grossesse, que plus tôt ou plus tard. Dans les deux premiers mois, l'œuf est assez petit pour sortir facilement de l'utérus, bien que celui-ci ne se contracte alors que très faiblement, et l'expulsion a lieu presque toujours en un seul temps. Passé le cinquième mois, l'œuf est gros sans doute, mais l'utérus est déjà susceptible de contractions fortes qui l'expulseront sans beaucoup de difficultés, et la délivrance d'ordinaire ne se fera pas attendre. Entre le troisième et le cinquième mois au contraire, l'expulsion se fait en deux temps, l'œuf est déjà gros, la contractilité de l'utérus encore faible et la rétention du délivre est assez fréquente.

L'hémorragie de l'avortement est surtout grave pendant cette période.

Si nous envisageons les *suites* de l'avortement, nous les trouvons plus graves, en général, que celles de l'accouchement; et cela, non seulement parce que la rétention d'une portion de l'œuf peut se produire, mais encore parce qu'une première fausse couche prédispose à une seconde, une seconde à une troisième, et qu'après plusieurs accidents de ce genre, la femme se trouve dans un état presque équivalent à la stérilité absolue.

Traitement. — Le traitement comprend trois indications principales : 1° tâcher de prévenir l'avortement ; 2° s'efforcer de l'arrêter, s'il n'est pas encore effectué ; 3° combattre les accidents dangereux qui peuvent le précéder, l'accompagner ou le suivre.

1° *Pour prévenir l'avortement,* il faut tâcher de reconnaître la prédisposition organique qui a déterminé la fausse couche ou les fausses couches antérieures.

La pléthore, la chloro-anémie, les affections de l'utérus seront traitées par les moyens appropriés dans l'intervalle de la grossesse.

S'il s'agit de la syphilis, le traitement anti-syphilitique devra être institué aussi bien chez le père que chez la mère, à moins que l'un des deux ne soit *manifestement* indemne de l'affection.

Le traitement devra être institué depuis longtemps déjà et les accidents avoir complètement disparu avant de permettre une nouvelle grossesse. Le traitement sera repris et continué avec des intervalles de repos, pendant toute la durée de la grossesse. Il est inutile de dire que de semblables prescriptions exigeront de la part du médecin une circonspection extrême dans la façon de formuler, surtout si l'un des époux est indemne de la diathèse qui sévit sur l'autre.

Si c'est le genre de vie qui doit être incriminé, on le modifie autant que possible dans le sens nécessaire.

S'il y a début de grossesse, on prescrira le repos horizontal surtout aux époques correspondant à la période menstruelle ; chez certaines femmes à utérus particulièrement irritable, on a pu, après des avortements répétés, conduire la grossesse jusqu'à terme en les maintenant étendues depuis le début de la grossesse jusqu'au moment de l'accouchement. — La constipation sera soigneusement combattue, soit à l'aide de lavements, soit par l'administration d'un très léger laxatif : magnésie, eau minérale purgative en très petite quantité, etc. ;

2° *Pour arrêter un avortement en train de se faire,* il faut tout d'abord faire garder à la malade le repos horizontal le plus absolu, dans un appartement frais et sur un lit un peu dur, disposé de manière que le siège soit un peu plus élevé que le reste du tronc. On soumet, en outre, la femme à un régime très léger, lait, bouillon froid, etc. Les deux

indications à remplir étant en effet d'arrêter l'hémorragie et empêcher les contractions utérines, on réa-
lisera souvent la première en employant les moyens
précédents, et en y ajoutant l'application de compresses froides sur la région hypogastrique, la vulve
et les aines.

Pour prévenir ou enrayer les contractions utérines on emploiera de très petits lavements avec
quinze à vingt gouttes de laudanum que l'on renouvellera trois ou quatre fois dans les vingt-quatre
heures suivant les circonstances, la femme enceinte
possédant une tolérance remarquable pour ce médicament ; il sera bon néanmoins d'en surveiller
avec soin les effets. On a aussi employé le chloral
en lavement à la dose de trois à quatre grammes,
mais son action paraît moins certaine que celle des
opiacés.

Certains accoucheurs remplacent les lavements
laudanisés par des injections sous-cutanées de morphine de 0,01 centigramme qu'ils renouvellent trois
ou quatre fois par vingt-quatre heures, si cela est
nécessaire. — Toutes les fois que l'on emploiera les
préparations opiacées, il y aura lieu de veiller avec
soin à la constipation;

3° *Conduite à tenir quand l'avortement est inévitable.* — Deux cas sont à considérer : 1° l'œuf est
encore en entier dans l'utérus ; 2° le fœtus a été
expulsé, il y a rétention des annexes en partie ou en
totalité.

1er cas. — **Hémorragie.** — Si l'hémorragie n'est
pas inquiétante et, c'est le cas le plus ordinaire, les
moyens habituels, position horizontale le siège relevé,
boissons froides, applications froides sur la vulve et
la région hypogastrique, injections vaginales antiseptiques très chaudes à 45 ou 50 degrés, suffiront le plus
souvent.

Si l'hémorragie dure déjà depuis longtemps, si la
femme est très anémiée, en un mot, si la perte est

assez abondante pour constituer un danger, il faut
au contraire intervenir activement, dès que l'on
constate l'inefficacité des moyens précédents.

Le tamponnement vaginal antiseptique (voir p. 186)
est un des meilleurs moyens à employer ; non seulement il arrête la perte sanguine, mais encore provoque les contractions utérines et favorise le travail : aussi, n'est-il pas rare, en retirant le tampon
laissé en place pendant une douzaine d'heures, de
trouver derrière lui l'œuf expulsé tout entier, s'il
s'agit d'un avortement des deux premiers mois, ou
de voir l'expulsion du fœtus suivre de près l'extraction du tampon, si la grossesse est plus avancée.

Le tamponnement constitue donc un moyen
simple et efficace de combattre les hémorragies
graves de l'avortement ; il est, en outre, à la portée
de tous les praticiens. Son usage n'est cependant
pas accepté d'une façon aussi générale qu'il l'était
autrefois ; recommandé par Tarnier, Budin, etc.,
son emploi est presque absolument repoussé par
Ribemont[1].

Si la grossesse est assez avancée, on pourra retirer
des avantages de l'emploi du ballon excitateur du
professeur Tarnier, ou d'un ballon plus grand et
plus résistant, ballon du professeur Moussous, de
Champetier, de Ribes, suivant le volume de l'utérus ;
ces ballons, en s'appliquant sur le segment inférieur de l'utérus et obturant l'orifice interne du col,
constituent avec l'œuf une sorte de tamponnement
intra-utérin ; ils provoquent le travail, excitent les
contractions et favorisent la dilatation. L'expulsion
de l'œuf suit d'ordinaire l'expulsion du ballon.

Le seigle, autrefois recommandé dans l'avortement,
est aujourd'hui sévèrement proscrit par la grande
majorité des accoucheurs ; il expose, en effet, à la

---

1. Ribemont, Dessaignes et Lepage, *Précis d'obstétrique*,
1894.

rétention du délivre. Le Dʳ Charpentier lui-même, partisan de l'emploi simultané du seigle et du tampon dans la 1ʳᵉ édition de son traité d'accouchement, ne défend plus cette méthode avec la même ardeur dans la 2ᵉ édition.

Si l'œuf n'est pas immédiatement expulsé après l'emploi des moyens précédemment recommandés, que faut-il faire? Si l'hémorragie a cessé, il faut attendre, en prenant toutes les précautions antiseptiques, car on est en droit d'espérer que l'expulsion spontanée ne tardera pas à se faire; mais si l'hémorragie continuait inquiétante, il faudrait de nouveau recourir à un nouveau tamponnement ou à l'introduction d'un nouveau ballon, peut-être même dans certains cas profiter de la dilatation déjà obtenue pour évacuer l'utérus.

Putréfaction de l'œuf. — Il peut arriver que l'œuf se putréfie dans l'utérus; l'hésitation n'est pas permise dans ce cas, et, bien qu'il n'y ait encore aucun symptôme d'intoxication, dès qu'on s'aperçoit de l'issue, par la vulve, d'un liquide noirâtre, d'odeur fétide, il faut sans retard débarrasser l'utérus et, pour ce faire, on aura recours, après dilatation rapide du col par les bougies d'Hégar ou les ballons, suivant l'âge de la grossesse, à l'extraction manuelle, au curage digital et même à la curette, suivant les circonstances (voir p. 179).

2ᵉ cas. — **Rétention d'une portion de l'œuf.** — Quelle doit être la conduite de l'accoucheur, lorsque le fœtus seul a été expulsé et qu'il y a rétention du délivre, ce qui est loin d'être exceptionnel, surtout dans l'avortement du 3ᵉ et du 4ᵉ mois?

Faut-il attendre, doit-on intervenir?

La majorité des accoucheurs français est pour l'expectation armée, quand cette rétention ne s'accompagne d'aucun accident, à la condition de prendre les précautions antiseptiques les plus rigoureuses: injections antiseptiques fréquentes, tampons vulvaires, etc. Il existe cependant de nombreux partisans de l'intervention hâtive, en Angleterre, en Allemagne surtout, mais aussi en France et parmi ceux-ci, Guéniot, Doléris, Porak, Charpentier.

a. — Si la rétention se complique d'hémorragie, il suffira souvent, pour arrêter cette dernière, d'injections intra-utérines chaudes et antiseptiques, sans que l'on soit obligé de recourir à un nouveau tamponnement vaginal, applicable surtout lorsque l'utérus est peu développé, ou au tamponnement intra-utérin selon la méthode de Dührssen, qui a donné lieu à quelques accidents. Si les injections chaudes intra-utérines restaient inefficaces, je crois qu'il serait préférable de procéder à l'extraction digitale du placenta, après dilatation préalable du col par les bougies d'Hégar, le ballon de Tarnier ou ceux plus volumineux et plus résistants de Moussous et de Champetier, si le volume de l'utérus le permet. Dans les cas où l'extraction digitale serait impossible, on pourrait recourir, surtout dans les premiers mois, à l'emploi de la curette.

b. — S'il y a menace *d'accidents septiques*, et l'indice le plus évident sera souvent la fétidité des lochies, mais alors même que les lochies ne seraient pas odorantes, si la température s'élève et dépasse 38°, il faut intervenir sans retard ; il en serait de même dans le cas de rétention, après expulsion d'un fœtus mort et macéré.

Les injections intra-utérines antiseptiques, intermittentes ou continues, malgré les nombreux succès qu'elles ont à leur actif, ne nous paraissent pas ici suffisantes ; il faut à tout prix débarrasser l'utérus des produits septiques qu'il contient et on a recours pour cela, soit au curettage digital de l'utérus, soit au curettage instrumental, si le premier est impossible ou incomplet.

Il nous paraît indispensable d'indiquer sommairement la technique de ces deux procédés opératoires.

Curettage digital. — Antisepsie rigoureuse de la vulve et du vagin ; injection intra-utérine préalable avec une solution de bichlorure ou de biiodure de mercure à 0,50 centigrammes p. 1000. Tarnier recommande, de préférence, la solution de permanganate de potasse à 0,50 p. 1000 ou d'iode à 3 gr. p. 1000 [1]. Après anesthésie préalable, si on juge que l'opération sera douloureuse et difficile, la femme étant placée en position obstétricale, l'utérus abaissé et maintenu à l'aide de pressions exercées par la main gauche, on introduira, dans sa cavité, deux doigts de la main droite soigneusement aseptisée ; il sera souvent nécessaire pour atteindre le fond de l'organe d'introduire la main entière dans le vagin. Les doigts, ainsi introduits, décollent le placenta par grattage comme dans la délivrance artificielle et cherchent, après l'avoir décollé, à l'entraîner au dehors.

Si l'utérus n'est pas très développé, il sera avantageux de l'abaisser jusqu'à la vulve à l'aide d'une pince de Museux fixée dans sa lèvre antérieure, et que l'on fera maintenir par un aide pour conserver l'usage de sa main gauche et soutenir le fond de l'utérus ; on procédera ensuite comme précédemment.

Si le col n'était pas perméable, on procéderait à sa dilatation extemporanée à l'aide des bougies d'Hégar, qui donneront une dilatation suffisante pour l'introduction de deux doigts ; mais si l'utérus est volumineux, il y aura souvent avantage à le dilater plus complètement, en introduisant dans sa cavité un ballon de Champetier qu'on remplira plus ou moins complètement.

Après avoir décollé le placenta, on éprouve parfois une assez grande difficulté à l'extraire ; une longue pince, à large mors, glissée sur les doigts, rendra dans ce cas de grands services.

---

1. Tarnier, *Asepsie et antisepsie en obstétrique*, Paris, 1894, p. 514 et suiv.

C'était dans le but d'extraire le placenta décollé, mais retenu dans la cavité utérine, que Levret avait imaginé sa pince à faux germe (fig. 53) et le professeur Pajot sa curette articulée (fig. 54).

Le curettage digital terminé, et après s'être assuré qu'il ne reste rien d'adhérent, on fera une abondante injection intra-utérine pour entraîner le reste des débris, et on complètera le nettoyage et l'asepsie de la cavité, en la frottant dans toutes ses parties à l'aide de tampons allongés, montés sur de grandes pinces et imprégnés d'une solution phéniquée forte, ou d'une autre solution caustique et antiseptique, teinture d'iode, glycérine créosotée, etc. On terminera l'opération par l'introduction d'un crayon d'iodoforme ou d'une mèche de gaze iodoformée dans la cavité utérine et léger tamponnement vaginal à la gaze iodoformée.

Curettage instrumental. — Position obstétricale; soins antiseptiques préliminaires à toute intervention chirurgicale ou obstétricale ; l'anesthésie n'est pas indispensable. Le col sera abaissé à l'aide d'une pince de Museux fixée dans la lèvre antérieure, dilatation extemporanée par l'introduction successive des bougies d'Hégor, si cela est nécessaire ; injection intra-utérine abondante ; exploration digitale de la cavité, qui permettra non seulement de reconnaître d'une façon précise l'implantation du placenta ou de ses débris, mais encore souvent d'en extraire la plus grande partie ; curettage soigneusement méthodique des parois antérieures, postérieures, du fond et des angles avec une curette large, en boucle, irrigatrice ou non.

Au niveau des insertions placentaires, le curettage se fera, autant que possible, sous le contrôle du doigt, car le *cri* utérin, indice précieux dans les autres régions, est parfois infidèle à ce niveau, surtout dans le cas de masses placentaires très résistantes; on ne saurait oublier non plus qu'à partir du

3ᵉ mois, au niveau de l'insertion placentaire, les parois utérines sont parfois considérablement amincies et qu'il y aura lieu de redoubler de précautions dans le curettage de cette région.

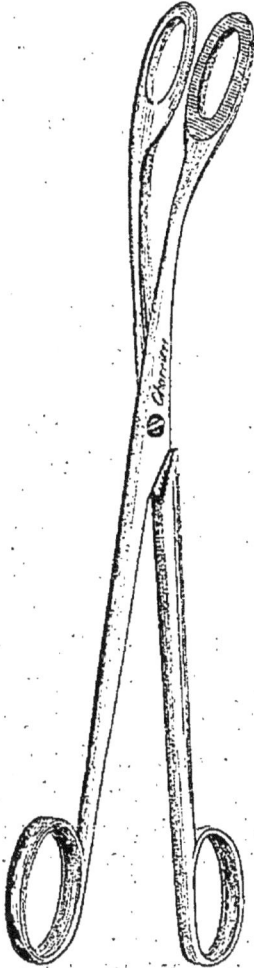

FIG. 54. — Pince à faux germe de Levret.

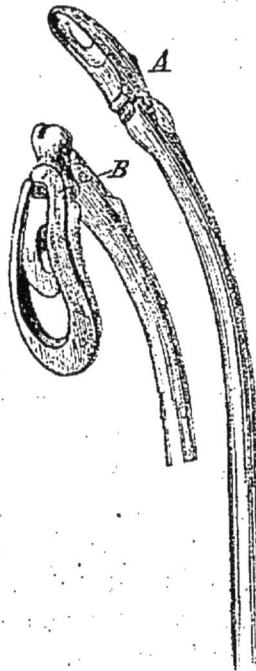

FIG. 55. — Curette de M. Pajot pour l'extraction du placenta dans l'avortement.

Le curettage terminé, après contrôle digital, injection utérine pour entraîner les derniers débris, écouvillonnage de la cavité avec l'écouvillon de Doléris, ou un tampon de coton aseptique imprégné, soit de

teinture d'iode, soit de glycérine créosotée à 1/3,
puis nouveau lavage pour enlever l'excès du caustique, et introduction dans l'utérus d'un crayon
d'iodoforme ou d'une mèche de gaze iodoformée ; on
terminera par un tamponnement léger du vagin à la
gaze iodoformée.

Dans le cas d'accidents septiques déclarés avant
l'intervention, celle-ci s'impose tout d'abord et c'est
le curettage instrumental qui constituera alors la
méthode de choix, car lui seul, ainsi que le fait
fort justement remarquer le Dr Oui [1], permettra
d'enlever en totalité la muqueuse déjà infectée et
souvent profondément atteinte, et de faire un nettoyage complet et radical de la cavité utérine.

**Hémorragies des trois derniers mois. — In-
sertion vicieuse du placenta.**

La cause presque exclusive des hémorragies des
trois derniers mois, la seule du moins qui soit bien
démontrée est le décollement du placenta, qu'il soit
inséré d'une *façon normale* ou d'une *façon vicieuse*.

Dans les hémorragies avec insertion normale, on
retrouve toutes les causes signalées déjà à propos
de l'avortement, causes que l'on peut diviser en
prédisposantes et *déterminantes*. Celles dont l'influence est le plus manifeste dans le décollement
prématuré du placenta sont : les commotions physiques ou morales violentes, les efforts violents.
Jacquemier admet aussi la distension brusque de
l'organe comme cela se produit parfois dans l'hydropisie de l'amnios.

L'*insertion vicieuse du placenta* (*placenta prævia*
des Anglais) est la cause dominante des hémorragies des trois derniers mois. Il n'est pas nécessaire
que le placenta soit inséré plus ou moins directe-

1. Dr Oui, Contribution à l'étude du curettage utérin dans les
complications de la rétention du placenta post abortum. (*Annales de Gynécologie*, 1895.

ment sur l'orifice interne du col, il suffit qu'il soit
inséré sur le segment inférieur de l'utérus. L'insertion, suivant les cas, est dite *totale* ou *centrale* (?), *partielle, marginale.*

L'insertion vicieuse du placenta est assez rare
(1/1078 Müller) (1/635 Ramsbotham), elle est plus
fréquente chez les multipares que chez les primipares.

Il est vraisemblable que l'insertion vicieuse du
placenta est la conséquence, soit d'une hypertrophie
insuffisante de la muqueuse utérine, l'œuf glisse
(Cazeaux), soit de dimensions trop considérables de
la cavité utérine, d'écoulements leucorrhéiques qui
entraînent l'œuf à sa sortie de la trompe (Schrœder),
soit d'une absence de congestion utérine au moment
de l'arrivée de l'œuf (Depaul); c'est en somme la
même idée sous trois formes différentes.

Les *symptômes* n'apparaissent guère avant le
sixième ou le septième mois, le plus souvent ils
apparaissent seulement dans le dernier mois de la
grossesse, et c'est surtout pendant les quinze derniers jours que la perte est particulièrement abondante.

L'hémorragie apparaît brusquement sans symptômes précurseurs, le plus souvent pendant le sommeil ou le repos. Elle est abondante dès le début,
mais de peu de durée et s'arrête avec les moyens
ordinaires; huit, dix ou quinze jours après elle se
renouvelle, plus abondante et dure plus longtemps ;
après avoir ainsi affecté pendant un certain temps
une marche intermittente, l'hémorragie peut devenir continue et la femme subit une anémie rapidement menaçante.

Le *diagnostic* de l'insertion vicieuse placentaire
découle des symptômes suivants: 1° hémorragies
abondantes à répétition; 2° au toucher, le segment
inférieur paraît comme empâté, la présentation est
élevée et difficilement accessible ; si le col est en-

tr'ouvert, comme cela arrive assez souvent, et dans tous les cas au début du travail, le doigt atteint des membranes épaisses et tomenteuses, si le placenta est seulement inséré sur le segment inférieur; dans le cas d'insertion marginale, il peut acquérir en même temps la notion des membranes et d'une portion de la masse placentaire; dans l'insertion partielle ou centrale (?), il n'atteint que le placenta, et le toucher donne alors la sensation d'une masse charnue, épaisse, assez molle, comme spongieuse; 3° quand l'hémorragie ne survient que pendant le travail et quand les membranes sont intactes, il est facile de différencier une hémorragie par insertion vicieuse d'une hémorragie par décollement prématuré. En effet, la contraction utérine augmente l'hémorragie dans le premier cas, en augmentant la dilatation du col, elle l'arrête au contraire dans le second.

L'*hémorragie*, dans les cas d'insertion vicieuse du placenta, est la conséquence de l'évolution régulière du développement de l'utérus ou de la marche du travail.

Dans les six premiers mois de la grossesse, l'utérus se développe surtout aux dépens de son fond et de sa partie moyenne, c'est aussi pendant cette période que se fait le développement du placenta; dans les cas d'insertion normale, le développement de l'utérus et du placenta se fait donc simultanément ; tandis que si le placenta est inséré sur le segment inférieur de l'utérus, le développement de la masse placentaire est à peu près complet et recouvre tout ce segment inférieur alors que celui-ci commence à se développer rapidement; il en résulte des tiraillements et des décollements partiels, qui sont le point de départ de l'hémorragie. Le mécanisme est le même, et à plus forte raison, pendant le travail, au moment de la dilatation du col.

Pronostic. — L'insertion vicieuse du placenta est

une des complications les plus graves de la grossesse, elle est encore plus grave pour l'enfant que pour la mère : mères 1/3 ; enfants 2/3.

La gravité du pronostic est encore augmentée par la fréquence et la ténacité particulière des hémorragies *post partum*, le segment inférieur se rétractant avec moins d'énergie que le reste de l'organe.

Les présentations vicieuses, les procidences sont fréquentes avec l'insertion anormale du placenta.

Traitement. — Si l'hémorragie est peu abondante, les moyens indiqués plus haut et, en particulier, les injections vaginales très chaudes, suffiront d'ordinaire à l'arrêter, mais on ne saurait oublier qu'une hémorragie survenant ainsi dans le cours des 3 derniers mois est presque toujours la conséquence d'une insertion vicieuse du placenta et qui, presque fatalement, se renouvellera, soit à une époque plus ou moins rapprochée, soit au moment du travail.

Nous savons, en outre, que, dans les présentations irrégulières, il faudra reconnaître avec soin la présentation, et, s'il s'agissait d'une présentation transversale, la transformer en longitudinale par des manœuvres externes ou combinées, suivant la méthode de Braxton Hicks.

Tous les auteurs sont d'accord sur ce point, mais ils diffèrent sur le pôle fœtal qu'il convient de ramener au détroit supérieur.

Les uns, Braxton Hicks, Hofmeier, Doléris, pensent que le siège est préférable, car cette présentation permettra, une fois les membranes rompues et la dilatation suffisante, d'atteindre un pied, d'attirer doucement la jambe à travers l'orifice incomplètement dilaté et de constituer ainsi une sorte de tampon naturel ; d'autres, le Pr Pinard en particulier, considèrent la présentation du sommet comme de beaucoup préférable ; car, après la rupture des membranes, elle constituera un tampon au moins aussi efficace que le siège, et, prenant aussi bien les intérêts de la mère, sauvegardera beaucoup plus ceux de l'enfant.

Les moyens ordinaires sont insuffisants ; l'hémorragie est très grave d'emblée, ou devient menaçante par son abondance ou sa répétition ; que convient-il de faire ? Deux méthodes principales se trouvent en présence patronnées toutes deux par les noms les plus illustres de l'obstétrique française.

1° Le tamponnement vaginal ; 2° la perforation des membranes.

1° **Tamponnement vaginal.** — Il serait difficile de dire à qui doit être attribuée la première idée du tamponnement ; tout ce qu'on sait. c'est qu'à Leroux de Dijon revient l'honneur de l'avoir appliqué d'une façon méthodique et d'en avoir généralisé l'emploi.

Le tamponnement vaginal est encore considéré par un grand nombre d'accoucheurs français et parmi eux Tarnier, Budin, Charpentier, etc., comme le moyen par excellence pour combattre les accidents de l'insertion vicieuse. Bien appliqué, il arrête, en effet, l'hémorragie, oppose au sang une barrière efficace et possède, en outre, la propriété d'éveiller ou d'exciter les contractions utérines.

Pour pratiquer le tamponnement, on se servira de ouate aseptique ou de tarlatane stérilisée, ce qui implique, pour l'accoucheur ou la sage-femme, la nécessité d'avoir toujours un tampon préparé d'avance, ou tout au moins les matériaux aseptiques nécessaires pour le préparer extemporanément.

Pour ne pas être insuffisant, le tampon doit être serré, très serré même, aussi ne faut-il pas s'étonner du grand nombre de bourdonnets qu'il faudra employer ; on en fera 40 ou 50 au moins, du volume d'une grosse noix, dont un tiers sera muni d'un fil résistant. Avant de s'en servir, on les malaxera dans de la vaseline ou du cérat au sublimé pour en faciliter l'introduction. Le tampon préparé, *la vessie et le rectum ayant été préalablement vidés*, on place la malade en position obstétricale, et on pratique une abondante irrigation vaginale antiseptique ; puis, les mains soigneusement aseptisées, on introduit dans le vagin deux doigts de la main gauche et, à l'aide d'une longue pince à pansement, on porte successivement les bourdonnets armés d'un fil dans le fond de la cavité. Au fur et à mesure de leur introduction, les doigts les disposeront dans le cul-de-sac postérieur d'abord, de façon à le bien remplir, dans les culs-de-sacs latéraux ensuite, puis dans le cul-de-sac antérieur et, enfin, dans l'orifice même du col. Un premier plan étant ainsi formé, on en établira un second, en suivant la même marche, et ainsi de suite jusqu'à ce que tous les tampons armés de fil soient placés. On continuera ensuite à remplir le vagin, en y portant d'autres bourdonnets sans fil, jusqu'à ce que sa cavité soit absolument comblée, et que ses parois arrivent au contact de celles de l'excavation ; on complète alors le tamponnement, en bourrant la vulve d'ouate, de telle sorte qu'il en déborde une quantité assez considérable sur laquelle on appliquera plusieurs épaisseurs de tarlatane aseptique ; le tout sera fortement maintenu avec un bandage en T.

Il nous paraît plus facile et plus sûr en même temps de faire le tamponnement sur les doigts, comme nous venons de l'indiquer, que de se servir d'un spéculum comme certains l'ont conseillé. Au lieu d'être séparés, les bourdonnets peuvent être réunis les uns aux autres par un même fil ; on dit alors que le tampon est disposé en queue de cerf-volant.

Au lieu de ouate, Auvrard recommande de préférence l'emploi de gaze aseptique, coupée en longues bandes de 15 cent. de largeur environ, et que l'on introduit à l'aide du spéculum.

Schrœder pratique le tamponnement d'une façon

un peu différente. Ayant introduit dans le vagin un grand spéculum, jusqu'à embrasser bien exactement par son extrémité le col utérin, il pousse dans l'instrument le centre d'un grand carré de linge, d'un mouchoir, par exemple, et bourre ensuite la gaine que forme celui-ci d'un grand nombre de gros bourdonnets de charpie, à mesure qu'il retire le spéculum ; et il dit avoir toujours réussi de cette façon à arrêter les hémorragies les plus inquiétantes. Ce procédé ne nous paraît pas donner autant de sécurité que celui que nous avons décrit.

Si le tampon est bien appliqué, la ouate extérieure ne se teindra pas de sang ; si, au contraire, elle s'en imbibe, c'est une preuve que la tamponnement est mal fait. Il faut alors le refaire sans hésiter.

On a conseillé de tremper les premiers bourdonnets dans une solution de perchlorure de fer, au lieu de les imprégner d'un corps gras. Il n'y a aucun avantage à procéder ainsi ; en effet, ce n'est pas une action astringente que l'on demande au tampon, mais bien une action purement mécanique. Aussi est-il essentiel, nous le répétons, de remplir très hermétiquement le vagin et de maintenir ensuite tout l'appareil assez fortement tassé.

Le tampon est douloureux et empêche la femme d'uriner, pour parer à ce dernier inconvénient, il suffit d'enlever quelques boulettes et de la sonder. Mais ici se pose une question importante... *Quand doit-on retirer le tampon ?*

Pajot et Bailly abandonnaient à la nature l'expulsion de l'enfant et du tampon.

Cette méthode, on le comprendra sans peine, ne saurait être applicable que dans les présentations du sommet et du siège, et chez les femmes peu affaiblies, dont les contractions utérines seraient régulières et énergiques.

Depaul, qu'il y ait ou non commencement de

travail, enlevait le tampon au bout de 36 heures ; si l'hémorragie ne continuait pas, il se contentait de surveiller la femme. Dans le cas contraire, il appliquait un nouveau tampon qu'il retirait au bout de 10 heures ; il perforait alors les membranes, et l'hémorragie le plus souvent devenait insignifiante. Continuait-elle, il réappliquait le tampon jusqu'à ce que la dilatation fût complète, et terminait l'accouchement par le forceps ou la version.

La compression, exercée par le tampon sur les tissus, peut ne pas être sans inconvénients lorsqu'elle est prolongée outre mesure ; aussi, estimons-nous, en règle générale, qu'il n'y a pas lieu de le laisser en place plus de 10 à 12 heures.

Si l'hémorragie a cessé, on surveillera la femme en se tenant prêt à pratiquer un nouveau tamponnement si cela est nécessaire. On pourra également profiter du commencement de travail provoqué par le tampon et de la perméabilité du col, pour appliquer la deuxième méthode, c'est-à-dire, pratiquer la rupture des membranes.

On a fait au tamponnement de nombreuses objections : il est, en effet, douloureux et certaines femmes le supportent mal ; il est difficile à bien faire et, mal appliqué, il est insuffisant. Pour ne pas être dangereux, il exige l'emploi de matériaux absolument aseptiques ; il compromet la vie du fœtus. — Par contre, c'est un moyen simple à la portée de tous les praticiens, en particulier des sages-femmes qui pourront, grâce à lui, arrêter une hémorragie immédiatement inquiétante, et auront ainsi le temps de faire prévenir le médecin, qui prendra ensuite la responsabilité du traitement et de l'accouchement. Aussi, pour beaucoup d'accoucheurs, ainsi que je l'ai dit plus haut, le tampon vaginal reste-t-il le meilleur moyen de combattre les hémorragies dues à l'insertion vicieuse. Il en est pourtant d'autres, et non des moindres, qui le rejettent d'une façon à peu près absolue, et parmi ceux-ci, Pinard, Champetier, de Ribes, Ribemont, etc. Pour pratiquer le tamponnement on a proposé divers appareils que l'on remplit d'air ou d'eau : pessaire à air de Gariel, Colpeurynter de Braun, double ballon ou appareil élytro-ptérigoïde de Chassagny ; leur action est beaucoup moins sûre et moins complète que celle du tampon classique.

2° **Perforation des membranes.** — Cette méthode dite de Puzos, bien qu'avant lui Mauriceau, Dionys et Deventer l'eussent mise en pratique, constitue, elle aussi, un moyen excellent pour combattre les hémorragies dues à l'insertion vicieuse ; mais elle n'était guère considérée comme applicable qu'à la période du travail.

Se basant sur ce fait que la rupture prématurée des membranes pendant la grossesse a, le plus souvent, pour cause l'insertion du placenta sur le segment inférieur, et qu'à la suite de cette rupture, il ne survient généralement pas d'hémorragie jusqu'au début du travail, le professeur Pinard a recours à la perforation artificielle des membranes pour arrêter les hémorragies des derniers mois, qui résistent aux moyens ordinaires et deviennent menaçantes. — Pour pratiquer cette opération, la femme sera mise en position obstétricale, le vagin soigneusement désinfecté, la main introduite entière dans le vagin, un doigt, deux si cela est possible seront poussés peu à peu à travers le col, jusqu'aux membranes que l'on traversera à l'aide d'un perce-membranes, ou, à défaut, d'une sonde, d'une paire de ciseaux, d'une aiguille à tricoter, etc., conduits sur ce doigt.

Cette petite opération n'est pas toujours facile en dehors de tout travail, mais avec de la prudence, quelques tâtonnements, en refoulant avec le doigt les cotylédons qui peuvent se trouver sur le col, on en vient généralement à bout.

Les membranes doivent être *largement déchirées*

pour éviter les tiraillements sur le placenta et, pour cela, on élargira, avec le doigt, la rupture produite par l'instrument.

A la suite de cette manœuvre, l'hémorragie s'arrête d'ordinaire, le travail ne tarde pas à se déclarer et l'accouchement peut suivre une marche normale.

Si le travail ne se déclarait pas, que l'enfant fut vivant, la présentation bonne, qu'il n'y eût pas d'hémorragie, on se conduirait comme dans le cas de rupture prématurée spontanée, et on attendrait, en maintenant la femme au lit et la surveillant avec soin. Dans le cas contraire, il y aurait lieu d'introduire dans l'utérus un ballon de Champetier de Ribes, qui provoquerait sûrement le travail et la dilatation rapide du col, tout en constituant un excellent tampon interne.

Pendant le travail, la rupture des membranes est plus facile à pratiquer ; si l'hémorragie persiste, c'est que souvent, comme le fait remarquer Pinard, la rupture n'est pas suffisamment large ; il faut alors l'agrandir et, si cela ne suffit pas, recourir à l'introduction d'un ballon de Champetier.

Dans les cas d'insertion centrale, on traverserait directement le placenta et on introduirait de suite le ballon, dont on pourrait encore, dans certains cas urgents, augmenter l'action, en exerçant sur son tube des tractions légères et continues, et, dès son expulsion, on terminerait par le forceps ou la version.

Dans le cas de présentation du siège, lorsque la femme continue à perdre du sang après la rupture des membranes, on peut, suivant le procédé de Braxton Hicks, dès que la dilatation le permet, aller à la recherche d'un pied et abaisser le membre inférieur à travers le col incomplètement ouvert.

La méthode conseillée par Barnes se rapproche sensiblement de celle que nous venons de décrire et que préconisent Pinard, Champetier de Ribes, Ribe-

mont, etc. : 1º ponction des membranes dans tous
les cas d'hémorragies, assez graves pour causer de
l'inquiétude avant le travail ; 2º application d'un
bandage serré sur le ventre, de façon à pousser le
fœtus vers l'orifice, ce qui excite les contractions et
modère l'hémorragie ; 3º si l'hémorragie continue,
introduction de un ou deux doigts dans le col et
décollement tout autour de l'orifice des membranes,
aussi loin que le doigt peut atteindre ; 4º en cas
d'insuffisance du décollement, introduction au-dessus de l'orifice d'un ballon dilatateur.

Lorsque la dilatation sera complète, quels que
soient du reste les moyens employés jusque-là, il y
aura lieu, suivant les circonstances, ou bien de
laisser l'accouchement se faire par les seules forces
de la nature, ou bien de le terminer par le forceps
ou la version, et, dans ce cas, on introduira la main
ou les instruments du côté où la voie sera praticable.

Simpson, ayant eu à observer plusieurs cas où, le
placenta ayant été expulsé avant l'enfant, l'hémorragie s'était arrêtée, en conclut que l'art n'avait rien
de mieux à faire que d'imiter ce procédé de la
nature : aussi conseille-t-il de décoller le placenta
dans sa totalité, de l'extraire dès que cela est possible et de procéder ensuite à l'extraction de l'enfant. Ce procédé, qui tue fatalement l'enfant, nécessite des manœuvres souvent difficiles, n'est pas
adopté en France et nous paraît, en effet, très
inférieur à ceux que nous avons précédemment
exposés.

Dans l'insertion vicieuse du placenta, les hémorragies de la délivrance sont particulièrement à
redouter ; le segment inférieur, en effet, se rétracte
peu et une perte de sang même peu abondante peut
être fatale chez une femme déjà épuisée ; aussi,
conviendra-t-il de pratiquer la délivrance artificielle
aussitôt l'accouchement, et de prendre des précautions toutes spéciales contre une hémorragie

secondaire possible, en particulier, d'avoir à sa disposition une grande provision d'eau bouillie froide et d'eau bouillante, une dizaine de litres au moins, de façon à pouvoir procéder immédiatement à une irrigation intra-utérine abondante à 45-50°, si cela est nécessaire.

On pourrait également, dans les cas d'hémorragie consécutive, recourir au tamponnement intra-utérin (Dührssen, Auvard), et pour ce faire, après avoir fixé le col avec une pince, on comblera la cavité utérine, préalablement débarrassée des caillots qu'elle peut contenir, avec une bande de gaze iodoformée de 15 centimètres de large sur 5 ou 6 mètres de long. La cavité utérine remplie, le reste de la bande sera tassé dans le vagin ; la femme sera ensuite maintenue immobile, la tête basse ; s'il y avait tendance à la syncope, en pratiquerait des injections d'éther et de caféine, on aurait recours à des *injections sous-cutanées abondantes de sérum artificiel, etc.*

TROISIÈME PARTIE

De l'accouchement naturel ou spontané

Sous le nom d'accouchement, on désigne l'expulsion du fœtus viable au dehors de l'organisme maternel. — L'accouchement est dit *à terme*, lorsqu'il a lieu neuf mois révolus après la fécondation, *prématuré* lorsqu'il se produit avant cette époque, *retardé* dans le cas contraire. Si l'expulsion du produit de la conception a lieu avant six mois révolus, on dit qu'il y a *avortement* ou *fausse couche*.

L'accouchement se fait en deux temps : 1er *temps*, expulsion du fœtus, c'est l'*accouchement* proprement dit ; 2e *temps*, expulsion du placenta et des membranes ; ce temps est désigné sous le nom de *délivrance*.

Avant d'étudier l'accouchement proprement dit, il est absolument nécessaire d'étudier ce que l'on entend par présentations et positions du fœtus ; on ne saurait du reste bien comprendre le mécanisme de l'accouchement sans ces notions indispensables.

PRÉSENTATIONS ET POSITIONS.

Sous le nom de *présentation*, on désigne la partie du fœtus qui est en rapport avec le détroit supérieur ou qui s'engage dans l'excavation.

Avec la *position* on précise les rapports de la présentation avec les différents points du contour du bassin.

Au moment de sa naissance, le fœtus peut se présenter au détroit supérieur de cinq façons différentes : par le sommet, par la face, par le siège, par l'épaule droite ou par l'épaule gauche ; et, dans chacune de ces *présentations*, affecter diverses *positions*.

Voici, du reste, quelle est la classification des présentations et positions adoptée généralement aujourd'hui ; c'est celle de Nægelé, complétée par Paul Dubois.

INDICATION de la PRÉSENTATION	INDICATION de la POSITION PRINCIPALE	INDICATION de la VARIÉTÉ DE POSITION
Sommet ou vertex..	Occipito-iliaque gauche. Occipito-iliaque droite.	
Face.	Mento-iliaque droite. Mento-iliaque gauche.	Antérieure.
Siège ou pelvis.	Sacro-iliaque gauche. Sacro-iliaque droite.	Trois variétés Transversale.
Côté droit du tronc, ou épaule droite. . .	Céphalo-iliaque gauche. Céphalo-iliaque droite.	Postérieure.
Côté gauche du tronc, ou épaule gauche..	Céphalo-iliaque gauche. Céphalo-iliaque droite.	

Les présentations occupent d'ordinaire le centre du détroit supérieur et s'y présentent d'aplomb, on les dit *franches* ou *régulières* dans ce cas ; dans d'autres cas, elles se présentent plus ou moins *inclinées*. De là des subdivisions en variétés : frontale, occipitale, pariétale droite ou gauche pour le sommet ; frontale, mento-cervicale, malaire droite ou gauche pour la face ; pubienne ou sacrée pour le siège ; cervicale, abdominale, etc., pour le tronc. Ces présentations inclinées se régularisent presque toujours pendant le travail.

Pour déterminer une position quelconque, on se sert de deux points de repère, pris l'un sur la présentation, l'autre sur le bassin.

Les points de repère fœtaux sont l'*occiput* pour la présentation du sommet, le *menton* pour la face (le *front* pour quelques accoucheurs), la *crête sacrée* pour le siège. Dans les présentations du tronc les accoucheurs prennent, les uns, l'*acromion*, les autres la position de la tête par rapport aux fosses iliaques comme point de repère fœtal. Suivant que le point de repère fœtal se trouvera tourné vers la moitié droite ou gauche du bassin, on obtiendra pour chaque présentation deux positions principales. Exemple : Dans une présentation du sommet, l'occiput est tourné vers le côté gauche du bassin; on dit que la présentation est en *occipito-iliaque gauche*, ce que l'on écrit en abrégé O. I. G. S'il s'agit de la face et que le menton occupe le côté droit du bassin, il s'agit d'une *mento-iliaque droite*, M. I. D. Dans les présentations du tronc, si la partie latérale droite se présente, et que l'acromion regarde la fosse iliaque gauche, on dit qu'il y a présentation de l'épaule droite en position *acromio-iliaque gauche*, A. I. G. ou *céphalo-iliaque gauche*, C. I. G. si l'on prend la position de la tête comme point de repère.

Le point de repère fœtal n'occupe pas toujours la même place sur la moitié du bassin avec laquelle il est en rapport, il peut être dirigé en avant, en arrière ou transversalement, de là des variétés de positions; aussi a-t-on pris sur le bassin des points repères secondaires qui sont : l'*éminence ilio-pectinée*, le *milieu de la ligne innominée*, la *symphyse sacro-iliaque*, et, suivant que le point de repère fœtal regarde un de ces points, la position fondamentale est dite *antérieure, postérieure* ou *transversale*.

Exemples : L'occiput est en rapport avec l'éminence ilio-pectinée gauche, O. I. G. A. (fig. 55). Le menton regarde la symphyse sacro-iliaque droite, M. I. D. P., etc. (fig. 57).

La position transversale du sommet et de la face, rare dans les bassins bien conformés, est au contraire commune dans les bassins rétrécis ; elle est exceptionnelle pour le siège ; elle constitue la règle presque constante dans les présentations du tronc.

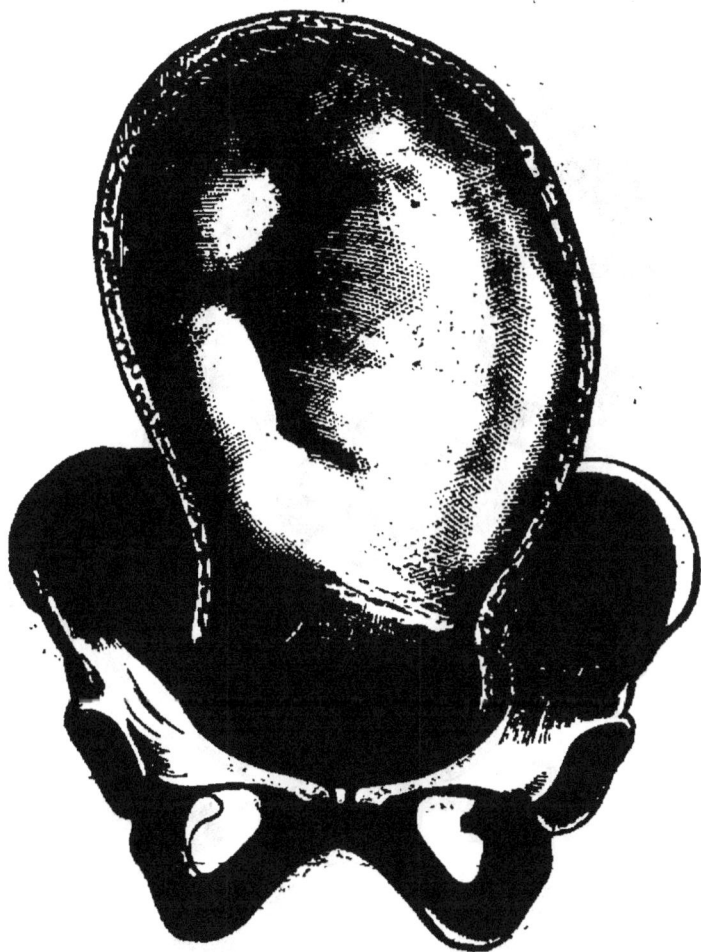

Fig. 55. — Présentation du sommet en *O. I. G. A.*

Quelques auteurs admettent des positions directes, le point de repère fœtal se trouvant en rapport avec le pubis ou le sacrum. *O. P. — O. S. — M. P. — M. S. — S. P. — S. S.* —; elles sont excessivement rares en tant que positions primitives.

Les présentations et positions indiquées dans le

tableau précédent ne sont pas toutes également fréquentes, ni également favorables pour la mère et l'enfant.

La présentation du sommet est de beaucoup la

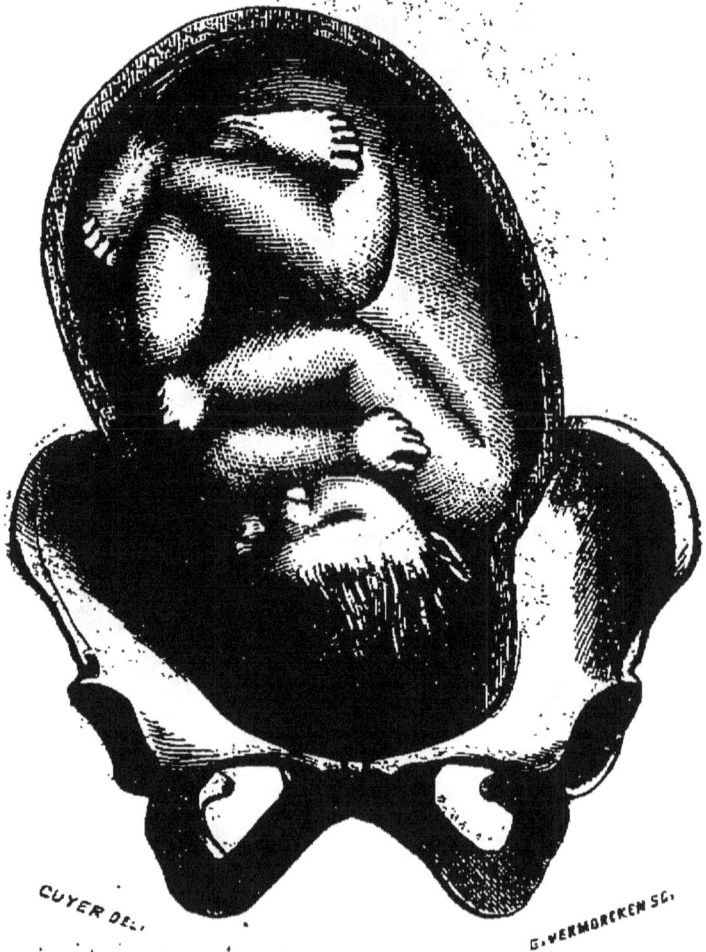

Fig. 56. — Présentation du sommet en *O. I. D. P.*

plus fréquente; sur vingt accouchements il y en a dix-neuf par le sommet (fig. 55 et 56.)

Après vient la présentation du siège: une sur trente-cinq y compris les accouchements prématurés, une sur soixante-deux à terme (Pinard) (fig. 59 et 60.)

Les présentations du tronc viennent ensuite dans la proportion de une sur cent vingt-cinq (fig. 61 et 62), puis celles de la face, les plus rares de toutes, une sur deux cent cinquante.

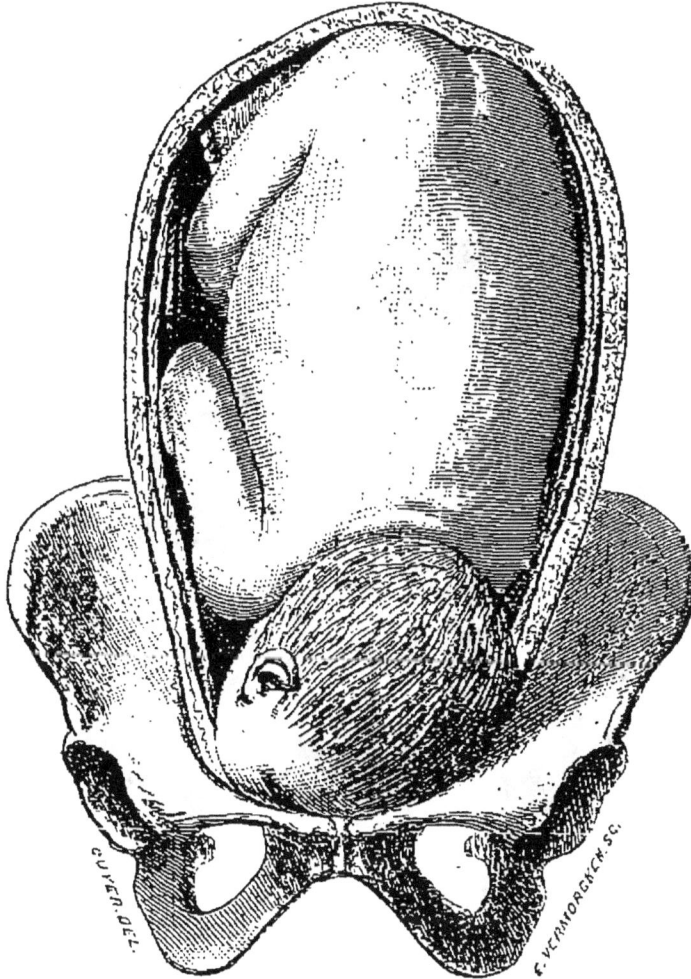

Fig. 57. — Présentation de la face en *M. I. D. P.*

Dans la présentation du sommet, quatorze fois sur vingt, l'occiput est à gauche et en avant (*occipito-iliaque gauche, variété antérieure*); cinq fois sur vingt, l'occiput est à droite et en arrière (*occipito-iliaque droite, variété postérieure*); et une fois sur vingt seulement le sommet est en variété de position autre que les deux précédentes (Voy. fig. 55 et 56).

Dans la présentation de la face, on n'observe guère aussi que deux variétés de positions; le menton

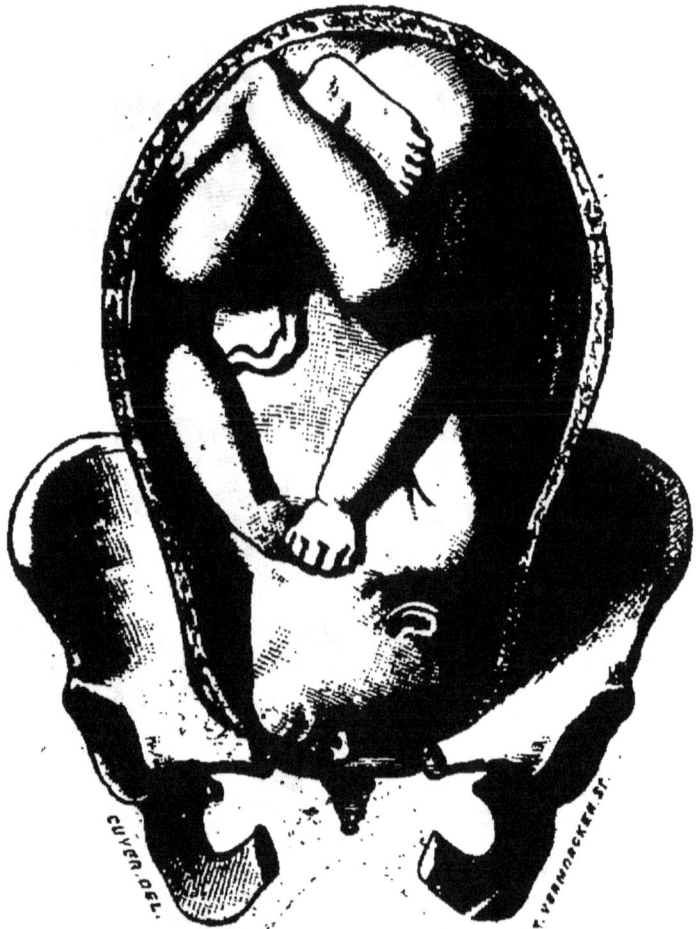

Fig. 58. —Présentation de la face en *M. I. G. A.*

est tourné à droite et en arrière (*mento-iliaque droite postérieure*), c'est le cas le plus fréquent, ou tourné à gauche et en avant (*M. I. G. A.*); la première variété est à la seconde, comme quinze est à trente-huit (Paul Dubois). (Voy. fig. 57 et 58).

Stoltz prend dans la présentation de la face le
front comme point de repère, parce que, dit-il, le
front est plus accessible au doigt que le menton :
nous croyons, pour notre part, qu'il y a avantage à

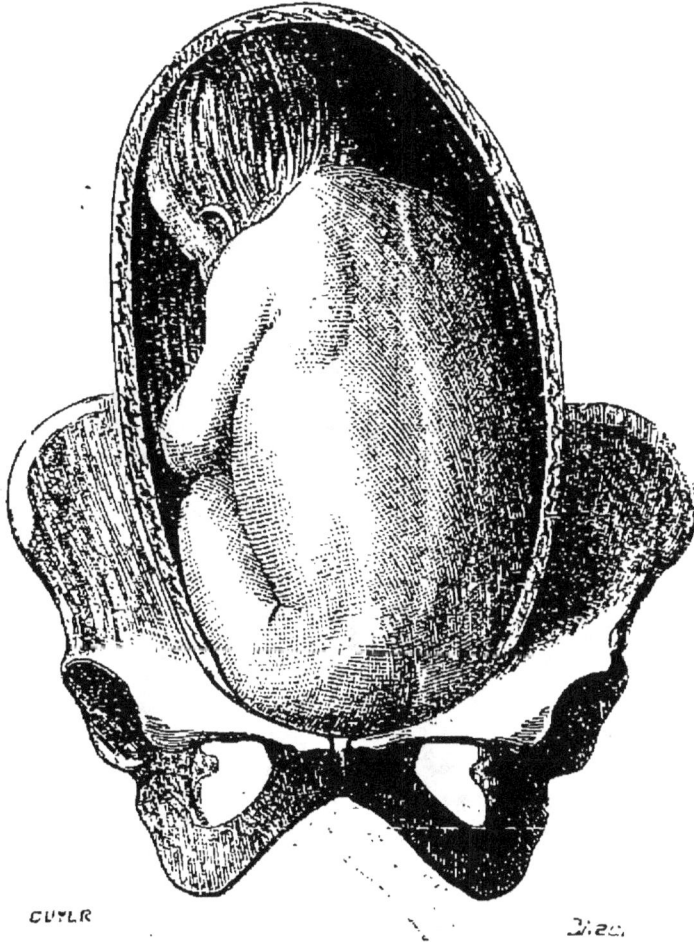

FIG. 59. — Présentation du siège en *S. I. G. A.*

choisir le menton, ne serait-ce que pour rappeler
que, dans l'accouchement par la face, c'est le menton
qui de toute nécessité doit se dégager sous le pubis.
Les *M. I. D. A.* et *M. I. G. P.* sont très rares.

Dans la présentation du pelvis, il n'y a guère

également que deux variétés de position : le sacrum
regarde à gauche et en avant (sacro-iliaque gauche,
variété antérieure), ou regarde à droite et en arrière
(sacro-iliaque droite, variété postérieure) : la pre-

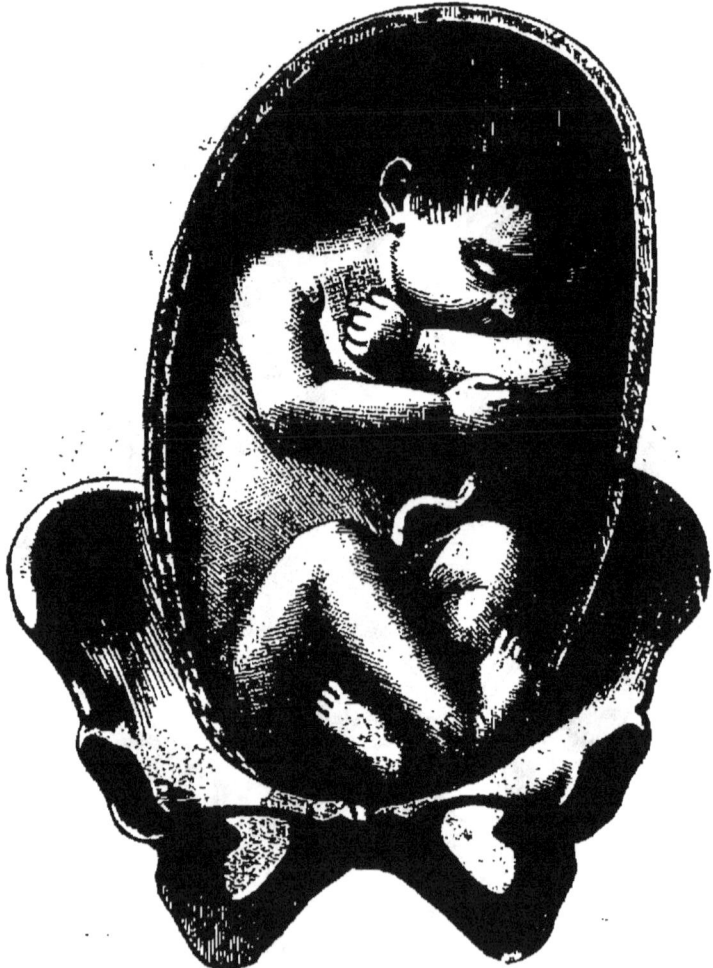

Fig. 60. — Présentation du siège en *S. I. D. P.*

mière variété est à la seconde comme cent douze
est à quarante-deux (Nægelé) (Voy. fig. 59 et 60).

Peu importe, du reste, que la présentation soit
complète ou non, c'est-à-dire que les fesses se présentent les premières ou après les pieds ; ce ne sont

là, comme l'a fait observer judicieusement Mme La-chapelle, que des modifications assez insignifiantes de la présentation, puisqu'elles ne changent en rien le mécanisme de l'accouchement naturel. — Sur quatre-vingt-cinq cas de présentation pelvienne, P. Dubois a vu cinquante-quatre fois les fesses être

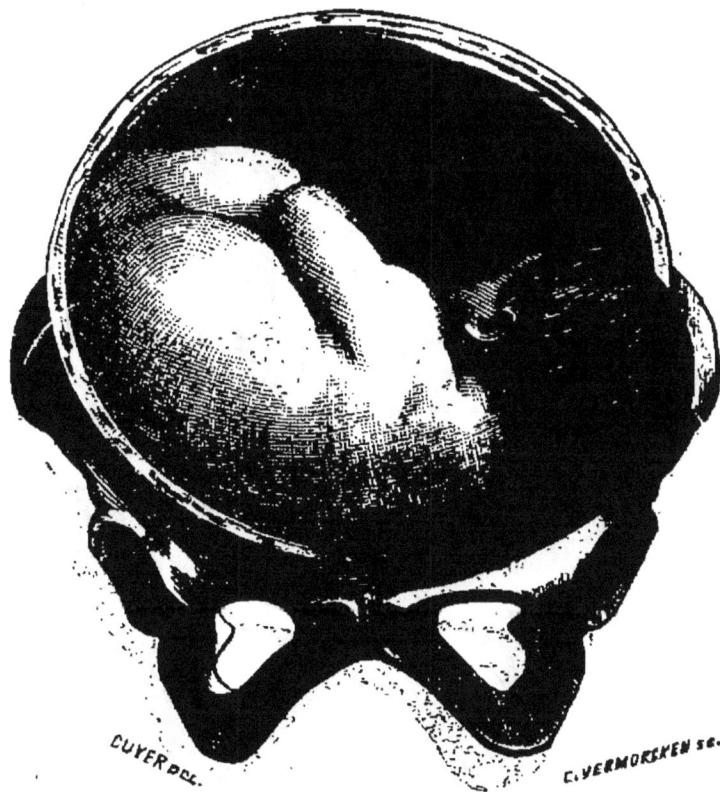

Fig. 61 — Présentation de l'épaule droite en *C. I. G.*, dos en avant.

expulsées les premières, les jambes étant relevées sur le plan antérieur du fœtus; et trente et une fois les pieds descendre avant les fesses. Sur deux mille accouchements, le même praticien n'a pas observé une seule fois la présentation des genoux, tant elle est rare.

Enfin, dans les présentations du tronc, qui heureusement ne sont aux autres que comme un est à cent vingt-cinq (Pinard), les positions avec le dos du fœtus tourné en avant sont plus fréquentes que celles avec le dos tourné en arrière ; et les présentations de l'épaule droite, un peu plus fréquentes que

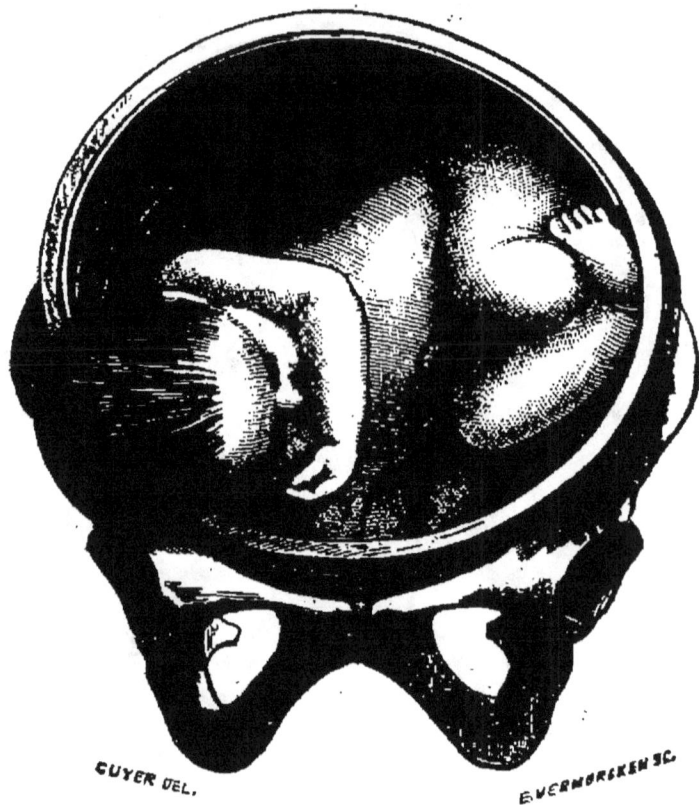

Fig. 62. — Présentation de l'épaule droite en *C. I. D.*, dos en arrière.

celles de l'épaule gauche ; épaule droite : soixante-seize; épaule gauche, soixante-neuf. (Voy. fig. 61 à 64).

Pour ce qui est du *pronostic* à porter dans ces diverses présentations et positions, voici ce que l'expérience permet d'établir : la présentation du sommet est la plus favorable de toutes, et pour la mère et pour l'enfant, les statistiques démontrent qu'il ne meurt pas un enfant sur cinquante naissant ainsi.

La présentation de la face est moins favorable pour l'un et l'autre, le travail est plus long, et on est plus souvent obligé d'intervenir ; la cause d'intervention la plus fréquente est le défaut de rotation dans les mento-iliaque droites postérieures.

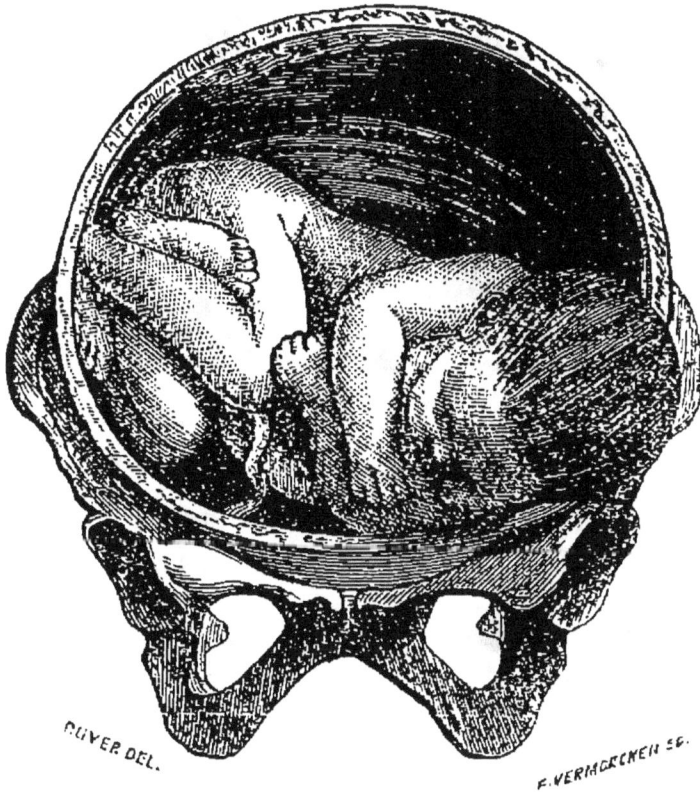

Fig. 63. — Présentation de l'épaule gauche en *C. I. G.*, dos en arrière.

La mortalité des enfants serait, d'après Schrœder, deux fois et demie plus grande que dans le sommet.

La présentation du siège est également moins favorable pour la mère que celle du sommet, car le travail est souvent plus long et les interventions sont fréquentes, mais le pronostic est surtout sérieux pour l'enfant qui peut succomber à l'asphyxie par suite de troubles dans la circulation utéro-placentaire, mais surtout par suite de la compression du cordon.

La mortalité fœtale dans l'accouchement par le

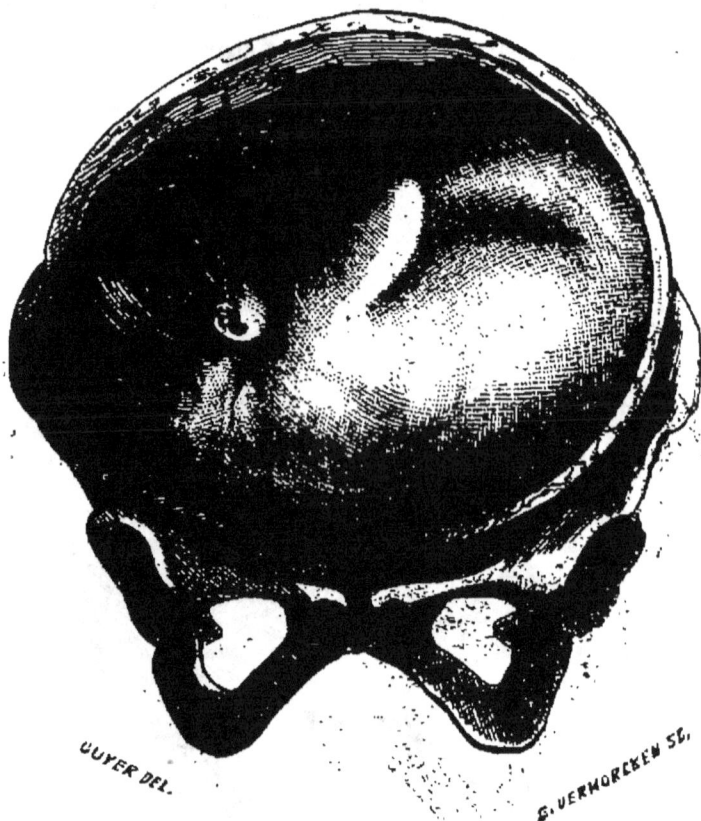

Fig. 64. — Présentation de l'épaule gauche en *C. I. D.*, dos en avant.

siège serait de 1 sur 10 d'après P. Dubois, de 1 sur 7 d'après Mme Lachapelle.

Enfin, la présentation de l'épaule est celle dont le pronostic est le plus grave : elle compte au premier rang parmi les causes de dystocie. En effet, le fœtus ne peut naître alors, par les seuls efforts de la nature, que dans certains cas tout à fait exceptionnels, quand, par exemple, le bassin est très large et le fœtus très petit. Il y aura donc lieu d'intervenir pour terminer l'accouchement, et cette intervention peut rencontrer des difficultés qui la rendent dangereuse et pour la mère et pour l'enfant.

DIAGNOSTIC DES PRÉSENTATIONS ET POSITIONS.

Les moyens de diagnostic sont ici, comme pour la grossesse, le *palper abdominal*, l'*auscultation* et le *toucher vaginal*.

La valeur de ces moyens d'exploration n'est pas la même, suivant qu'on les emploie avant ou pendant le travail.

Diagnostic de la présentation du sommet.

Palper. — Bien pratiqué, le palper fournira des indications précises sur la présentation du sommet (voir *Diagnostic de la grossesse. Palper abdominal*) et il sera presque toujours facile de constater la présence de la tête au niveau du détroit supérieur, ou déjà engagée dans l'excavation ; il sera cependant parfois nécessaire, chez la primipare surtout, de refouler profondément les parois abdominales dans le petit bassin, de plonger pour ainsi dire dans l'excavation pour y trouver la tête profondément engagée. Le siège sera facilement trouvé dans l'un des hypochondres, et pour compléter le diagnostic de la présentation il suffira d'explorer les deux flancs où l'on rencontrera le dos et le plan antérieur du fœtus.

Avant le travail, le diagnostic des positions du sommet par le palper abdominal sera le plus souvent facile, il le sera d'autant plus que les parois abdominales seront plus souples, et l'utérus moins irritable ; il suffira, et cela est également vrai pour la *face* et le *siège*, de rechercher comment le dos est orienté par rapport aux différents points du bassin

pour savoir où se trouve l'occiput, le menton ou la
crète sacrée.

Pinard a signalé un autre élément de diagnostic,
spécial aux présentations du sommet ; — quand on
explore le détroit supérieur et que l'on arrive au
contact de la tête — une des mains de l'explorateur
est arrêtée par l'occiput, l'autre par le front ; la première s'enfonce plus profondément et si l'on cherche
à suivre la partie fœtale, on ne tarde pas à tomber
dans la dépression formée par la nuque ; la main
qui est en contact avec le front, est moins enfoncée
et peut le suivre assez haut sans le quitter. Pour
que le signe de Pinard soit bien net, il faut que la
tête soit engagée et fléchie.

En 1886, le Dr Rivière, aujourd'hui professeur agrégé
à la Faculté de Bordeaux, a appelé l'attention des
accoucheurs sur un autre élément de diagnostic des
positions du sommet, par la palpation de l'épaule
du fœtus.

Je ne saurais mieux faire que reproduire ici les
conclusions de son travail.

« 1º Le diagnostic de la position, et de la variété
de la position du sommet ne saurait s'appuyer sur
trop de signes.

« 2º Le signe du front est le plus souvent de
recherche facile ; dans certaines circonstances il
échappe à l'examen.

« 3º Dans le premier cas, la recherche de l'épaule,
venant s'ajouter à la saillie frontale, facilite et con-
firme le diagnostic.

« 4º Dans le second cas, elle suffit pour déterminer la position.

« 5º La recherche de l'épaule peut donc rendre
de réels services, en effet :

« 6º L'épaule occupe toujours la moitié du bassin
où se trouve l'occiput, d'où :

« Épaule à droite — position droite.

« Épaule à gauche — position gauche.

« 7° Pour trouver l'épaule, il suffit de faire glisser doucement les doigts, qui explorent la tête fœtale. D'un côté les doigts remontent haut sans rencontrer d'obstacles ; de l'autre côté, les doigts sont arrêtés par un léger ressaut constitué par l'épaule.

« 8° Lorsque la tête est engagée, le front est facile à déterminer, l'épaule placée presque immédiatement au-dessus du détroit supérieur se trouve sans difficulté. Les deux signes s'ajoutant :

« Front à droite, — épaule à gauche, — position gauche.

« Front à gauche, — épaule à droite, — position droite.

« 9° Si l'excavation est vide, et la tête mobile au détroit supérieur, la saillie caractéristique du front ne se fait plus sentir, mais on peut toujours trouver l'épaule.

« Épaule à droite, — position droite.

« Épaule à gauche, — position gauche.

« 10° On peut dans bien des cas arriver au diagnostic de la variété de position par le seul signe de l'épaule. — Dans les variétés antérieures, l'épaule arrive sur la ligne médiane et forme une saillie large mais peu profonde. — Dans les variétés postérieures, elle s'arrête à 7 ou 8 centimètres de la ligne médiane et offre un ressaut plus étroit et plus profond. »

La recherche de ce signe exige une certaine habileté dans le palper, et il est parfois difficile d'avoir une notion bien nette de l'épaule, surtout chez les femmes dont les parois abdominales sont peu souples ou surchargées de graisse.

Pendant le travail, le palper abdominal est loin d'avoir la même valeur. Les signes qu'il fournit sont souvent beaucoup moins précis.

Auscultation. — Dans la présentation du sommet le maximum des bruits du cœur est situé au-dessous d'une ligne horizontale qui diviserait l'utérus en

deux parties égales ; cette ligne passe ordinairement
au peu au-dessous de l'ombilic, lorsque la grossesse
est arrivée à son terme (fig. 65).

MAXIMUM DES BRUITS DU CŒUR

DEPAUL.		TARNIER-RIBEMONT.	
O.I.G.A.	Sur une ligne allant de l'éminence ilio-pectinée gauche à l'ombilic.	O.I.G.A.	Sur une ligne allant de l'épine iliaque antérieure et supérieure gauche à l'ombilic.
O.I.G.P.	Sur une ligne qui joindrait la symphyse sacro-iliaque gauche à l'ombilic.	O.I.G.P.	Un peu à gauche, ou en arrière de la ligne précédente, parfois sur la même ligne, cette position est difficile à différencier de la précédente par l'auscultation.
O.I.D.P.	Voisinage du muscle carré des lombes sur une ligne allant de la symphyse sacro-iliaque droite à l'ombilic.	O.I.D.P.	Sur une ligne allant de l'ombilic à l'épine iliaque antéro-supérieure droite.
O.I.D.A.	Sur une ligne allant de l'éminence ilio-pectinée droite à l'ombilic.	O.I.D.A.	Maximum sur la ligne médiane, quelquefois même un peu à gauche.

D'après Depaul les bruits du cœur du fœtus se
transmettent surtout par la colonne vertébrale, or
il résulte des recherches de Ribemont, que c'est surtout par le plan latéral gauche du fœtus que se fait
cette transmission.

Il s'ensuit que les localisations du maximum des
bruits du cœur dans les différentes positions du sommet, ne sont pas exactement celles que Depaul avait
indiquées ; il suffit, pour s'en convaincre, de pratiquer l'auscultation après avoir nettement déterminé
la position par le palper.

Pendant le travail, l'auscultation fournira les
mêmes indications que pendant la grossesse, à condition, toutefois, d'ausculter dans l'intervalle des
douleurs.

Toucher. — La présentation du sommet est à peu

près la seule qui puisse être diagnostiquée, avec certitude avant le travail, par le toucher.

Le doigt constate la présence au détroit supérieur, ou l'engagement plus ou moins prononcé dans l'excavation, d'un corps volumineux, régulièrement arrondi et d'une dureté osseuse.

Quant aux positions du sommet, si parfois on peut sentir avant le travail la suture sagittale et même les fontanelles, à travers le segment inférieur de l'utérus aminci, ce n'est guère qu'après la dilatation du col et même la rupture des membres que l'on pourra porter un diagnostic précis; il suffit que le doigt reconnaisse dans quel sens se dirige la suture sagittale et vers quelle partie du bassin se trouve la fontanelle posté-

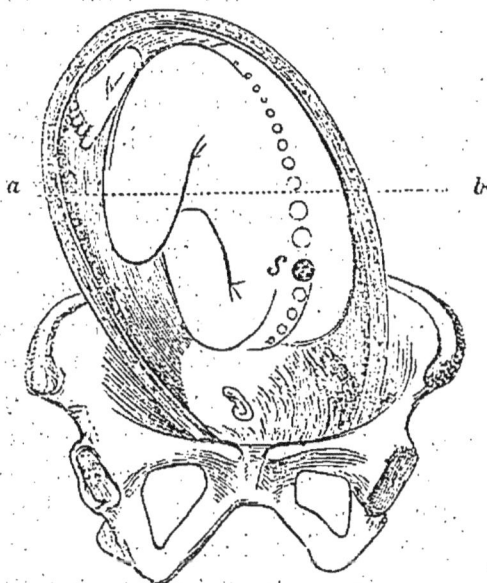

Fig. 65. — Présentation du sommet; *ab*, ligne fictive horizontale passant un peu au-dessous de l'ombilic. *s*, siège du summum d'intensité des bruits du cœur.

rieure pour qu'il ne reste aucun doute sur la position. — La suture sagittale se reconnaîtra à ce qu'elle aboutit aux deux fontanelles, ou simplement, si l'on ne peut atteindre que la fontanelle postérieure, à ce qu'elle part de l'angle de l'occipital. La fontanelle antérieure est facilement reconnaissable à sa forme losangique, à ses dimensions, aux quatre sutures qui y aboutissent; la postérieure, à sa forme triangulaire, à la dépression que forme l'angle de l'occipital en s'enfonçant sous les pariétaux.

Certaines circonstances peuvent, cependant, rendre le toucher difficile : 1º la présence d'une bosse séro-sanguine volumineuse [1] ; en exerçant avec le doigt une pression douce et continue sur cette tumeur, on arrive d'ordinaire à la déprimer suffisamment, pour sentir la suture qu'il faudra suivre en faisant progresser le doigt lentement jusqu'à la rencontre de l'une ou de l'autre fontanelle. — 2º Il peut exister des fontanelles supplémentaires ; on les différenciera d'ordinaire assez facilement des fontanelles normales, et par leur forme et par ce fait, que deux sutures seulement y aboutissent. — 3º Il peut y avoir défaut d'ossification, et l'on percevra alors cette sensation particulière que l'on a décrit sous le nom de crépitation parcheminée ; dans quelques cas rares, les sutures et les fontanelles pourront être considérablement élargies par une hydrocéphalie plus ou moins prononcée, et s'il y a coïncidence d'une bosse séro-sanguine avec ces malformations, les renseignements fournis par le toucher, pour le diagnostic de la position, seront des plus obscurs, sinon absolument négatifs. Il faudra, dans ce cas, suivant le conseil de Tarnier, aller à la recherche de l'oreille du fœtus, qu'on trouve généralement en introduisant le doigt profondément derrière le pubis ; le bord convexe du pavillon tourné vers l'occiput, indiquera la position.

Diagnostic de la présentation de la face.

Palper. — On perçoit entre l'occiput et le dos une dépression considérable, véritable coup de hache, formé par le renversement de la tête en arrière.

La tête, en outre, paraît n'occuper qu'une des moitiés du bassin, elle est très accessible du côté de

---

1. Infiltration séro-sanguine du tissu cellulaire sous-cutané qui résulte de l'afflux des liquides du fœtus vers le seul point de sa surface qui soit soustrait à la compression.

l'occiput, tandis qu'au contraire, même en déprimant fortement, elle est très difficilement accessible
du côté du menton ; Budin dit, cependant, que lorsque les parois abdominales ne sont ni trop épaisses,
ni trop résistantes, on peut arriver à sentir nettement l'arc osseux, en forme de fer à cheval, formé
par le maxillaire inférieur.

Les autres signes sont les mêmes que dans le
sommet ; cependant, dans la présentation de la
face, le dos est
toujours plus pro-
fondément situé et
beaucoup plus dif-
ficile à suivre. La
situation du dos et
la dépression de
la nuque indique-
ront la position.

Auscultation. —
D'après Depaul le
maximum des
bruits du cœur
dans la présenta-
tion de la face s'en-
tendrait aux mê-
mes points que

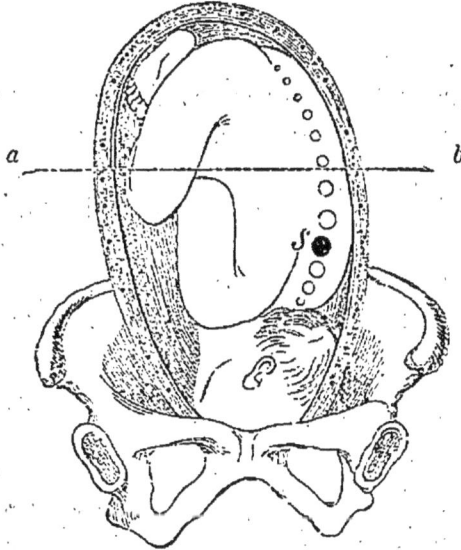

Fig. 66. — Présentation de la face. *ab*,
ligne fictive horizontale passant un peu
au-dessous de l'ombilic. *s*, siège du summum d'intensité des bruits du cœur.

dans la présentation du sommet ; le plus souvent,
cependant, la face s'engageant moins facilement que
le sommet, le maximum des bruits du cœur sera
plus élevé ; il en sera de même du reste dans le
sommet quand il existera un obstacle à son engagement.

Pour le *diagnostic des positions*, Depaul admet-
tant toujours que c'est par la colonne vertébrale que
se fait le mieux la transmission des bruits du cœur,
dit que le maximum s'entendra à droite et en

arrière dans la mento-iliaque gauche antérieure, à gauche et en avant dans la mento-iliaque droite postérieure (fig. 66). Pour Devilliers, Ribemont, les battements du cœur se transmettent du côté correspondant au menton, par le plan antérieur du fœtus et mieux encore par le plan latéral gauche — et dans *M. I. G. A.* par exemple. — Le maximum d'intensité sera situé à gauche, plus ou moins près de la ligne médiane, parfois même directement en avant.

Toucher. — *Avant le travail*, le toucher ne fournira, le plus souvent, aucun renseignement ; tout au plus, dans quelques cas, permettra-t-il de soupçonner la présentation. Au début du travail, la présentation restant élevée, il ne fournira pas non plus d'indications bien précises ; en outre, lorsque la dilatation serait suffisante pour pratiquer le toucher avec plus de fruit, il conviendra d'être très prudent dans cette exploration, pour ne pas rompre prématurément la poche des eaux volumineuse, qui se produit dans cette présentation.

Pour que le diagnostic de la présentation et surtout des positions de la face puisse être clairement établi, il faut que le col utérin soit largement dilaté et la poche des eaux, sinon rompue, du moins assez souple. Alors, le toucher peut faire reconnaître successivement, d'un côté à l'autre du bassin, la suture frontale, la racine du nez et de chaque côté, la saillie des arcades orbitaires, au-dessous desquelles on peut sentir les globes oculaires rouler sous le doigt, puis le nez, la bouche et les rebords alvéolaires, enfin le menton.

C'est le nez qui est, ici, l'élément principal du diagnostic et de la présentation de la position ; car il n'y a rien, sur les autres parties du corps, qui ressemble à cette petite pyramide triangulaire percée de deux trous sur l'une de ses faces. Par le point du bassin vers lequel regardent ces deux trous ou narines, on sait où se trouve le menton et, par conséquent, quelle est la position.

Il naît cependant quelques difficultés quand il y a longtemps que l'orifice utérin est dilaté, la poche des eaux rompue et l'utérus en travail énergique. La face, répondant alors au vide du bassin, devient le siège d'une tuméfaction considérable, d'une vraie bosse séro-sanguine, et les joues, gonflées et rapprochées l'une de l'autre, laissent entre elles un sillon assez profond qu'on pourrait prendre au premier abord pour le sillon interfessier. Mais l'obscurité se dissipe bientôt dès qu'on arrive à toucher le nez qui, nous le répétons, ne ressemble qu'à lui-même.

Diagnostic de la présentation du siège.

Palper. — L'excavation est vide, la présentation, plus volumineuse, est moins dure et plus irrégulière que l'extrémité céphalique.

On trouve la tête soit à l'épigastre, soit dans les hypochondres, elle est d'ordinaire facilement reconnaissable et ballotte presque toujours avec une grande facilité ; parfois cependant elle est si élevée qu'elle se cache sous l'appendice xyphoïde ou sous les fausses côtes.

Le *diagnostic* de la position sera fait par la recherche du plan dorsal et du plan antérieur du fœtus.

Auscultation. — Le maximum des bruits du cœur sera entendu soit au niveau, soit au-dessus de la ligne qui divise l'utérus en deux parties égales (fig. 67.).

Toucher. — Avant le début du travail, la présentation étant le plus souvent élevée, le toucher ne fournira aucun renseignement précis ; il peut cependant arriver que l'on puisse sentir de petites parties fœtales à travers le segment inférieur.

Chez les primipares, le siège s'engage parfois à la

fin de la grossesse et une exploration superficielle pourrait faire croire à la présence d'une tête, mais en pratiquant le toucher d'une façon attentive, on reconnaîtra que la présentation n'a pas la dureté d'une extrémité céphalique, résistante en avant dans le cul-de-sac antérieur, elle est plus molle, plus irrégulière en arrière.

En dehors de ces cas, au début du travail, la présentation reste élevée ; il se forme une poche des eaux volumineuse qu'il y a grand intérêt à ménager, et à travers laquelle on pourra sentir parfois de petites parties fœtales ; mais tant que la poche des eaux sera intacte et la dilatation incomplète, il faudra toujours pratiquer le toucher avec beaucoup de ménagements.

Ce n'est que lorsque la dilatation du col est très avancée et la poche des eaux rompue, que le diagnostic peut être solidement établi. Alors, en effet, si ce sont les *fesses* qui se présentent, le doigt rencontre en avant, en arrière de la symphyse, une surface dure, arrondie et régulière qui pourait être prise pour la tête, si l'exploration s'arrêtait là, c'est la région trochantérienne ; en arrière, on trouve la saillie plus molle de la fesse antérieure, puis le sillon interfessier, obliquement dirigé, dans lequel on reconnaît successivement, en allant d'un côté à l'autre de l'excavation, le coccyx et la saillie des apophyses épineuses de la crête sacrée que l'on peut parfaitement sentir en remontant avec le doigt à partir de la pointe du coccyx ; les éléments principaux du diagnostic de la position sont ici : pointe du coccyx regardant à droite, crête sacrée à gauche, position gauche ; pointe du coccyx regardant à gauche et crête sacrée à droite, position droite.

Si ce sont les *pieds* qui s'engagent, le diagnostic est facile ; on ne saurait, en effet, avec un peu d'attention, confondre un pied avec une main. Celle-ci est dans l'axe du membre supérieur, tandis que le pied forme avec la jambe un angle droit ; en outre, la main ne présente aucune saillie qui puisse être confondue avec le talon.

Pour différencier le pied droit du pied gauche, il suffira, après avoir reconnu la situation du talon et des orteils, de suivre le bord interne du pied, facilement reconnaissable à sa plus grande épaisseur et à la présence du gros orteil.

La direction du talon permettra de déterminer la position.

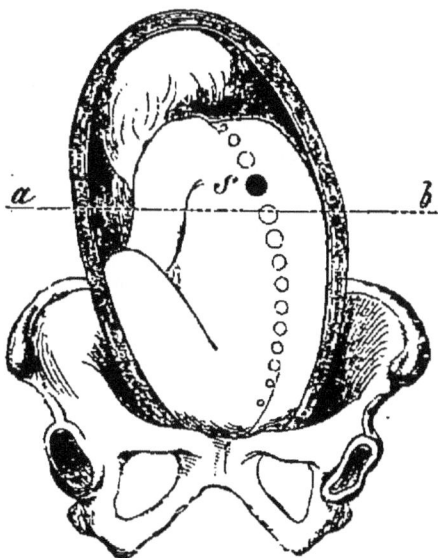

Fig. 67. — Présentation du siège. *ab*, ligne fictive horizontale passant un peu au-dessous de l'ombilic. *s*, siège du summum d'intensité des bruits du cœur.

La présentation des genoux, très rare, se reconnaîtrait au volume des genoux, plus considérable que celui des coudes, mais aussi à la présence et à la mobilité de la rotule. La direction des tibias donnerait ensuite la position.

Diagnostic de la présentation du tronc.

Palper. — Avant le travail, au lieu d'être vertical comme dans les présentations précédentes, le grand diamètre de l'utérus est transversal et on trouve l'excavation vide.

On reconnaîtra les parties fœtales à leurs caractères habituels ; l'un des flancs sera occupé par la tête, l'autre par le siège, ce dernier ordinairement plus élevé que la tête. Quand le dos sera dirigé en avant, il sera facile à distinguer, on trouvera les membres dans le cas contraire.

Si l'on trouve, par exemple, la tête dans la fosse iliaque gauche, et le dos en avant, il sera facile, en se mettant, par la pensée, dans la même position que le fœtus, de reconnaître que l'on se trouve en présence d'une présentation de *l'épaule droite* en *acromio-iliaque gauche*.

Pendant le travail, le grand diamètre de l'utérus tend à devenir vertical sous l'influence des contractions utérines, et à ce moment, le fœtus n'est réellement disposé en travers que par la moitié supérieure

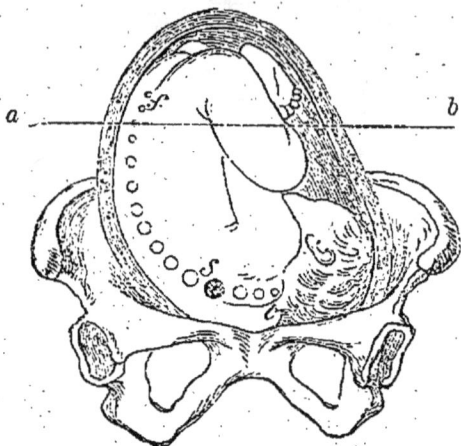

Fig. 68. — Présentation du tronc. *ab*, ligne fictive horizontale passant un peu au-dessous de l'ombilic. *sf*, grande ligne de décroissance de ces bruits. *sl*, petite ligne de décroissance.

de son tronc, la moitié inférieure se relevant vers le fond de l'utérus de sorte que le fœtus se trouve en réalité plié en deux sur le côté.

Auscultation (fig. 68). — Depaul admet que l'on peut diagnostiquer, par l'auscultation, une présentation du tronc, le maximum étant situé, comme dans le sommet, au-dessous de l'ombilic, les bruits au lieu de se propager suivant une ligne verticale, se propageraient transversalement; ce fait, vrai avant le travail, ne l'est plus pendant l'accouchement, le tronc se redressant sous l'influence de la contraction utérine et la colonne vertébrale prenant une direction presque verticale (Tarnier et Chantreuil).

Toucher. — Avant le travail, il ne fournit aucun renseignement; on ne peut rien atteindre. Au début du travail, la présentation reste élevée, la poche des eaux est très volumineuse ; il faut éviter de la rompre à tout prix, et le toucher ne pourra être pratiqué qu'avec la plus grande circonspection ; aussi, le plus souvent, ne fournira-t-il que des résultats négatifs.

On ne peut donc établir, par le toucher, un bon diagnostic d'une présentation, et, à plus forte raison, d'une position du tronc, que lorsque l'orifice utérin est complètement dilaté et que la poche des eaux est rompue. Alors le doigt explorateur rencontrera soit le thorax, soit le coude, soit le moignon de l'épaule.

Si c'est le thorax, on perçoit une série de reliefs et de dépressions formées par les côtes et les espaces intercostaux ; *gril costal*.

Si c'est le coude, on le reconnaît à la réunion de trois petites tubérosités immobiles toutes les trois.

Si c'est le moignon de l'épaule, on le perçoit sous forme d'une petite tumeur arrondie avec une saillie osseuse au centre (l'acromion).

Quand on rencontre le moignon de l'épaule, le coude ou le côté du thorax, on n'a, pour préciser la position, qu'à chercher le pli de l'aisselle, à voir vers quel point du bassin il regarde, puis à reconnaître si l'omoplate est tournée en avant ou en arrière. On sait, en effet, que l'omoplate fait partie du dos, et que la tête est à l'opposé du point que regarde le pli de l'aisselle. Or, du moment qu'on sait où est la tête et où est le dos, il est évident qu'on connaît la position du fœtus.

Enfin, si la main pend dans le vagin et à plus forte raison à la vulve, toutes les difficultés sont levées. Il n'y a, du reste, aucun inconvénient à défléchir le bras et à attirer la main dans le vagin pour assurer le diagnostic et en même temps pour fixer un lacs sur cette main, ce qui empêchera la déflexion du bras lors de l'extraction du fœtus.

La présence de la main dans le vagin n'est cependant pas suffisante à elle seule pour qu'on puisse affirmer une présentation du tronc; il peut y avoir procidence d'un bras avec une présentation du sommet, de la face et même du siège; il faudra donc toujours explorer néanmoins, la partie supérieure de l'excavation et constater s'il n'existerait pas une présentation autre que celle du tronc. Dès que l'on est sûr de la présentation, il n'y a plus pour être fixé sur la position, qu'à déterminer : 1° si c'est la main droite ou la main gauche qu'on sent ou qu'on voit ; 2° si cette main, quelle qu'elle soit, a son dos tourné vers la cuisse droite ou la cuisse gauche de la mère ; 3° si le petit doigt regarde la partie antérieure ou la partie postérieure du bassin.

Il est facile de reconnaître à quel côté appartient la main procidente; pour cela, il suffit de la saisir et de la tourner la face palmaire en haut, le pouce sera dirigé vers la cuisse de la mère, de même nom que la main; — si le pouce regarde la cuisse droite, c'est la main droite; la main gauche dans le cas contraire.

On arrivera au même résultat en superposant sa propre main à celle du fœtus, les doigts dans la même direction et se correspondant. Un autre moyen tout aussi simple, et peut-être plus facile à retenir, consiste à donner une poignée de main au fœtus, de façon que les faces palmaires se correspondent et les pouces s'emboîtent comme dans la poignée de main ordinaire; ce résultat ne pourra être obtenu qu'avec la main de même nom ; l'espèce de main indique l'espèce d'épaule, la direction du dos de la main, le point vers lequel est la tête; et la direction du petit doigt, le point vers lequel est tourné le dos du fœtus.

Quand le dos de la main *droite* regarde la cuisse gauche de la mère et le petit doigt l'arcade pubienne, on diagnostique une présentation de l'épaule *droite* en acromio-iliaque gauche; — quand le dos de la même main regarde la cuisse droite et le petit doigt le périnée, une présentation de l'épaule *droite* en acromio-iliaque droite; — quand le dos de la main *gauche* regarde la cuisse gauche et le petit doigt le périnée, — une présentation de l'épaule *gauche* en céphalo-iliaque gauche; — et enfin, quand le dos de la même main regarde la cuisse droite et le petit doigt les pubis, une présentation de l'épaule *gauche* en céphalo-iliaque droite.

L'inspection seule de la main qui se présente suffit donc, pourvu toutefois qu'elle n'ait pas été tordue par une manœuvre maladroite, à fournir tous les éléments du diagnostic dans la présentation du tronc.

PHÉNOMÈNES PHYSIOLOGIQUES ET MÉCANIQUES DE L'ACCOUCHEMENT.

Les causes de l'accouchement à terme ont été divisées en deux classes : *causes déterminantes, causes efficientes.*

a. Causes déterminantes. — Il ne semble pas, comme le fait fort bien remarquer le professeur Tarnier, que l'on doive attribuer à une cause unique le début du travail. Le développement exagéré de la matrice, l'hypertrophie de ses fibres musculaires, l'accroissement de ses nerfs, de son système veineux, et, comme conséquence, l'accumulation de l'acide carbonique dans cet organe, les mouvements exagérés du fœtus à la fin de la grossesse, l'effacement du col, le contact direct des membranes de l'œuf avec l'orifice externe du col sont autant d'éléments qui jouent un rôle dans l'étiologie de l'accouchement.

b. Causes efficientes. — Les seules causes efficientes de l'accouchement sont les contractions de l'utérus et des muscles abdominaux; encore ces dernières ne sont-elles pas absolument indispensables, car on a vu accoucher spontanément des femmes ayant les parois abdominales paralysées.

Sous le nom de *travail*, on désigne l'ensemble des phénomènes de l'accouchement; ces phénomènes sont généralement divisés en trois groupes par les auteurs. 1º *Phénomènes physiologiques;* — 2º *Phénomènes mécaniques; —* 3º *Phénomènes plastiques.*

Les premiers comprennent les phénomènes qui se passent du côté de la mère et de l'œuf et ont pour résultat l'expulsion du fœtus; les seconds, l'ensemble des mouvements imprimés au fœtus pendant qu'il traverse la filière pelvienne; les troisièmes enfin, les déformations que subit le fœtus en traversant l'excavation et qui, très apparentes au moment de la naissance, disparaissent pendant les jours suivants.

A cette classification un peu arbitraire, nous préférons celle adoptée par Ribemont-Dessaignes [1], et, comme lui, nous rangerons les phénomènes de l'accouchement en phénomènes *maternels, ovulaires* et *fœtaux.*

Phénomènes maternels. — Ce sont : les contractions utérines et abdominales, l'effacement du col, l'écoulement des glaires, la dilatation de l'orifice utérin, l'ampliation du vagin, de la vulve et du périnée.

Sous le nom de phénomènes *précurseurs,* on désigne un certain nombre de symptômes qui apparaissent assez fréquemment pendant les quelques jours qui précèdent l'accouchement : dans la dernière quinzaine, l'utérus s'abaisse peu à peu, le *ventre tombe* selon l'expression commune, ce qui rend la digestion stomacale et la respiration plus faciles; mais par contre, comme cet abaissement de

---

1. Ribemont-Dessaignes et Lepage. *Précis d'obstétrique,* p. 313.

l'utérus est la conséquence d'un engagement plus ou moins considérable de la présentation, la marche devient plus gênée, le col de la vessie, le rectum et les nerfs sacrés sont comprimés et agacés, de là des besoins fréquents d'uriner, un peu de ténesme rectal, des impatiences, parfois même de vraies crampes dans les cuisses et les mollets.

D'autres signes encore annoncent un travail prochain : le vagin s'humecte de glaires inaccoutumés, les grandes lèvres se ramollissent et se tuméfient sous l'influence de la gène circulatoire ; les contractions utérines deviennent plus fréquentes, cessent parfois d'être indolores, peuvent revenir par accès et faire croire à un accouchement imminent.

Contractions utérines et abdominales.

Ce n'est pas seulement pendant le travail que l'utérus se contracte, on peut constater des contractions utérines pendant tout le cours de la grossesse, mais elles sont irrégulières, faibles, indolores et ne ressemblent en rien à celles de l'accouchement. Ces dernières, au contraire, sont énergiques, le plus souvent très douloureuses, intermittentes et se produisant à intervalles assez réguliers, d'autant plus courts que l'on est plus près du terme du travail.

Sous l'influence de la contraction, l'utérus change de forme et de consistance, ses parois deviennent rigides et son diamètre transversal se rétrécit.

La contraction utérine est involontaire, sa durée est de trente à soixante secondes et son intensité varie suivant les différentes périodes du travail, elle est en général d'autant plus forte que le travail est plus avancé. Divers expérimentateurs ont cherché à mesurer l'intensité de la contraction utérine ; Ribemont a cherché la force nécessaire pour rompre les membranes de l'œuf et a considéré cette force comme représentant l'intensité de la contraction

utérine, il a trouvé que sur un orifice de 10 centimètres les membranes se rompent sous une pression
moyenne de 10 kil. 300. Le maximum a été de
11 kil. 179. Schatz a mesuré les forces expulsives en
se servant d'un appareil qu'il désigne sous le nom
de *tocodynamomètre*, consistant en un ballon de
caoutchouc rempli d'eau, qu'il introduit entre l'œuf
et les parois utérines et qui par des tuyaux en
caoutchouc est mis en communication avec un ma-
nomètre et un appareil enregistreur. Cet auteur a
trouvé que la force nécessaire à l'expulsion du fœtus
oscillait entre 8 kil. 500 et 27 kil. 500.

Le Dr Poulet de Lyon a cherché à mesurer la
force utérine seule, et s'est servi pour cela de deux
ballons introduits l'un dans l'utérus, le second dans
le rectum au-dessus de la tête fœtale, ce dernier en-
registrant l'effort des muscles abdominaux ; il faut
pour obtenir l'intensité des contractions utérines
seules, retrancher le chiffre qu'il fournit du chiffre
obtenu par l'appareil utérin, ce dernier enregis-
trant à la fois l'effort de l'utérus et des muscles
abdominaux. Poulet a donné le nom de *tocographe*
à l'ensemble de son appareil.

Les chiffres que nous avons cités plus haut ne
sauraient se rapporter qu'à l'accouchement normal
alors qu'il y a proportionnalité entre le volume du
fœtus et la filière pelvienne, mais il n'est pas douteux
que les contractions utérines puissent acquérir une
intensité beaucoup plus grande alors qu'il se trouve
un obstacle mécanique à la sortie du fœtus, dans
les rétrécissements du bassin par exemple ; je
n'en citerai pour preuve, que les déformations que
l'on rencontre parfois sur le crâne de certains
fœtus expulsés spontanément, et qui ne sauraient
s'expliquer sans l'intervention d'une force considérable.

La *douleur* est la conséquence de la contraction,
et dans le langage ordinaire on confond assez volon-

tiers ces deux termes, quoiqu'ils ne soient pas synonymes.

L'intensité des douleurs n'est pas toujours en rapport avec celle des contractions, certaines femmes souffrent moins que d'autres, quelques-unes accouchent presque sans souffrir.

Le caractère des douleurs varie suivant les périodes du travail.

On désigne sous le nom de *petites douleurs*, de *mouches*, les douleurs qui produisent l'effacement du col ; sous le nom de *préparantes* celles qui accompagnent la dilatation de l'orifice utérin et qui se traduisent par des cris plaintifs ou perçants ; sous le nom *d'expulsives*, celles de la période d'expulsion ; le cri qui les accompagne indique l'effort, et Pajot dans son langage imagé l'a comparé avec raison au cri que poussent les garçons boulangers en pétrissant leur pâte. On donne enfin le nom de *conquassantes* à celles qui se produisent au moment où la tête franchit l'orifice vulvaire. Le siège des douleurs varie suivant les périodes du travail, elles occupent les parties latérales de l'utérus au début de la dilatation, elles s'irradient plus tard en forme de ceinture vers la région pelvienne et le segment inférieur de l'utérus, assez souvent elles se font sentir dans les lombes et la région sacrée.

Les *contractions abdominales* n'entrent en jeu que pendant la période d'expulsion et viennent en aide aux contractions utérines ; elles sont soumises à l'action de la volonté, si ce n'est cependant lorsque la tête presse sur le plancher périnéal, où elles sont surtout le résultat d'une action réflexe ; vers la fin, surtout quand les bosses pariétales arrivent à se dégager, elles deviennent involontaires ; on a beau prier alors la femme de ne pas *pousser*, elle n'obéit plus, *pousse* toujours et ne s'arrête que lorsque la tête est dehors.

Les *contractions vaginales* interviennent surtout

pendant la délivrance, et favorisent l'expulsion du placenta après sa chute dans le vagin.

Effacement. — L'effacement est la conséquence des contractions utérines et du ramollissement complet du col ; il se fait, comme nous l'avons dit, de *haut* en *bas* (voir p. 101) ; l'orifice interne se dilatant et la partie supérieure du col s'évasant de plus en plus pour se confondre avec le segment inférieur.

Ecoulement des glaires sanguinolentes. — Sous le nom de glaires, on désigne un liquide visqueux, plus ou moins teinté de sang, résultant de l'hypersécrétion des glandes du col et jouissant d'un pouvoir lubrifiant considérable ; cette sécrétion qui, pendant la grossesse, s'était accumulée dans la cavité cervicale, en est expulsée pendant l'effacement.

Dilatation du col. — Pour comprendre le mécanisme de la dilatation du col, il suffit de se rappeler que les parois de l'utérus sont appliquées sur un corps ovoïde résistant (l'œuf), — que les fibres du corps sont beaucoup plus puissantes que celles du col, — et que, dès lors, la résistance de celui-ci doit être bientôt vaincue, quand surtout, à l'action dilatante si efficace des fibres longitudinales ou à anses, vient se joindre l'effort mécanique exercé de dedans en dehors par la poche des eaux, poussée dans l'orifice déjà un peu ouvert, et agissant sur lui à la façon d'un coin.

Les agents de la dilatation du col sont donc : 1º l'antagonisme qui existe entre les fibres longitudinales et obliques du corps, et les fibres circulaires du col ;

2º L'action de la poche des eaux ;

3º Lorsque la poche des eaux est rompue, l'action de la présentation, qui est d'autant plus efficace que celle-ci est plus régulière et plus résistante.

Sous l'influence de ces causes, l'orifice acquiert des dimensions de plus en plus considérables que l'on évalue, le plus souvent, en les comparant aux pièces de monnaie suivantes : *cinquante centimes, un franc, deux francs, cinq francs.* On dit ensuite que la dilatation est grande comme la paume de la main, enfin qu'elle est complète quand ses bords arrivent en contact avec les parois de l'excavation. Malgré l'usage, il nous paraît préférable et plus exact d'évaluer en centimètres les différents diamètres de l'orifice cervical, pendant la période de dilatation.

On dit que le col est dilatable, lorsque, bien qu'incomplètement dilatés, les bords de son orifice sont assez souples pour pouvoir être amenés, sans violence aucune, au contact des parois du petit bassin.

La dilatation suit une marche progressive, mais elle se fait plus rapidement à la fin qu'au début ; il faudra en moyenne deux fois plus de temps pour arriver au diamètre d'une pièce de cinq francs, que pour parvenir de cette dimension à la dilatation complète.

Situé en arrière au début du travail, l'orifice du col se rapproche de plus en plus du centre de l'excavation à mesure que le travail progresse.

Au début du travail, les bords de l'orifice sont très minces chez les primipares ; ils sont au contraire épais chez la multipare et s'amincissent à mesure que la dilatation augmente. La lèvre postérieure est presque toujours plus mince que l'antérieure ; parfois même cette dernière présente, chez les primipares surtout, une tuméfaction plus ou moins considérable, par suite de sa compression entre la tête et le pubis.

Ampliation du vagin, de la vulve et du périnée. — Sous l'influence de l'engagement et de la présentation le vagin s'élargit et se raccourcit, mais s'il cède facilement dans sa partie supérieure, il offre plus de résistance au niveau de son orifice où l'anneau hyménéal, comme l'a démontré Budin, peut devenir une cause de dystocie.

Sous l'influence de la pression exercée par la présentation, le périnée se distend peu à peu, et devient saillant, on dit alors que le *périnée bombe.*

Cet organe, qui à l'état normal ne mesure que trois cent., peut en mesurer quinze à seize et même davantage au moment du dégagement de la partie fœtale ; il se présente alors sous la forme d'une lame mince et bleuâtre que l'on craint de voir éclater au moindre effort.

Le périnée reste le plus souvent intact chez les multipares, la fourchette, au contraire, se déchire souvent chez les primipares, au moment de l'accouchement.

L'ampliation de la vulve se fait aux dépens des parties molles de la région génito-crurale, mais surtout aux dépens des petites lèvres qui s'effacent complètement, des grandes lèvres et de la partie antérieure du périnée. Cette ampliation se fait lentement ; sous l'influence de la contraction utérine aidée de celle des muscles abdominaux, la tête apparaît à la vulve, qui s'entr'ouvre, puis la contraction cessant, la partie fœtale remonte et disparaît, pour reparaître un peu plus saillante à la contraction suivante ; enfin, après un nombre de contractions variable, la tête, qui à plusieurs reprises a paru et disparu, ne remonte plus, se fixe sous la symphyse, accomplit son mouvement de déflexion comme nous le verrons plus loin, et le périnée distendu glisse sur la face à la façon d'une sangle élastique.

Phénomènes ovulaires.

De la poche des eaux. — On désigne sous ce nom la portion des membranes que l'orifice met à nu en se dilatant, et le liquide qu'elle contient.

La poche des eaux est tendue, élastique pendant la contraction, elle est flasque et molle pendant le repos de l'utérus et permet alors d'apprécier assez facilement les caractères de la présentation. Suivant sa forme, on dit que la poche des eaux est plate ou saillante, hémisphérique, piriforme, en boudin.

Les poches des eaux plates sont un indice favorable, elles coïncident d'ordinaire avec une présentation du sommet et un engagement considérable de la présentation.

La poche des eaux aide puissamment, comme nous l'avons dit, à la dilatation ; elle protège le fœtus contre la contraction utérine, en empêchant l'écoulement du liquide amniotique ; par son volume exagéré, elle prévient l'accoucheur de la possibilité d'une présentation vicieuse, au moment de sa rupture elle lubrifie les parois du vagin et facilite le glissement du fœtus.

Lorsque la pression intra-amniotique est suffisante, les membranes se rompent, le plus souvent c'est quand la dilatation est complète que ce phénomène se produit. Si la poche des eaux est faible, elle se rompt dès les premières contractions, et un flot de liquide s'échappe (*rupture prématurée*), après quoi il y a un certain temps de repos avant de nouvelles contractions. Si la poche est forte, au contraire, elle résiste à un haut degré de distension et accompagne la partie fœtale très loin, parfois jusqu'en dehors de la vulve (*rupture retardée*), et il peut arriver que la tête, en se dégageant, entraîne avec elle un lambeau de membranes en forme de calotte. On dit alors que l'enfant naît coiffé. Nous verrons plus loin que ce fait, considéré par les commères comme un présage de bonheur pour l'enfant, peut ne pas être sans danger pour la mère, et qu'il est du devoir de l'accoucheur de l'empêcher de se produire.

Il est assez facile d'ordinaire de différencier au toucher la poche des eaux du cuir chevelu ; celui-ci se ride sous le doigt, tandis que la poche des eaux est très lisse ; si la sensation n'était pas très nette et que l'on eût des doutes sur l'intégrité ou la rupture de la poche des eaux, il suffira de déplacer la tête avec le doigt, le liquide amniotique qui s'écoulera alors éclairera le diagnostic.

Après la rupture de la poche des eaux, et le premier flot de liquide, l'écoulement n'est pas continu, il se produit surtout au début et à la fin de la contraction.

En résumé, il y a dans le travail de l'accouchement deux périodes distinctes et qu'il est bon de ne pas perdre de vue, à cause de leur utilité pratique : l'une est dite *période de préparation ou de dilatation du col;* l'autre, *période d'expulsion du fœtus.* Dans la première, le col se dilate, comme nous l'avons dit tout à l'heure, par la double action d'une force vitale (contraction de tout le corps de la matrice) et d'une force mécanique (pression excentrique de la poche des eaux engagée dans l'orifice utérin) : à défaut de la poche des eaux, la partie fœtale qui s'engage, vertex ou pelvis, active la dilatation.

Dans la seconde période, le corps de l'utérus se contracte plus fortement que jamais (douleurs *expulsives*), et, s'aidant de l'action des muscles abdominaux, chasse le fœtus de sa cavité.

Cette période d'expulsion ne commence que lorsque la dilatation du col est complète ou presque complète.

La *durée du travail* est très variable suivant les femmes, elle est en général plus longue chez les primipares que chez les multipares, surtout chez les primipares âgées.

En moyenne la durée du travail est de douze à seize heures chez les primipares, de six à huit chez les multipares.

Phénomènes fœtaux.

Ils comprennent ce que l'on est accoutumé de décrire sous le nom de phénomènes mécaniques et de phénomènes plastiques, c'est-à-dire les différents mouvements imprimés au fœtus par les forces expulsives, pendant le travail de l'accouchement, et les déformations passagères, conséquences de son passage à travers la filière pelvienne.

C'est au professeur Pajot que revient l'honneur d'avoir formulé d'une façon aussi claire que précise les lois qui régissent les phénomènes mécaniques. Cet illustre maître a le premier fait observer, quelque paradoxale que paraisse au premier abord cette proposition, *qu'il n'y a réellement qu'un seul mécanisme de l'accouchement, quelles que soient la présentation et la position;* dans les expulsions spontanées et à terme, bien entendu.

Pajot n'a admis que cinq temps dans le mécanisme de l'accouchement, confondant dans un même temps la rotation et l'expulsion définitive de la partie du corps du fœtus (tête ou tronc) qui restait encore dans les organes génitaux après la sortie de la présentation. Le professeur Tarnier en 1865 a dédoublé ce cinquième temps et sa division du mécanisme en six temps est adoptée aujourd'hui par la généralité des accoucheurs.

1er *temps*. — Amoindrissement ou accommodation de la présentation.

2e *temps*. — Engagement et descente de la présentation.

3e *temps*. — Rotation de la présentation, de façon à accommoder son plus grand diamètre au plus grand diamètre du détroit inférieur.

4e *temps*. — Dégagement de la présentation.

5e *temps*. — Rotation interne de la partie du fœtus qui est encore dans le bassin, pour accommoder son plus grand diamètre au plus grand diamètre du détroit inférieur, et rotation externe de la partie dégagée qui en est la conséquence.

6e *temps*. — Expulsion de la partie fœtale, qui est encore dans le bassin.

Nous allons retrouver chacun de ces temps dans le mécanisme de l'accouchement des diverses présentations, ce qui nous permettra de les étudier avec plus de détails.

Accouchement par le sommet.

1er *temps. Amoindrissement* (fig. 69). — La tête qui, par suite de l'attitude ordinaire du fœtus dans

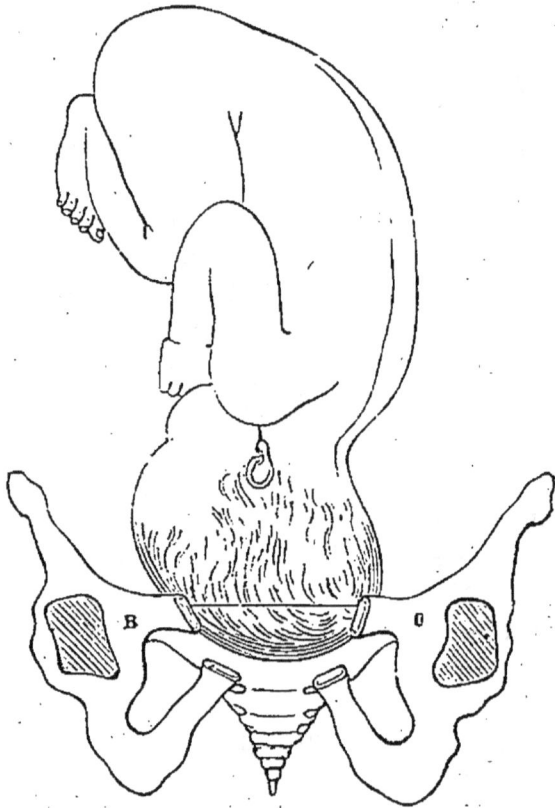

Fig. 69. — 1er temps du mécanisme de l'accouchement par le sommet.

la matrice à la fin de la grossesse, se trouve déjà légèrement fléchie, complète sa flexion sous l'influence des contractions utérines et de la résistance que lui oppose le segment inférieur de l'utérus, le détroit inférieur, ou même le plancher périnéal ; les auteurs en effet sont loin d'être d'accord sur le point précis où se fait cette flexion, et comme le fait remarquer le professeur Pajot, il y a pour ce temps, comme pour les autres temps du mécanisme, corrélation entre le moment de sa production et le moment de sa nécessité.

Avec un fœtus volumineux ou un bassin rétréci, la flexion se fera au détroit supérieur ; avec un fœtus moyen, sur le segment inférieur de la matrice ; avec un fœtus très petit, sur le plancher du bassin, ou même manquera complètement si elle n'est pas nécessaire[1]. Ce temps est terminé lorsque le menton arrive au contact du sternum et il en résulte un véritable amoindrissement de la présentation.

En effet, lorsque la tête était dans une position intermédiaire entre la flexion et l'extension, elle se présentait par le diamètre O. F. mesurant 12 cent. ; à la fin du premier temps, lorsque la flexion est terminée, elle se présente par le diamètre S. O. B. qui ne mesure que 9 cent. 1/2.

Ce premier temps a encore pour effet de transformer le fœtus en une masse rigide sur laquelle les contractions utérines s'exerceront avec beaucoup plus d'efficacité.

2e *temps. Engagement, descente* (fig. 70). — Sous l'influence des contractions utérines, aidées par la contraction des muscles abdominaux, la tête parcourt toute la filière pelvienne, depuis le détroit supérieur jusqu'à l'orifice vulvaire.

Mais comment s'opère cette descente ? Y a-t-il synclitisme ou asynclitisme ? C'est-à-dire, la tête s'engage-t-elle et progresse-t-elle d'une façon symétrique, les deux bosses pariétales se présentant ensemble au détroit supérieur et le traversant en même temps ; ou bien l'un des pariétaux se présente-t-il

---

1. Pajot. *Travaux d'obstétrique.*

d'abord, et quel est-il? Nous ne pouvons mieux faire
pour répondre à ces questions, que d'emprunter, en
les résumant aussi brièvement que possible, les renseignements suivants à l'important mémoire de
Pinard et Varnier[1].

Pour Smellie (1752), la tête se présentait et s'en-
gageait par le pariétal postérieur. Nœgele (1819), se
basant sur les sensations fournies par le toucher,
admet au contraire l'engagement par le pariétal
antérieur, et cette théorie fut longtemps classique.

D'après Mathews-Duncan, la tête traverse le détroit
supérieur sans présenter d'inclinaison, ce n'est que
lorsqu'elle a pénétré dans l'excavation que la suture
sagittale est plus rapprochée du sacrum que du
pubis.

Pour Künecke, le synclitisme existerait au moment
de l'engagement et persisterait jusqu'à la sortie de la
tête des parties génitales, etc.

En pratiquant des coupes sur des femmes con-
gelées et interprétant celles publiées avant eux,
Pinard et Varnier sont arrivés aux conclusions suivantes : 1° L'axe du corps de l'utérus est toujours
plus ou moins incliné en arrière par rapport à l'axe
du détroit supérieur.

2° La tête fœtale, avant son engagement, est inclinée sur son pariétal postérieur; la suture sagittale se trouve donc plus rapproché de la symphyse
que du promontoire.

3° L'engagement se fait par correction progressive
de cette inclinaison, c'est-à-dire par descente du pariétal antérieur attardé, la suture sagittale s'approchant de plus en plus de l'axe du détroit supérieur
qu'elle atteint seulement lorsque l'engagement est
accompli; il y a alors synclitisme.

---

1. De l'engagement et de la descente de la tête fœtale dans les
bassins normaux, in *Etudes d'anatomie obstétricale normale
et pathologique*.

4° Ce synclitisme ne continue pas, la bosse pariétale antérieure continue à descendre, de sorte qu'à la fin de la descente et avant la rotation, il y a inclinaison sur le pariétal antérieur.

On voit, d'après ce qui précède, que la tête ne descend pas en suivant l'axe de l'excavation, mais bien une ligne courbe en forme S.

3ᵉ *temps, rotation* (fig. 73). Dans ce 3ᵉ temps, l'oc-

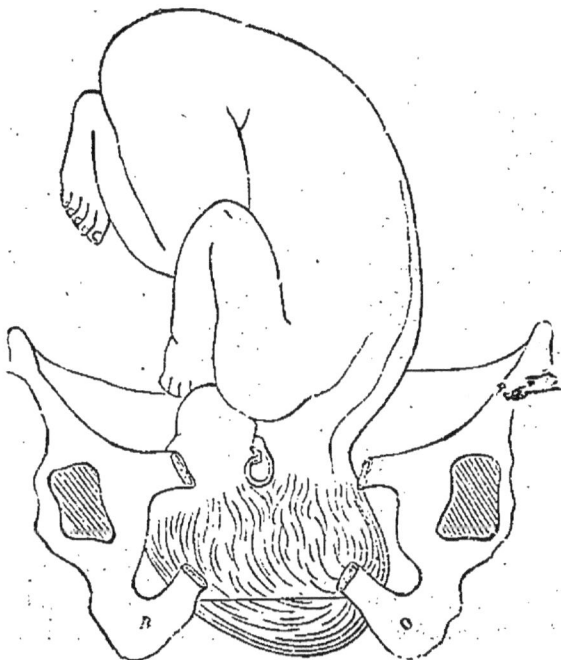

FIG. 70. — 2ᵉ temps.

ciput vient en avant, quel que soit le point qu'il occupait primitivement dans le bassin, et par suite, le plus grand diamètre de la tête se trouve en rapport avec le plus grand diamètre du détroit inférieur, le coccy-pubien. Le corps tout entier accompagne ce mouvement de rotation. Il n'entre pas dans le plan de ce manuel de discuter les différentes théories qui ont été émises pour expliquer ce mouvement de rotation, disons seulement qu'à la suite d'expériences faites sur le cadavre, Paul Dubois est peut-être le premier qui ait signalé les véritables causes du mouvement de rotation. Ces causes résident dans la combinaison d'un assez grand nombre d'éléments, volume, forme, mobilité des parties expulsées d'une part ; capacité, forme, résistance du canal parcouru d'autre part ; il faut y ajouter des conditions de glissement facile, obtenues par l'enduit sébacé du fœtus et la lubrification des organes maternels.

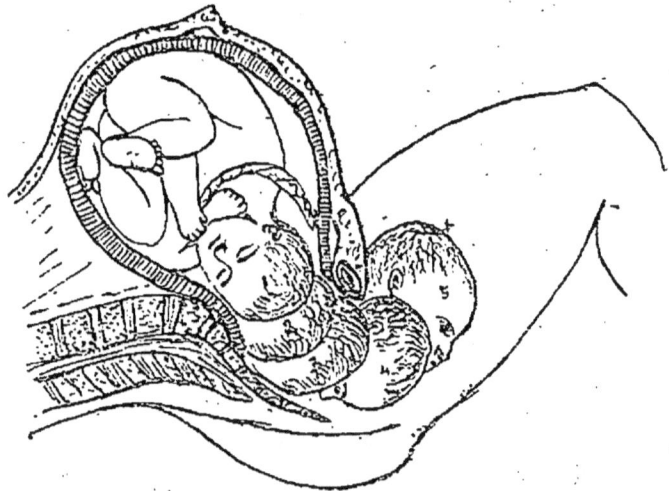

Fig. 71. — Accouchement par le sommet, O. I. G. A., 5 premiers temps : amoindrissement, engagement, rotation interne en O. P., dégagement externe, rotation externe de la tête.

D'après Pajot[1], si l'on veut se faire une idée juste des causes de la rotation de l'occiput, il suffit de les rechercher dans l'application de ce principe immuable en mécanique :

Quand un corps solide est contenu dans un autre, si le contenant est le siège d'alternatives de mouvement et de repos, si les surfaces sont glissantes et peu anguleuses, le contenu tendra toujours à accom-

1. Pajot, *Travaux d'obstétrique.*

moder sa forme et ses dimensions aux formes et à la capacité du contenant.

Il est une condition indispensable à l'exécution de cette loi, c'est la proportionnalité entre la puissance, le volume du contenu, et la capacité du contenant.

Le plus souvent, ce mouvement de rotation intérieure ne se fait pas d'un seul coup, mais bien par une suite de petits mouvements de va-et-vient. L'occiput, au moment de la douleur, fait un pas en

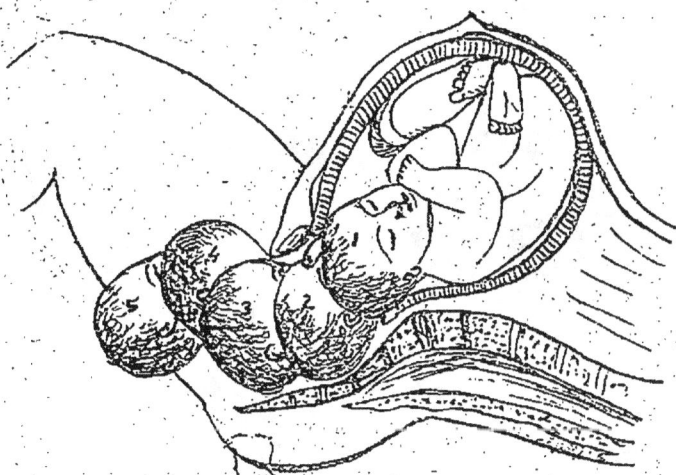

Fig. 72. — Accouchement par le sommet en O. I. D. P., 3 premiers temps. Dégagement en O. S.

avant, — puis se retire un peu, une fois la douleur passée, pour revenir un peu plus en avant à chaque contraction.

Si le sommet est descendu en O. I. G. A., cette rotation est peu sensible, puisqu'elle n'équivaut pas à un seizième de cercle; tandis que, si le sommet est arrivé sur le plancher du bassin en position O. I. D. P., cette rotation est de plus d'un quart de cercle.

4e temps. Dégagement (fig. 74). — Le dégagement de la tête se fait par déflexion, l'occiput s'engage

presque directement sous l'arcade pubienne, jusqu'à ce que la nuque embrasse exactement par derrière la symphyse des pubis ; et alors, sur cette
nuque, centre du mouvement, pivote la tête entière

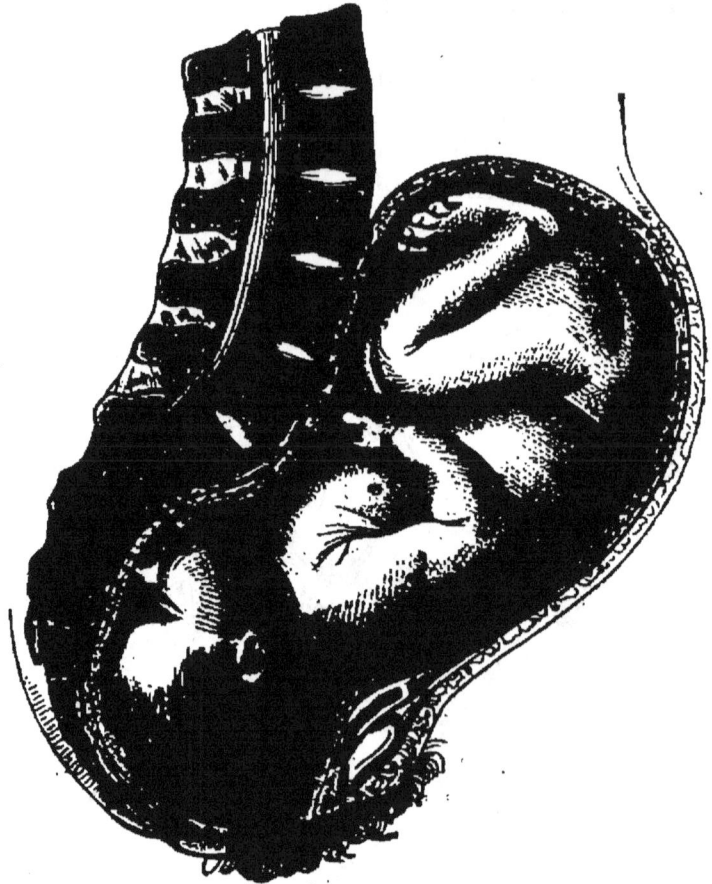

Fig. 73. — 3° temps. Rotation intérieure achevée ; la tête commence même le 4° temps (déflexion).

qui se défléchit peu à peu pour franchir la vulve,
en passant par les diamètres *sous-occipitaux*. Ainsi
l'on voit apparaître d'abord le *sous-occipito-bregmatique*, puis le *sous-occipito-frontal*, le *sous-occipito-
mentonnier*.

Le dégagement de la tête se fait presque toujours

avec une certaine lenteur, chez la femme primipare
du moins. Ici en effet, ce n'est guère qu'après que
le vertex s'est présenté un assez grand nombre de
fois à la vulve, — descendant, puis remontant, pour

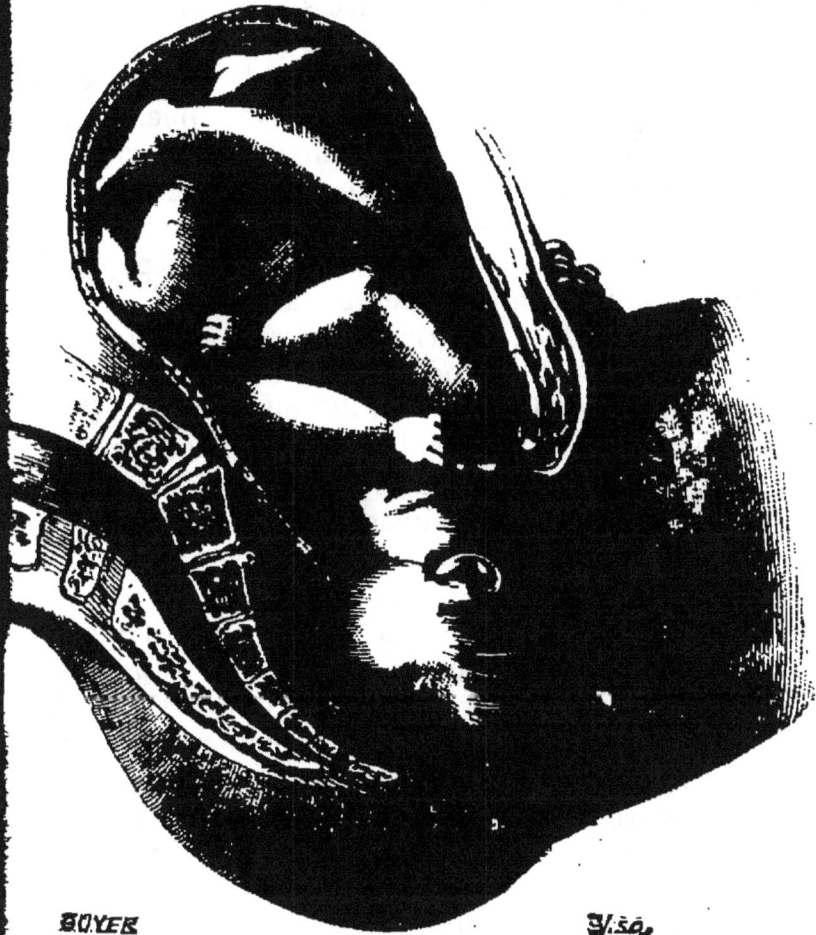

BOYER   Visa.

Fig. 74. — Dégagement de la tête, la nuque arrêtée sous
l'arcade pubienne.

descendre de nouveau, toujours un peu plus à
chaque fois, — que le périnée et la vulve sont vain-
cus dans leur résistance et se laissent dilater au
degré voulu pour que les bosses pariétales passent.
A ce moment, survient une douleur atroce, dou-

leur conquassante des auteurs, accompagnée de contractions violentes, non seulement des muscles abdominaux, mais encore des muscles du tronc et des bras, et la tête est expulsée.

Cette marche lente et progressive de la tête, une fois à la vulve, ne doit jamais être perdue de vue ; car dans certains cas, en appliquant le forceps, chez une primipare à périnée rigide, par exemple, il conviendra d'imiter cette sage lenteur de la nature, pour ne pas brusquer l'extensibilité des parties génitales externes ; — c'est-à-dire qu'au moment où les bosses pariétales seront près de se dégager, il faudra plutôt retenir la tête que la tirer.

5ᵉ temps. Rotation interne du tronc, externe de la tête (fig. 75). — Le grand diamètre du tronc s'accommode au grand diamètre du détroit inférieur, l'une des épaules vient en avant se fixer derrière la symphyse, l'autre se loge dans la concavité du sacrum : la tête du fœtus accompagne ce mouvement du tronc, et l'occiput se tourne vers le côté qu'il occupait dans le bassin au début du travail.

Les anciens accoucheurs avaient tort d'appeler cette rotation extérieure *mouvement de restitution*, car il n'est nullement le résultat d'une torsion préalable du cou, mais bien tout simplement la conséquence d'une rotation *intérieure* des épaules, dont le diamètre bis-acromial vient se placer dans la direction du diamètre coccy-pubien du détroit inférieur.

6ᵉ temps. — L'épaule, qui est sous la symphyse, apparaît à la vulve, s'engage et s'y fixe ; puis, par un mécanisme analogue à celui de l'extension de la tête, l'épaule postérieure glisse sur la paroi postérieure du canal-pelvien et se dégage à la vulve ; dès qu'elle n'est plus soutenue par le périnée, elle retombe ; l'épaule antérieure se dégage à son tour, puis le reste du tronc par un mécanisme analogue, au niveau des hanches si le fœtus est volumineux ;

souvent aussi, après la sortie des épaules, le tronc se dégage rapidement en décrivant un mouvement de spirale à la suite duquel le fœtus expulsé repose sur le dos, entre les jambes de sa mère.

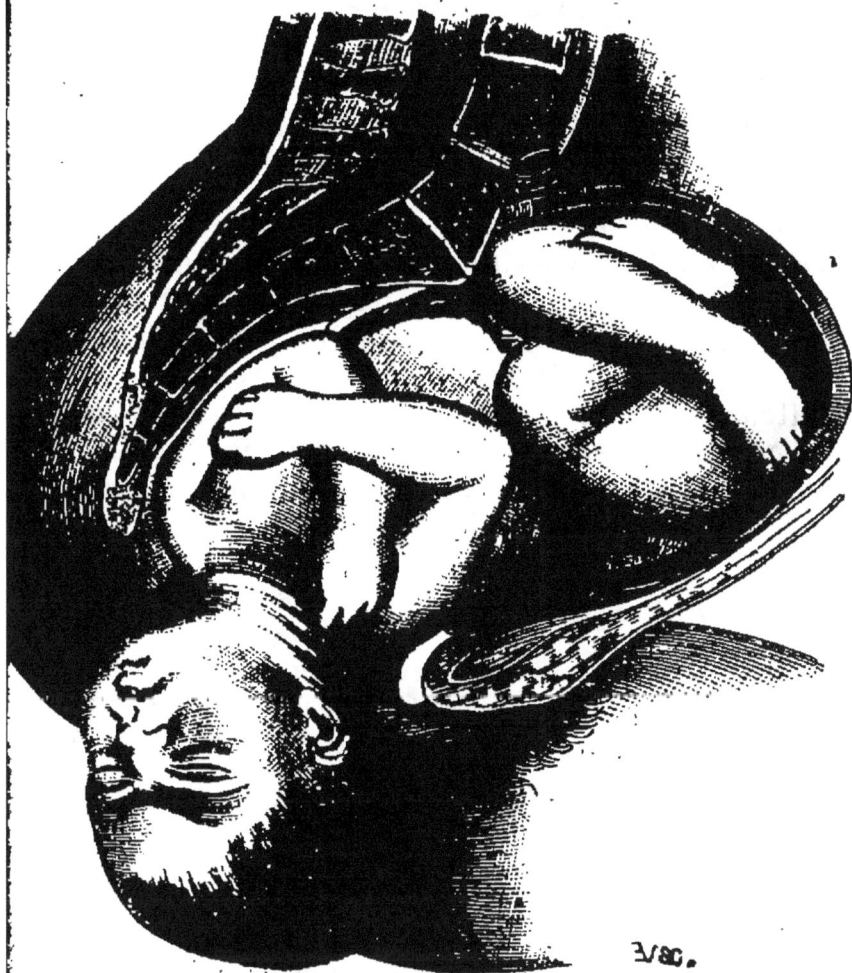

Fig. 75. — 5ᵉ temps. Rotation interne du tronc, externe de la tête.

Les six temps, que nous venons de décrire, peuvent présenter des anomalies, mais celles du 3ᵉ temps sont particulièrement intéressantes à étudier ; il peut y avoir, en effet, défaut, exagération ou perversion de la rotation.

Défaut de rotation. — La tête se dégage obliquement, l'occiput se fixant sur une des branches ischio-pubiennes. Dans les positions postérieures, si la rotation ne se produit pas dans un sens ou dans l'autre, l'expulsion n'aura pas lieu et il faudra intervenir.

Excès de rotation. — Au lieu de s'arrêter sous la symphyse du pubis, l'occiput va se fixer sous la branche ischio-pubienne du côté opposé et s'y dégage.

Perversion de la rotation. — Cette anomalie s'observe dans les positions postérieures ; au lieu de revenir en avant sous la symphyse, comme cela est la règle, l'occiput tourne en arrière et va se mettre en rapport avec la concavité du sacrum. Lorsque cette anomalie se présente, l'accouchement spontané est possible, mais le travail est plus long, l'occiput ayant à parcourir toute la courbure du sacrum et le plancher périnéal ; l'intégrité du périnée est en outre fortement menacée surtout chez les primipares ; l'expulsion a lieu par le mécanisme suivant : la tête se fléchissant très fortement, l'occiput finit par se dégager le premier au devant du périnée et la déflexion se produit ; le front et la face glissent successivement sous la commissure antérieure de la vulve et le dégagement se fait par les diamètres sous-occipitaux comme dans le mode normal (fig. 72 et 76).

Les anomalies du 4e temps ne sont que la conséquence de celles du 3e temps.

Au 5e temps, il peut arriver que la rotation des épaules ne s'effectue pas et on les voit alors se dégager transversalement à la vulve ; dans d'autres cas, cette rotation se fait en sens inverse et dans la position O. I. G. A. par exemple ; l'épaule droite, qui devrait venir se fixer sous la symphyse, tourne au contraire en arrière et c'est l'épaule gauche qui vient se dégager en avant ; la tête accompagnant le mouvement des épaules, on voit l'occiput tourner à droite au lieu de revenir à gauche comme dans les cas normaux.

En outre des anomalies qui sont la conséquence de celles du temps précédent, le 6e temps peut en offrir d'autres qui sont surtout en relation avec le volume du fœtus; elles ne présentent pas d'intérêt particulier.

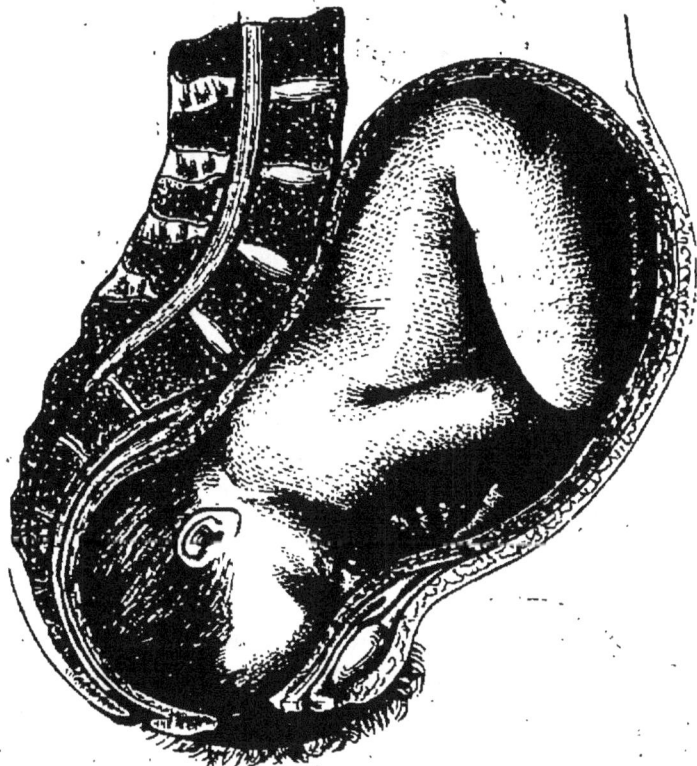

FIG. 76. — Présentation du crâne en position occipito-postérieure, rotation en arrière dans l'excavation.

Déformations de la tête fœtale dans les présentations du sommet. — Dans son passage à travers le canal pelvi-génital, la tête du fœtus subit diverses modifications, les unes portent sur les parties molles, les autres sur le crâne lui-même.

Sur les parties molles, on trouve la bosse séro-sanguine, tumeur plus ou moins volumineuse siégeant sur la région du crâne qui correspondait à l'ouverture du col après la rupture des membranes ; cette tumeur, dont le volume peut varier de celui d'une noix à celui du poing, est la conséquence d'une infiltration séro-sanguine dans le tissu cellulaire sous-cutané, au niveau du seul point de la surface du fœtus, qui soit soustrait à la compression. Limitée d'abord par les bords de l'orifice utérin, la bosse séro-sanguine pourra continuer à s'accroître, après la dilatation complète, pour peu que l'expulsion soit laborieuse, et s'étendre à toute la zone qui correspond à l'ouverture de l'arcade pubienne.

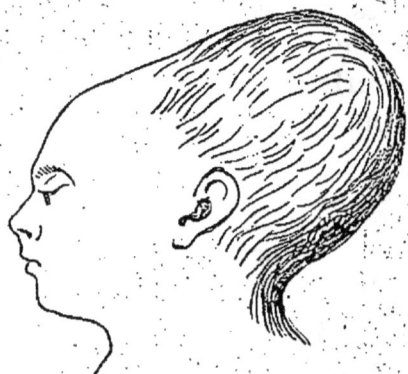

Fig. 77. — Tête déformée, en pain de sucre, l'enfant étant né en présentation du sommet et après un travail long et difficile ; bosse sanguine.

Dans les positions *gauches*, la bosse séro-sanguine sera constatée sur le sommet du crâne et un peu à droite ; dans les positions *droites*, sur le sommet et à gauche (voyez fig. 77).

Du côté du crâne, les modifications ne sont pas moins sensibles, quand surtout l'accouchement ne marche pas vite. Les fontanelles, et même les sutures, qui ne sont alors que mem-

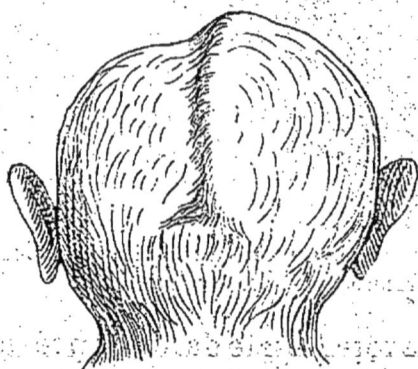

Fig. 78. — Aspect de la tête quand le bassin est étroit en tous sens.

braneuses, permettent le chevauchement facile des os. Et, dans les diverses positions du sommet, si l'accouchement se fait lentement, malgré de vigoureuses contractions utérines, on voit la tête sortir avec un crâne plus ou moins déformé : l'angle de l'occipital s'est engagé sous les angles postérieurs et supérieurs des pariétaux, les bords supérieurs des os du front se sont cachés sous les angles antérieurs et supérieurs des pariétaux, de sorte que le crâne, au lieu de présenter une forme normale, présente une forme allongée plus ou moins conique. Dans le cas de bassin vicié, on observera, en outre, des déformations variables suivant la nature de la viciation. Si, par exemple, la pression du pariétal postérieur contre le promontoire a été très forte, ce pariétal sera aplati, engagé sous le pariétal antérieur qui fera, au niveau de la suture sagittale, une saillie plus ou moins prononcée (voyez fig. 79).

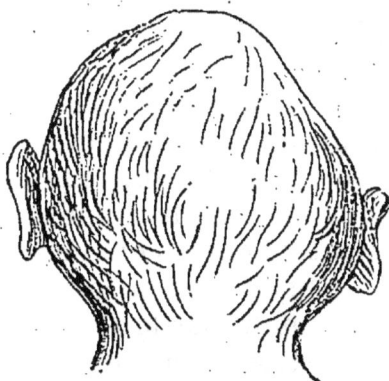

FIG. 79. — Crâne asymétrique d'un enfant né difficilement en 2ᵉ position du sommet ; le pariétal droit a été déprimé par le promontoire.

Accouchement par la face.

Comme nous l'avons déjà dit, la présentation de la face est la plus rare de toutes (une sur deux cent cinquante).

Le plus souvent secondaire, on est cependant forcé d'admettre que la présentation de la face est quelquefois primitive, puisque certains accoucheurs, et Mᵐᵉ Lachapelle entre autres, disent avoir trouvé sur des femmes mortes à la fin de la grossesse, le fœtus se présentant avec la déflexion complète de la tête, autrement dit par la face, quand le travail n'était pas encore commencé. Mais la présentation de la face est assurément bien plus souvent le résultat d'un arrêt ou d'un déplacement du vertex au moment où il va s'engager dans le détroit supérieur, poussé par des contractions un peu fortes de l'utérus.

Dans la grande majorité des cas, la tête, surprise dans un mouvement d'extension, est pressée dans cette attitude contre le détroit supérieur, et la compression qu'elle subit la force à achever le mouvement qu'elle a commencé.

Dans le mécanisme de l'expulsion de la tête se présentant par la face nous retrouvons, comme nous les retrouverons du reste dans toutes les présentations, les six temps classiques.

1er *temps. Amoindrissement.* — A l'inverse de ce qui se passe dans le sommet, la diminution de la présentation est ici obtenue par déflexion de la tête, et ce temps est terminé lorsque l'occiput est arrivé en contact avec le dos du fœtus ; en extension moyenne, la tête se présente à peu près par le diamètre mento-bregmatique, après l'extension forcée, elle se présentera par un diamètre très voisin du sousmento-frontal, diamètre plus petit que le précédent.

2e *temps. Descente* jusque sur le plancher périnéal de la tête fortement défléchie.

3e *temps. Rotation intérieure de la tête,* qui amène le menton, et non plus l'occiput, à se loger sous l'arcade pubienne, quel que fût le point qu'il occupât au début de l'accouchement.

4e *temps. Dégagement* de la tête à la vulve, par flexion graduée.

5e *temps. Rotation extérieure de la tête,* conséquence d'une rotation intérieure des épaules, dont le grand diamètre a besoin de se mettre en parallélisme avec le plus grand diamètre du détroit inférieur, le coccy-pubien.

Ici, comme dans le cas de présentation du sommet, la rotation intérieure et le dégagement à la vulve ne se font que par une succession de petits mouvements de va-et-vient. Dans ce temps du dé-

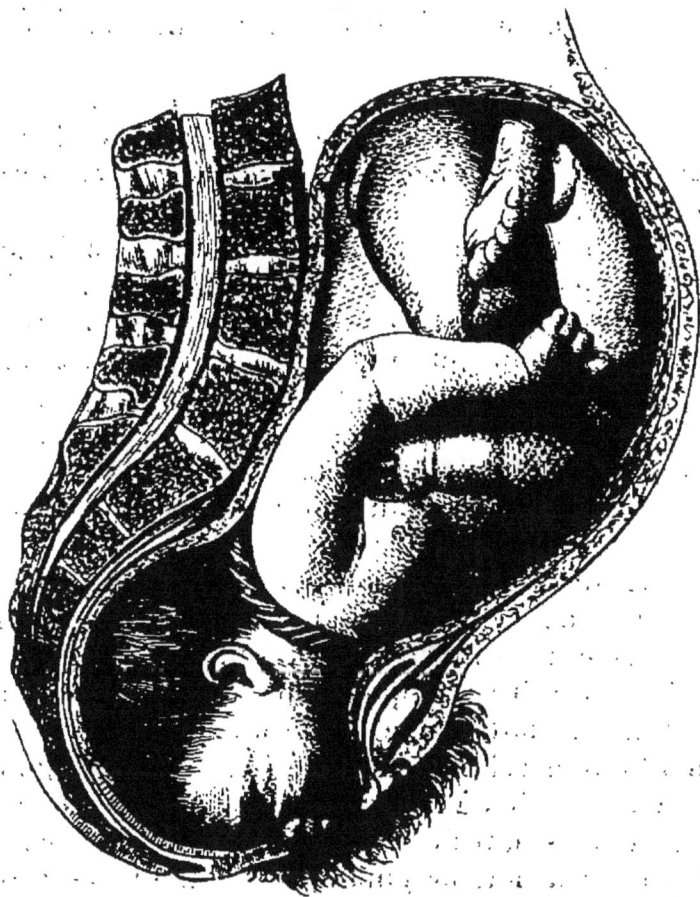

FIG. 80. — Présentation de la face ; tête dans l'excavation, rotation achevée.

gagement, la tête pivote, pour opérer sa flexion, sur la base de la mâchoire qui s'est arc-boutée sous l'arcade pubienne, comme le fait la nuque dans l'accouchement par le sommet ; et, pendant le mouvement de flexion de la tête, c'est naturellement le bregma, puis le sinciput et l'occiput que l'on voit apparaître successivement en avant du périnée, c'est-à-dire, que le dégagement se fait par les diamètres *sous-mentaux S. M. F.-S. M. B.-S. M. O.*

Mais revenons un peu sur le 3e temps, qu'il est si important de voir s'effectuer d'une manière régulière.

Pour qu'il y ait accouchement spontané, dans le cas de présentation de la face, il est essentiel *que le menton vienne se dégager le premier sous l'arcade pubienne.*

Dans les cas, en effet, où la rotation se ferait en arrière, pour que l'accouchement puisse avoir lieu, il faudrait que le diamètre occipo-mentonnier, qui mesure 13 cent. ou 13 cent. et demi, passât par le diamètre coccy-pubien qui ne mesure au maximum que 12 cent.; d'un autre côté, quel que soit le degré d'extension de la tête, le menton ne saurait se dégager sur le périnée, étant donnée la longueur de la paroi postérieure de l'excavation, et pour que le fait se produisît, il faudrait qu'il y eût engagement simultané de la tête et de la poitrine dans l'excavation, ce qui est impossible (fig. 81).

Au contraire, lorsque le menton est dégagé sous l'arcade du pubis, une partie du diamètre occipito-mentonnier est en dehors du bassin et le détroit inférieur n'a plus à livrer passage qu'à des diamètres céphaliques, qui ne mesurent pas plus de 9 cent. et demi, le trachélo-bregmatique et le trachélo-occipital.

Cependant certains auteurs admettent que l'expulsion spontanée de la tête peut se faire, le menton restant en arrière, par suite d'une transformation de la face en sommet. Le menton, au lieu de butter sur la base du coccyx, se logerait dans la grande échancrure sciatique (Cazeaux) ou bien descendrait jusqu'au-dessous du grand ligament sacro-sciatique, et en déprimant les parties molles au niveau de ces deux points, sortirait pour ainsi dire du bassin et permettrait à la tête d'exécuter son mouvement de flexion; dans tous les cas, il ne s'agit là que d'un mécanisme tout à fait exceptionnel et sur lequel il n'est pas permis de compter.

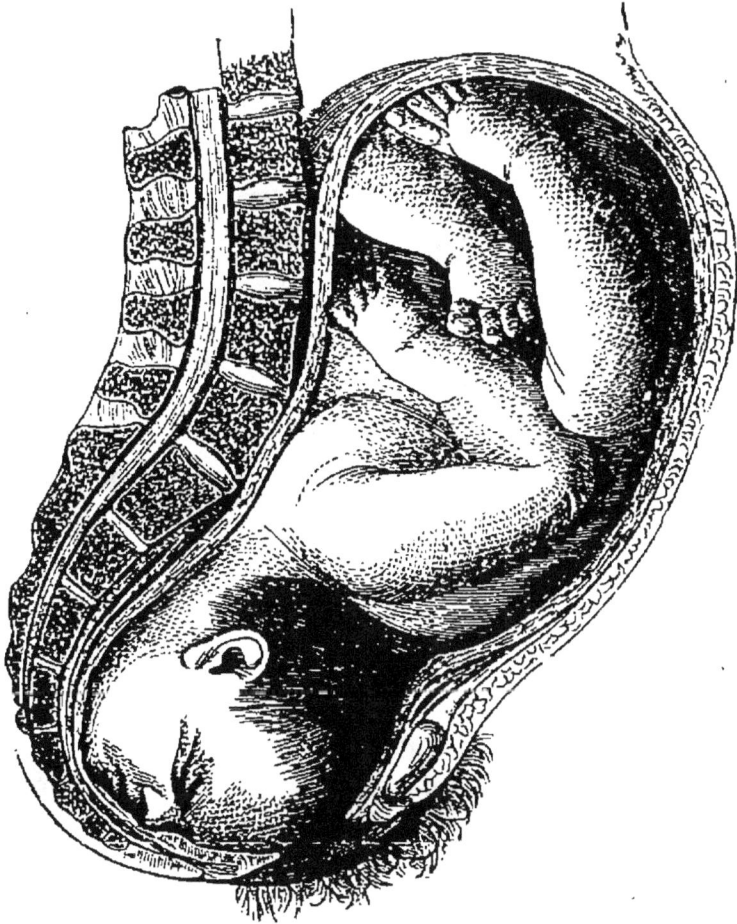

FIG. 81. — Présentation de la face, le menton restant en arrière faute de rotation de la tête dans l'excavation.

Les cas où manque la rotation qui doit amener le menton sous l'arcade pubienne sont heureusement rares, puisque le professeur Pajot n'en a pas rencontré plus de trois dans sa pratique, et cela semble prouver que, *si l'on sait attendre*, on verra généralement, dans la présentation de la face, l'accou-

chement se faire seul, par les seuls efforts de la nature. Mais il n'en est pas moins vrai que, dans
beaucoup de cas, la lenteur de la rotation et par
suite le séjour trop prolongé de la tête au même
point de l'excavation, créeront des dangers pour
l'enfant et pour la mère, et nécessiteront souvent
l'intervention de l'accoucheur.

Nous ne pouvons nous étendre ici sur le mécanisme, du reste encore discuté, de la présentation du

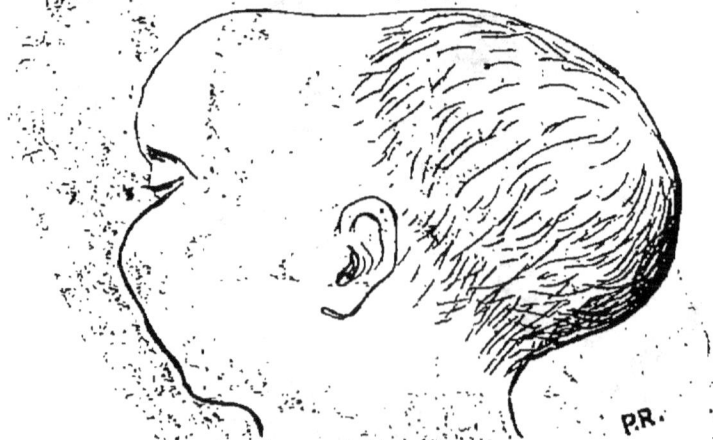

FIG. 82. — Forme du crâne quand l'enfant naît en présentation
de la face.

front[1], que l'on peut considérer soit comme une face
incomplètement défléchie, soit comme un sommet
incomplètement fléchi et tourné en arrière.

Dans les présentations du front (Budin, Fochier,
Pollosson), ce n'est plus le menton qui se dégage le
premier, mais la bouche se trouvant largement ouverte, c'est la partie alvéolaire du maxillaire supérieur qui vient s'arc-bouter contre la partie inférieure
de la symphyse et c'est autour d'un point intra-

1. Voir à ce sujet l'excellent mémoire du Dr Aug. Pollosson,
chirurgien de la Charité de Lyon : *Du mécanisme de l'accouchement dans les présentations du front. (Annales de Gynécologie, mars 1892.)*

buccal que se fait le mouvement de flexion par lequel la tête se dégage. Le menton se dégage en dernier lieu.

Dans la présentation de la face, la bosse séro-sanguine se produit généralement au niveau de l'angle antérieur de la bouche et, de là, s'étend sur les par-

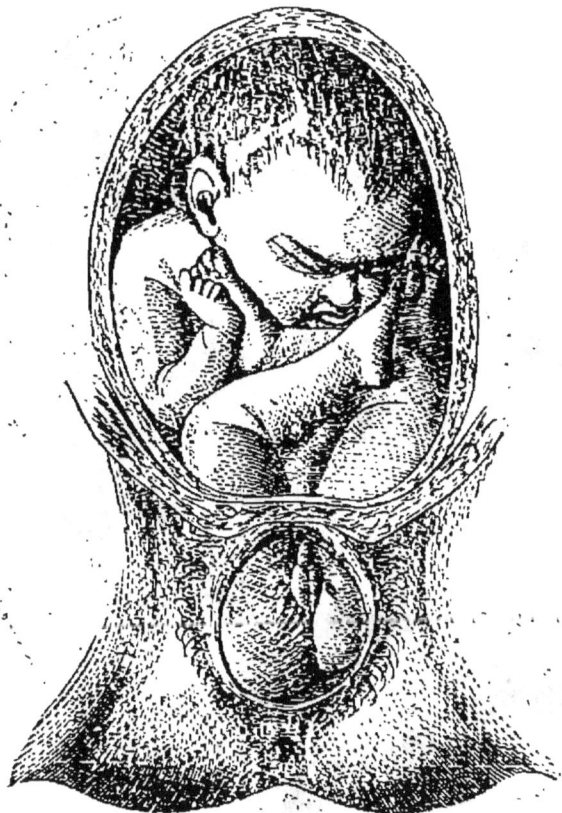

Fig. 83. — Présentation pelvienne. Dos en arrière et à droite.
Fesses au détroit inférieur.

ties environnantes, de sorte que l'enfant naît avec un visage tout boursouflé, bleuâtre, d'un aspect vraiment hideux, à la laideur duquel vient encore s'ajouter la déformation du crâne (fig. 82).

Dans la présentation du front, la bosse séro-sanguine siège à la partie antérieure et supérieure du crâne.

Accouchement dans la présentation du siège.

1er *temps*. — L'amoindrissement dans la présentation du siège complète ou décomplétée, se fait par

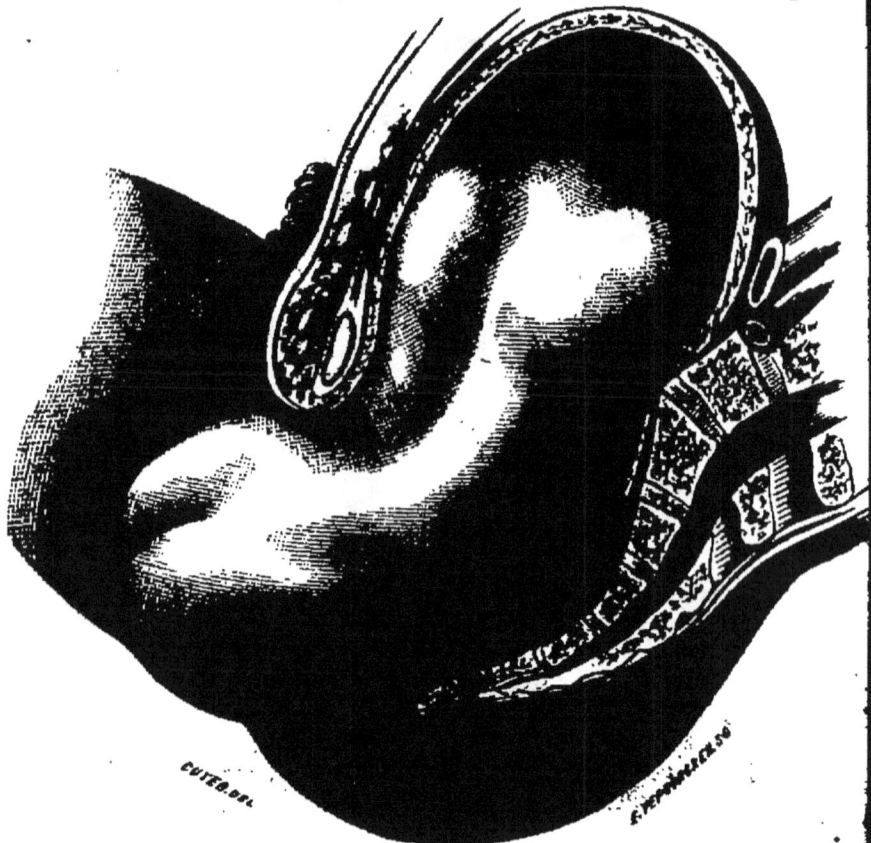

Fig. 84. — Dégagement du siège.

tassement des parties constitutives de la présentation.

2e *temps*. — Le siège descend dans l'excavation en conservant la position qu'il avait au détroit supérieur (fig. 83).

3e *temps*. — Rotation qui amène derrière le pubis

la hanche antérieure, la hanche postérieure dans la concavité du sacrum.

4ᵉ *temps*. — La hanche antérieure apparaît la première à la vulve, se fixe sous l'arcade du pubis et

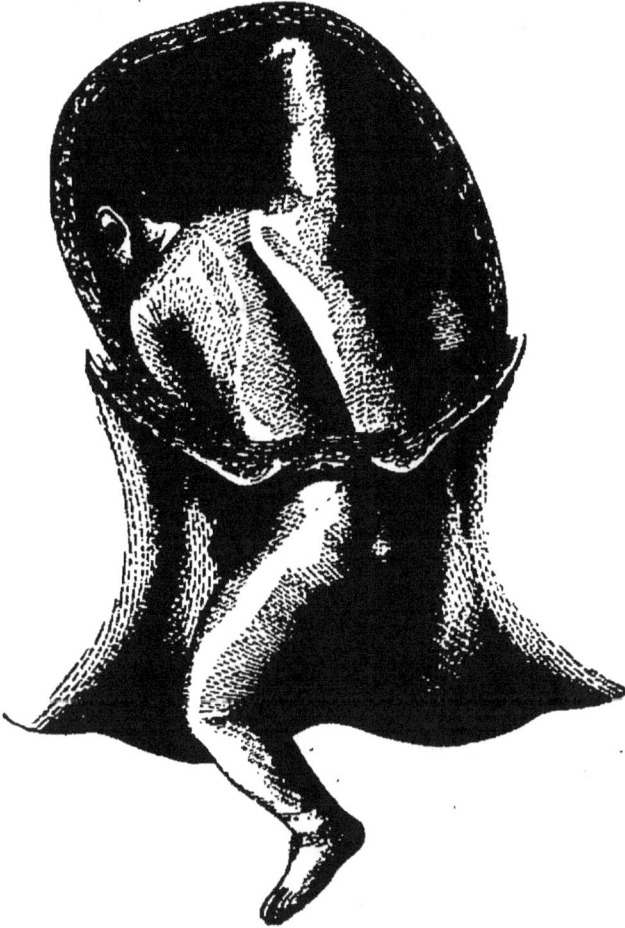

Fɪɢ. 85. — Présentation pelvienne. Dos en avant et à gauche. Dégagement de la hanche gauche. Prolapsus du membre inférieur du même côté.

sert de pivot à un mouvement de rotation en vertu duquel la hanche postérieure glissant sur la paroi postérieure de la filière pelvienne, apparaît à son tour à la vulve, et se dégage. Pendant ce mouvement, le fœtus se fléchit sur son plan latéral antérieur, comme on peut s'en rendre compte en constatant les différentes positions occupées par l'anus pendant l'accomplissement de ce temps (fig. 84).

Les deux pieds sortent ensuite l'un après l'autre.

Si la présentation est décomplétée (mode des fesses), le mécanisme est le même, mais beaucoup plus lent par suite de l'obstacle qu'apportent à la flexion latérale du tronc les membres inférieurs relevés sur le plan antérieur du fœtus et qui agissent comme deux attelles rigides (Tarnier).

Le siège et le tronc dégagés, les épaules s'engagent à leur tour, l'épaule antérieure se dégageant la première, la postérieure ensuite.

5e *temps*. — Ce temps est caractérisé par un mouvement de rotation qui ramène en avant le plan dorsal du fœtus et l'occiput derrière le pubis.

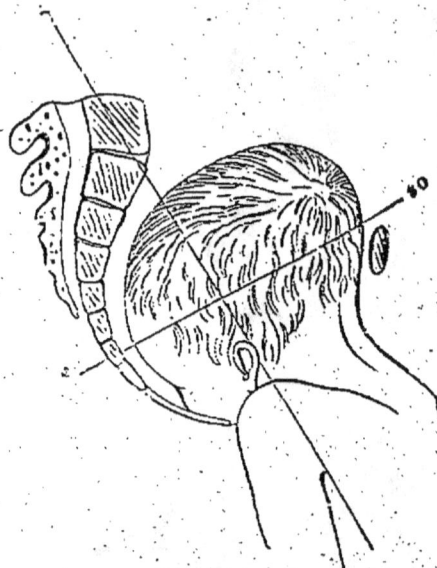

Fig. 86. — 5e temps de l'accouchement spontané par les fesses, le diamètre sous-occipito-frontal (so F) se met en rapport avec le diamètre coccy-pubien.

6e *temps. Expulsion de la tête.* — La tête restée seule dans l'excavation (fig. 86), s'arc-boute par la nuque sous la symphyse pubienne, et le menton, puis le reste de la face, puis le bregma, le sinciput et enfin l'occiput, viennent se dégager successivement en avant du périnée. La tête roule sur la nuque, qui est le centre du mouvement.

Les anomalies du mécanisme sont fréquentes dans la présentation du siège. L'engagement peut faire défaut, ou la descente ne pas s'opérer, soit par suite

d'un excès de volume de la présentation, soit par
suite de la déflexion des membres inférieurs ; dans

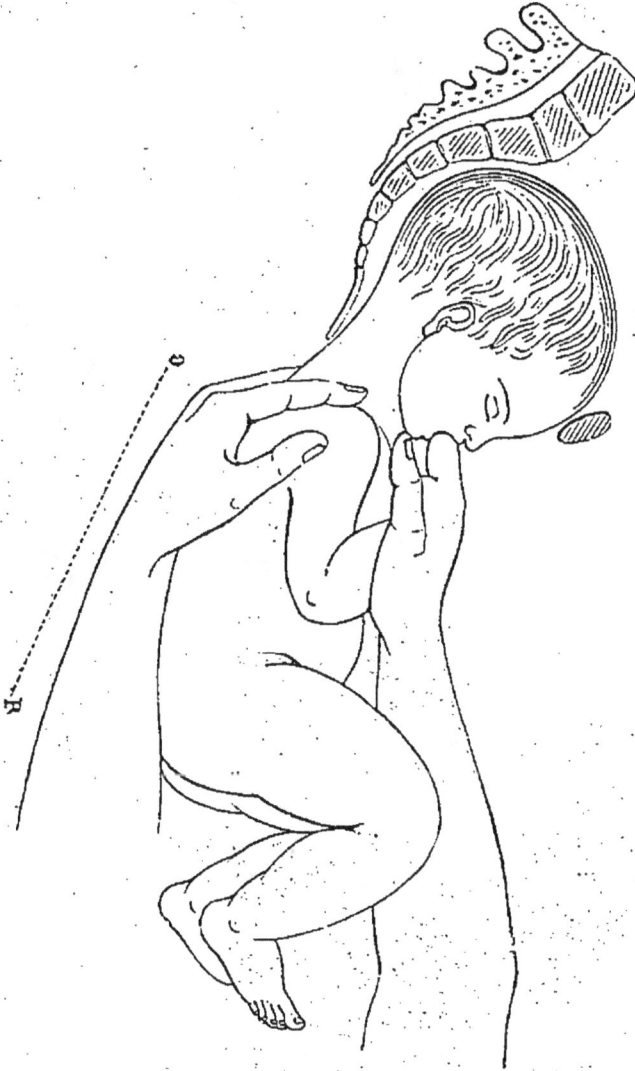

Fig. 87. — Accouchement par le siège, tête se dégageant l'occiput en arrière, et fléchie. Deux doigts de la main droite
engagés dans la bouche maintiennent la flexion de la tête.
(Le dégagement se fait par les diamètres sous-occipitaux et le dos
du fœtus tend à se porter vers le dos de la mère.)

ce dernier cas, c'est surtout la descente qui est parfois d'une lenteur telle, que les forces utérines

s'épuisent et le fœtus est menacé ; il faut alors intervenir.

Les anomalies du 3ᵉ temps n'ont pas d'importance ;

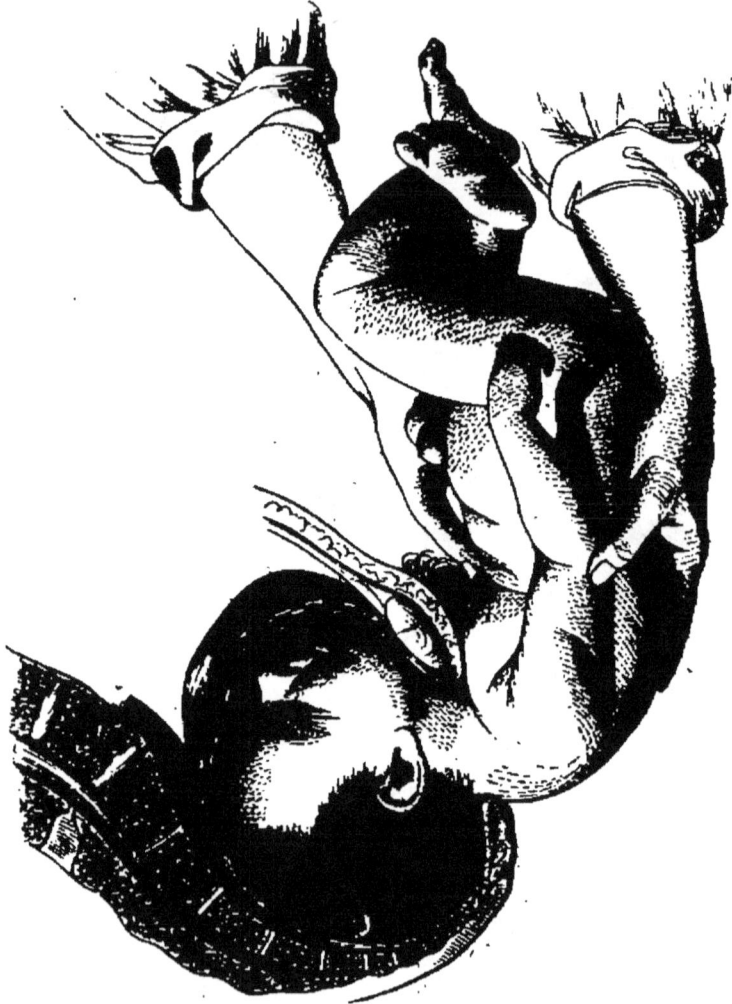

Fɪɢ. 88. — Menton arrêté au-dessus de la symphyse pubienne ;
dégagement par l'occiput (Stoltz). Le dégagement aura lieu par
les diamètres sous-mentaux, le ventre du fœtus tendra à se porter vers le ventre de la mère.

au 4ᵉ temps, il peut y avoir difficulté dans le dégagement par suite, ou d'un excès de volume du siège,
mais plus souvent par suite du relèvement des

membres inférieurs, qui gêne le mouvement de flexion latérale du tronc. Au moment du dégagement des épaules, il peut y avoir relèvement des bras et nécessité d'intervenir comme nous le verrons plus loin (Voy. p.   ).

Au 5e temps, l'occiput, au lieu de venir se placer derrière la symphyse pubienne comme cela est la régle, tourne en arrière ; il en résulte des anomalies dans l'expulsion de la tête (6e temps). Ces anomalies réclament le plus souvent l'intervention de l'accoucheur, mais néanmoins l'accouchement spontané est possible et se fait par le mécanisme suivant :

Deux cas peuvent se produire : 1o. *l'occiput est tourné en arrière et la tête est fléchie.* La nuque repose sur la commissure antérieure du périnée, la face et le front glissent de haut en bas derrière la symphyse pubienne et l'on voit apparaître successivement le menton, la face, le front, le bregma (fig. 87).

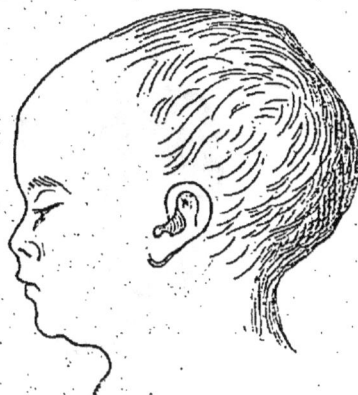

Fig. 89. — Tête normale, non altérée dans sa forme ; l'enfant étant né en présentation pelvienne.

2o L'occiput *est tourné en arrière et la tête est défléchie.* Le menton reste accroché derrière le pubis et l'occiput, la fontanelle postérieure, le bregma se dégagent successivement en avant du périnée (fig. 88).

Déformations fœtales. — La bosse séro-sanguine siège d'ordinaire sur la fesse antérieure ; la tête, ne séjournant que peu de temps dans l'excavation, ne présente, le plus souvent, aucune déformation.

Accouchement par le tronc.

Sous l'influence des contractions utérines, une
présentation du tronc peut se transformer exceptionnellement, au début du travail, en une autre présentation, tête ou siège ; on dit alors qu'il y a eu
version spontanée. Cette mutation de présentation
est bien rare ; le plus souvent la présentation transversale persiste et l'accouchement est impossible

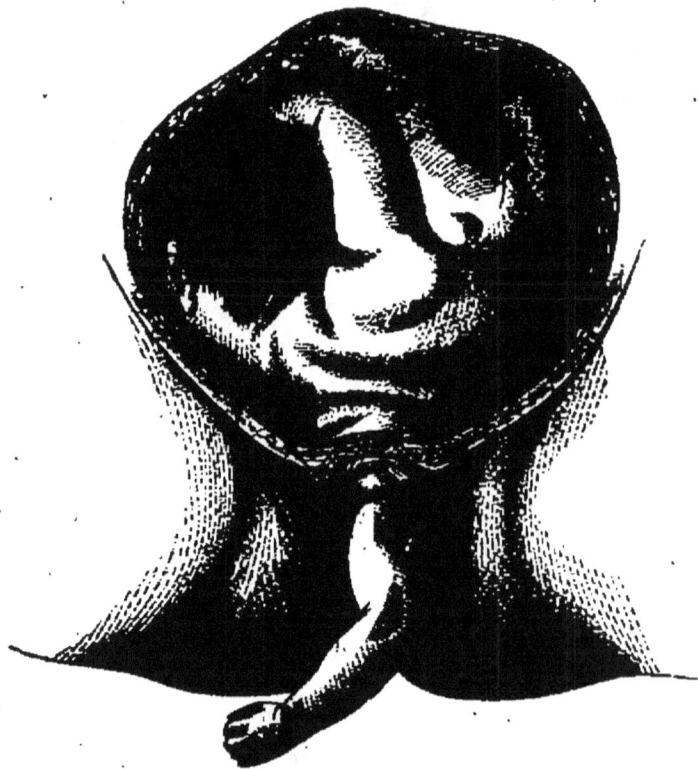

Fig. 90. — Présentation de l'épaule gauche, C. I. D.,
le bras sorti.

sans l'intervention de l'accoucheur, qui devra pratiquer la version par *manœuvres externes* ou par *manœuvres internes*, suivant le cas.

Dans certaines circonstances cependant, quand le
bassin est ample et le fœtus petit, avant terme ou

bien mort et macéré, quand les contractions utérines sont énergiques et les parties molles peu résistantes, l'accouchement peut se faire par les seules forces de l'organisme. On a donné le nom d'*évolution spontanée* au mécanisme par lequel l'accouchement se fait dans ces cas exceptionnels, et pendant lequel le fœtus succombe d'ordinaire.

Le mécanisme de l'évolution spontanée se fait en *six temps* comme dans les autres présentations.

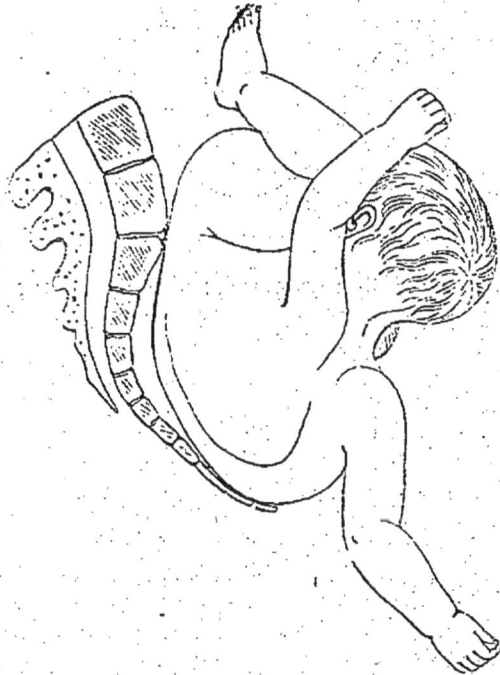

Fig. 91. — Évolution spontanée, 2ᵉ temps, d'après Chailly.

Dans le 1ᵉʳ (temps d'amoindrissement), le fœtus s'infléchit fortement sur le côté opposé à celui qui se présente (fig. 90) ; la tête s'applique obliquement sur la poitrine ; la fesse et l'épaule supérieures se rapprochent l'une de l'autre.

Dans le 2ᵉ (temps de descente), l'épaule s'engage dans l'excavation, et le flanc inférieur descend lui-même presque à toucher le plancher périnéal (fig. 91).

Dans le 3ᵉ temps, le tronc du fœtus subit un mou-

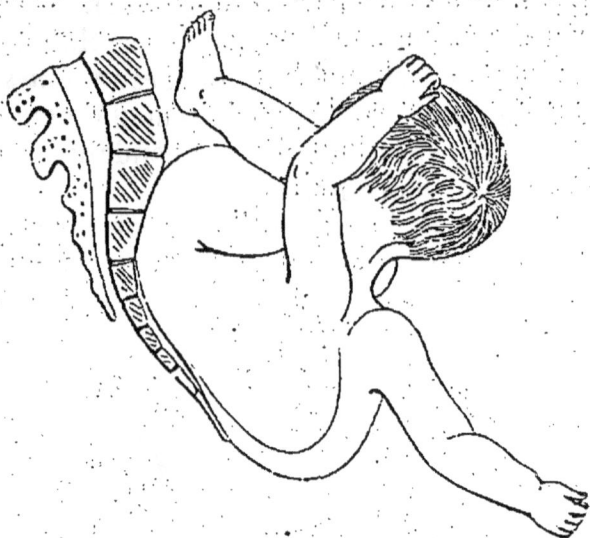

Fɪɢ. 92. — Évolution spontanée, 3ᵉ temps, d'après Chailly.

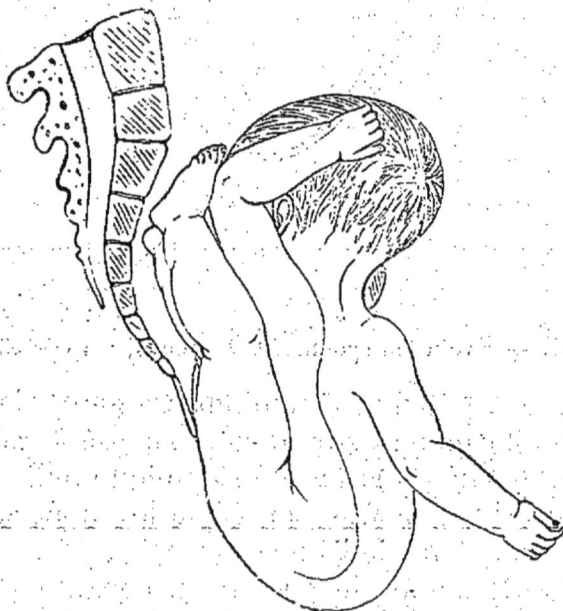

Fɪɢ. 93. — Évolution spontanée, 4ᵉ temps, d'après Chailly.

vement de rotation qui amène la tête sur le pubis, le

côté du cou derrière la symphyse pubienne, l'épaule sous l'arcade du pubis et le siège dans la concavité du sacrum (fig. 92).

Dans le 4ᵉ (temps de déflexion *latérale*), le flanc, puis la hanche du côté correspondant à l'épaule engagée, et enfin les fesses, et les membres inférieurs se dégagent successivement en avant du périnée (fig. 93).

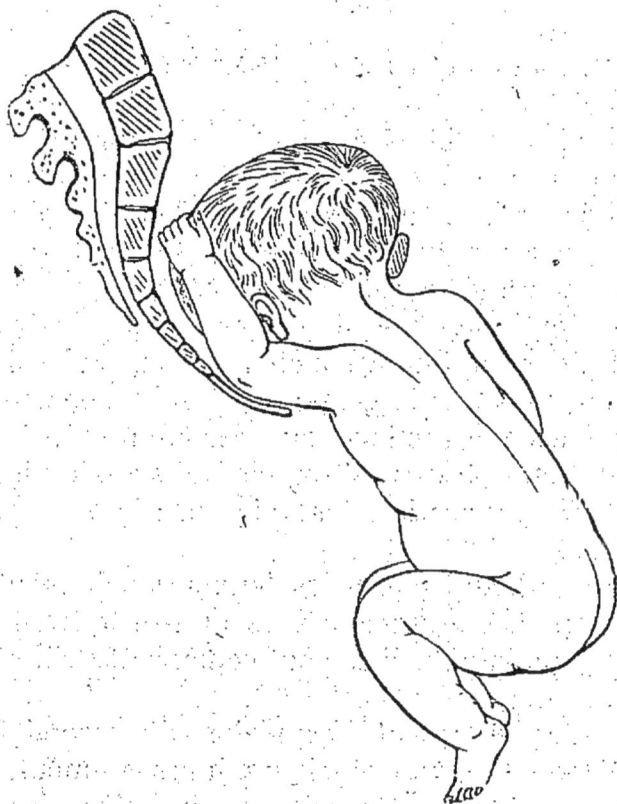

Fig. 94. — Évolution spontanée, 5ᵉ temps.

Dans le 5ᵉ, enfin, il y a une rotation *extérieure* qui amène le dos en avant et qui n'est que la conséquence d'une rotation *intérieure* qu'exécute la tête pour se placer l'occiput en avant, de manière à se dégager comme dans l'accouchement ordinaire par le siège (fig. 94).

Le 6e temps se passe exactement comme dans la présentation du siège et la tête se dégage par les diamètres sous-occipitaux.

On a cité des cas où la tête se dégageait en même temps que le siège, le fœtus étant plié en double sur son plan latéral, mais il ne s'agissait que de fœtus abortifs qui en raison de leur petit volume peuvent être expulsés n'importe comment.

MÉCANISME DE L'ACCOUCHEMENT GÉMELLAIRE.

Toutes les combinaisons des diverses présentations entre elles, peuvent se trouver dans l'accouchement gémellaire, cependant les présentations les plus fréquentes sont : 1º deux sommets (13ᵢ sur 329) 2º un sommet et un siège (86 fois sur 329).

Par suite de la distension exagérée de l'utérus, le travail du premier accouchement est d'ordinaire plus lent que dans la grossesse simple ; par contre, dès que les contractions ont recommencé, l'expulsion du second fœtus est en général assez rapide par suite de la préparation des voies par le passage du premier.

L'intervalle qui sépare les deux accouchements est le plus souvent assez court, de quinze à trente minutes en moyenne, il se peut cependant qu'il soit de plusieurs heures.

Exceptionnellement, l'expulsion du second fœtus peut n'avoir lieu que plusieurs jours et même plusieurs semaines après celle du premier, c'est que dans ces cas, les placentas étant indépendants, le premier fœtus a été expulsé prématurément et que le second a continué à se développer.

Dans tous les cas où les présentations sont régulières, le mécanisme de l'accouchement est absolument le même que dans la grossesse simple, il y a tout simplement *deux mécanismes successifs* au lieu d'un seul. Quant aux complications qui peuvent se présenter, elles sont loin d'être rares, nous les étudierons au chapitre Dystocie.

DE LA DÉLIVRANCE.

Sous le nom de *délivrance*, on désigne le second temps de l'accouchement, c'est-à-dire l'expulsion des annexes du fœtus, que l'on désigne généralement sous le nom de *délivre*.

La délivrance peut être *naturelle* ou *artificielle*; nous étudierons la délivrance artificielle en même temps que les difficultés et accidents de la délivrance.

La délivrance naturelle peut être *spontanée* ou *facilitée*. — La délivrance spontanée pouvant se faire attendre plus ou moins longtemps, et ce retard n'étant pas sans inconvénients, l'usage est d'en faciliter la sortie par des tractions méthodiques sur le cordon lorsque le placenta et les membranes sont décollés.

Mécanisme de la délivrance. — Pendant quelques minutes après la sortie du fœtus, cinq à dix environ, l'utérus reste en repos, puis il se contracte de nouveau, devient globuleux et dur, en même temps que la femme accuse quelques douleurs et que parfois un léger écoulement de sang apparaît à la vulve; c'est la délivrance qui commence.

Sous l'influence de sa *rétractilité* et de sa *contractilité*, l'utérus diminue considérablement de volume et de capacité; le placenta, organe spongieux et non rétractile, se trouve comprimé, tassé dans la cavité rétrécie; les connexions qui le fixaient à l'utérus se rompent en un ou plusieurs points, laissant béants les sinus utérins dont elles formaient la paroi. Il en résulte une hémorragie qui, s'accumulant dans les espaces vides, vient en aide à la rétractilité et à la contractilité utérine et tend à augmenter le décol-

lement. Bientôt le placenta, décollé en totalité, en-
traînant avec lui une portion de la caduque utéro-
placentaire, tombe sur le col.

De nombreuses opinions ont été émises au sujet
du point par lequel commence le décollement.

Pour Baudelocque, le décollement peut commencer soit par le centre, soit par un point de la circonférence ; pour Devilliers, le point primitif de décollement correspondrait au point d'insertion du cordon,
et, dans le cas d'insertion centrale, l'hémorragie

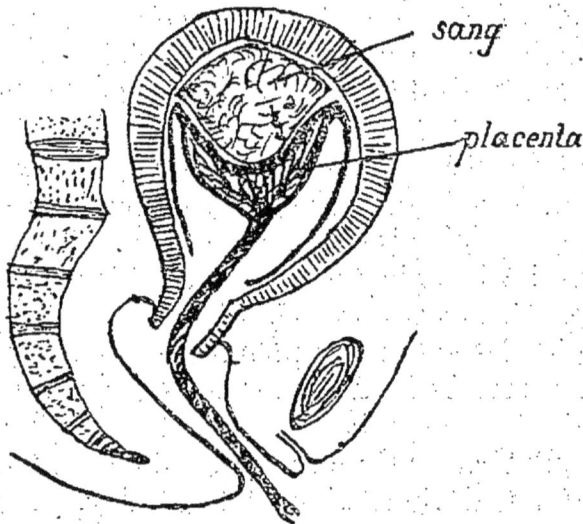

sang

placenta

Fig. 95. — Premier temps de la délivrance, d'après Baudelocque — le placenta présentera sa face fœtale.

normale n'apparaîtrait à la vulve qu'après la sortie
du délivre et se manifesterait, au contraire, dès le
début de la délivrance dans les cas d'insertion marginale.

Des constatations anatomiques faites par Tarnier,
Pinard et Ribemond-Dessaignes sur des pièces con-
gelées, il résulte que le décollement se fait de la
périphérie au centre.

Le placenta décollé tombe sur le col et s'y présente
soit par sa face fœtale, soit par un de ses bords.

D'après Matheus Duncan, le placenta se présenterait normalement à l'orifice par un de ses bords, en
s'enroulant dans le sens de l'axe de l'utérus ; pour
cet auteur, la présentation de la face fœtale serait
toujours due à des tractions intempestives sur le
cordon. Tel n'est point l'avis de Tarnier et de la
grande majorité des accoucheurs français. Pour Tarnier et Chantreuil, c'est la face fœtale qui se présente
le plus souvent et l'inversion de l'œuf se fait d'une

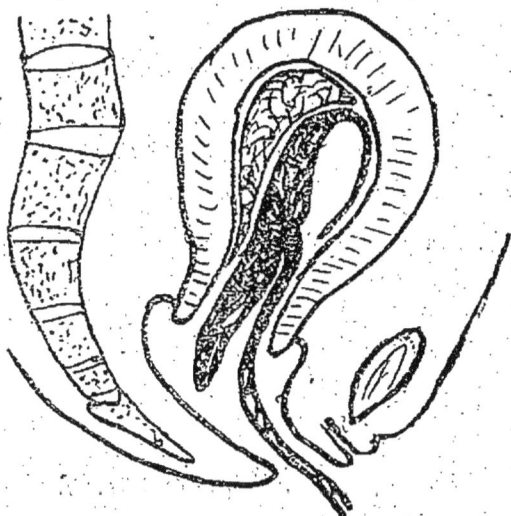

Fig. 96. — Décollement du placenta d'après Duncan. 2ᵉ temps
de la délivrance.

façon spontanée et complète par le mécanisme suivant : Le placenta décollé le premier, descend dans le
col et le vagin en tirant sur les membranes qui se
décollent à leur tour, de telle sorte que l'œuf se
retourne comme un doigt de gant et présente en dehors sa face amniotique.

Pinard et Ribemont-Dessaignes ont montré, eux
aussi, que le placenta se présentait le plus souvent
par sa face fœtale, et dans une statistique portant sur
1,000 délivrances, Pinard et Varnier[1] ont constaté

1. Études d'anatomie obstétricale normale et pathologique.

que le placenta s'était présenté 789 fois par sa face
fœtale, 166 fois par son bord et 45 fois par sa face
utérine.

Lorsque le placenta se présente par sa face fœtale,
le sang s'accumule d'ordinaire en arrière du placenta
dans les membranes; lorsqu'il se présente par le
bord ou la face utérine, il s'écoule au contraire une
certaine quantité de sang par la vulve, avant que la
délivrance ne soit terminée.

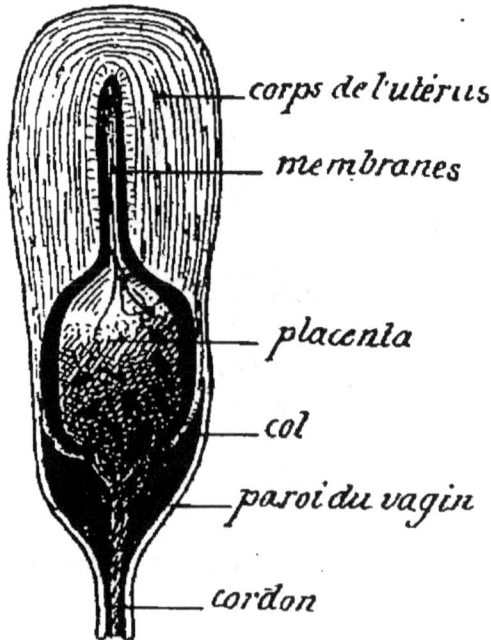

Fig. 97. — Coupe d'un utérus, dans lequel le placenta est tombé
sur le segment inférieur (d'après Ribemont).

Il est très important de se rappeler que le chorion
et la caduque ne se décollent qu'après le placenta et
que c'est celui-ci qui entraine le décollement par son
poids et par la poussée qu'il reçoit de l'utérus; des
tractions prématurées, ou exercées pendant la contraction peuvent donc avoir pour conséquence la
déchirure et la rétention des membranes.

Conduite à tenir pendant la délivrance. — On

exercera une surveillance attentive de l'accouchée ; on constatera avec soin s'il n'existe aucun signe d'hémorragie interne ou externe ; on s'assurera de la rétraction et des contractions utérines, en appliquant de temps en temps, ou même en maintenant la main sur l'abdomen et on attendra.

Lorsque l'on sera en droit de supposer, d'après le nombre et l'énergie des contractions qui se seront produites, que le placenta décollé a franchi le col, ce qui arrive d'ordinaire 20 à 30 minutes après l'accouchement, on s'en assurera en pratiquant le toucher d'une façon *rigoureusement aseptique*. Si l'on constate la présence du placenta tout entier dans le vagin (Budin veut même qu'il soit arrivé sur le plancher périnéal), c'est que les membranes seront décollées, et il sera alors permis d'aider à la délivrance par des tractions sur le cordon.

Pour achever la délivrance par tractions, on enroule le cordon sur l'index et le médius de la main droite accolés, on le pince ensuite entre l'index et le pouce de façon qu'il soit saisi aussi près que possible de la vulve, puis on tire avec douceur, en tendant sans secousses, un peu en arrière d'abord, puis en avant et enfin en haut. On peut également saisir tout simplement le cordon entre deux doigts, en interposant, pour l'empêcher de glisser, une compresse aseptique, un morceau de tarlatane, un peu d'ouate hydrophile, etc. La main gauche, appuyée sur l'utérus, surveillera cet organe pendant l'extraction.

Lorsque le placenta fait saillie à la vulve, on le saisit à pleine main pour en modérer la sortie, car il peut arriver qu'une expulsion trop rapide entraîne la déchirure et la rétention d'une partie des membranes qui pourrait se trouver encore adhérente ; en éloignant doucement le placenta des organes génitaux, on voit les membranes suivre et sortir en *bavant* pour ainsi dire. Si on éprouvait alors une certaine résistance, c'est que les membranes seraient encore partiellement adhérentes, et mieux vaut attendre, laissant le placenta à la vulve, que d'exercer des tractions qui pourraient en amener la déchirure.

Certains accoucheurs ont coutume, dans tous les cas, d'imprimer au placenta un certain nombre de tours sur lui-même, aussitôt sa sortie de l'orifice vulvaire, de façon à transformer les membranes en une sorte de corde plus résistante. La délivrance faite, on recueillera le délivre dans un vase propre, pour pouvoir le vérifier ensuite.

Crédé, en Allemagne, a donné son nom à une méthode qui consiste, aussitôt la première contraction utérine apparue, à saisir à pleine main le fond de l'utérus et à le comprimer de façon à décoller artificiellement le placenta.

Cette méthode, qui peut rendre des services, a le tort d'être un peu brutale, et bien que quelques rares accoucheurs français, Chantreuil, Saussier, de Troyes, entre autres, s'en soient montrés partisans dans tous les cas, nous croyons qu'elle doit être réservée pour les seules circonstances où il est nécessaire de venir en aide à la rétractilité et à la contractilité utérine, car elle expose beaucoup plus à la déchirure et à la rétention des membranes que la méthode par traction, telle que nous venons de la décrire.

Difficultés de la délivrance. — *Adhérence des membranes.* — Il peut arriver que les membranes ne soient pas complètement décollées, même alors que le placenta est arrivé dans le vagin, et cela se produit surtout lorsqu'il se présente par son bord ; on peut éprouver alors quelques difficultés à les extraire.

Dans ces cas, les mouvements de rotation imprimés au placenta pourront rendre des services en facilitant le décollement progressif des membranes et leur donnant plus de résistance, mais à la condition, toutefois, de procéder avec une certaine lenteur et non avec une rapidité brutale, comme on le fait trop souvent.

Si l'on sent les membranes se déchirer, on peut laisser le placenta à l'orifice vulvaire pendant quelque temps ; le poids de cet organe suffira souvent à achever le décollement. Dans le cas d'adhérence persistante, on porterait sur les membranes une ligature aseptique aussi haut que possible et on les séparerait du placenta par un coup de ciseau ; des tractions douces exercées sur les chefs du fil, au moment des pansements vulvaires, en entraîneront la sortie après un temps qui peut varier de quelques heures à deux ou trois jours.

D'autres fois (*flaccidité du segment inférieur, excès de volume du placenta,* etc.), bien que le placenta et les membranes soient complètement décollés, le délivre reste sur le col et n'en franchit pas l'orifice.

S'il n'existe aucun symptôme d'hémorragie interne ou externe, on peut et on doit attendre, car rien ne prouve que les membranes soient décollées ; cette expectation ne devra cependant pas dépasser une heure, une heure et demie au plus, en surveillant l'état du col ; car, si on s'apercevait qu'il eût de la tendance à se refermer, il faudrait intervenir plus tôt. Dans ce cas, les tractions sur le cordon devront, au début, être faites très en arrière et c'est pour obtenir ce résultat que quelques auteurs ont conseillé d'introduire deux doigts dans le vagin, d'en appuyer l'extrémité sur la tige funiculaire, en la repoussant vers la concavité sacrée et constituant ainsi une véritable poulie de réflexion pendant les tractions.

Il faut ici appliquer, dans toute sa rigueur, le précepte du professeur Pajot, *tendre et attendre*, afin de donner au placenta le temps de se mouler et de s'engager dans l'orifice utérin. La main gauche, appuyée sur le fond de l'utérus, suivra le retrait de l'organe, et on modifiera la direction des tractions à mesure que le placenta descendra de plus en plus dans l'excavation. Si la rétention s'accompagnait d'hémorragie, il ne faudrait pas hésiter à extraire le délivre.

Rupture du cordon. — Soit que le cordon soit très grêle (accouchement prématuré), soit qu'il se divise avant d'arriver sur le placenta (insertion vélamenteuse), il peut se faire qu'il se rompe pendant la délivrance, quelque précaution que l'on prenne ; cependant, dans la grande majorité des cas, cet accident est la conséquence de tractions intempestives avant que le placenta ne soit décollé.

Si le placenta est tout entier dans le vagin, rien de plus simple ; on l'y saisit et on l'entraîne doucement au dehors. S'il n'est qu'engagé dans le col, ou repose seulement sur l'orifice, on attendra, comme dans la délivrance ordinaire, qu'il soit descendu dans le vagin ; ce n'est que dans le cas d'hémorragie qu'il faudrait introduire la main dans l'utérus et l'extraire.

Accidents de la délivrance. — *Inertie utérine.* — Après la sortie du fœtus, et après une courte période de repos, nous avons vu l'utérus se rétracter, se contracter et la délivrance s'opérer ; mais il peut arriver, soit à la suite d'un travail pénible et prolongé, soit après une distension exagérée de l'utérus (grossesse gémellaire, hydramnios, etc.), que cette rétraction ne se produise pas et que l'utérus surmené ne se contracte plus ; au lieu du globe dur et bien rétracté que l'on trouve au-dessous de l'ombilic dans les cas normaux, on ne perçoit alors qu'une masse volumineuse et molle, à contours mal limités, il y a *inertie utérine*.

Dans l'inertie consécutive à l'accouchement, trois cas peuvent se produire : 1º Le placenta n'est pas décollé, il n'y a pas d'hémorragie ; 2º Le placenta est décollé en partie ou en totalité, il y a hémorragie ; 3º La délivrance est faite, il y a hémorragie secondaire.

1ᵉʳ cas. — Le placenta n'est pas décollé, il n'y

a pas d'hémorragie. — Il faut attendre en surveillant l'état du col et chercher à réveiller la rétractilité et la contractilité utérine. Les moyens les plus
simples et qui réussissent d'ordinaire consistent en
frictions un peu énergiques, malaxations, en somme
un véritable massage de l'utérus ; si ces manœuvres
sont insuffisantes, on pourra recourir aux injections
intra-utérines, ou tout simplement intra-vaginales,
d'eau bouillie à une température variant de 45 à 50
degrés. Après une heure ou deux d'attente, parfois
davantage, mais aussi quelquefois plus tôt, si l'on
s'aperçoit que le col perd de sa souplesse et tend à
se refermer, il y a aura lieu de procéder à la délivrance artificielle.

2e cas. — **Le placenta est décollé en partie ou
en totalité, il y a hémorragie.** — La perte peut
être interne ou externe ; elle peut être mixte. En
effet, le placenta décollé peut obstruer plus ou moins
complètement l'orifice utérin, et l'épanchement provenant des sinus ouverts s'accumule dans l'énorme
cavité limitée par les parois flasques de l'utérus. Si
l'on n'y veille, l'utérus augmente rapidement de
volume et l'on voit apparaître tous les signes des
hémorragies graves, immédiatement menaçantes,
paleur de la face, faiblesse et rapidité extrême du
pouls, tendances syncopales, etc.

L'indication est formelle ; il faut vider immédiatement l'utérus. Si la perte est légère, on pourra
tenter l'expression utérine ; elle réussit assez mal
avec un utérus flasque, et si la perte offre quelque
gravité, il ne faut pas hésiter à porter dans l'utérus
la main bien aseptisée et à extraire le délivre et les
caillots ; une injection intra-utérine antiseptique, ou
même simplement d'eau bouillie à la température
de 45 à 50 degrés, sera ensuite pratiquée ; et pour
maintenir le résultat obtenu, on pourra, soit administrer du seigle ergoté à la dose de 1 à 2 grammes
en 4 prises à dix minutes de distance, ou mieux

encore une injection hypodermique d'ergotine Yvon, ou d'ergotinine de Tanret, que l'on pourra renouveler si besoin est. Mais il faut bien se rappeler que c'est une grosse faute d'administrer du seigle toutes les fois que l'utérus contient encore quelque chose, délivre ou caillots, et que l'usage de ce médicament n'est permis que lorsque l'utérus est absolument vide.

3e cas. — **La délivrance est faite ; il se produit une hémorragie secondaire.** — Certaines diathèses y prédisposent (albuminurie, hémophilie) ; les indications sont les mêmes que dans le cas précédent : *vider l'utérus ;* réveiller sa contractilité et sa rétractilité.

On videra l'utérus soit par expression, soit en introduisant la main si le premier moyen est jugé insuffisant. On pratiquera une abondante irrigation intra-utérine très chaude, aussi chaude que la main pourra la supporter, dans le cas où l'on n'aurait pas de thermomètre à sa disposition ; le résultat sera ensuite maintenu par une ou deux injections d'ergotine, suivant les cas, et la femme sera laissée immobile dans le décubitus horizontal, la tête basse, pendant un temps plus ou moins long.

Si l'hémorragie résistait aux moyens précédents, on pourra recourir au tamponnement intro-utérin à la gaze iodoformée (Voir pag. 193).

« Ce tamponnement consiste, dans les hémorragies graves et incoërcibles consécutives à la délivrance, à évacuer complètement le contenu de la cavité utérine qu'on bourre ensuite avec de la gaze iodoformée ; sous l'influence excitante de ce corps étranger qui est en même temps antiseptique, la fibre utérine se contracte énergiquement et l'écoulement sanguin est arrêté [1]. »

Comme moyen complémentaire, on pourra re-

---

1. Auvard, *Archives de Tocologie*, janvier 1888. — *Bulletin.*

courir à la ligature des membres à leur racine, et
comme ressource ultime à la compression de l'aorte.
Cette compression se fait avec l'extrémité des doigts ;
elle doit être continuée un certain temps, quelquefois pendant plus d'une heure, jusqu'à ce qu'on soit
bien certain de la rétraction persistante de l'utérus.
L'accoucheur fera appuyer sur ses doigts fatigués
par ceux d'un aide, si cela est nécessaire.

On comprime plus facilement l'aorte, naturellement, sur une femme maigre que sur une femme
grasse ; cependant, en pressant d'une manière continue, avec force, mais sans brusquerie néanmoins,
on peut toujours arriver, dit Baudelocque, l'inven-
teur de la méthode, à sentir la colonne lombaire,
quelle que soit l'épaisseur de la paroi abdominale
antérieure, et à pouvoir, dès lors, intercepter le
cours du sang dans l'aorte.

D'après Jacquemier, pour que la compression de
l'aorte fût sûrement efficace, il faudrait, d'une part,
qu'elle portât sur un point supérieur à l'origine des
artères utéro-ovariennes, et, d'autre part, qu'elle
n'atteignît pas la veine cave inférieure en même
temps que l'aorte ; mais elle n'en offre pas moins
l'immense avantage d'entraver plus ou moins la
circulation utérine, et surtout en diminuant l'étendue
du grand cercle circulatoire, de forcer le sang à se
porter au cerveau en quantité suffisante pour prévenir la syncope. Aussi, rien qu'à ce dernier titre,
la compression de l'aorte abdominale serait-elle,
suivant nous, parfaitement indiquée.

La métrorragie par inertie est, nous ne saurions
trop le répéter, un terrible accident, d'autant plus
terrible qu'il survient souvent au moment où il
semblait qu'on n'eût plus rien à craindre ; dans bien
des cas, on l'a vu réellement foudroyant. Aussi, l'accoucheur doit-il surveiller la femme assez longtemps
encore après la délivrance, s'assurer de temps en
temps que l'utérus est bien rétracté, qu'il donne à

travers la paroi abdominale cette sensation d'une tumeur dure, arrondie, régulière à laquelle Pinard a donné le nom de *globe de sûreté*, qu'il n'existe en un mot aucun signe d'hémorragie interne ou externe, et même dans les cas où tout se passe normalement, ne laisser la nouvelle accouchée qu'une heure au moins après la délivrance.

Dès que l'hémorragie apparaît, il faut déployer contre elle toute l'activité, tout le sang-froid, toute l'énergie et toute l'adresse dont on est capable. Un seul moment d'hésitation dans le choix ou dans l'application des moyens pourrait causer la mort.

Dans certaines circonstances, l'hémorragie post partum peut ne pas avoir l'inertie pour cause, mais une déchirure plus ou moins profonde des organes génitaux : on voit alors l'hémorragie continuer, bien que l'utérus soit absolument rétracté. Cette hémorragie est d'ordinaire moins abondante et moins immédiatement menaçante que dans le cas précédent ; elle cède le plus souvent à des irrigations vaginales et intra-cervicales très chaudes, mais dans le cas où elle résisterait, il faudrait explorer avec soin la vulve, le vagin et le col et procéder, suivant les circonstances, à la ligature, à la suture ou même au tamponnement utéro-vaginal à la gaze iodoformée.

L'hémorragie arrêtée, il faudra reconstituer l'état général de la femme ; contre le *collapsus* et la *syncope* qui peuvent en être la conséquence immédiate, on aura recours aux injections sous-cutanées d'éther, de caféine, de sérum artificiel, à la compression régulière des quatre membres, depuis l'extrémité jusqu'à la racine, à l'aide de bandes élastiques, ainsi que le conseille le Dr Talbot, de Victoria (Australie) ; enfin, à la transfusion du sang si les circonstances le permettent.

Adhérence du placenta.

Il arrive que le placenta, au lieu de se décoller de

lui-même aux premières contractions qui surviennent après la sortie du fœtus, reste adhérent à l'utérus. Cette adhérence du placenta peut être la conséquence de l'inertie utérine, mais elle peut aussi dépendre d'inflammations anciennes, soit de la matrice, soit du placenta, et de la dégénérescence fibreuse des éléments qui les réunissent normalement l'un à l'autre.

La conduite à tenir, en présence d'un placenta adhérent, est un peu différente suivant que l'adhérence est totale ou seulement partielle, et suivant qu'il y a ou non inertie de la matrice.

Si l'adhérence est *totale*, comme il n'y a pas d'hémorragie, on peut se livrer à l'expectation pendant une ou deux heures, avant de porter la main dans l'utérus. Quand cet organe se contracte franchement, on attend patiemment, sans rien faire ; quand au contraire, il est pris d'inertie, on attend encore, mais en employant les moyens les plus propres à exciter la contractilité utérine, massage de l'utérus à travers la paroi abdominale, irrigations chaudes ; si ces moyens ne réussissent pas, on pratique la délivrance artificielle.

Il est assez difficile, dans des cas semblables, de tracer exactement la limite de l'expectation. Ce qui doit surtout guider l'accoucheur, c'est l'état du col ; tant que le col ne présente pas de tendance à la rétraction, on peut et on doit attendre [3] ; mais dès que l'orifice menace de se rétracter, il faut sans hésiter introduire la main dans l'utérus et procéder à la délivrance artificielle ; attendre plus longtemps c'est exposer la femme à la septicémie par rétention du placenta, la rétraction du col rendant la délivrance impossible.

Si l'adhérence est *partielle*, à moins de contrac-

---

1. Leçon du professeur Pajot. (*Annales de Gynécologie*, novembre 1886.)

tions très énergiques, il y a presque toujours hémorragie, et il n'y a plus à attendre un temps déterminé; dès que la perte devient menaçante, il faut procéder à l'extraction du délivre de la manière suivante :

Délivrance artificielle. — Les précautions antiseptiques les plus rigoureuses doivent être prises préalablement ; la femme étant placée en position obstétricale, la main gauche sera appliquée sur le fond de l'utérus et la main droite, les doigts disposés en cône et enduits sur leur face dorsale de vaseline au sublimé, sera introduite dans la cavité utérine ; on se servira du cordon comme guide pour atteindre sûrement la face fœtale du placenta ; arrivée là, cette main cherche à reconnaître si le placenta est adhérent dans la totalité ou dans une partie seulement de sa circonférence. Dans ce dernier cas, on glisse l'extrémité des quatre derniers doigts entre le bord décollé et la face interne de la matrice, et, s'aidant du pouce appliqué sur la face fœtale du placenta, on détache le reste de cet organe par de *simples tractions* et non par un mouvement de scie du bout des doigts, qui conduirait peut-être les ongles dans le tissu même de l'utérus. Une fois le placenta détaché, on l'entraîne doucement au dehors, de façon à décoller les membranes sans les déchirer.

Si, au contraire, le placenta est tout entier adhérent, on l'attaquera par un point de sa circonférence, et lorsque l'on aura réussi à décoller un point quelconque de son bord, on achèvera le décollement comme dans le premier cas, par de simples tractions. — La main placée à l'extérieur suivra et contrôlera les manœuvres de la main utérine et son concours sera fort utile pour apprécier l'épaisseur des tissus et le relief formé par la masse placentaire. — La délivrance terminée, on pratiquera une irrigation intra-utérine antiseptique. — Si les premières manœuvres n'avaient ramené qu'un placenta incomplet, on introduirait la main pour extraire le reste ; mais, précepte important, *on ne devra jamais s'acharner à détacher à tout prix les parties du placenta solidement adhérentes ;* ces parties, on les laissera derrière, et elles se détacheront petit à petit d'elles-mêmes pour sortir avec les lochies : on prendra, dans ces cas exceptionnels, les précautions antiseptiques les plus rigoureuses pendant les suites de couches, injections vaginales fréquentes, pansements vulvaires, etc. S'il survenait la moindre fétidité des lochies, il y aurait lieu de recourir aux irrigations intra-utérines intermittentes ou continues, et même, dans certains cas, à un curettage prudent.

Enchatonnement du placenta.

La matrice, après l'expulsion du fœtus, est quelquefois prise de contractions irrégulières ; dans certains cas, c'est l'anneau de contraction immédiatement au-dessus du segment inférieur qui est contracté. D'autres fois, c'est une portion plus élevée du corps même de la matrice qui se contracte spasmodiquement, quand ce qui est au-dessus reste presque inerte, et alors le placenta est réellement *enchatonné,* c'est-à-dire *emprisonné* dans une arrière-cavité, qui n'est qu'une partie de la cavité utérine ; c'est là l'*hourglass* des accoucheurs anglais.

Dans d'autres circonstances, c'est l'organe tout entier qui est contracté spasmodiquement, le col lui-même est fermé ; cet état est le plus souvent la conséquence de l'administration du seigle ergoté.

Le placenta peut être tout entier emprisonné dans la loge supérieure, mais il peut être aussi plus ou moins engagé à travers le rétrécissement.

Le diagnostic de ces contractions irrégulières de l'utérus et de l'emprisonnement ou de l'enchatonnement du placenta se fera, en combinant le toucher vaginal, soigneusement pratiqué, au palper abdominal.

S'il n'y a pas hémorragie, on pourra attendre un certain temps, pas trop cependant, et recourir aux antispasmodiques et en particulier aux lavements de chloral ou de laudanum ; mais si l'enchatonnement se complique d'hémorragie, il faut aller à la recherche du délivre.

Arrivé sur l'obstacle, on s'apprêtera donc à le vaincre ; mais, auparavant, on aura bien soin de *soutenir parfaitement le fond de la matrice avec l'autre main.* C'est ici une précaution *essentielle,* si l'on ne veut courir le risque de déchirer transversalement le haut du vagin.

Le fond de l'utérus étant bien soutenu, on introduit la main jusqu'à l'obstacle dans lequel on fait pénétrer avec précaution un doigt d'abord, puis un second et enfin successivement les autres, agissant avec *douceur et patience* jusqu'à ce qu'on soit arrivé à saisir solidement le placenta. Des tractions soutenues sur cet organe l'engageront peu à peu dans l'anneau de contracture et permettront d'obtenir progressivement une dilatation suffisante pour lui livrer passage.

Dans le cas où les doigts ne réussiraient pas à franchir l'obstacle et à le dilater suffisament, on aura recours à l'introduction d'un ballon de Champetier, que l'on gonflera progressivement. Aidés des lavements de laudanum ou de chloral, ces moyens réussissent d'ordinaire et ce n'est que dans le cas où la contracture serait infranchissable que l'on pourrait essayer du procédé de Dubroca, qui consiste à introduire un doigt dans l'étranglement et avec ce doigt déchirer le placenta et le réduire le plus possible en fragments (*procédé par érosion*). Pendant toutes ces manœuvres, la femme sera soumise à l'anesthésie chloroformique, et les règles de la plus rigoureuse antisepsie seront appliquées, avant — pendant — et après.

Inversion de l'utérus. — Cet accident est rare, il
peut être spontané, ou provoqué. Comme causes
de l'inversion utérine spontanée, on a invoqué ;

1° *Les tractions exercées sur le fond de l'utérus par
sa face interne :* accouchement debout, par surprise ;
accouchement trop rapide avec placenta fortement
adhérent et brièveté du cordon ;

2° Les pressions exercées sur le fond de l'utérus
par sa face externe, — utérus inerte, — contractions
violentes des muscles abdominaux.

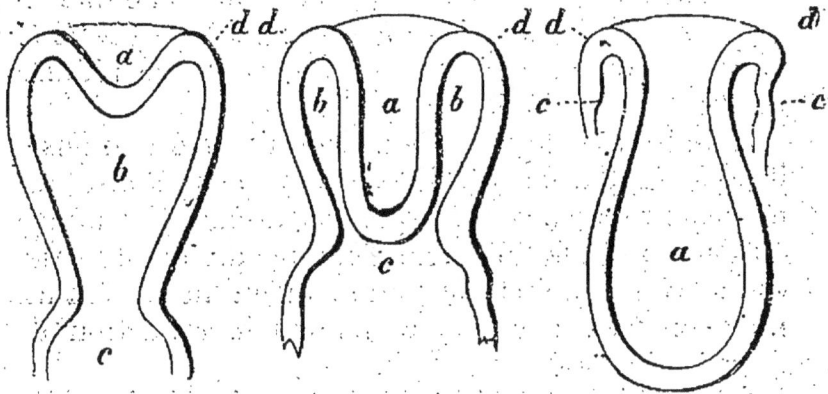

FIG. 98. — Schema des différents degrés d'inversion utérine. —
a, fond de l'utérus en inversion. — b, cavité utérine —
c, vagin. — d, bord supérieur de la cupule formée par l'inversion.

3° Les contractions du muscle utérin lui-même,
paralysie partielle au niveau de l'insertion placentaire ; cette zone se trouve alors saisie et entraînée
par le reste de l'organe.

La cause la plus fréquente de l'inversion provoquée
est, sans contredit, les tractions exercées sur le cordon
avant le décollement du placenta, alors que l'utérus
n'est pas rétracté. On peut également la produire en
pratiquant l'expression utérine pendant la flaccidité
de l'organe. L'inversion utérine peut être partielle
ou complète.

Le diagnostic se fera à l'aide du palper et du toucher réunis ; le palper permettra de sentir soit l'absence de l'utérus dans la région hypogastrique, soit la dépression en *cul-de-bouteille* (Mauriceau) du fond de l'organe, en même temps que le toucher fera reconnaître dans le vagin le fond de l'utérus plus ou moins descendu, Si l'inversion est complète, la vue permet encore de confirmer le diagnostic.

Le *pronostic* est grave ; il dépend de l'hémorragie, du choc traumatique éprouvé par la femme, mais surtout de la rapidité de l'intervention.

Quant au *traitement*, il n'y a qu'une seule indication, *réduire l'organe introversé le plus tôt possible*. Mais faut-il décoller le placenta avant de réduire l'utérus, ou après l'avoir réduit ?

A notre avis la réponse ne saurait être douteuse, il faut décoller d'abord le placenta, puis réduire. En procédant ainsi, on s'expose peut-être davantage au danger d'une hémorragie immédiate qui du reste est souvent moins abondante qu'on ne le craint. mais on facilite considérablement la réduction de l'organe inversé.

Pour réduire l'utérus on se servira de la main seule, les divers instruments inventés à cet effet sont considérés comme plus dangereux qu'utiles par presque tous les auteurs.

Délivrance dans les grossesses gémellaires.

L'extrémité placentaire du cordon du premier fœtus étant liée, on doit attendre l'expulsion du second fœtus, avant de chercher à avoir le délivre. Cependant, si le placenta déjà décollé venait s'offrir à l'orifice utérin, il serait permis d'essayer de l'extraire, pour dégager le passage ; mais ce ne serait que par des tractions excessivement ménagées, à cause de l'adhérence possible entre les deux placentas.

Dans tous les cas, après la naissance des deux enfants, on se gardera bien de réunir les cordons en un seul faisceau, pour tirer sur tous deux à la

fois ; on attendra que l'un des placentas soit arrivé
dans le vagin ; en suivant l'un et l'autre cordon, on
cherchera à reconnaître quel est celui qui lui appartient et c'est sur celui-là qu'on exercera les tractions.
Si cette distinction n'était pas possible, on tirerait
d'abord sur le cordon de l'enfant né le dernier,
suivant les conseils de Paul Dubois et Depaul, car
c'est en général celui qui descend le premier. Dans
le cas où les tractions très modérées sur ce dernier
cordon resteraient sans effet, on y renoncerait pour
en exercer sur le premier, les placentas sortant parfois dans le même ordre que les jumeaux ; cela se
produit surtout quand ils sont indépendants l'un de
l'autre.

Si, après la naissance du premier enfant, il survenait une hémorragie assez considérable pour donner
à penser que la masse des deux placentas est déjà
en grande partie décollée, il faudrait pour sauver
l'enfant et préserver la mère procéder immédiatement à l'extraction du second fœtus par la version.

Enfin, la délivrance achevée, il est bon de surveiller l'état de la femme d'une façon toute particulière,
parce qu'elle est, nous le répétons, très disposée à
une inertie utérine consécutive et à l'hémorragie
grave qui est la conséquence habituelle de cette
inertie.

**Modifications physiologiques qui se produisent dans les
organes génitaux et les autres appareils de l'économie à
la suite de l'accouchement.**

Phénomènes généraux. — Après le travail, la femme
est calme ou agitée, suivant que l'accouchement a
été rapide ou lent ; elle peut être très fatiguée dans
ce dernier cas ; sa peau est alors chaude, son visage
vultueux et elle éprouve un besoin impérieux de
sommeil. Ces phénomènes durent assez peu, et en
général au bout de vingt-quatre heures tout rentre
dans l'ordre.

Aussitôt après l'accouchement, mais plus souvent après la délivrance, beaucoup de femmes sont prises d'un frisson assez violent; ce n'est là qu'un phénomène purement nerveux et fugace, sans aucune gravité au point de vue du pronostic.

Dans les douze heures qui suivent l'accouchement, la température s'élève d'ordinaire un peu, et si le travail a été long et pénible, la température dépasse parfois 38° et peut exceptionnellement atteindre 39°, mais de la douzième à la vingt-quatrième heure, elle s'abaisse pour revenir au chiffre normal. A la suite d'émotions vives, de défaut de sommeil, de visites prolongées, la température de la nouvelle accouchée peut encore subir des modifications brusques, mais momentanées et sans grande gravité au point de vue du pronostic.

Il n'en est pas de même lorsque la température s'élève d'une façon progressive, surtout lorsque l'ascension du thermomètre a été précédée d'un *frisson violent* survenant deux ou trois jours après les couches, car c'est là l'indice soit d'une inflammation aiguë des organes pelviens, soit d'une invasion septique.

La *circulation* se ralentit d'ordinaire après l'accouchement, le pouls est souple, développé, parfois un peu irrégulier

D'après Blot et Marey, ce ralentissement du pouls est en rapport avec une augmentation de la tension artérielle, conséquence de la suppression brusque et presque complète de la circulation qui s'effectuait dans les parois utérines pendant la grossesse.

D'après le Dr Léon Dumas (de Montpellier), ce ralentissement du pouls serait dû à la dilatation temporaire du ventricule gauche.

L'*appétit* est d'ordinaire assez peu marqué pendant les premiers jours, la constipation est la règle: tout rentre ordinairement dans l'ordre dès que la sécrétion lactée est établie.

La *sécrétion urinaire* est augmentée pendant les premiers jours; elle diminue un peu après la lactation. La présence du sucre dans l'urine des nouvelles accouchées n'est pas très rare, elle paraît avoir un certain rapport avec l'allaitement.

De Sinety et Tarnier, pour expliquer cette glycosurie, ont admis cette hypothèse fort plausible, que le sucre éliminé par les urines était du sucre fabriqué par le foie en vue de la sécrétion lactée, et qui n'étant pas utilisé est alors éliminé par les urines.

La *rétention d'urine* est commune après l'accouchement, surtout chez les primipares, et paraît due, soit à une paralysie de la vessie suite de compression, soit à des éraillures très douloureuses de l'orifice de l'urètre qui empêchent la femme d'uriner.

La *sécrétion lactée* s'établit de la cinquantième à la soixantième heure après l'accouchement, quelquefois un peu plus tôt, quelquefois un peu plus tard: les seins augmentent alors de volume et de consistance, deviennent plus ou moins douloureux, et le lait s'en écoule par pression ou succion, parfois même spontanément.

On admettait autrefois l'apparition de phénomènes fébriles au moment où cette fonction s'établissait, c'est ce que l'on désignait sous le nom de *fièvre de lait*. Cette prétendue fièvre de lait n'est autre chose qu'une *fièvre septique légère*, correspondant à un certain degré de putréfaction des lochies ou des débris de caduque restés dans l'utérus, aussi tous les accoucheurs qui appliquent les règles d'une rigoureuse antisepsie, l'ont-ils vue disparaître de leur service ou de leur clientèle.

Au moment de l'établissement de la sécrétion lactée, tout au plus se produit-il un peu d'accélération du pouls, ou plutôt une diminution du ralentissement physiologique et une élévation de température, qui ne dépasse pas quelques dixièmes de degré.

Phénomènes locaux.

Il existe après l'accouchement une douleur vulvaire assez vive, parfois une douleur intense au niveau de l'articulation sacro-coccygienne.

Les grandes lèvres peuvent être tuméfiées, violacées, écartées l'une de l'autre (*vulve béante*); cet état disparait rapidement.

Il existe fréquemment des éraillures et même des déchirures de la région vulvaire; la déchirure de la fourchette est très fréquente chez les primipares; mais on constate aussi fréquemment des éraillures, par excès de distension, des grandes lèvres, des petites lèvres, de la commissure antérieure de la vulve, et même de l'urètre.

Le *vagin* revient peu à peu à son état normal, ses colonnes et ses plis se rétablissent, mais moins saillants qu'avant l'accouchement, et les fibres musculaires de sa paroi, qui s'étaient hypertrophiées pendant la grossesse, s'atrophient et subissent la dégénérescence graisseuse.

L'*utérus* revient sur lui-même aussitôt après l'accouchement et pendant les jours suivants il tend peu à peu à reprendre sa *forme, son volume* et *sa situation normale*.

Aussitôt la délivrance, l'utérus a la forme d'un bloc arrondi d'une dureté remarquable, dont la partie supérieure n'atteint pas d'ordinaire l'ombilic. Dans les douze premières heures qui suivent l'accouchement, il augmente légèrement de volume et sa consistance diminue un peu, puis, si rien ne vient entraver son *involution*, il diminue régulièrement chaque jour, et ne déborde plus le pubis vers le douzième jour. A partir de ce moment l'*involution utérine* est beaucoup plus lente, et ce n'est guère que vers la sixième semaine ou le deuxième mois qu'on peut la regarder comme complètement terminée.

Pendant cette période de régression, une partie des fibres musculaires subit la dégénérescence graisseuse et disparaît, d'autres s'atrophient (Kœlliker). D'après Heschl, Mat. Duncan et Rolleston, toutes les fibres musculaires anciennes disparaîtraient et il se formerait des fibres musculaires nouvelles aux dépens d'éléments embryonnaires de nouvelle formation.

D'après Léopold et de Sinéty, la muqueuse utérine se dédouble en deux couches dont l'une est expulsée avec les membranes de l'œuf, dont elle forme la couche extérieure, tandis que l'autre, restée adhérente à l'utérus, sert à la régénération de la nouvelle muqueuse.

Le *col* de l'utérus se reforme en partie aussitôt que le placenta a été expulsé, mais il est alors très mou et difficile à distinguer des parois du vagin; d'après les recherches de Lott, sa longueur serait en moyenne de 7 à 8 cent. à ce moment; il se raccourcit peu à peu pendant les jours qui suivent, en même temps que sa densité augmente, il serait à peu près revenu à son volume normal vers le douzième jour.

Les *annexes* de l'utérus suivent cet organe dans son retrait, et c'est environ six à sept semaines après l'accouchement que les règles reparaissent chez les femmes qui n'allaitent pas.

Tranchées utérines. — On désigne sous ce nom des contractions douloureuses et intermittentes de l'utérus survenant après l'accouchement presque exclusivement chez les multipares, et dont le nombre, l'intensité et la durée paraissent être en rapport avec le nombre des accouchements antérieurs. Elles débutent d'ordinaire peu de temps après la délivrance, et présentent, au point de vue de l'intensité et de la durée, de grandes variétés individuelles; elles deviennent moins fréquentes et moins intenses à mesure qu'on s'éloigne de l'accouchement et durent rarement plus de trois ou quatre jours, souvent beaucoup moins.

Lochies. On désigne sous ce nom l'écoulement qui se produit par les voies génitales pendant les suites de couches. Pendant les trois ou quatre premiers jours, elles contiennent *du sang presque pur*, deviennent ensuite successivement *séro-sanguinolentes*, puis *séreuses*; les lochies *purulentes* qui, autrefois, succédaient à celles-ci, ont disparu depuis l'application des règles de l'antisepsie et on ne les constate guère que dans les suites de couches pathologiques. La durée des lochies est assez variable, huit ou dix jours environ, mais il n'est pas rare de les voir se prolonger davantage et, parfois même, de voir un écoulement sanguinolent reparaître vers le quinzième ou le seizième jour. L'abondance de l'écoulement est fort variable et difficile à apprécier.

CONDUITE DE L'ACCOUCHEUR AUPRÈS D'UNE FEMME EN TRAVAIL.

Est-il appelé pour faire un accouchement, l'accoucheur devra toujours emporter avec lui un certain nombre d'instruments et de médicaments qui constituent sa *trousse* spéciale; ce sont, dans les cas ordinaires : un stéthoscope, un forceps, une sonde à injections intra-utérines de Pinard, Budin, Doleris, ou tout autre modèle; une sonde de femme, une sonde d'homme en gomme, munie de son mandrin; un ou deux bistouris ordinaires, un long bistouri boutonné, une pince de Museux et une pince à pansement utérin, une seringue de Pravaz, des ciseaux, des aiguilles courbes à suture, un porte-aiguille, de la soie et du catgut aseptiques, des lacs, un tube laryngien, un laveur de Lefour, Budin ou Crouzat, pouvant s'adapter à une bouteille ordinaire, de la tarlatane iodoformée et de la ouate hydrophile, du chloroforme, du laudanum, de l'éther, de l'ergotine

et une solution concentrée de liquide antiseptique
ou des paquets de sublimé composés suivant la formule de Budin :

> Sublimé. . . . . . . 25 centigrammes.
> Acide tratrique. . . . . 1 gramme.
> Carmin d'indigo (teinture alcoolique à 5 0/0. . une goutte.

Dans les cas spéciaux, lorsqu'il sera demandé à la
campagne et que les ressources de la ville devront
lui faire défaut, dans les cas surtout où il est appelé
par un confrère ou une sage-femme aux prises avec
des difficultés obstétricales sur lesquelles on ne lui
fournit d'ordinaire que des renseignements incomplets, il devra s'armer de façon à faire face à toutes
les éventualités, et joindre à cet appareil, le perce-
crâne de Blot, un crochet mousse, un céphalotribe
ou un basiotribe, les ciseaux de P. Dubois et, si cela
lui est possible, un des nouveaux embryotomes, celui
de Lefour, de Ribemont ou de Tarnier, un perce-
membranes ou un long trocart, un ballon de Champetier, un tampon préparé aseptique, renfermé dans
un bocal hermétiquement clos ; une solution concentrée d'hydrate de chloral.

En dehors de la *version*, du *tamponnement* et de la
délivrance artificielle, qu'elle serait inexcusable de
ne pas pratiquer dans les *cas d'urgence*, mais dans
les *cas d'urgence* seulement, la sage-femme n'a pas
le droit de recourir aux grandes opérations obstétricales ; mais dès qu'elle prévoit une complication ou
un danger pour la mère ou l'enfant, elle doit se
hâter de faire prévenir un médecin ; aussi lui suffira-
t-il d'avoir à sa disposition : un stéthoscope, des ciseaux, une seringue de Pravaz ; un tube laryngien,
une sonde en gomme munie de son mandrin, une
sonde de femme, du fil, des lacs, quelques grammes
de laudanum et d'éther, de l'ergotine Yvon ou de
l'ergotinine Tanret et une dizaine de paquets de sublimé préparés d'après la formule précédente, dont

chaque paquet lui servira pour préparer un litre de solution de sublimé à 1/4000.

L'infection septique provenant trop souvent de l'extérieur, les mains de l'accoucheur et de la sage-femme doivent être l'objet de soins particuliers ; outre les soins de propreté ordinaires, lavages et brossages à l'eau chaude et au savon, elles seront encore lavées et brossées dans un liquide antiseptique, chaque fois qu'il y aura lieu d'explorer les parties génitales.

Arrivé près de la femme, il faut l'aborder avec une physionomie rassurante ; puis, après s'être enquis de son âge, de son état de santé habituel, de la date des premières règles, des particularités de la menstruation, et de celles des grossesses, avortements ou accouchements antérieurs, s'il y en a eu, on cherche à résoudre immédiatement les trois questions suivantes :

1º La femme est-elle réellement enceinte ?

2º Est-elle à terme ?

3º Est-elle en travail ?

La tournure de la femme et son genre de plaintes, à intervalles presque réguliers, joints à tout ce qu'elle peut énumérer en fait de signes de grossesse, suffisent d'ordinaire à faire résoudre affirmativement la première question. Mais il n'est pas moins nécessaire d'avoir recours aux divers moyens d'exploration que nous avons précédemment décrits, en se rappelant toutefois que les bruits du cœur, devenant faibles et lents pendant la contraction, peuvent ne pas s'entendre à ce moment, et qu'il faut profiter d'un temps de repos pour ausculter.

Pour savoir si la femme est *à terme*, on s'informe de l'époque de la dernière apparition des règles, de la date de la perception des premiers mouvements actifs du fœtus, de l'abaissement du ventre, des douleurs que la femme peut ressentir, de l'apparition d'un écoulement vaginal glaireux, et puis, après avoir exploré l'utérus par le palper, reconnu son volume, sa forme, sa direction, diagnostiqué la présentation et la position, on pratique le toucher qui renseignera sur la forme, les dimensions, la consistance du col, l'état de son orifice, la nature de la présentation et son degré d'engagement, en même temps que sur les particularités de l'excavation, du vagin et de la vulve, etc. Si la femme est à terme, le col est complètement mou, mais comme nous l'avons vu plus haut (page 101), bien qu'il paraisse aplati, le canal cervical n'en conserve pas moins toute sa longueur ; si l'on constatait un effacement réel, on pourrait en conclure que la femme est au début du travail.

On reconnaîtra enfin que la femme est en travail, à l'effacement du col, à la dilatation plus ou moins considérable de son orifice, aux douleurs qui reviennent à des intervalles assez réguliers, à la dureté particulière que présente l'utérus au moment de la douleur.

La *fausse douleur* est continue, ne va pas en augmentant progressivement d'intensité, ne porte pas au fondement ou aux pubis et ne s'accompagne d'aucun changement dans le col. Elle est donc bien facile à distinguer de la *vraie douleur* ; aussi l'accoucheur ne doit-il pas s'en rapporter exclusivement à la femme, quand elle annonce qu'elle va accoucher prochainement parce qu'elle souffre, et il lui faut pratiquer le *toucher* pour juger lui-même de l'état du col. S'il trouve cet organe ayant encore toute sa longueur, c'est que le travail n'est pas encore déclaré ; tandis que, si le col est effacé, et que le doigt, porté sur lui, trouve l'orifice déjà un peu ouvert et laissant percevoir les membranes qui se tendent au moment de la douleur, il doit considérer le travail comme commencé et se comporter en conséquence.

Plus tard, quand il verra les glaires se teindre d'un peu de sang, — la femme *marquer*, comme on dit vulgairement, — il en conclura que le travail se fait ; car ce sang, qui rougit les glaires, provient nécessairement ou de quelques vaisseaux capillaires déchirés dans le décollement des membranes, ou du col lui-même dont l'orifice s'éraille en se dilatant.

Conduite à tenir pendant la période de dilatation. — En moyenne, la dilatation du col, pour être complète, demande, chez une primipare, de six à huit heures, souvent davantage, et chez une multipare, de quatre à six seulement ; quant à la durée de la période d'expulsion, elle est très variable, et si on peut admettre qu'elle est en moyenne, par rapport à la période de dilatation, comme un est à trois chez les primipares, elle est souvent fort courte chez les multipares.

L'accoucheur se basera sur la façon dont le travail progresse pour décider s'il peut s'absenter pendant un temps plus ou moins long, mais en règle générale, chez les multipares surtout, on ne doit plus laisser la femme lorsque la dilatation a atteint la dimension d'une pièce de 5 francs.

Mais, si au lieu d'un sommet, c'est la face, le pelvis ou l'épaule qui se présente, il faudra, lors même que la dilatation serait à peine commencée, ne pas s'éloigner de la femme, parce que d'un moment à l'autre, il peut y avoir nécessité d'intervenir.

Pendant cette période, on devra ne pratiquer le toucher que le moins possible, autant pour ne pas irriter l'utérus et ménager la poche des eaux, que pour éviter de multiplier les causes d'infection.

On veillera à ce que la vessie et le rectum soient vides l'un et l'autre et, dans ce but, on prescrira un grand lavement ; si la miction n'était pas possible spontanément, on pratiquerait le cathétérisme.

Tant que, dans le cas de présentation du sommet, la dilatation du col n'est pas complète et que les membranes sont intactes, on peut permettre à la

femme de se promener dans l'appartement. Mais il
n'en est plus de même lorsque le col est tout à fait
dilaté, que les membranes sont rompues, le col
dilaté ou non, à plus forte raison quand les douleurs
deviennent expulsives : on doit alors faire coucher la
femme.

La femme pourra accoucher sur son lit ou sur un
lit de misère; ce dernier, fort en usage autrefois,
est aujourd'hui de plus en plus délaissé. Il est cependant des circonstances qui peuvent rendre son emploi indispensable : disposition particulière des lits
dans certains appartements, hauteur exagérée du
couchage, comme cela se voit encore dans certaines
campagnes, etc.

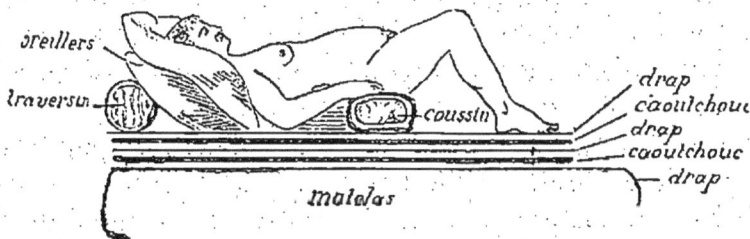

Fig. 98. — Disposition du lit de Travail.

Le *lit de misère* ou *petit lit* est ordinairement un lit
de fer ou de sangles, étroit, assez élevé, que l'on
dispose de façon à pouvoir circuler librement autour,
et qu'on a garni de deux matelas, d'une toile cirée,
d'un drap alèze, d'un oreiller et d'une couverture ;
le matelas de dessous sera étendu dans toute sa
longueur, tandis que celui du dessus sera replié
sur lui-même et de haut en bas, dans un peu plus
du tiers de sa longueur.

L. Pénard et Abelin. Accouch.   17*

Il nous paraît préférable que la femme accouche sur son lit, toutes les fois que cela sera possible, car on évite ainsi le transport de l'accouchée d'un lit sur l'autre, transport qui peut offrir des difficultés et ne pas être sans inconvénients dans certains cas, à la suite des hémorragies de la délivrance, par exemple.

On disposera, dans ce cas, le lit d'une façon particulière; il sera muni de deux garnitures superposées, composées chacune d'une toile cirée ou autre étoffe imperméable et d'un drap alèze. Ces garnitures seront fixées au lit, de chaque côté, par des épingles anglaises, de façon à ne pouvoir glisser, et disposées de telle sorte que l'on puisse facilement enlever, après l'accouchement, la garniture souillée et permettre à la femme de reposer sur une garniture absolument propre (fig. 98).

Il conviendra, en outre, de glisser sous le premier matelas un plan résistant, planche, rallonge de table, etc.; il peut être également avantageux, pour la surveillance du périnée, de placer sous le siège, au moment de l'expulsion, un drap propre plié.

Ces divers préparatifs doivent être faits pendant la période de dilatation; il en est de même de ceux qui se rapportent à l'enfant, c'est-à-dire tout ce qu'il faut : 1° pour lui donner les premiers soins et le ranimer s'il naissait asphyxié ; 2° pour lier, couper et panser le cordon ombilical; 3° pour arrêter, au besoin, chez la mère, une hémorragie par inertie utérine consécutive. Mais on a bien soin de faire ces divers préparatifs sans bruit, sans embarras, comme s'ils n'étaient pas importants.

Pour ranimer l'enfant, en cas d'asphyxie, on tiendra prêts : de l'eau-de-vie, un morceau de flanelle, une plume avec ses barbes, de l'eau chaude, de l'eau froide, une petite baignoire ou un vase assez grand pour qu'on y puisse plonger le fœtus, et un tube laryngien.

Pour la ligature et la section du cordon, on aura

sous la main : deux lacs de fil ciré ou de soie, de deux ou trois brins chacun, longs de 25 à 30 cent.; et de bons ciseaux.

Les parturientes accusent, parfois, pendant la période de la dilatation, de grandes douleurs de reins, on peut essayer d'une serviette passée sous les lombes, avec laquelle deux assistants soulèvent un peu la femme ; on arrive également, parfois, à produire un soulagement passager en exerçant avec la main une forte pression sur la région sacrée.

Aux crampes dans les cuisses ou les mollets, qui sont pour les femmes un véritable supplice, il n'y a à opposer que des frictions, bien insignifiantes au fond, mais qui ont au moins l'avantage d'occuper la femme et de lui faire prendre patience ; il est certain que l'accouchement seul peut mettre fin à ce symptôme fatigant, puisqu'il est occasionné par la compression des plexus sacrés, au moment où la tête descend dans l'excavation.

Contre les vomissements qui persistent, parfois, jusqu'à la sortie du fœtus, il n'y a vraiment rien à faire non plus, si ce n'est exhorter la femme à la patience et lui faire entrevoir la fin prochaine de ses douleurs.

Enfin, il n'y a guère autre chose que de la patience encore à prescrire dans le cas où la femme est prise de violents frissons ; on ne peut que la rassurer et lui faire prendre courage, en lui disant, ce qui est généralement vrai (Dewees), que ces frissons sont un signe de dilatation rapide du col et de prompte délivrance.

Pendant toute la durée du travail, on surveillera avec soin la vessie, de façon à empêcher la rétention d'urine.

Interrogé sur la fin probable de l'accouchement, on devra ne pas trop s'avancer, et ne donner jamais, à ce sujet, qu'une réponse évasive. Ne sachant pas si la contractilité utérine se soutiendra convenablement, — sans parler des autres causes de retard, — on fera bien même d'éloigner un peu les espérances. Car, si la femme accepte avec joie l'accouchement qui devance les prévisions du médecin, il n'en est pas de même des souffrances qui dépassent le terme assigné.

Chez certaines primipares qui ont déjà beaucoup souffert, on peut croire à un travail déjà avancé et s'attendre en arrivant près d'elles à trouver le col largement dilaté ; on touche avec cette idée préconçue, et si l'on manque d'expérience, on peut prendre le segment inférieur de l'utérus aminci et laissant percevoir assez nettement le crâne du fœtus, avec ses sutures et fontanelles, pour une poche plate ; ce qui conduit encore à commettre une pareille erreur, c'est la difficulté d'atteindre l'orifice utérin, très élevé et regardant presque directement en arrière, comme cela arrive souvent.

On pratiquera donc, dans ce cas, le toucher avec le plus grand soin, et si le col n'est pas trouvé à sa place ordinaire, on le supposera très haut et très en arrière ; on fera coucher la femme horizontalement sur le dos et le siège un peu élevé, pour corriger le plus possible l'obliquité de la matrice, et l'on portera le doigt vers le promontoire, où on finira par atteindre ce que l'on cherche, si surtout on sait rappeler un peu en avant, avec la pulpe du doigt, la lèvre antérieure de l'orifice. On ne doit pas perdre de vue que cet orifice, arrivé à un certain degré de dilatation, est le plus souvent circonscrit par un bord mince et presque tranchant, et que quand on ne rencontre pas ce bord, c'est qu'on n'est pas où il faut. Du reste, quand la paroi utérine, quelque mince soit-elle, est interposée entre le doigt et le crâne du fœtus, on sent très bien, si l'on a une certaine habitude du toucher, que ce crâne n'est pas seulement recouvert par les membranes.

Du reste, comme le dit Depaul, avant même

d'avoir touché, rien qu'à la manière dont la femme se plaint, un accoucheur expérimenté reconnaîtra le plus souvent où en est arrivé le travail. Dans la *période de dilatation*, la femme est agitée, excitée par des douleurs périodiques dont elle ne comprend ni le but ni l'efficacité ; dans la *période d'expulsion*, elle est plus calme, plus confiante dans une issue prochaine, et se recueille, pour ainsi dire, à l'arrivée de chaque contraction, pour aider la matrice de toute la puissance de sa volonté, par des efforts qu'elle a souvent peine à maîtriser. Tous les accoucheurs savent reconnaître de suite le premier cri guttural de l'effort qui annonce le début de l'expulsion.

Si la femme dit avoir perdu les eaux, il faut vérifier cette assertion, et, pour cela, pratiquer le toucher au début d'une douleur, parce que c'est à ce moment-là que les membranes *bombent* si elles sont encore entières. Si donc, touchant pendant une contraction, on s'aperçoit qu'aucune poche ne bombe sous le doigt et que celui-ci se promène, au contraire, dans le champ de l'orifice utérin, sur une surface plissée au lieu d'être tendue, c'est qu'effectivement les membranes sont rompues ; du reste, si l'on garde le doigt en place jusqu'à la fin de la douleur, on sentira un jet de liquide chaud s'échapper à ce moment-là, et glisser sur la paume de la main. Si la poche est, au contraire, rénitente et tendue pendant la contraction, et ne laisse échapper aucun jet de liquide, la femme s'est trompée, elle a pris des glaires vaginales ou un jet d'urine involontaire pour une perte *d'eaux*, et les membranes de l'œuf sont encore entières.

En général, les membranes ne se rompent que lorsque la dilatation du col est complète ou presque complète, et au moment, par conséquent, des premières douleurs expulsives (fig. 99) ; l'accoucheur ne doit plus alors quitter la femme sous aucun prétexte.

Lorsque l'on prévoit que la rupture de la poche des eaux va se produire, il est bon d'en prévenir la primipare pour qu'elle ne soit pas effrayée de l'échappement subit d'un flot de liquide, et de garnir le périnée avec un linge propre, pour absorber une grande partie de l'eau et éviter à la femme le désagrément de se sentir inondée.

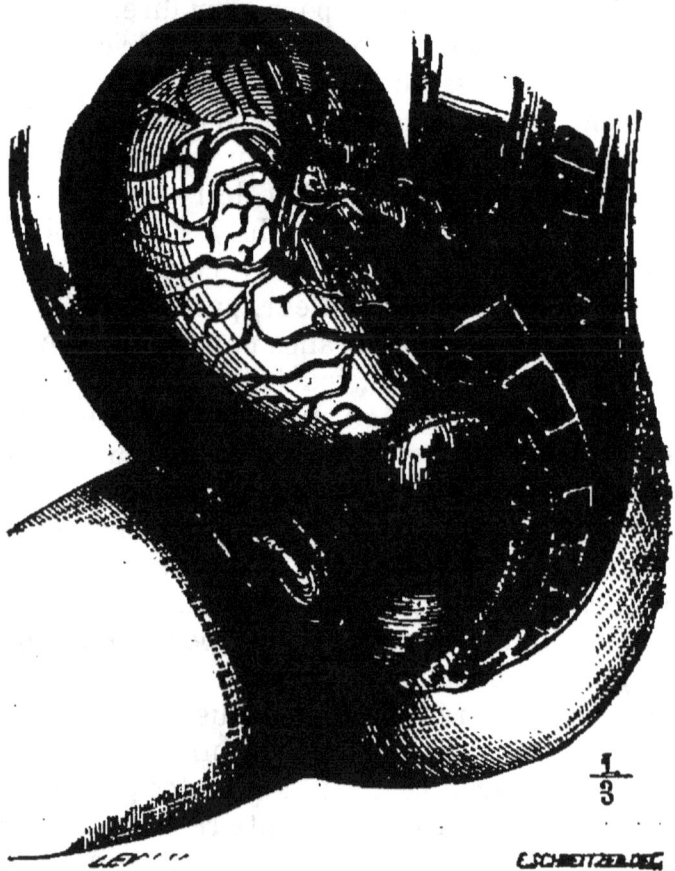

$\frac{1}{3}$

Fig. 99. — Poche prête à se rompre. — Dilatation du col achevée.

Sitôt les membranes rompues, on doit s'assurer de nouveau de la présentation, reconnaître la position, et constater, pendant qu'il y a encore de l'eau dans la matrice, s'il ne s'agit pas d'un cas à nécessiter la version, ou s'il n'y a pas, à côté de la tête, procidence d'une main, d'un pied, d'une anse de cordon, qu'il serait possible de réduire.

On constatera également la couleur de l'eau qui vient de s'écouler, car si elle est fortement teintée de méconium, c'est que le fœtus souffre ou a souffert, et si les battements du cœur sont faibles ou irréguliers, il ne faut pas hésiter à intervenir par le forceps ou la version suivant le cas.

Quelquefois, la poche des eaux se rompt *prématurément*, parfois même avant que le travail ne soit commencé, il faut dans ce cas maintenir la femme au lit en lui recommandant de se donner peu de mouvement jusqu'à dilatation complète de l'orifice utérin.

D'autres fois, au contraire, la poche, après la dilatation complète du col, tarde à se rompre, descend dans le vagin en avant de la tête, apparaît même quelquefois à la vulve, il faut alors la rompre, son expulsion, en même temps que la présentation, exposant à un décollement prématuré du placenta.

Pour rompre les membranes, on choisit le moment d'une contraction; avec l'index introduit dans le vagin, on appuie sur les membranes qui bombent, en même temps qu'on gratte un peu avec l'ongle; si cette petite manœuvre restait inefficace, on pourrait se servir, à défaut de perce-membranes, d'une plume d'oie taillée en biseau, d'un petit morceau de bois à extrémité aiguë, préalablement lavés dans une solution de sublimé et conduits sur le doigt jusqu'au contact des membranes; au moment de la contraction, les membranes en bombant viendront s'appliquer sur la pointe de ces instruments improvisés et s'y rompront.

La ponction faite, l'utérus revient un peu sur lui-même et reste d'ordinaire quelques instants en repos, puis il reprend à se contracter souvent, même plus fortement qu'avant, et le travail s'achève.

En règle générale, *la poche des eaux ne doit être*

rompue que lorsque la dilatation est complète. La rompre plus tôt, surtout lorsque la présentation n'est pas engagée, c'est exposer le fœtus à une compression immédiate et trop prolongée de la part de l'utérus et à la mort par asphyxie.

Néanmoins, il est des cas où il faut rompre les membranes de bonne heure, quand la dilatation de l'orifice utérin est loin d'être complète ; c'est : 1º Après la version par manœuvres externes dans la première période du travail, ou bien quand la mobilité extrême du fœtus peut faire craindre une mutation de présentation; 2º lorsque les contractions utérines sont gênées par un excès de distension de l'organe (hydramnios, grossesse gémellaire) ; 3º enfin lorsqu'il y a hémorragie par suite d'insertion vicieuse du placenta.

Pendant la période d'effacement du col et au début de la dilatation, la femme pourra prendre un peu de nourriture, mais de préférence des aliments liquides, lait, potage; à une période plus avancée du travail, elle s'en abstiendra pour éviter les vomissements qui pourraient en être la conséquence.

Pendant toute la durée de l'accouchement, on ne permettra la présence auprès de la parturiente que des personnes absolument indispensables, une ou deux au plus.

Conduite à tenir pendant la période d'expulsion. — Après la rupture des membranes, et pendant la période d'expulsion, le toucher n'offre pas les mêmes inconvénients que pendant la période de dilatation; on ne le pratiquera, cependant, qu'autant qu'il sera nécessaire pour suivre les progrès de l'expulsion et constater la rotation. On devra surtout éviter de chercher à dilater la vulve en promenant les doigts entre la tête et les parties molles, comme certaines sages-femmes ont de la tendance à le faire ; cette manœuvre maladroite ne peut qu'assécher, irriter ou infecter l'orifice vulvaire. On ne saurait

oublier que dans l'accouchement normal, chez les
primipares surtout, la sortie de la tête à travers la
vulve doit se faire avec une grande lenteur, et que
c'est grâce à cette marche lente et progressive de la
dilatation vulvaire que se produit l'assouplissement
de toute la région, et que les déchirures plus ou
moins étendues du périnée sont évitées.

Il convient ici de rappeler ce précepte de Stoltz :
dans l'accouchement normal, le rôle du médecin
doit se borner d'ordinaire à *observer, conseiller, sou-
lager* et *protéger*.

Mais si l'on doit être sobre du toucher, il faut par
contre pratiquer fréquemment l'auscultation pendant
cette période, toutes les 10 ou 15 minutes au moins,
pour être bien sûr que le fœtus ne souffre pas. Bien
des enfants ont succombé pendant la période d'expulsion, qui auraient pu être sauvés par une intervention facile, si l'accoucheur ou la sage-femme
avaient attentivement surveillé les bruits du cœur
et la coloration du liquide amniotique.

Certaines femmes, par suite de l'engagement profond de la présentation, ont une tendance à *pousser*
avant la dilatation complète ; ces efforts sont non
seulement inutiles, mais encore ils fatiguent prématurément la femme et peuvent ne pas être sans
inconvénients sur l'intégrité du col.

La *position* que la femme doit prendre pour
accoucher varie suivant les pays. En *Angleterre*, c'est
le décubitus latéral gauche ; en *Allemagne*, on conseille le décubitus latéral pour les primipares, le
décubitus dorsal pour les multipares ; en *France*,
c'est le *décubitus dorsal* qui est généralement adopté,
si ce n'est cependant dans le cas d'intervention
obstétricale, où l'on fait mettre la femme en travers
du lit, le bassin débordant légèrement, et les jambes
pendantes en dehors maintenues par des aides.

Dans un accouchement normal, la femme sera
donc couchée horizontalement sur le dos, la tête

seule reposant sur un traversin, le siège soulevé par
un drap replié, les cuisses et les jambes fléchies et
écartées, les pieds reposant sur le plan du lit. Tant
que la tête n'a pas franchi le diamètre coccy-pubien,
qu'elle apparait seulement un peu à la vulve au moment de la contraction pour disparaitre ensuite, il
faut encourager la femme à pousser, comme pour

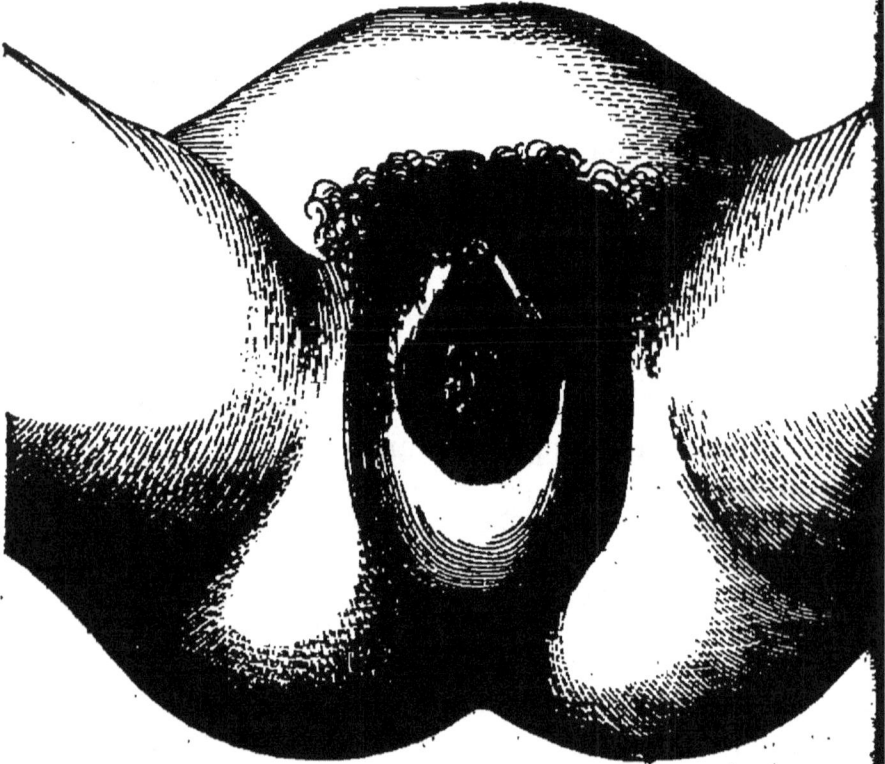

Fig. 100. — Tête au périnée.

aller à la garde-robe ; mais au moment où la tête va
franchir la vulve, il faudra le plus souvent, chez la
primipare surtout, essayer de modérer ses efforts,
soutenir le périnée et ralentir l'expulsion, si cela
est nécessaire, pour donner à la région périnéo-vulvaire le temps de s'assouplir et de se dilater.

Lorsque la tête commencera à paraitre à la vulve,
que les douleurs expulsives devenues très fortes ne

laissent presque plus de repos, l'accoucheur ou la sage-femme iront s'asseoir à la droite de la patiente pour être prêts à la secourir et à recevoir l'enfant. Alors seulement que le périnée sera notablement distendu, que la tête apparaîtra à la vulve pour ne plus disparaître après chaque contraction, il conviendra de découvrir les organes génitaux.

Pour éviter le refroidissement et ménager en même temps la pudeur, on revêtira les jambes de la femme de longues jambières de flanelle, à défaut, on les recouvrira de serviettes attachées avec des épingles de nourrice.

Pour soutenir le périnée, modérer et diriger la sortie de la tête fœtale, on procède d'ordinaire de la façon suivante : on engage la main droite par dessous la cuisse droite de la femme, on appuie toute la paume de la main sur le périnée qui bombe, les quatre derniers doigts étant disposés en dehors de la grande lèvre gauche et le pouce en dehors de la droite, et on exerce ainsi à travers les tissus une pression de bas en haut sur la région frontale du fœtus. Par ce plan incliné artificiel, on applique la nuque contre le ligament triangulaire ; on facilite l'inflexion du fœtus et le mouvement d'extension de la tête. Il est évident que cette manœuvre ne pourra être convenablement pratiquée que si le siège est un peu élevé. La main gauche passée par-dessus l'abdomen embrassera la tête par sa face palmaire, le talon appuyé sur le pénil, l'extrémité des doigts près de la fourchette. Le rôle de cette main gauche est des plus importants, car il est indiscutable que le meilleur moyen de protéger le périnée est de ralentir et de diriger la sortie de la tête. Au moment de la contraction, on appuiera sur la tête avec l'extrémité des doigts, en même temps qu'on cherchera à aider à la déflexion ; si la commissure paraissait près de se rompre, on maintiendrait solidement la tête au moment de l'effort, en même temps que l'on recom-

manderait à la femme de ne pas pousser et, pour
cela, de maintenir la bouche ouverte et de respirer
largement au moment de la contraction; la contraction passée, « on invite la femme à pousser et on
gradue l'effort qu'elle doit développer au commande-
ment. La main sous-périnéale, qui a conservé sa
disposition en fer à cheval, serre la tête en travers
et les doigts ramènent en arrière les parois de la
gouttière d'expulsion, les doigts de l'autre main
s'impriment sur le cuir chevelu et par une sorte de
reptation de leurs extrémités attirent de bas en haut
toute la région frontale [1]. »

Mieux vaut soutenir le périnée avec la main nue
qu'à travers un linge; mais s'il survenait au moment de l'expulsion une défécation involontaire, il
faudrait, la main gauche restant en place et maintenant la tête, nettoyer rapidement l'anus et la région
périnéale avec une solution antiseptique.

Il peut se faire que le périnée menace de se rompre
malgré les soins et les précautions que nous venons
de décrire; on a conseillé dans ces cas de pratiquer
des incisions soit sur les côtés de la vulve, soit sur
la ligne médiane.

Michaëlis faisait simplement une incision sur la
ligne médiane, c'était ouvrir la porte à une déchirure plus étendue et pouvant intéresser le sphincter.
Ritgen conseillait des incisions multiples autour de
la vulve; Eichelberg, Paul Dubois, Depaul, une ou
deux incisions postéro-latérales au niveau du tiers
inférieur de la vulve; Joulin les pratiquait un peu
plus bas pour ménager le canal de la glande vulvo-
vaginale.

Ces incisions postéro-latérales qui doivent être
pratiquées avec des ciseaux au moment de la contraction, alors que le périnée est tendu, luisant, prêt

---

1. Bonnaire, Du périnée obstétrical. (*Ampliation physiologiques et effractions*, Paris, 1891.)

à éclater, n'empêchent pas toujours la rupture de se produire sur la ligne médiane, et cela se comprend, car, ainsi que le fait remarquer Budin, c'est par l'orifice vaginal, au niveau de l'anneau hyménéal que commence le plus souvent la déchirure et si cette rupture s'est faite sur la ligne médiane, les incisions latérales ne l'empêcheront pas toujours de se propager à la muqueuse vulvaire, à la fourchette, au périnée. Aussi le professeur Tarnier conseille-t-il de préférence une incision que l'on commence sur la ligne médiane, mais que l'on dirige obliquement à droite ou à gauche.

On doit être très sobre de ces incisions; le professeur Pinard les a même complètement abandonnées; dans tous les cas, elles ne doivent être pratiquées qu'avec des ciseaux absolument aseptiques et n'avoir que quelques millimètres d'étendue, un centimètre au plus.

Schrœder prétend qu'en faisant prendre à la femme, au moment de l'expulsion, la posture accroupie sur les genoux, on lui évite presque sûrement toute déchirure du périnée, *parce que*, dit-il, *la tête fœtale se place plus pleinement sous l'arcade pubienne par son propre poids*. Les avantages de cette posture compensent-ils bien réellement son incommodité? Nous ne saurions le dire, cette pratique n'étant pas adoptée en France.

Dès que la tête est expulsée, il faut aussitôt explorer avec le doigt la région cervicale du fœtus pour s'assurer qu'elle n'est pas serrée par un ou plusieurs tours de cordon; lorsqu'il n'y a qu'un seul tour, il est d'ordinaire assez facile de dégager le cordon en faisant passer l'anse par-dessus la tête du fœtus; si on ne réussissait pas, on peut essayer de le faire glisser par-dessus les épaules, mais s'il était trop serré pour exécuter ces manœuvres, on le couperait entre deux pinces à forcipressure, ou tout simplement, après avoir serré le bout fœtal entre deux doigts, et on terminerait l'accouchement.

Lorsque la tête est sortie, après avoir constaté que la bouche et le menton sont bien dégagés, il ne faut point s'empresser de tirer sur elle; il y a alors, dans les contractions utérines, un repos qu'on doit respecter; il ne dure, d'ailleurs, que quelques instants, après quoi le travail reprend son cours, et les épaules se dégagent d'elles-mêmes, pendant que l'on continue à soutenir le périnée.

Dans certaines circonstances, il est bon d'aider et de diriger la sortie des épaules et pour cela, on saisira la tête à deux mains, l'une embrassant la face et l'autre la nuque, et, engageant la femme à pousser, on exercera des tractions modérées, par en bas d'abord, pour bien dégager l'épaule antérieure sous l'arcade pubienne, puis en haut, pour le dégagement de l'épaule postérieure; mais, en se rappelant toujours que la lenteur dans ces manœuvres est la meilleure sauvegarde du périnée. Dans le cas où la rotation des épaules ne se ferait pas, on la favoriserait, soit en imprimant un mouvement de rotation à la tête, de façon à ramener l'occiput du côté qu'il occupait primitivement dans le bassin, soit en introduisant un doigt sous les aisselles.

Les épaules sorties, l'enfant, comme nous l'avons dit, est d'ordinaire rapidement expulsé par un mouvement de spirale, qui le rejette sur le dos, entre les jambes de sa mère. On le place alors sur un linge propre, le ventre en l'air, en évitant de tirailler le cordon. Après un certain temps, on procède à la ligature du cordon comme nous le dirons bientôt, on le coupe et on porte l'enfant sur les genoux de la garde.

Dans les pages qui précèdent, nous nous sommes surtout occupés de la conduite de l'accoucheur pendant le travail dans le cas de présentation du sommet, voyons maintenant quels soins particuliers réclament les présentations de la face et du siège. La présentation du tronc n'étant que très exceptionnellement susceptible d'une terminaison spontanée, nous nous en occuperons plus loin. (Voy. Version.)

Conduite de l'accoucheur dans le cas de présentation de la face. — Si la présentation était encore mobile et nettement diagnostiquée, il y aurait lieu de tenter de la transformer en présentation du sommet plus favorable, soit par la manœuvre de Schatz, soit par celle de Pinard.

La première consiste : 1° à soulever, avec une main, à travers les parois abdominales, les épaules du fœtus, de façon à mobiliser la tête ; 2° à pousser avec l'autre main la tête du fœtus vers son plan antérieur ; 3° à faire repousser par un aide le siège du même côté que la tête. Le procédé de Pinard est le suivant : on introduit deux doigts ou la main dans le vagin, on les applique sur la fontanelle antérieure généralement accessible vers le centre du bassin ; on applique l'autre main à l'extérieur sur l'occiput et on exerce en même temps des pressions de bas en haut avec la main vaginale et de haut en bas avec la main extérieure ; les pressions doivent, en outre, être dirigées latéralement et en sens inverse : un exemple fera mieux comprendre. Soit une mento-iliaque droite postérieure, les pressions de la main vaginale devront être dirigées de bas en haut, de gauche à droite et d'avant en arrière, celles de la main extérieure sur l'occiput, de droite à gauche et d'arrière en avant. Dans les mento-droites postérieures, c'est la main gauche qui doit être introduite, la main droite, au contraire, dans les mento-gauches postérieures[1].

Dans la présentation de la face, l'accouchement est généralement lent, mais se termine le plus souvent spontanément, on pratiquera le toucher avec beaucoup de circonspection pour éviter de rompre

---

1. Voir pour plus de détails : Pinard, *Traité du palper*, 2° édit., p. 382.

les membranes; les battements du cœur fœtal seront surveillés avec soin et on se tiendra prêt à intervenir par le forceps si l'état de la mère ou de l'enfant l'exigeait.

Conduite à tenir dans la présentation du siège. — La femme sera maintenue couchée pour éviter la rupture prématurée de la poche des eaux, et, dans le même but, le toucher ne sera pratiqué qu'avec les plus grands ménagements. Lorsque le siège apparaîtra à la vulve, la femme sera mise en position obstétricale, et si tout marche régulièrement, si les bruits du cœur sont normaux, on se gardera bien d'intervenir, et on attendra l'expulsion des seuls efforts de la parturiente; agir autrement serait s'exposer à la déflexion des bras et même de la tête.

Le siège expulsé, on glisse un ou deux doigts sous le ventre du fœtus jusqu'à l'ombilic; on constate l'état des battements du cordon et on attire une anse au dehors pour lui éviter des tiraillements pendant le reste de l'expulsion.

Dans le cas où le cordon serait engagé entre les cuisses du fœtus, on chercherait à le dégager par derrière, de manière à le placer sur le périnée, et non sous l'arcade du pubis où il serait bien plus sûrement comprimé.

Si les battements du cordon sont réguliers, on se borne à soutenir le tronc du fœtus et à surveiller la sortie des épaules, puis la rotation faite, on aide en général à la sortie de la tête, soit tout simplement, si elle est peu volumineuse et bien fléchie, en relevant le fœtus par un grand mouvement d'arc de cercle vers le ventre de la mère, soit, dans le cas contraire, en exécutant la manœuvre de Mauriceau. (Voir partie IV. Version.)

Au moment où le siège arrivait sur le périnée, Depaul, dans le but d'activer les contractions utérines et de prévenir le redressement des bras et la déflexion de la tête, avait l'habitude d'administrer quelques doses de seigle ergoté [1]. Cette pratique est dangereuse et ne doit pas être imitée.

Il est bien entendu que, si l'état de la mère ou de l'enfant l'exigeait, on extrairait le fœtus le plus rapidement possible, en prenant toutes les précautions désirables pour éviter la déflexion de la tête ou des bras. Dans le cas où ces accidents se produiraient néanmoins, on y remédierait comme il est dit plus loin. (Voir plus loin.)

L'expulsion du méconium n'est point ici d'un augure aussi fâcheux que dans la présentation de la tête ou de l'épaule, car il peut n'être que le résultat de la compression exercée sur le ventre du fœtus par l'orifice utérin ou le conduit vulvo-vaginal.

Lorsqu'il y aura lieu de hâter la sortie du fœtus, on enveloppera d'un linge fin la partie déjà expulsée et on la saisira bien à pleine main ; mais, dans tous les cas, on ne doit jamais remonter au-dessus du bassin, car il ne faut pas oublier que, chez le fœtus, le foie descend presque jusqu'à la crête iliaque et que la compression de cet organe serait dangereuse. Les tractions seront faites avec modération pendant qu'un aide pressera sur le fond de l'utérus ; on les fera coïncider avec les contractions. (Voir partie IV : Extraction du fœtus.) Quant aux difficultés qui peuvent être la conséquence de la présentation du siège décomplétée (mode des fesses), nous les étudierons avec la dystocie. (Voir partie III.)

CONDUITE DE L'ACCOUCHEUR APRÈS LE TRAVAIL, DANS LES CAS SIMPLES

Après la délivrance, faite d'après les règles que nous avons tracées plus haut, on s'assure que l'uté-

---

1. Depaul. *Leçons de clinique obstétricale*, 2e fascicule

rus est bien rétracté, qu'il ne contient pas de caillots, et si le travail a été long, ou l'utérus fortement distendu soit par une exagération dans la quantité du liquide amniotique ou une grossesse gémellaire, en un mot, si on a quelques raisons de redouter une hémorragie secondaire, on pourra, comme mesure préventive, administrer un gramme de seigle en deux fois, à quelques minutes d'intervalle, ou une injection d'ergotine.

On procède ensuite à la toilette de la vulve et du vagin à l'aide d'un liquide antiseptique chaud. Les liquides surtout préconisés aujourd'hui sont les solutions de biiodure ou de bichlorure de mercure à 1 pour 4 ou 5,000. — Il faut se rappeler cependant que les solutions mercurielles sont dangereuses toutes les fois que les reins fonctionnent mal et, qu'en particulier dans l'albuminurie, il y a lieu de les remplacer par un liquide moins toxique : permanganate de potasse à 1 p. 2000, microcidine à 4 p. 1000, etc. — La toilette achevée, on applique sur la vulve un tampon de ouate hydrophile, imprégné d'un des liquides précédents, mais bien exprimé, par-dessus une légère couche de ouate aseptique sèche, et le tout est maintenu par une serviette propre passée sous le siège et ramenée sur le ventre.

Lavages et pansements vulvaires seront renouvelés trois ou quatre fois par jour pendant toute la durée de l'écoulement lochial.

Certains accoucheurs ajoutent à ces soins l'usage d'injections vaginales, répétées deux ou trois fois par jour, pendant toute la durée des suites de couches (Tarnier); d'autres, au contraire, les rejettent, les considérant presque comme dangereuses par suite des soins minutieux et de l'expérience spéciale que réclame leur administration (J. L. Championnière). — Pratiquées sous une faible pression, deux fois par jour, par une personne expérimentée, entourées de toutes les précautions antiseptiques de rigueur, ces

injections nous paraissent ne présenter que des
avantages, car en empêchant la stagnation des
lochies et la culture dans ces liquides des micro-
organismes du vagin qui ont pu résister aux soins
antiseptiques de l'accouchement et de la délivrance,
elles donnent à l'accoucheur une sécurité qu'il ne
saurait avoir sans cela. — Dans tous les cas, si à la
rigueur on peut s'en passer à la suite d'un accouchement absolument normal et dans de bonnes conditions hygiéniques, elles sont absolument nécessaires
à la suite d'un travail accidenté, dans les cas de mort
ou de macération du fœtus, ou dès que les lochies
présentent la moindre odeur; à la moindre menace
de septicémie, c'est aux injections intra-utérines
qu'il faut recourir.

Dans le cas où la chemise propre, que la femme a
dû revêtir pendant le travail, n'aurait pu être pré-
servée, on la change avec précaution en imprimant
à l'accouchée le moins de mouvement possible.

Si la femme est accouchée sur son lit, on enlève
la garniture souillée; si elle est accouchée sur un lit
de misère, on la fait transporter sur son lit avec
précaution; *mais, dans aucun cas, elle ne doit s'y
rendre d'elle-même.*

Pour suppléer au défaut d'action de la peau de
l'abdomen sur-distendu par la grossesse et assurer,
jusqu'à un certain point, l'immobilisation de l'utérus,
on a coutume d'appliquer un bandage autour de
l'abdomen. Pour obtenir une compression douce
et élastique, il conviendra d'interposer entre le bandage et la paroi abdominale, soit une couche de
ouate, soit une serviette-éponge pliée en plusieurs
doubles.

Si la femme, une fois couchée et *ceintrée*, sent le
besoin de se livrer au sommeil, il faut, en dépit de
l'absurde préjugé qui règne encore dans une certaine classe de la société, respecter ce besoin, et
surveiller seulement l'état du facies et du pouls, du

peur d'hémorragie qui, sans cela, pourrait rester inaperçue.

La rétention d'urine est fréquente après l'accouchement, mais le plus souvent ne nécessite aucun traitement; cependant, si l'émission spontanée n'a pas eu lieu au bout de 24 heures, il faudra vider la vessie par le cathétérisme en prenant les précautions antiseptiques les plus rigoureuses, non seulement pour éviter l'infection de la vulve, mais encore celle de la vessie; ce n'est que dans le cas où la femme souffrirait du fait de la rétention qu'il faudrait intervenir plus tôt.

Pour calmer les tranchées parfois fort vives, qui se montrent chez les multipares et qui peuvent persister pendant deux ou trois jours, on se trouvera bien de l'administration de petits lavements avec quinze gouttes de laudanum, que l'on renouvellera deux ou trois fois dans les 24 heures; les injections de morphine, l'antipyrine ont été également employées avec succès.

Pendant les premiers jours qui suivent l'accouchement il faut surveiller avec un soin minutieux *l'état du ventre*, la *régression utérine*, la *qualité* et la *quantité* des lochies, l'*émission des urines*, qui parfois, chez les primipares surtout, ne se fait pas spontanément pendant les premiers jours, *l'état du pouls* et de la *température*, de façon à pouvoir remédier immédiatement à tout accident qui se présenterait, et si la température dépassait 38°, la sage-femme devrait immédiatement faire prévenir un médecin qui rechercherait la cause de cette élévation thermique.

Les seins seront l'objet d'une attention spéciale. Si la femme nourrit, les mamelons seront lavés avec soin après chaque tétée avec de l'eau bouillie tiède, alcoolisée, et protégés dans l'intervalle par une légère couche d'ouate hydrophile; si elle ne doit pas nourrir, on exercera sur les seins une certaine compression à l'aide d'une épaisse couche de ouate et d'un bandage de corps.

Quant au *régime* des nouvelles accouchées bien portantes, il est des plus simples : le premier jour, aliments liquides, lait, bouillon, potage, en petite quantité à la fois, mais aussi souvent que la femme le désire. Le second jour, aliments solides ou demi-solides, du potage, des œufs, du poulet, une côtelette, etc.; on évite seulement les aliments qui pourraient être d'une digestion difficile ; régime ordinaire dès que la sécrétion lactée est établie. Ce n'est que dans le cas où la femme ne doit pas nourrir, qu'il faut diminuer un peu le régime, les boissons surtout, et, pour ne pas être accusé de ne pas avoir fait *passer le lait*, s'il survenait plus tard, chez l'accouchée, une maladie quelconque, on pourra administrer, le quatrième jour, un purgatif léger qui, du reste, sans influence sur la lactation, débarrassera l'intestin des matières accumulées depuis l'accouchement.

Toutefois, nous avons l'habitude de laisser l'intestin en repos jusqu'au 4ᵉ jour après les couches ; si la malade n'est pas allée spontanément à la garderobe, nous lui administrons alors soit un lavement glycériné, soit 20 grammes d'huile de ricin. En même temps qu'on veille au maintien d'une température constante de 17 à 18° dans la chambre de l'accouchée, on évitera avec soin tout ce qui pourrait la fatiguer ; les visites, les longues conversations seront défendues pendant cinq ou six jours au moins.

L'époque à laquelle la femme peut se lever sans inconvénient varie suivant la rapidité plus ou moins grande de l'involution utérine. Nous permettons d'ordinaire le premier lever, lorsque le fonds de l'utérus ne déborde plus la symphyse du pubis, et qu'il n'y a plus d'écoulement sanguin, ce qui n'arrive pas d'ordinaire avant le quinzième jour, souvent plus tard. A partir du vingtième jour, la femme pourra aller et venir dans l'appartement, mais on ne permettra les sorties au grand air qu'après un mois. Les voyages en voiture, en chemin de fer, les exercices fatigants, les rapprochements sexuels, ne seront permis qu'après le retour des règles, c'est-à-dire après la sixième semaine environ. A partir du septième jour, on pourra faire tous les jours le lit de la nouvelle accouchée, mais en prenant la précaution de la transporter à bras, ou mieux de la faire glisser sur un second lit que l'on aura rapproché du premier. Lors de la première apparition des règles, après l'accouchement, il sera prudent de faire garder le repos horizontal à la femme pendant toute cette période.

SOINS A DONNER AU NOUVEAU-NÉ

L'enfant naît bien portant, ou à l'état de mort apparente (asphyxié), ou seulement faible.

1° L'enfant naît bien portant.

Il résulte des expériences entreprises par Budin (1875), sous l'inspiration de Tarnier, et de celles du Dʳ Hélot, de Rouen (1877), que le nouveau-né, pendant les premières minutes qui suivent sa naissance, bénéficie de plus de 80 grammes de sang, lui venant encore par la veine ombilicale, aussi les partisans de la *ligature tardive* sont-ils en majorité parmi les accoucheurs actuels.

Ce n'est donc que plusieurs minutes après l'expulsion du fœtus, alors que le cordon blanchira, que ses battements auront disparu, qu'il faudra pratiquer la ligature de la tige funiculaire. A cet effet, on prend un lacs de soie aseptique, à défaut, du fil très résistant préparé d'avance et conservé dans une solution de sublimé à 1/1000, et on étrangle *solidement* le cordon à une distance de l'ombilic de 5 à 6 cent., en ayant soin d'arrêter l'anse du fil par un double nœud. Il est bien entendu qu'avant d'appliquer la ligature, on s'est assuré qu'il n'y a pas de portion d'intestin engagée dans le cordon (hernie ombilicale congénitale).

Le double nœud terminé, on retranche l'excédent des deux extrémités du lacs, et, après cela, on coupe le cordon ombilical lui-même d'un coup de ciseaux à un centimètre au delà de la ligature.

Nous engageons fort à ne considérer cette première ligature que comme une ligature d'attente, et à en pratiquer une seconde au-dessous de la première, avec tout le soin désirable, lorsque l'enfant sera sur les genoux de la garde.

Dans le cas de grossesse gémellaire, on ne se contenterait pas d'une seule ligature, mais on en appliquerait deux à quelques centimètres de distance l'une de l'autre pour couper le cordon entre les deux et ne pas s'exposer, en cas de communication entre les deux placentas, à faire périr d'hémorragie le second enfant avant qu'il ne soit né.

Si le cordon est très gras, il faut, par une sorte de malaxation et de compression entre deux doigts, réduire le plus possible le point qu'on veut lier avant d'appliquer le lacs ; il faudra également veiller à ce que l'anse du fil à ligature soit appliquée bien perpendiculairement au cordon ; appliquée obliquement, le cordon se trouverait incomplètement étranglé, le nœud une fois fait.

On peut également recourir avec avantage à la ligature élastique (Tarnier) : parallèlement au cordon, on place une allumette préalablement trempée dans une solution de bichlorure, de façon à transformer le cordon en une tige rigide autour de laquelle on enroule plusieurs fois, en l'étreignant, un fil élastique que l'on noue ensuite par un double nœud. Cela fait, on brise l'allumette en rapprochant ses deux extrémités et on la retire.

On a dit : A quoi bon toutes ces précautions ? Est-ce que l'établissement parfait de la respiration ne suffit pas pour suspendre le cours du sang dans les artères ombilicales ? Est-ce que les animaux lient le cordon de leurs petits ? — Si l'on déchirait ou mâchait le cordon, comme le font les femelles des mammifères, ou si on le sectionnait en l'écrasant entre deux pierres comme le font certaines peuplades sauvages, sans doute la ligature serait inutile ; mais il n'en est pas ainsi, et avec la section nette du cordon à l'aide de ciseaux, le moindre trouble respiratoire peut amener une hémorragie souvent mortelle, les exemples malheureusement n'en sont pas très rares, même avec des cordons liés, mais dont la ligature était mal faite.

Dans le cas où, par suite d'un accident, le cordon se trouverait arraché à son insertion abdominale, il faudra se contenter de panser la petite plaie avec un tampon d'ouate sublimée, et d'exercer une compression modérée à l'aide d'un peu d'ouate hydrophyle, d'une compresse et d'un bandage de corps ; dans ce cas il ne faudra pas emmailloter l'enfant, mais le recouvrir seulement de langes chauds que l'on pourra facilement soulever pour exercer une surveillance attentive.

Une fois le cordon lié, on saisit l'enfant en le tenant d'une main par-dessous les épaules et la nuque tout ensemble, et de l'autre par-dessous les fesses, — le pouce, glissé entre les cuisses, venant se placer sur les pubis, pour plus de solidité, — et on le porte sur les genoux de la garde, qui s'empressse de le nettoyer. Quand il n'est sali que de sang et de mucosités, il suffit d'une éponge imbibée d'eau tiède pour le rendre plus propre ; mais il n'en est plus de même s'il est recouvert d'une couche épaisse de matière sébacée. Pour enlever facilement cet enduit, il faut frotter le corps de l'enfant avec de l'eau savonneuse, ou un linge imprégné de vaseline, puis l'essuyer avec un linge sec, et, mieux encore, avec un morceau de flanelle douce.

Ce nettoiement achevé (et il doit être rapide), la garde couvre la tête et la poitrine du nouveau-né comme ils doivent l'être, et, après, on s'occupe du pansement du cordon.

Le pansement le plus simple et en même temps le plus efficace consiste dans l'enveloppement du cordon avec de la ouate sublimée. Le cordon ainsi enveloppé sera relevé et couché sur la paroi abdominale, un peu à gauche de la ligne médiane, un gâteau de ouate hydrophyle et un bandage de corps en linge souple ou en flanelle complètera le pansement.

Ce n'est qu'après s'être assuré qu'il ne présente pas de difformités, que ses orifices naturels sont perméables, qu'on laissera la garde achever d'habiller l'enfant.

Lorsque le nouveau-né est habillé, on le couche dans son berceau sur l'un ou l'autre côté, et *non pas sur le dos,* pour lui permettre d'évacuer plus facilement les glaires qu'il peut avoir dans la gorge. On prescrit de le préserver des courants d'air et d'une trop vive lumière.

Durant les trois ou quatre premiers jours qui suivent la naissance, on surveillera l'excrétion des urines et du méconium.

L'expulsion de ce dernier ne se fait pas attendre, en général, plus de dix ou douze heures, surtout si l'enfant est présenté de bonne heure au sein de sa mère, si cette excrétion tardait plus de vingt-quatre heures à se faire, après s'être assuré, au moyen d'une sonde, que le rectum est bien libre, on prescrirait un bain tiède, et, s'il restait sans effet, 8 à 10 grammes de sirop de rhubarbe composé, dit *sirop de chicorée.* Il est rare que ce sirop ne donne pas lieu à l'évacuation désirée.

On surveillera avec soin le cordon, qui se dessèche et tombe plus ou moins tôt, suivant le mode de pansement employé, d'ordinaire vers le cinquième ou le sixième jour.

L'enfant, dans son berceau, devra être entouré de boules d'eau chaude, et ne devra dans aucun cas être couché avec sa mère. On le présentera au sein, dès que la mère sera suffisamment reposée et il est absolument inutile de lui donner autre chose jusquelà, eau sucrée, ou tilleul, comme on en a trop l'habitude. Nous ne nous étendrons pas longuement sur l'hygiène du nouveau-né, ni sur les règles à suivre dans son alimentation, nous renvoyons le lecteur au chapitre magistral que MM. Tarnier et Chantreuil ont consacré à l'allaitement [1], et aux cliniques de Budin [2].

Qu'il nous suffise de dire que rien ne saurait remplacer l'*allaitement par la mère* et que ce n'est pas seulement à l'enfant qu'il est favorable, mais encore à la mère elle-même, en favorisant le rétablissement plus rapide de sa santé après l'accouchement.

Cependant, il est des cas dans lesquels on devra proscrire l'allaitement maternel : Faiblesse constitutionnelle, tuberculose, scrofule, folie, etc. Il en sera de même dans les affections aiguës d'une certaine durée, en un mot dans toutes les maladies susceptibles de s'aggraver du fait de l'allaitement.

La *syphilis maternelle*, loin d'être une contre-indication, impose l'allaitement par la mère toutes les fois qu'il n'y a pas impossibilité absolue. Dans tous les cas, l'enfant né d'une mère syphilitique ne doit jamais être confié à une nourrice au sein, et si la mère est dans l'impossibilité de nourrir, c'est à l'allaitement artificiel qu'il faut recourir.

Après l'allaitement par la mère, le meilleur mode est la *nourrice sur lieu*, à condition bien entendu qu'elle réunisse les qualités nécessaires. La *nourrice*

---

1. Tarnier et Chantreuil, *Traité de l'art des accouchements*.
2. Budin. Leçons cliniques faites à l'hôpital de la Charité. *Progrès médical*, 4 juin et 23 juillet 1892, 11 mars 1893.

à distance, que l'on ne peut surveiller directement et qui emploiera souvent tout autre chose que son lait à la nourriture de l'enfant, ne sera employée qu'en cas de nécessité; nous en dirons autant de l'allaitement artificiel par le lait d'un animal.

Les laits d'animaux qui se rapprochent le plus de celui de la femme sont ceux d'*ânesse* et de *jument;* les laits de vache et de chèvre sont des laits *lourds*, ils forment avec les acides un coagulum en masse tandis que les laits de femme, d'ânesse et de jument ne donnent lieu qu'à un précipité pulvérulent à peine perceptible; aussi sont-ils d'une digestion beaucoup plus facile que les premiers.

Presque tous les auteurs conseillent de couper, pendant les premiers mois, le lait de vache d'une certaine quantité d'eau, dans les proportions suivantes :

1ᵣᵉ semaine. . .	1 partie de lait	3 parties d'eau
De la 2ᵉ semaine à la fin du mois.	1 —	2 —
De 1 à 3 mois. .	1 —	1 —
De 3 à 5 mois. .	2 —	1 —
De 5 à 6 mois. .	3 —	1 —
A 6 mois.. . .	lait pur.	

Budin et beaucoup d'accoucheurs après lui, emploient actuellement le lait de vache pur, mais *stérilisé*.

Sous l'influence d'une température voisine de 100°, la caséine paraît subir des modifications; elle se coagule ensuite en formant de petits grumeaux au lieu de se prendre en masse, ce qui expliquerait la plus grande digestibilité du lait stérilisé.

Le lait stérilisé, contenu dans des récipients trop vastes, se trouve dans les mêmes conditions de contamination que le lait ordinaire, dès que le flacon est ouvert depuis un certain temps; il est donc absolument indispensable que chaque flacon de lait stérilisé ne contienne que la quantité nécessaire à une tétée.

C'est sur ce principe qu'est basé le procédé de Soxhlet : 1° petites bouteilles à goulot évasé et soigneusement rodé, contenant la quantité de lait nécessaire pour une tétée : 2° chacune de ces bouteilles mise au bain-marie se bouche automatiquement lorsqu'on la laisse refroidir et reste complètement fermée jusqu'au moment où on doit l'utiliser.

M. le professeur agrégé Budin a modifié le procédé de Soxhlet en faisant construire des capuchons de caoutchouc assez semblables, comme forme, aux

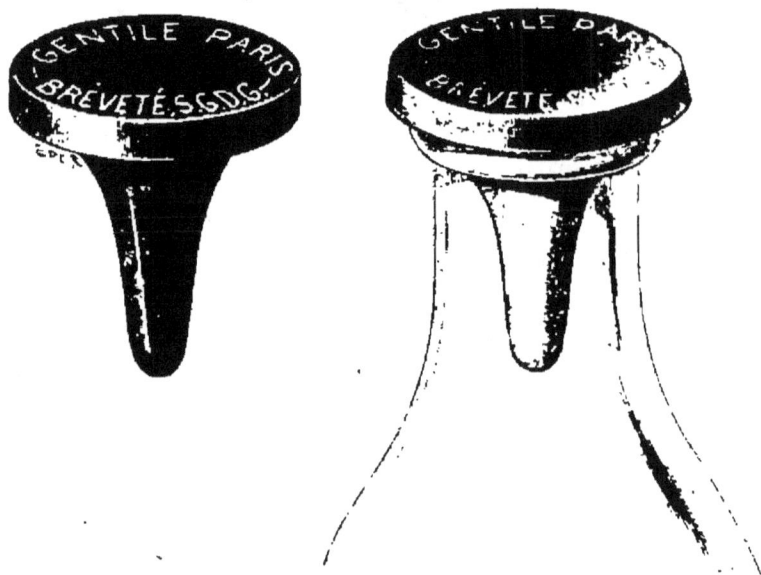

Fig. 101. — Obturateur automatique. — Appareil Soxhlet.

capsules métalliques que l'on met sur certaines bouteilles. Le fond de ces capuchons est assez résistant à leur partie inférieure ; l'ouverture est limitée par un épaississement en forme de bague qui doit enserrer le goulot.

Avec cet appareil, il n'est pas besoin de bouteille spéciale ; sous l'influence de la chaleur, la vapeur d'eau soulève le fond de la capsule et, pour éviter qu'elle ne saute, on a fait deux petites ouvertures, à

l'emporte-pièce, sur la paroi, près du fond. Les bouteilles, remplies de la quantité de lait nécessaire pour
une tétée et coiffées de leur obturateur, sont portées,
à l'aide d'un porte-bouteilles en métal étamé, dans
une marmite contenant de l'eau froide en quantité
suffisante pour que le niveau du liquide affleure à
peu près celui du lait dans les bouteilles ; on recouvre la marmite et on fait chauffer ; après 40 minutes
d'ébullition, on retire le porte-flacons de l'eau bouillante. A mesure que la température s'abaisse, le

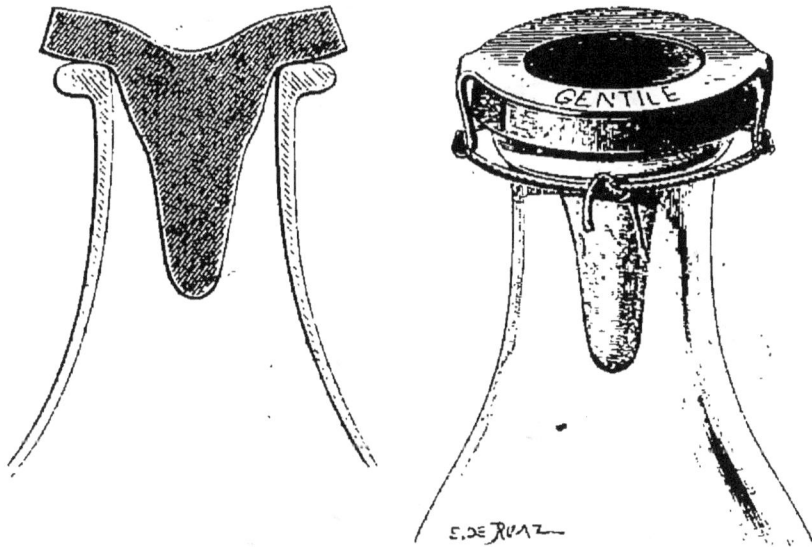

Fig. 102. — Appareil Soxhlet. — Armature métallique
destinée à maintenir l'obturateur.

capuchon de caoutchouc s'applique exactement sur
l'orifice du flacon et se déprime au centre. Au sortir
du bain-marie, il faut avoir soin de vérifier les capuchons et, souvent, il est nécessaire de les réappliquer
avec la main sur le goulot, pour qu'ils s'adaptent
bien sur l'ouverture.

M. Gentile a construit un appareil également dé-
rivé du Soxhlet, dans lequel l'obturation est plus parfaite et se fait d'une façon automatique (fig. 101 et 102.)

Lorsqu'on veut donner un repas à l'enfant, on plonge une bouteille dans l'eau chaude, de façon à tiédir son contenu ; ce résultat obtenu, on enlève la capsule, on goûte le lait en en versant un peu dans

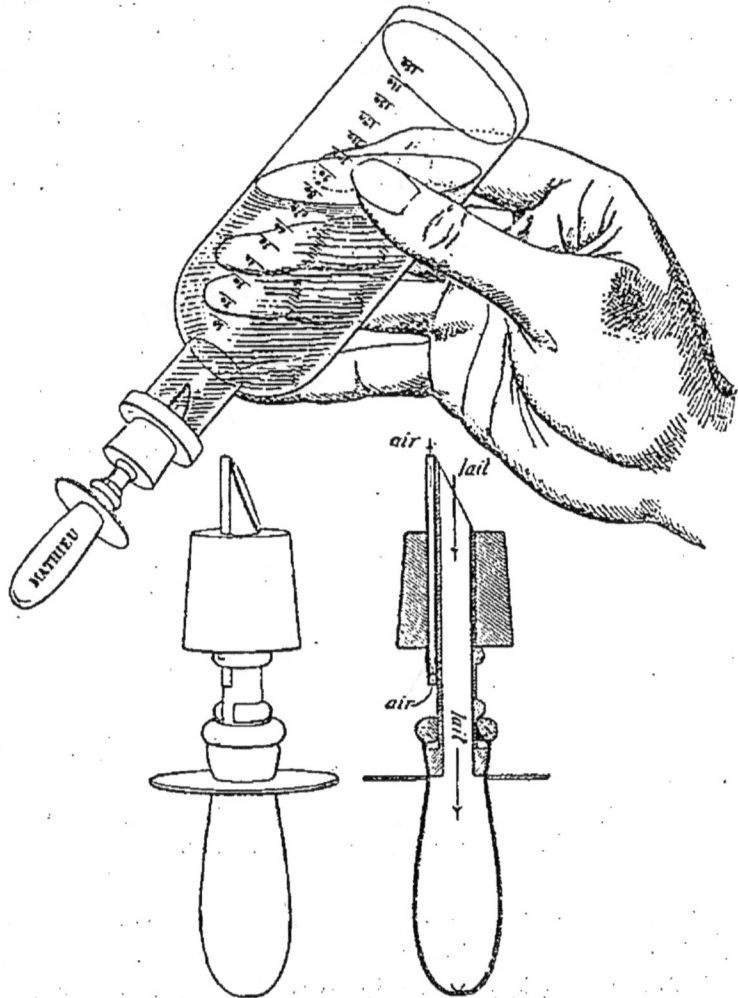

Fig. 103. — Galactophore Budin[1].

une cuiller, pour s'assurer qu'il a la température voulue et la saveur ordinaire, puis on applique di-

1. Budin, *Progrès médical*, 11 mars 1893.

rectement un galactophore sur le goulot de la bouteille.

Cet appareil imaginé par Budin est composé de deux tubes accolés de calibres différents, destinés à laisser passer l'un le lait, l'autre l'air ; ces deux tubes traversent un bouchon de caoutchouc ; une rondelle plate en os et une téline en caoutchouc complètent l'appareil.

Dans l'intervalle des tétées, le galactophore devra continuellement tremper dans de l'eau préalablement bouillie et additionnée de bicarbonate de soude.

En résumé, pour l'allaitement artificiel ou l'allaitement mixte, deux choses sont absolument nécessaires : 1° il faut avoir du lait de très bonne qualité ; 2° ce lait doit être stérilisé dans de petites bouteilles contenant chacune la valeur d'une tétée. Quel que soit l'appareil employé, le lait, ainsi stérilisé, devra toujours être consommé dans les 24 heures.

Malgré les perfectionnements considérables récemment apportés, l'allaitement artificiel n'en reste pas moins un moyen de nécessité et, toutes les fois que cela sera possible, l'allaitement direct par la mère ou par une nourrice devra lui être préféré.

L'enfant sera mis au sein toutes les deux ou trois heures, un peu moins souvent la nuit que le jour, et à mesure qu'il grandira on espacera un peu plus les tétées, celles de la nuit surtout.

Ce n'est que vers le sixième mois que l'on commencera à donner à l'enfant quelques aliments autres que du lait, mais dont ce liquide doit cependant toujours former la base ; bouillies légères de farine de froment, d'avoine ou d'arrow-root.

Entre douze et dix-huit mois, on sèvrera l'enfant, soit d'une façon brusque, soit d'une manière progressive, ce qui, à notre avis, est de beaucoup préférable, la transition ménagée d'une alimentation à une autre étant inoffensive ; tandis que la cessation brusque de l'allaitement peut être le point de départ d'un trouble grave des fonctions digestives. On évitera autant que possible de sevrer l'enfant ou moment des fortes chaleurs, où les entérites sont le plus fréquentes, ainsi qu'au moment de l'évolution d'un groupe de dents.

Le nouveau-né perd de son poids pendant les premiers jours, mais à partir du sixième au septième jour il doit augmenter de 20 à 25 grammes par jour en moyenne, pendant les cinq premiers mois, et de 10 à 15 grammes pendant les sept derniers.

D'après Odier et Blache, un enfant, à la fin de son quatrième mois, doit peser le double de ce qu'il pesait au moment de sa naissance, et, à son seizième mois, le double de ce qu'il pesait au commencement du cinquième.

Nous venons d'indiquer sommairement les règles qui doivent présider à l'alimentation du nouveau-né bien portant, et nous avons placé en première ligne l'allaitement direct par la mère, ou en cas d'impossibilité, par une nourrice sur lieu. Ce mode d'alimentation, de beaucoup le meilleur, rencontre cependant parfois des difficultés dont les causes dépendent, soit de la mère : malformations, brièveté, gerçures du mamelon, etc. ; soit de l'enfant : coryza, muguet, vices de conformation de l'orifice ou de la cavité buccale, etc[1]. Pour remédier aux premières on a recours à des appareils spéciaux dont le plus employé est peut-être le bout du sein du Dr Bailly, constitué par une cupule en verre munie d'une tétine en caoutchouc ; mais comme le fait justement observer le Dr Auvard[2], cette téterelle a le grave inconvénient de nécessiter des efforts de succion bien plus considérables que dans l'allaitement direct et ne

1. Les considérations qui suivent sont le résumé succinct d'une leçon du Dr P. Budin, publiée par le *Progrès médical* du 8 septembre 1888, et d'une conférence sur l'allaitement. (*Annales d'hygiène*, 1892.)
2. *Gazette hebdomadaire*, 17 février 1888.

peut convenir qu'à des enfants forts et très vigoureux. Pour corriger cette défectuosité, Auvard a
imaginé une téterelle qu'il appelle bi-aspiratrice et
qui se compose d'une capsule conique en verre,
munie de deux tubulures près de l'extrémité du
cône ; à ces tubulures s'adaptent deux tubes en caoutchouc d'inégale longueur ; le plus long se termine
par un embout destiné à la mère, le plus court par
une tétine destinée à l'enfant ; cette tétine, percée
de petits trous faits à l'emporte-pièce, est pourvue
d'une soupape qui s'ouvre quand l'enfant tète et se
ferme au contraire quand c'est la mère qui aspire.

Pour se servir de cet appareil, on en coiffe le mamelon, de façon que le pourtour de la capsule s'applique exactement sur le sein et que la tubulure
munie du tube le plus long regarde directement en
haut, l'autre directement en bas ; la tétine étant
placée dans la bouche de l'enfant, la nourrice fait le
vide dans l'appareil en aspirant par l'embout supérieur ; le lait jaillit aussitôt et tombe dans le tube
inférieur et de là dans la tétine, un léger mouvement
de succion du nouveau-né le fait pénétrer dans sa
bouche. Cette téterelle fonctionne généralement bien,
à condition toutefois que la mamelle ne soit pas
trop souple, car dans ce cas le mamelon peut être
entraîné jusqu'au fond de l'appareil et exactement
appliqué sur ses parois, le lait cesse alors de jaillir ;
il est en outre indispensable qu'elle soit appliquée
bien horizontalement et maintenue dans cette position, car, si la mère étant couchée, par exemple,
l'extrémité du cône se trouve très élevée, il faudra
que l'appareil soit presque complètement rempli
pour que le lait puisse couler dans le tube qui va à
l'enfant, il pourra en même temps être aspiré par la
mère ; si la mère est assise, au contraire, et que la
téterelle soit trop inclinée de haut en bas, le lait,
tombant dans l'extrémité du cône, sera encore aspiré
par le tube supérieur.

Pour remédier à ces inconvénients, le Dr Budin a modifié la forme de l'appareil ; au lieu d'une cupule conique, il emploie une ampoule de verre sphérique, rappelant un peu l'aspect d'un verre à ventouse et présentant deux tubulures situées aux deux extrémités de l'un de ses grands diamètres : les tubes et la tétine sont disposés comme dans la tétine bi-aspiratrice ; le mode d'emploi de l'appareil est le même, mais la situation des deux tubulures fait que le lait ne peut être aspiré à aucun moment par la mère.

Si les difficultés de l'allaitement proviennent de l'enfant et que celui-ci ne puisse opérer les mouvements de succion, la téterelle de Budin peut encore être utilisée ; pour cela il suffit d'enlever la soupape qui se trouve dans la tétine, et l'appareil étant disposé comme nous l'avons dit, la mère comprime avec deux doigts le tube inférieur, puis aspire par le tube supérieur ; lorsque l'ampoule est suffisamment remplie, on cesse de faire le vide, et on écarte légèrement les doigts qui comprimaient le tube inférieur, le lait s'écoule alors dans la bouche du nouveau-né qui n'a plus à faire que les mouvements de déglutition.

L'appareil, sans soupape, peut aussi être utilisé pour les enfants qui tètent ; mais, pour qu'ils ne perdent pas l'habitude des mouvements de succion, il faut remplacer la tétine, qui a des trous faits à l'emporte-pièce, par une tétine sur laquelle on pratique des incisions latérales,

Il va sans dire que ces appareils, comme tout ce qui sert à l'alimentation du nouveau-né, biberons, timbales, cuillers, doivent être l'objet de soins particuliers, lavages, écouvillonnages, etc. Budin les maintient constamment dans une solution de naphtol (pour un litre d'eau, 0,40 centig. de naphtol, et un cent. cube d'alcool), on les plonge dans de l'eau bouilllie avant de s'en servir.

2° L'enfant naît asphyxié.

Si, pendant le travail, le cordon s'est trouvé comprimé un certain temps, ou si le placenta s'est décollé prématurément, ou si, enfin, les eaux sorties, l'utérus s'est assez fortement rétracté pour que sa circulation en ait été troublée, l'enfant peut naître en état de mort apparente ou d'asphyxie. Or, cet état se montre sous deux aspects différents : dans l'un, les téguments présentent une coloration violacée avec turgescence de la face ; dans l'autre, les téguments sont, au contraire, décolorés et les chairs flasques. — A quoi tient cette différence de coloration ? Pourquoi, dans un cas, le fœtus est-il violacé, et, dans l'autre, pâle, décoloré ? Suivant Jacquemier, cela est dû à ce que, dans le dernier cas, *quand l'enfant est pâle,* la suspension de la respiration placentaire a été brusque, très rapide ; tandis que, dans le premier, *quand l'enfant est violet,* elle a été lente et graduelle. Dans l'asphyxie des adultes, en effet, les mêmes différences s'observent, suivant la rapidité ou la lenteur de la suppression de l'air respirable. Ainsi, comme le fait observer Devergie, les ouvriers qui sont ensevelis subitement sous un éboulement considérable présentent une décoloration générale des tissus ; tandis que les individus qui meurent de submersion, après s'être débattus quelques minutes sur l'eau, et, mieux encore, ceux qui périssent renfermés dans des espaces trop resserrés, où il y a de l'air, mais en quantité insuffisante, présentent une coloration violette. Pour notre part, nous croyons plus volontiers que la forme *blanche* est la conséquence d'un *état syncopal* et non d'une véritable asphyxie.

Sous le rapport du pronostic, l'état de mort apparente avec décoloration des tissus présente une gravité beaucoup plus considérable que l'asphyxie bleue, mais quelle que soit la pâleur des téguments, il est impossible de dire à priori que l'état est désespéré ; il faut donc toujours agir comme si le fœtus pouvait être ranimé. Une demi-heure, une heure même, écoulée depuis la terminaison de l'accouchement, n'est pas un motif suffisant pour l'abandonner, si toutefois il est chaud, sans roideur cadavérique, et si surtout la région précordiale fait entendre le moindre bruissement. Le silence prolongé du cœur est, en effet, le seul signe qui enlève toute espérance de rappeler l'enfant à la vie. Malheureusement les faibles bruits du cœur du fœtus asphyxié ne sont pas toujours faciles à percevoir, et on peut très bien rester dans le doute au sujet de leur cessation réelle. Mais, alors, raison de plus pour ne pas abandonner trop tôt un nouveau-né, par cela seul qu'on n'entend rien dans sa région précordiale. Tant qu'il est chaud, on doit insister dans l'emploi des moyens propres à le ranimer. Il est une foule d'observations authentiques qui prouvent que des enfants naissants ont pu être ranimés après être restés plus d'une heure en état de mort apparente.

Traitement. — Lorsque l'enfant naît violacé, la face turgescente, la première chose à faire est de débarrasser les voies aériennes des mucosités qui peuvent les obstruer, soit avec le doigt, soit avec les barbes d'une plume, puis on fera des frictions légères sur le dos et la poitrine ; dans le cas même où la respiration tarderait à s'établir, on pourrait saisir avec un linge la langue du nouveau-né, et exercer sur elle des tractions rythmées suivant le procédé du professeur Laborde. — Ces moyens suffisent d'ordinaire à déterminer l'établissement de la respiration, toutes les fois que les battements du cœur sont assez forts et réguliers, comme il arrive lorsque l'enfant a seulement souffert à la fin de la période d'expulsion, et qu'il naît *étonné* suivant l'expression assez couramment admise aujourd'hui.

Il faut se garder, dans ces cas, de procéder immédiatement à la section du cordon et, surtout, de laisser s'écouler par la tige funiculaire une certaine quantité de sang, comme on le conseillait généralement autrefois ; cette pratique, reposant sur une fausse interprétation physiologique, est, à juste titre, abandonnée aujourd'hui.

Mais si l'asphyxie est plus avancée, la résolution musculaire complète, les battements du cœur très faibles, espacés, irréguliers, on procède immédiatement à la section du cordon après ligature, de façon à pouvoir donner, avec plus de facilité, à l'enfant, les soins urgents qui lui sont nécessaires et favoriser l'oxygénation du sang.

Les principaux moyens pour arriver à ce résultat sont : l'*incitation de la surface cutanée*, la *respiration artificielle* et l'*insufflation pulmonaire*.

On excite la surface cutanée de diverses manières: en plongeant le fœtus dans un bain chaud, en laissant tomber d'une certaine hauteur un filet d'eau froide sur la région du cœur ; — en le percutant avec la main sur les fesses et les épaules ; — en le flagellant à l'aide d'un linge mouillé, qui n'expose pas, comme la main, à quelque contusion grave ; — en le frictionnant un peu rudement, particulièrement sur la région précordiale, avec une flanelle imbibée d'eau-de-vie, — ou en le présentant devant un feu de copeaux un peu vif ; mais ce sont là des moyens secondaires auxquels il ne faut pas s'attarder, sans méconnaître cependant leur utilité dans certaines circonstances.

La *respiration artificielle* peut être pratiquée par plusieurs procédés différents : 1° celui de Marshall Hall, consistant en mouvements alternatifs de rotation du corps du fœtus, du plan latéral sur le ventre, est absolument insuffisant ; 2° celui de Sylvester, qui consiste dans l'élévation et l'abaissement alternatif des bras environ quinze fois par minute, est meilleur, mais nous lui préférons le procédé de Schultze (fig. 104 et 105).

Dans ce troisième procédé, l'enfant est suspendu
entre les jambes de l'accoucheur par les indicateurs
recourbés en crochets et passés d'arrière en avant
sous les aisselles du nouveau-né, pendant que les

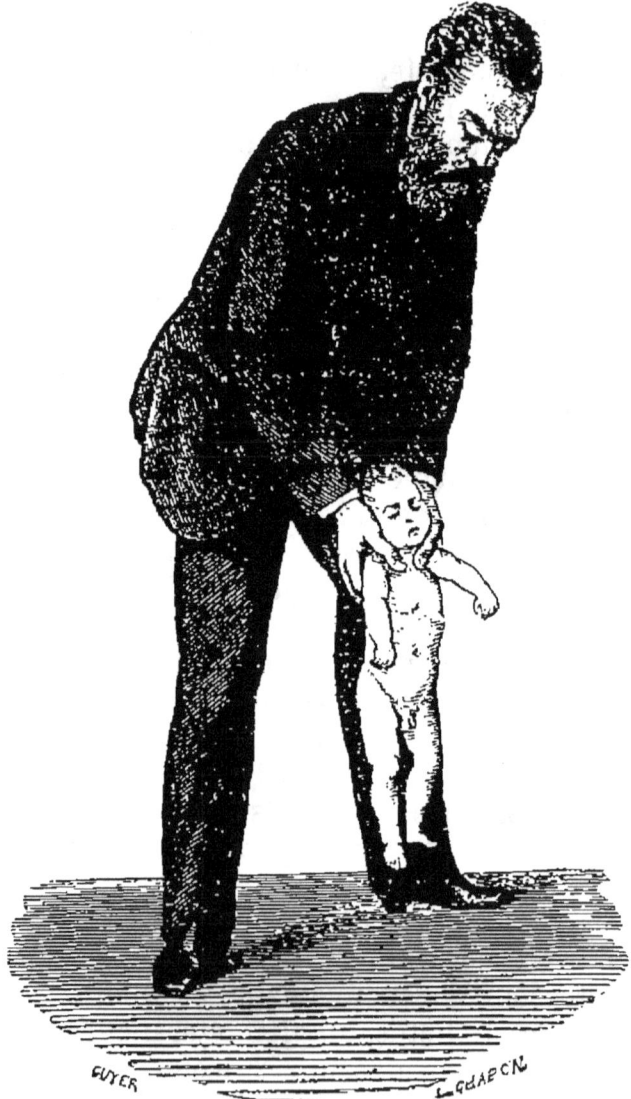

Fig. 104. — Procédé de Schultze. — Position d'inspiration.

pouces reposent doucement sur le sommet de la
face antérieure du thorax et les trois derniers doigts

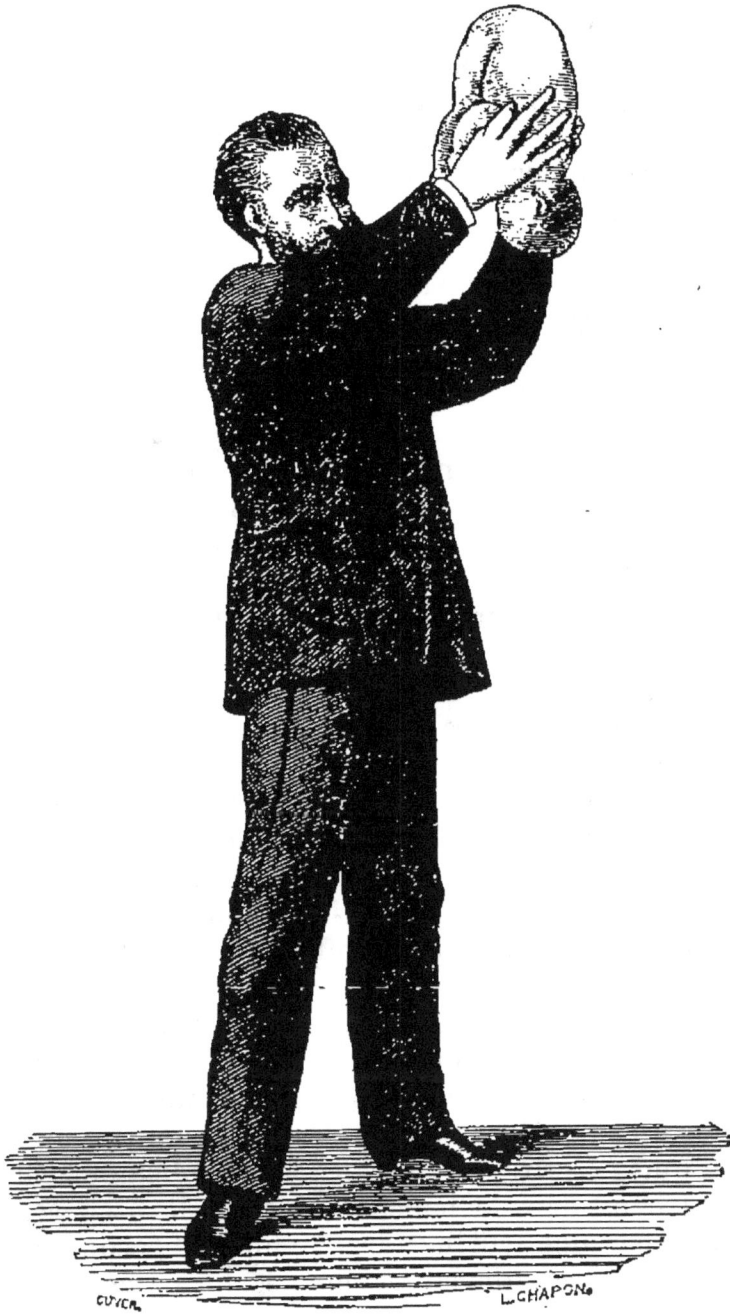

Fig. 105. — Procédé de Schultze. — Position d'expiration.

sont appliqués sur la face postérieure (fig. 104). C'est
là la position d'inspiration.

L'accoucheur lance ensuite l'enfant en avant et
en haut, mais assez doucement et en ayant soin
d'arrêter le mouvement quand ses bras ont dépassé
la position horizontale, de façon que la partie inférieure du corps du fœtus culbute seule en avant et
vienne fortement comprimer le ventre ; cette compression se transmet au diaphragme et aux organes
thoraciques (fig. 105), c'est le temps d'expiration.
Dans cette position, tout le poids du corps du fœtus
repose sur les pouces de l'accoucheur.

Après avoir maintenu l'enfant quelques secondes
dans cette position, l'accoucheur le ramène assez
brusquement en bas entre ses jambes écartées, par
un mouvement inverse ; le diaphragme s'abaisse par
suite de la secousse éprouvée par les viscères abdominaux, en même temps que le poids du corps, en
agissant en sens inverse des doigts qui sont sous
les aisselles, tend à soulever les côtes.

Cette manœuvre sera renouvelée une quinzaine
de fois par minute et on ne la cessera que lorsque
la respiration se fera régulièrement.

Cependant si ces moyens ne donnaient pas rapidement le résultat que l'on en attend, il ne faudrait
pas s'y attarder, et recourir de suite à l'*insufflation
pulmonaire*, moyen plus efficace.

Voici comment doit se pratiquer l'opération. L'enfant étant placé sur un oreiller, entouré de langes
chauds, la tête soulevée et légèrement inclinée en
arrière, on saisit de la main droite le tube insufflateur
de Ribemont-Dessaignes (fig. 106), tenu comme une
plume à écrire, et avec le doigt indicateur gauche
introduit dans la bouche, on va à la recherche de
l'orifice supérieur du larynx, que l'on reconnaît à la
saillie des cartilages aryténoïdes, en arrière desquels
la pulpe du doigt se place. On glisse alors le tube le
long de l'index gauche, jusqu'à l'ouverture du larynx,

et on l'enfonce doucement dans la trachée, en le ramenant sur la ligne médiane, jusqu'à ce que la progression en soit arrêtée par la base élargie du cône.

Le tube en place, on commencera par aspirer les mucosités qui peuvent se trouver dans la trachée, soit à l'aide de la poire préalablement aplatie, mais de préférence avec la bouche; lorsqu'on sent qu'elles sont entrées dans la cavité de l'instrument, on retire le tube et on le débarrasse des mucosités qu'il contient en soufflant dedans. Cette aspiration préliminaire et *indispensable* des mucosités pourra être renouvelée si on le juge nécessaire.

Le tube réintroduit, et après s'être assuré qu'il est bien dans la trachée, on pratiquera l'insufflation à l'aide de la poire annexée à l'instrument, en pressant doucement de façon à ne pas produire de rupture des vésicules pulmonaires. Les insufflations doivent être répétées toutes les huit à dix secondes; pendant leur intervalle, un aide, ou même la main libre de l'opérateur complétera l'expiration en exerçant une pression sur la cage thoracique.

A défaut de l'insufflateur de Ribemont, on pourra utiliser le tube de Chaussier, et même, si

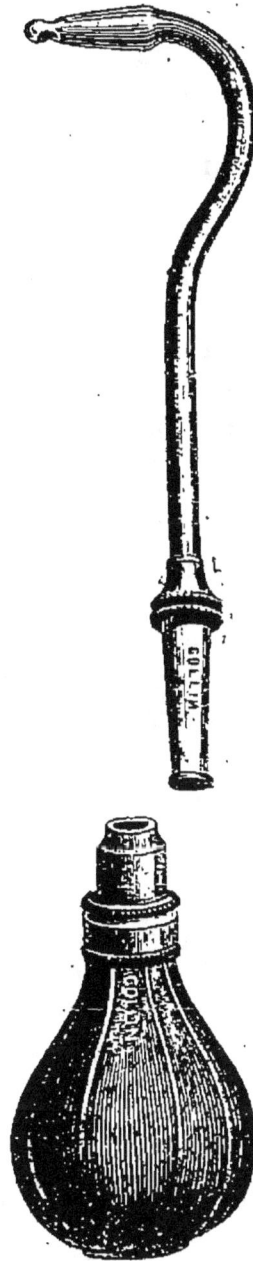

Fig. 106. — Insufflateur laryngien du Docteur Ribemont.

l'on était pris au dépourvu, une sonde courbe ordinaire. mais dans ce cas, il faudrait tenir le nez et
les lèvres exactement fermés.

Pour cela, si l'on ne peut se faire aider de personne, on tient soi-même les lèvres rapprochées
avec le pouce et l'indicateur de chaque main, et les
narines avec les deux médius. Mais si l'on a près de
soi un aide intelligent, on le charge d'obturer les
narines d'une main, et la moitié gauche de la bouche
de l'autre, et on n'a plus qu'à pincer soi-même la
moitié droite de la bouche avec le pouce et l'index
de la main gauche, — gardant ainsi sa main droite
tout à fait libre pour tenir le tube à sa place. Pajot
fait observer avec raison qu'on a souvent beaucoup
de difficulté à tenir la bouche du nouveau-né exactement fermée, si l'on agit sur elle à nu, parce que les
lèvres sont rendues glissantes, ou par l'enduit céru-
mineux général, ou par les glaires qui s'échappent
de la cavité buccale ; et il conseille, pour lors, de
recouvrir les lèvres d'un linge fin et sec, avant de
les pincer. De cette façon, on ferme bien plus exactement la bouche, et l'on n'a pas la crainte que l'occlu-
sion cesse tout à coup, juste au moment où on fait
l'insufflation.

Lorsqu'on ne peut se servir de la poire de Ribemont et qu'il est nécessaire de souffler avec la
bouche, il *faut saisir toute l'embouchure du tube
entre les lèvres* et, par le moindre effort d'expiration, on réussit à faire passer dans l'instrument
un courant d'air suffisant ; il faut souffler un peu
fort, *mais lentement,* pour ne pas produire d'emphysème pulmonaire, avant même d'avoir rempli d'air
la totalité de l'arbre bronchique. Les insufflations
seront de deux à quatre secondes de durée et répétées huit à dix fois par minute.

Le premier effet de l'insufflation est de rendre
plus perceptibles les battements du cœur, puis si
l'opération doit réussir, on voit tout à coup un

mouvement suspirieux se produire convulsivement, comme une sorte de hoquet, et l'abdomen se soulever; puis, plus rien pendant vingt à trente secondes quelquefois; après cela, une nouvelle inspiration convulsive suivie d'un repos moins long, enfin des inspirations simples, non convulsives, tout ordinaires : la respiration est alors établie, on retire le tube, et pour maintenir le résultat obtenu on peut recourir pendant quelque temps à l'un des moyens précédemment indiqués. Lorsque l'enfant se met à crier d'une façon régulière, on peut le considérer comme sauvé.

Il n'en est pas toujours ainsi, malheureusement, et il arrive parfois qu'après s'être établie sous l'influence de l'insufflation, la respiration devient irrégulière et les accidents d'asphyxie se reproduisent, il faut alors se hâter de reprendre l'insufflation ; il est des cas dans lesquels on a dû continuer la lutte pendant plus de deux heures et pas toujours avec un résultat favorable. Dans tous les cas on n'abandonnera l'enfant que lorsqu'il se sera écoulé dix minutes au moins après la cessation des battements du cœur, ce n'est qu'alors qu'on pourra regarder la mort comme réelle.

Tractions rythmées de langue. — Cette méthode, préconisée depuis 1892 par M. Laborde et qui a déjà donné chez les adultes et les nouveau-nés de nombreux succès, ne semble pas encore avoir gagné d'une façon complète la confiance des accoucheurs. Chez les nouveau-nés tout au moins, la supériorité de ce procédé sur l'insufflation pulmonaire à l'aide de l'insufflateur de Ribemont-Dessaignes, est loin d'être démontrée; c'est du moins ce qui résulte des observations de M. le professeur Pinard[1].

La manœuvre de M. Laborde consiste à saisir la

---

1. Pinard, Communication faite à l'Académie de médecine, séance du 15 janvier 1895, *Annales de Gynécologie*, mars 1895,

langue, à l'attirer fortement en dehors à plusieurs reprises, 16 à 20 fois par minute, d'une façon rythmique, en appropriant en quelque sorte cette traction au rythme de la fonction qu'il s'agit de réveiller.

C'est évidemment là un procédé simple et d'exécution facile ; c'est, à n'en pas douter, d'après les résultats obtenus, un excitant puissant des réflexes respiratoires et circulatoires, mais dans tous les cas, il conviendra de débarrasser, avant d'y recourir, les voies aériennes des mucosités qu'elles pourront contenir, et le tube de Ribemont convient admirablement pour cet usage. Suivant en cela la pratique de Tarnier et de Pinard, il conviendra de saisir la langue entre les doigts recouverts d'un linge fin, plutôt que d'employer un instrument pouvant produire des lésions préjudiciables à l'alimentation du fœtus par l'allaitement.

On a aussi conseillé l'*électricité* pour combattre l'axphyxie des nouveau-nés. Si on a recours à ce moyen, on placera un des réophores au cou, sur le trajet du phrénique, l'autre au niveau du septième espace intercostal, et on donnera au contact la durée d'une forte inspiration ; ou bien encore, sur le phrénique d'un côté et sur le plexus brachial du côté opposé, et l'on obtiendra de la sorte une dilatation aussi grande que possible de la cage thoracique. Pour favoriser l'expiration, on agira sur les muscles abdominaux, ou bien on comprimera la base du thorax.

Lorsque l'enfant asphyxié est pâle au lieu d'être violet, il faut immédiatement lier le cordon et le sectionner, extraire les mucosités des voies respiratoires à l'aide du tube de Ribemont, et recourir de suite à l'insufflation pulmonaire, sans s'attarder aux autres moyens.

L'enfant naît seulement faible.

Si l'enfant naît faible, soit qu'il arrive avant terme, soit qu'il ait souffert du mauvais état de santé de la mère pendant la grossesse, il exigera des soins particuliers sur lesquels il nous paraît nécessaire d'insister un peu, étant donnés les immenses progrès réalisés depuis quelques années.

L'enfant naissant, en état de *faiblesse congénitale*, a besoin plus que tout autre de bénéficier de la *ligature tardive* du cordon, mais cela ne saurait suffire à lui permettre de lutter contre la faiblesse de sa vitalité et sa tendance au refroidissement.

Comme le fait remarquer M. le docteur Berthod : « En raison de son moindre volume, la surface du refroidissement, chez le prématuré, est plus grande, toutes choses égales d'ailleurs, que chez l'enfant à terme, et la perte de chaleur par rayonnement immédiatement après la naissance, beaucoup plus considérable ; — il s'y joint encore cette circonstance aggravante, que la couche de tissu adipeux sous-cutané, mauvais conducteur de la chaleur, est peu développée, et par conséquent insuffisante à empêcher la déperdition du calorique[1]. » En outre, chez les enfants nés avant terme, les phénomènes d'oxydation et de calorification qui en sont la conséquence sont à leur minimum, ce qui explique du reste leur résistance à l'asphyxie ; ils ne sont donc point par eux-mêmes en état de compenser les pertes qu'ils subissent. — Ces observations, vraies pour les prématurés, le sont également pour les enfants nés à terme en état de *faiblesse congénitale*, et doivent être considérés comme tels, ceux dont le poids est au-dessous de 2 kil. 500 grammes.

Les prématurés sont souvent trop faibles pour pouvoir s'alimenter eux-mêmes, soit au sein, soit même à la cuiller, car ils se fatiguent vite et n'exécutent plus le mouvement de déglutition.

1. Paul Berthod, *la Couveuse et le gavage à la maternité de Paris*, thèse de Paris 1887. Nous avons emprunté à cet excellent travail et au chapitre *Accouchement prématuré* du *Traité d'accouchement* de Tarnier et Budin, la plupart des considérations qui vont suivre.

De là, deux indications à remplir ; 1° *Maintenir la température du nouveau-né*; 2° *Assurer sa nutrition*. Ces deux indications se trouvent réalisées par la *couveuse* et le *gavage*.

Couveuse. — Tous les moyens employés jusqu'ici pour combattre la tendance à l'hypothermie des enfants atteints de *faiblesse congénitale*, ouate, boule d'eau chaude, bains chauds, massage, étaient malheureusement souvent insuffisants.

En décembre 1857, Denucé (de Bordeaux) eut le premier l'idée d'entourer d'une source de chaleur constante l'enfant né avant terme ; il fit construire, à cet effet, un berceau en zinc à double fond et à doubles parois, dont on remplissait l'interstice avec de l'eau chaude qu'on maintenait à une température constante, grâce à un entonnoir placé sur le bord supérieur du berceau et à un robinet d'évacuation près du bord inférieur. Crédé (de Leipsig) publia en 1884 les résultats obtenus à l'aide d'un appareil absolument semblable, mais ses premières observations ne remontent qu'à 1866. Que Crédé ne connût pas le berceau incubateur de Denucé et qu'il ait le mérite de l'avoir imaginé, il n'en est pas moins vrai qu'un Français, Denucé, l'avait trouvé et employé près de dix ans avant lui.

Bien qu'entouré d'une source de calorique constante, l'enfant n'en respire pas moins un air refroidi, et peut perdre beaucoup de sa chaleur par la surface pulmonaire ; aussi Tarnier, convaincu de l'insuffisance du *berceau incubateur*, songea-t-il à employer une couveuse analogue à celle dont on se sert pour obtenir artificiellement l'éclosion des œufs.

Elle fut installée à la Maternité en 1880. Tarnier la simplifia plus tard en 1883 et le docteur Auvard ajouta à son orifice d'évacuation une petite hélice renfermée dans un tube de verre, qui permet de s'assurer de la constance du courant.

La *couveuse* se compose essentiellement d'une

caisse en bois, divisée en deux compartiments par une cloison transversale incomplète[1].

La prise d'air est située sur le côté à la partie inférieure de l'appareil, et l'orifice d'évacuation tout à fait à la partie supérieure et du même côté (fig. 107).

Dans le compartiment inférieur se trouvent des moines en grés remplis d'eau bouillante ; dans le compartiment supérieur on place l'enfant qui repose

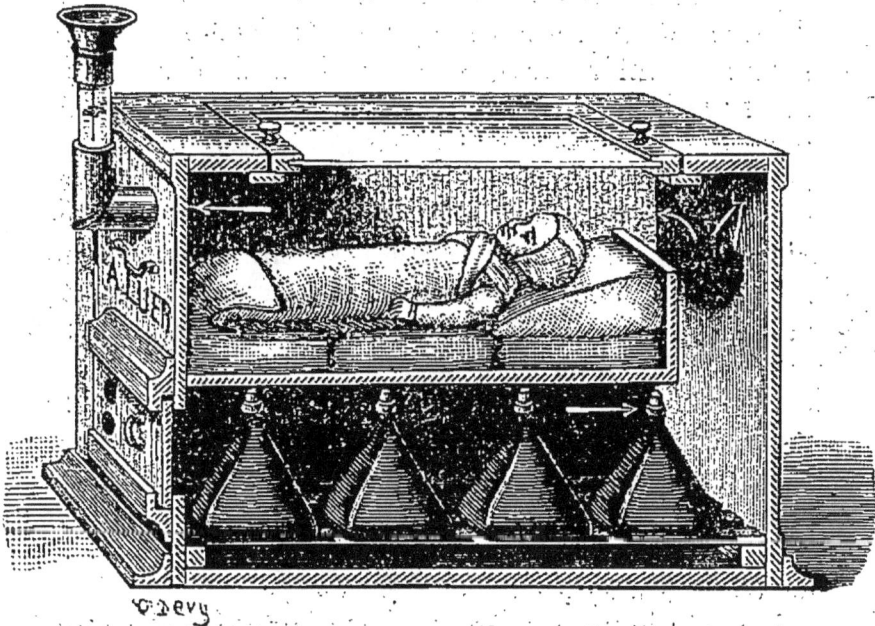

Fig. 107. — Couveuse de Tarnier.

sur la cloison incomplète que nous avons signalée, et dont le vide correspond au côté opposé à celui où se trouvent les orifices d'entrée et de sortie de l'air ; de sorte que l'air, après s'être échauffé au contact des boules d'eau chaude, passe du compartiment inférieur dans le compartiment supérieur, qu'il est

1. Voir pour la description de l'appareil le mémoire d'Auvard, *de la Couveuse pour enfants* (*Arch. de Tocologie*, 1883) ou la thèse du Dr Berthod, *loc. cit.*

obligé de parcourir en entier, avant de sortir par l'orifice d'évacuation. Un panneau mobile en verre forme la paroi supérieure de la couveuse ; un autre panneau plus petit à la partie inférieure, permet d'introduire et de changer les boules.

Une *éponge mouillée*, suspendue à l'intérieur, donne à l'air chaud l'humidité nécessaire, et un *thermomètre* indique la température.

Pour se servir de la couveuse que nous venons de décrire sommairement, on met d'abord dans le compartiment inférieur trois moines remplis d'eau bouillante ; puis lorsque l'appareil a atteint le degré de température voulu, on y place l'enfant. Deux heures après on ajoute une quatrième boule, puis toutes les deux heures environ on en retire une que l'on remplace immédiatement par une nouvelle remplie d'eau bouillante, et ainsi de suite, en faisant coïncider autant que possible le changement des boules avec les repas de l'enfant.

Le compartiment inférieur peut contenir cinq boules, mais quatre suffisent ordinairement.

La température de la couveuse doit être maintenue entre 30° et 34°, elle sera d'autant plus élevée que celle du nouveau-né sera plus faible, mais elle ne devra dans aucun cas dépasser 35°.

Lorsque le nouveau-né est placé dans la couveuse, il ne tarde pas d'ordinaire à s'endormir, sa respiration et sa circulation se régularisent, et il est exceptionnel qu'on l'entende crier.

Il est difficile de fixer le temps que devra passer l'enfant dans la couveuse, cela dépendra évidemment de son état ; dans tous les cas on ne devra l'en sortir définitivement qu'après l'avoir habitué à la température extérieure en abaissant peu à peu la température de l'appareil. Lorsqu'un nouveau-né aura succombé dans la couveuse, et même sans cela, lorsqu'elle aura seulement servi à un enfant malade, avant de l'utiliser pour un autre, il faudra la désin-

fecter avec soin, et le meilleur moyen pour cela sera
de la laver avec la liqueur de Van Swieten, puis de
la faire sécher.

Gavage. — Parfois le *prématuré*, ou l'enfant à terme
congénitalement faible, peut teter, et dans ce cas il
pourra prendre le sein de sa mère ou d'une nourrice ;
cependant le plus souvent il est trop faible pour ac-
complir cet effort, quelquefois même, dans l'administration du lait à la cuiller, la déglutition le fatigue
et il n'absorbe qu'une quantité insuffisante de liquide
nutritif ; c'est alors qu'il faut recourir au *gavage*,
méthode que Tarnier emploie à la Maternité de Paris
depuis le 22 mars 1884.

Une sonde en caoutchouc du calibre 14 ou 16 de la
filière Charrière, munie à l'une de ses extrémités
d'une cupule en verre, constitue tout l'appareil du
gavage. Le bout de sein artificiel en verre du
Dr Bailly remplit très bien cet office, cependant nous
donnons la préférence à l'appareil figuré page 340,
et qui permet de doser facilement la quantité de lait
que l'on veut administrer (fig. 108).

Dans l'intervalle des repas, le tube, soigneusement
lavé, sera conservé dans de l'eau stérilisée ; pour les
repas, on l'introduira jusqu'à la base de la langue ;
par des mouvements instinctifs de déglutition, l'enfant le fera pénétrer jusqu'à l'entrée de l'œsophage
et il suffira de le pousser pour le faire pénétrer à une
profondeur de 15 cent. environ, à partir de l'orifice
buccal. On versera alors le liquide alimentaire dans
la cupule, qu'il suffira d'élever un peu pour qu'elle
se vide dans l'estomac.

Quelques instants après, on retirera *rapidement* la
sonde pour éviter la régurgitation.

Le liquide qui convient le mieux est le lait de
femme extrait à l'aide d'un tire-lait au moment même
du gavage ; à son défaut, on se servirait de lait de
vache stérilisé, plus ou moins étendu d'eau bouillie
sucrée suivant l'âge et la faiblesse de l'enfant.

Si l'enfant est très petit, la quantité de lait à administrer par repas ne dépassera pas huit à dix grammes, mais les repas auront lieu toutes les heures ; à

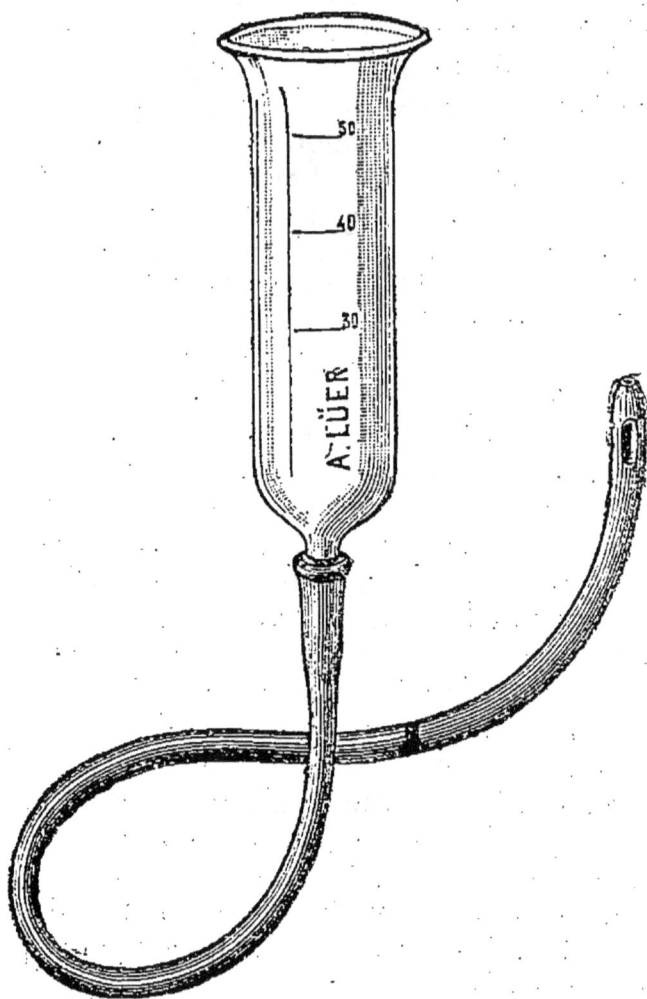

Fig. 108. — Tube à gavage.

mesure que l'enfant prendra de la force, on augmen-
tera la quantité de lait et on espacera davantage les
séances de gavage.

Sous l'influence de gavages trop abondants, il se

produit un œdème de tout le corps du nouveau-né, dû vraisemblablement à une hypernutrition.

Cet œdème disparaît dès qu'on revient à une alimentation plus modérée, mais des accidents graves d'entérite ne tarderaient pas à se manifester si l'on continuait cette administration exagérée de substance alimentaire.

Dès que l'enfant peut teter on le met au sein, tout en alternant avec le gavage, et on ne supprime ce dernier que lorsque l'allaitement au sein paraît suffisant; s'il survenait le moindre trouble dans les fonctions digestives, on n'hésiterait pas à y revenir.

En résumé, l'emploi de la couveuse et du gavage constitue un des progrès les plus considérables qui aient été accomplis depuis longtemps dans l'hygiène des nouveau-nés, et grâce à lui, on peut dire, avec le professeur Tarnier, qu'à l'heure actuelle, l'époque de la viabilité au point de vue clinique arrive à se confondre avec l'époque de la viabilité légale.

QUATRIÈME PARTIE

Des accouchements vicieux ou difficiles
(Dystocie)

Sous le nom de *dystocie*, on comprend l'ensemble des causes qui peuvent rendre l'accouchement difficile, impossible ou dangereux pour la mère et pour l'enfant, et qui nécessitent par conséquent l'intervention plus ou moins active de l'accoucheur (Charpentier).

Ces causes peuvent être divisées en trois groupes suivant qu'elles dépendent de la *mère*, du *fœtus* ou de *ses annexes*.

Causes dépendant de la mère.

a. — **Organes génitaux.** — Étroitesse, rigidité de la vulve et du vagin. — Vices de conformation. — Tumeurs. — Varices. — Œdème. — Trombus. — Ruptures.

Périnée. — Résistance, déchirures.

Utérus. — Faiblesse et irrégularités des contractions. — Rigidité anatomique, pathologique, spasmodique du col. — Oblitération du col. — Déviations de l'orifice. — Tuméfaction et allongement de la lèvre antérieure. — Abcès, tumeurs, dégénérescence cancéreuse du col. — Déplacements du corps de l'utérus. — Inversion utérine. — Vices de conformation de l'utérus. — Tumeurs. — Ruptures de l'utérus. — Tumeurs de l'ovaire.

b. — **Tumeurs intra-pelviennes,** d'origine osseuse. — Tumeurs stercorales, néoplasmes du rectum, de la vessie. — Calculs vésicaux.

c. —**États pathologiques** pouvant compromettre la santé de l'enfant et de la mère et nécessitant l'intervention de l'accoucheur. — Vomissements incoercibles de la grossesse. — Hémorragies. — Affections organiques du cœur, des poumons. — Éclampsie, etc.

d. — **Vices de conformation du bassin.** — Excès d'amplitude. — Excès d'étroitesse. — Inclinaisons vicieuses.

Causes dépendant du fœtus.

Excès de volume physiologique, pathologique. — Tumeurs. — Monstruosités simples ou doubles. — Présentations et positions anormales. — Procidences.

Causes dépendant des annexes.

Cordon. — Brièveté. — Excès de longueur. — Fragilité. — *Placenta.* — Excès de volume. — Insertion vicieuse. — Adhérences. — Môles.

Reprenons successivement chacune de ces causes en particulier.

Dystocie maternelle. — **Parties molles.** — L'*étroitesse et la rigidité* de l'orifice vulvaire se présente parfois chez des femmes jeunes et très musclées. Mais le plus souvent elle ne constitue une difficulté à l'accouchement que chez les femmes devenant enceintes dans un âge déjà avancé.

Budin a démontré que ces résistances à la sortie de la tête fœtale sont moins souvent la conséquence de la rigidité de l'orifice vulvaire que de celle de l'orifice antérieur du vagin, c'est-à-dire de l'anneau hyménéal. Au toucher, souvent la vulve paraît souple et extensible, mais si l'on introduit le doigt entre la tête et l'orifice vaginal, on sent que les bords de ce dernier sont tendus et résistants et se présentent souvent sous forme d'une bride à bords tranchants. En pratiquant une incision sur cet orifice vaginal, la tête, arrêtée depuis près de deux heures à l'orifice vulvaire, la franchit en quelques secondes (Olshausen). L'orifice vaginal ne cède guère qu'en se déchirant et souvent les ruptures du périnée n'ont pas d'autre origine. La rigidité de la vulve et son étroitesse réclameront une application de forceps ; des tractions méthodiques, intermittentes, donnant à la région le temps de s'assouplir et de se dilater, viendront le plus souvent sans incidents à bout de la résistance. S'il y avait menace de déchirure, il faudrait recourir à de petits débridements, comme nous le dirons plus loin à propos de la résistance du périnée.

L'œdème, les varices, les tumeurs de la vulve et du vagin opposent rarement un obstacle sérieux au passage du fœtus. Dans le cas de tumeurs solides ou liquides assez volumineuses pour constituer une cause sérieuse de dystocie, on aurait recours à l'excision ou à l'incision, suivant les circonstances.

D'autres fois, c'est le vagin qui, congénitalement trop étroit ou rétréci secondairement par des brides cicatricielles, s'oppose à l'expulsion du fœtus (Voy. les observations de Stoltz et Lombard)[1], etc. Il n'y aurait encore ici, après avoir attendu suffisamment pour être bien sûr de l'impuissance des contractions utérines, qu'à débrider le vagin de côté et d'autre avec un bistouri à pointe mousse, comme l'a fait Stoltz.

Les auteurs citent des cas où l'hymen, ayant résisté aux approches conjugales, sans pourtant empêcher la fécondation, a été trouvé intact au moment de l'accouchement. On peut encore, ici, livrer

---

1. S Tarnier, *Des cas dans lesquels l'extraction du fœtus est nécessaire*, thèse. Paris, 1860, p. 67-68.

le travail à lui-même un certain temps; mais si l'on voit la membrane arrêter réellement le fœtus, on l'incisera soit avec un bistouri boutonné, soit avec des ciseaux.

Quant aux vices de conformation consistant dans l'ouverture du vagin soit dans le rectum, soit dans la vessie, soit sur l'abdomen au-dessus des pubis, et qui ont permis quelquefois la fécondation, ils sont trop exceptionnels pour que nous nous en occupions ; dans les cas cités, l'accouchement se termina généralement par les seules forces de la nature, aidée tout au plus d'incisions peu dangereuses et de quelques tractions avec le forceps.

Le vagin peut présenter un cloisonnement complet ou incomplet; lorsque le cloisonnement est complet, il y a généralement deux utérus; l'accouchement se produit d'ordinaire avant terme et l'expulsion se fait par le conduit qui correspond à l'utérus gravide, la cloison étant refoulée sur le côté.

Lorsque la cloison est incomplète, elle peut former une bride résistante qui s'oppose à la progression du fœtus et qu'il faut inciser.

Le *thrombus* du vagin est un accident rare (Paul Dubois, *trois cas* sur 1,400 accouchements; Charpentier, *un cas* sur 1,800). Le thrombus de la vulve est un peu moins rare que celui du vagin. Il reconnaît pour cause des ruptures vasculaires qui se font dans le tissu cellulaire, sous l'influence de la gêne de la circulation de retour, des froissements exécutés par la partie fœtale, les instruments ou les mains, les efforts d'expulsion exagérés, etc. Ces thrombus peuvent atteindre un volume considérable et leur gravité est en rapport avec l'étendue de l'épanchement. Le thrombus qui survient avant le travail a une gravité exceptionnelle. Le traitement du thrombus consistera surtout dans l'expectation et les soins antiseptiques; pendant le travail, il faudra terminer l'accouchement par le forceps dès

que cela sera possible, et la tumeur sanguine ne
sera incisée que s'il était impossible de faire autrement, et, dans ce dernier cas, comme du reste dans
toutes les opérations obstétricales, il faudra s'entourer des précautions antiseptiques les plus rigoureuses.

Après la délivrance, expectation antiseptique, la
tumeur se résolvant d'ordinaire; si, au contraire,
elle s'enflammait consécutivement, ouverture de
l'abcès, soins antiseptiques, régime tonique, etc., etc.

Rupture du vagin. — Les déchirures du vagin
peuvent se produire spontanément, mais elles sont,
le plus souvent peut-être, le résultat de manœuvres
maladroites dans le premier temps de la version ou
dans l'application du forceps. Spontanées, elles sont
souvent liées à la rupture de l'utérus et, le plus souvent, transversales; traumatiques, elles peuvent
avoir toutes les formes et toutes les directions, et
même livrer passage à des anses intestinales.

La suture, un repos absolu, les soins antiseptiques
les plus rigoureux constitueront le traitement de cet
accident.

Les polypes de la paroi vaginale sont rares et
assez peu volumineux d'ordinaire pour ne pas être
une cause sérieuse de dystocie; dans le cas de tumeur assez volumineuse pour s'opposer au passage
du fœtus, on en pratiquerait l'extirpation.

Les cancroïdes, les carcinomes du vagin, rarement primitifs, sont le plus souvent la conséquence
de l'extension d'un cancer du col utérin; ils permettent souvent la sortie du fœtus par les efforts de
la nature seuls ou aidés par une application du forceps. Dans le cas où ils rendraient l'accouchement
impossible par les voies naturelles, il y aurait lieu
de recourir à l'opération césarienne.

Résistance du périnée.

« Le périnée doit, au moment de l'accouchement,

se convertir en une gouttière allant se terminer à la vulve ; les plans nombreux et résistants qui composent le plancher du bassin doivent céder peu à peu devant la tête du fœtus, qui les refoule progressivement, jusqu'à ce que les voies soient suffisamment élargies. Mais, dans certains cas, le périnée semble doué d'une résistance si grande que la descente de la tête ne fait aucun progrès ; l'utérus s'épuise en contractions inutiles, et il faut que le médecin termine l'accouchement par une application de forceps. *De tous les cas de dystocie, c'est sans contredit le plus fréquent, mais aussi le moins grave. Le maniement du forceps demande alors, cependant, certaines précautions ; ainsi les tractions, loin d'être rapides, doivent être faites avec une grande lenteur de manière à laisser aux tissus le temps de se dilater ; une traction trop brusque exposerait presque certainement à la rupture du périnée* [1]. » (Tarnier.)

Mais il se peut que les contractions utérines, malgré la résistance du périnée, continuent fortes et régulières ; parfois même se révoltent contre l'obstacle et augmentent d'énergie, et dans les deux cas le résultat est le même ; ou bien le périnée se rompt, ou bien s'il résiste, le fœtus succombe.

Ce ne sont pas les périnées les plus minces qui se rompent d'ordinaire, au contraire, ce sont les périnées épais, rigides, à tissus œdématiés qui cèdent le plus souvent.

Que le périnée soit souple ou résistant, que les contractions soient faibles ou énergiques, le forceps sera le moyen de choix, car il permettra de régler les efforts expulsifs et d'obtenir traction ou contention suivant les circonstances.

Lorsque c'est la résistance du périnée ou toute

---

1. Tarnier, *Des cas dans lesquels l'extraction du fœtus est nécessaire et des procédés opératoires relatifs à cette extraction*, Paris, 1860.

autre cause qui retarde l'accouchement, il ne faut
pas être trop lent à intervenir, car, après la rupture
des membranes, si la tête, après avoir franchi le col
utérin, séjourne trop longtemps dans l'excavation
sans progresser, il y a danger pour la mère et pour
l'enfant; pour la mère, danger d'épuisement et de
lésions traumatiques graves des parties molles intra-
pelviennes; pour l'enfant, danger d'asphyxie.

En règle générale, suivant le précepte de Pinard,
il y aura lieu d'intervenir par le forceps toutes les
fois que la *tête, à nu dans l'excavation, sera restée
pendant au moins deux heures sans progresser.* Il est
évident que, si un danger quelconque menaçait la
mère ou l'enfant, il faudrait intervenir plus tôt.

Le forceps appliqué, dans le cas de résistance du
périnée, il ne faut pas perdre de vue le danger
d'une rupture, aussi l'extraction devra-t-elle être
conduite avec une excessive lenteur, en surveillant
avec soin le périnée et lui donnant le temps de s'assouplir, de se distendre peu à peu. Si le plancher
périnéal distendu, luisant, menaçait d'éclater, on
pourrait recourir soit aux incisions postéro-latérales
d'Eichelberg, soit à l'incision medio-latéralisée de
Tarnier.

Ces incisions, dont il faut du reste être très sobre,
seront toujours peu étendues, huit à dix millimètres
au plus.

Déchirure du périnée.

Nous avons dit les précautions à prendre dans
le but de prévenir la rupture du périnée, vers la
fin du travail; mais, soit que la femme accouche
seule en cédant trop au besoin de *pousser*, soit que
le périnée ait une rigidité exceptionnelle, ou soit
infiltré, cette rupture est encore très fréquente.

Elle peut, d'ailleurs, se produire à trois degrés
différents: 1° n'atteindre que la fourchette; 2° en-

tamer le périnée, plus ou moins, sans aller pourtant jusqu'à l'anus ; 3° s'étendre jusqu'à cet orifice et faire, par conséquent, de la vulve et de l'anus une seule ouverture.

Dans le premier cas, qui est très commun, surtout chez les primipares, et, du reste, insignifiant, — on n'a rien de particulier à prescrire ; avec quelques précautions antiseptiques la petite plaie guérira parfaitement et en peu de jours.

Dans le deuxième degré, les avantages de la suture immédiate à la soie ou au catgut ont rallié tous ou presque tous les abstentionistes d'autrefois ; à plus forte raison, lorsque la déchirure est complète, c'est-à-dire quand elle s'étend jusqu'à l'anus et qu'elle intéresse le sphincter, l'intervention chirurgicale s'impose-t-elle.

On ne discute plus guère aujourd'hui s'il y a lieu d'intervenir immédiatement ou s'il faut attendre, et, pas un accoucheur n'hésite, je crois, à réparer, immédiatement après la délivrance, une déchirure complète du périnée en pratiquant les sutures profondes et superficielles nécessaires.

Dans le cas d'insuccès ou de succès incomplet, on attendrait cinq ou six mois après l'accouchement pour pratiquer une opération secondaire.

La déchirure du périnée peut se faire entre la commissure postérieure et l'anus, on la dit centrale dans ce cas ; c'est une variété assez rare, se produisant dans certaines circonstances où le périnée est long, la commissure vulvaire très reportée en avant. Ces déchirures sont généralement moins graves qu'on pourrait le croire au premier abord et guérissent bien, d'ordinaire, sous la seule influence des soins antiseptiques ; dans certains cas de déchirure centrale, la distension est telle que l'on peut craindre une déchirure complète, et il y aura lieu de sectionner avec des ciseaux le pont périnéal antérieur et de réunir ensuite par la suture.

Utérus. — Faiblesse des contractions.

Cette cause de dystocie est assez fréquente et donne au travail cette marche particulière que les Anglais ont désignée sous le nom de *tœdius labor*.

Les contractions utérines n'ont ni la durée, ni l'intensité, ni la fréquence qu'elles devraient avoir, et sont insuffisantes à vaincre les résistances normales que rencontre l'expulsion du fœtus. Cette anomalie peut exister dans toutes les périodes du travail, ou seulement dans l'une d'elles ; les causes en sont souvent obscures. Elle est plus fréquente chez les primipares que chez les multipares ; les femmes surchargées d'embonpoint y paraissent prédisposées ; d'autrefois, au contraire, elles sont sous la dépendance d'un état de débilité générale.

Parmi les causes qui peuvent produire la faiblesse des contractions utérines, on a cité : la distension exagérée de l'utérus, le rétrécissement du bassin, la rupture prématurée des membranes, la mort de l'enfant, la longueur de la première partie du travail, la pléthore utérine, la réplétion de la vessie, les émotions morales, etc.

Le *pronostic*, peu sérieux *pour la mère*, pendant la première période, peut le devenir davantage pendant la période d'expulsion ; car, en outre de la fatigue et de l'épuisement qui résultent de la longueur du travail, la compression trop prolongée, produite par la tête du fœtus sur les tissus maternels, expose à des gangrènes consécutives ; — *pour l'enfant* : la faiblesse des contractions est inoffensive tant que les membranes sont intactes. Si la situation se prolonge trop après la rupture des membranes et la dilatation complète, il peut survenir de la gêne dans la circulation placentaire et le fœtus est menacé.

Traitement. — Alimenter légèrement la patiente,

boissons stimulantes, thé, grog, café, surveiller la vessie et le rectum.

Bien qu'inefficaces, si les contractions sont, néanmoins, très douloureuses, on se trouvera bien de procurer quelques heures de repos à la femme en lui administrant un lavement avec trois ou quatre grammes de chloral. On voit souvent ensuite, après cette période de calme, l'utérus se contracter avec plus d'énergie. — Des douches vaginales chaudes à 45°, avec une solution antiseptique, donneront souvent aussi de bons résultats.

La rupture prématurée des membranes a été conseillée et peut donner de bons résultats, mais il faut en user avec prudence et se rappeler que pour être autorisé à pratiquer la rupture artificielle des membranes, il faut :

1° Que le col ait déjà acquis un certain degré de dilatation ;

2° Que la présentation soit un sommet ;

3° Que le bassin soit bien conformé ;

4° Qu'il n'y ait pas de procidence du cordon où d'un membre.

Dans tous les cas, il y a avantage à ne pas intervenir trop tôt.

Dans des cas semblables, l'accoucheur doit surtout s'armer de patience, savoir attendre et gagner du temps en calmant et en encourageant la malade.

Pendant la période d'expulsion, on procèdera à l'extraction du fœtus par le forceps, en se gardant seulement d'intervenir trop tôt, et ce n'est que lorsque la mère ou l'enfant se trouveront menacés par la prolongation du travail, qu'il faudra agir, si ce n'est cependant dans les cas où la tête, complètement descendue dans l'excavation et immobilisée par la faiblesse ou l'absence des contractions, ne saurait y séjourner plus de *deux heures* sans exposer les parties molles maternelles à des compressions dangereuses pour leur vitalité.

Contractions exagérées.

Cette anomalie est plus rare que la précédente ; l'exagération des contractions porte sur l'intensité, la durée, la fréquence et la sensation douloureuse. Elle peut aller en augmentant jusqu'à la fin du travail, à tel point que la contraction devient pour ainsi dire permanente, les périodes de repos qui séparent les contractions normales n'existant plus ou presque plus.

Les conséquences de l'exagération des contractions utérines peuvent être du côté de la mère : une expulsion trop rapide du fœtus et par suite des syncopes parfois mortelles, des déchirures du col, des ruptures du périnée, une inertie consécutive à une déplétion trop brusque, et des hémorragies graves. Du côté de l'enfant : l'asphyxie par suite de la gêne de la circulation utéro-placentaire, le décollement prématuré du placenta, etc.

Le traitement consistera à faire garder à la parturiente le repos horizontal ; à calmer ses douleurs exagérées soit par un lavement laudanisé ou chloralé, soit par le chloroforme administré à la dose analgésique ; à lui recommander, pendant la période d'expulsion, de ne pas *pousser*, mais surtout à bien veiller sur le périnée et à retarder le plus possible, par les manœuvres déjà indiquées, la sortie de la tête, pour donner à la région périnéale le temps de s'assouplir et de se dilater.

Contractions irrégulières.

Dans certains cas, les contractions de l'utérus sont *irrégulières*, en ce sens qu'elles ne sont pas séparées par un calme bien franc, et que, dans les paroxysmes, elles sont d'une violence extrême. D'autres fois, elles ne sont que *partielles*, c'est-à-dire qu'un seul point de l'organe entre en action quand tout le reste demeure inerte ; et, cependant, elles ne sont pas moins douloureuses et agaçantes que si elles étaient générales. La femme s'énerve, crie, pleure, se désespère, est dans une agitation extrême et, pendant ce temps, le travail ne marche pas.

Les meilleurs moyens à opposer à un pareil état sont les suivants : petit lavement avec laudanum ou chloral, bains de siège et de préférence, si cela est possible, grand bain prolongé. Sous l'influence de ces moyens, le calme se fait, parfois même survient une période de sommeil, et la femme se repose ; puis surviennent des douleurs franches, régulières, générales, et l'accouchement reprend sa marche, pour se terminer heureusement. Les inhalations chloroformiques pourront aussi être utilisées avec avantage.

Rigidité du col de l'utérus.

Sous ce nom, on désigne une résistance active ou passive du col à la dilatation ; on en a distingué trois variétés : la rigidité anatomique, la rigidité spasmodique et la rigidité pathologique.

Nous ne pouvons nous arrêter à discuter, dans ce petit livre, la question de savoir si la première variété est bien la conséquence d'un état anatomique particulier du col (Maygrier, Porak, Goulard, etc.,) ou si la cause n'en réside pas plutôt, sinon dans tous les cas, au moins dans la très grande majorité, dans tout ce qui peut apporter une gêne au travail normal (Pinard, Doléris, Wallich, etc.)

Dans la rigidité dite anatomique, les bords du col sont durs, épais, non douloureux ; ils donnent au toucher la sensation d'un anneau de cuir enduit de graisse (Pajot). Malgré des contractions normales et énergiques, la dilatation ne fait aucun progrès.

Cet état du col ne compromet pas en général le fœtus lorsque les membranes sont intactes ; mais, malheureusement, elles sont souvent prématuré-

ment rompues et la vie de l'enfant peut être rapidement compromise par les troubles répétés, apportés
par les contractions, dans la circulation fœto-placentaire. — Chez la mère, en dehors des déchirures et
même des ruptures circulaires du col qui peuvent
en être la conséquence, on voit survenir de la fatigue, de l'excitation et de la fièvre ; l'utérus surmené
finit par ne plus se contracter, ou bien s'il a réussi
à vaincre la résistance du col, il présente de l'inertie
consécutive, et des hémorragies post-partum en sont
la conséquence.

Le traitement consistera en bains, douches vaginales à 45°, en lavements de chloral ou de laudanum
ou injections hypodermiques de morphine. — Les
inhalations de chloroforme prudemment dirigées
pourront également rendre de grands services, en
régularisant les contractions. — A moins de circonstances exceptionnelles, il faut ménager avec soin les
membranes et éviter de pratiquer le toucher trop
souvent.

Les ballons dilatateurs de Barnes, de Moussous, de
Champetier de Ribes, l'écarteur de Tarnier, pourront
être employés, si l'état de la mère ou de l'enfant
exige que l'on hâte la terminaison de l'accouchement.
Si ces moyens échouaient, on aurait recours aux
débridements du col, à l'aide d'un long bistouri
boutonné, guidé sur le doigt jusque dans l'orifice.

Ces débridements, qui doivent être très peu étendus et ne mesurer que 4 à 5 millimètres au plus,
seront toujours pratiqués sur les parties latérales et
jamais directement en avant ou en arrière. A la
suite de ces incisions, on voit d'ordinaire la dilatation se faire assez rapidement ; mais la parturiente
se trouvant souvent très épuisée lorsqu'on est
obligé de recourir à ce moyen, on peut être dans
l'obligation de terminer l'accouchement par le
forceps.

Rigidité spasmodique.

La rigidité spasmodique s'observait, surtout autrefois, à la suite de l'administration du seigle ; elle peut s'observer encore à la suite de touchers répétés et maladroits, de ces manœuvres intempestives de dilatation que certaines sages-femmes désignent sous le nom de *petit travail,* de la rupture prématurée des membranes, etc.

Au toucher, les bords du col sont minces et tranchants, donnant la sensation d'un fil métallique qui circonscrirait l'orifice. Le col est chaud, douloureux, ainsi que le vagin ; il y a des douleurs lombaires continues et violentes ; il peut se produire des nausées, des vomissements, de l'agitation, une réaction fébrile ; qu'opposer à cet accident ?

Dans la première période, si aucun accident grave ne menace la vie de la mère ou de l'enfant, il faut attendre, la contracture du col, étant dans ce cas d'origine spasmodique, diparait souvent d'elle-même au bout de quelques heures ; mais si elle se prolonge, il faudra intervenir par les bains de siège, les grands bains, les injections tièdes, les lavements de laudanum ou de chloral, les inhalations de chloroforme qui, en supprimant la douleur, régulariseront les contractions, aideront à faire tomber le spasme. Mais il peut arriver que ces moyens échouent ; alors, si l'on a lieu de craindre pour la vie de l'enfant ou pour la santé de la mère, on pourra recourir à l'emploi des ballons dilatateurs, et comme dernière ressource, aux débridements du col comme dans la forme précédente, puis, la dilatation complète, terminer l'accouchement par le forceps ou la version, suivant les circonstances.

Rigidité pathologique.

Les *cicatrices* du col consécutives à des accouchements antérieurs, à des opérations chirurgicales, à

des cautérisations de la cavité cervicale, peuvent
gêner et retarder la dilatation; il est cependant rare
qu'elles soient assez résistantes pour nécessiter des
débridements.

La *syphilis*, soit par l'induration qui accompagne
l'accident initial, mais surtout par la dégénérescence scléreuse du col qui peut en être la conséquence, peut être une cause de rigidité et exceptionnellement même un obstacle insurmontable à la
terminaison de l'accouchement: (cas de Fasola, 1884,
dans lequel il existait une sclérose généralisée du
col et du segment inférieur, et dans lequel les incisions ne permirent pas de vaincre la sténose du col.)
Cette influence de la syphilis sur la consistance du
col n'est connue que depuis un petit nombre
d'années; elle a surtout été étudiée par Doléris,
Me Mesnard et Maygrier,

Dans certains cas rares, il peut y avoir oblitération
complète de l'orifice cervical; il ne s'agit parfois que
d'une simple agglutination des lèvres du col par des
mucosités épaisses et gélatineuses, et les contractions
utérines ne tardent pas à avoir raison de l'obstacle;
d'autres fois, l'orifice est réellement fermé par du
tissu cicatriciel, mais il est d'origine récente, son
épaisseur est peu considérable, et le doigt triomphe
assez facilement de la résistance. Dans les cas
d'oblitération complète avec résistance infranchissable au doigt, il faudra recourir à l'hystérotomie
vaginale; toutefois, avant de pratiquer cette opération, on procédera à une exploration complète de
l'excavation, la femme étant soumise à l'anesthésie
chloroformique, et la main introduite tout entière
dans le vagin, afin de s'assurer que le col n'est pas
dissimulé soit tout à fait en haut et en arrière, soit
au contraire tout à fait en avant comme cela est
arrivé au professeur Depaul.

On fera porter l'incision sur le siège même de
l'oblitération, s'il est possible de le reconnaître; dans

le cas contraire, sur le point le plus aminci et le moins résistant du segment inférieur. Le champ de l'opération sera mis à nu à l'aide de valves; une incision transversale de deux à trois centimètres sera faite à petits coups, puis, la paroi utérine divisée, le doigt sera introduit dans l'ouverture et guidera le bistouri boutonné dont on se servira pour l'agrandir en pratiquant des débridements multiples ; le travail sera ensuite livré à la nature.

Si le col résistait encore, on pourrait pratiquer de nouveaux débridements.

Dégénérescence cancéreuse du col.

Une seule des lèvres peut être envahie ; le col tout entier peut avoir subi la dégénérescence. Dans le premier cas, l'accouchement spontané est la règle, que la dilatation se fasse aux dépens de la partie saine du col ou que la partie malade s'y prête ; dans le second, l'accouchement peut encore avoir lieu, la masse néoplasique subissant souvent un ramollissement considérable vers la fin de la grossesse, mais il peut alors se produire des fissures allant jusqu'à la rupture utérine et des hémorragies graves : la gangrène, la septicémie peuvent en être la conséquence.

Doit-on intervenir pendant la grossesse ? Si le diagnostic était porté dès les deux ou trois premiers mois, ce qui est fort rare, et si l'étendue des lésions était compatible avec une opération chirurgicale complète, étant donnée la marche rapide que la gravidité imprime d'ordinaire au néoplasme, il nous paraîtrait rationnel d'interrompre la grossesse et de recourir à l'hystérectomie. Lorsque la grossesse est plus avancée, que le fœtus est viable, y a-t-il avantage à provoquer l'accouchement prématuré ? Nous ne le croyons pas, surtout si les lésions maternelles ne sont pas passibles d'une intervention chirurgicale et dans l'intérêt du fœtus ; celui de la mère ne pouvant guère être sauvegardé, mieux vaut laisser aller la grossesse jusqu'à terme, et cela d'autant plus, que les difficultés de l'accouchement à terme peuvent ne pas être beaucoup plus considérables que celles de l'accouchement prématuré.

Pendant le travail, la conduite de l'accoucheur sera la suivante : expectation antiseptique, injections vaginales chaudes, répétées, et dès que la dilatation sera suffisante, si la prolongation du travail paraît dangereuse pour le fœtus, application de forceps.

Si la dilatation reste trop longtemps stationnaire, on pourra la favoriser par l'introduction d'un petit ballon de Champetier ou de Moussous. De petites incisions multiples, pratiquées sur la zone saine du col, rendront également de grands services et pourront, dans certains cas, empêcher des déchirures plus étendues.

Lorsque la dilatation sera impossible, que la mère et le fœtus commenceront à souffrir de la prolongation du travail, c'est à l'opération césarienne qu'il conviendra de recourir.

Déviations du col.

Elles sont la conséquence des déviations du corps de l'utérus, et beaucoup plus fréquentes en arrière qu'en avant. Chez les primipares surtout, par suite de l'engagement normal de la tête et de l'obliquité droite de l'utérus, le col se trouve déjà plus ou moins reporté en arrière et à gauche ; à mesure que cet engagement augmente, la partie antérieure du segment inférieur se trouve de plus en plus refoulée par la tête et la déviation du col en haut, en arrière et à gauche, en est d'autant augmentée ; au lieu de porter directement sur l'orifice, les efforts utérins viennent se briser en partie sur le segment inférieur, et la dilatation peut se trouver considérablement retardée. Pour remédier à cet état de choses, il suffira souvent de

corriger l'obliquité utérine soit par la position donnée
à la parturiente, soit en redressant l'utérus avec la main
pendant la contraction. Dans d'autres cas, on se trouvera bien, pendant la contraction, d'exercer, à l'aide
de l'index recourbé en crochet, quelques tractions
sur la lèvre antérieure du col, de façon à ramener
l'orifice utérin vers le centre de l'excavation, en
même temps qu'avec l'autre main on repoussera le
fond de l'organe ; il faut cependant être très sobre de
ces manœuvres digitales.

Si le col est porté en avant, c'est le segment postérieur qui se trouve engagé, et la manœuvre est inverse. Dans quelques cas exceptionnels, le col peut
être refoulé au-dessus des pubis et faire croire à
une oblitération (cas de Depaul).

Tuméfaction et allongement de la lèvre antérieure du col.

Chez les primipares surtout, lorsqu'il y a engagement profond de la tête avant dilatation complète du
col, la lèvre antérieure se trouve comprimée entre la
tête et la symphyse pubienne. Pour peu que le travail
se prolonge, que la tête soit volumineuse ou le bassin
un peu au-dessous de la normale, il se produit une
tuméfaction de cette lèvre, parfois même un véritable thrombus qui vient opposer à la terminaison de
l'accouchement un obstacle sérieux. On tentera de
réduire la lèvre antérieure ainsi tuméfiée, en la sou-
tenant, la repoussant même pendant la contraction,
au-dessus de la partie fœtale ; si l'on ne peut y réussir,
on terminera l'accouchement par le forceps.

Pour les *déplacements du corps de l'utérus et l'inversion utérine*, nous renvoyons le lecteur à ce que
nous avons dit précédemment (voy. pages 158 et 279.)

Vices de conformation de l'utérus. — Utérus unicorne.

Un certain nombre d'observations prouvent que,
non seulement la grossesse est possible, mais encore

qu'elle peut aller jusqu'à terme et se terminer sans
incident.

Utérus bicorne.

L'une des deux cornes est généralement plus développée que l'autre ; si la conception a lieu dans la
corne la moins développée, la marche de la grossesse
est généralement enrayée plus ou moins prématurément ; elle peut aller jusqu'à terme, au contraire, dans
la corne suffisamment développée ; mais très souvent,
par suite de la forme de l'utérus, l'accommodation
ne se fait pas d'une façon normale, et les présentations vicieuses sont communes.

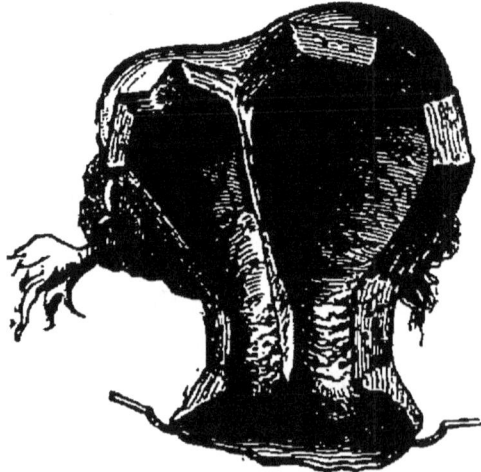

Fig. 109. — Utérus puerpéral double (Obs. de Cruveilhier).
Le côté gauche plus volumineux était le siège de l'œuf. Le droit
ne contenait rien.

Sous le nom d'*utérus biloculaire,* on désigne un
utérus divisé en deux loges par une cloison plus ou
moins complète (fig. 109). Ici encore la marche de
la grossesse variera suivant la façon dont la loge
gravide se laissera développer, et les présentations
vicieuses seront fréquentes. Dans le cas de cloison
incomplète, celle-ci peut apporter un obstacle à la

descente du fœtus, et l'accoucheur peut être conduit à sectionner la portion de cloison formant bride.

Sous le nom d'*utérus cordiforme*, Hergott, en 1834, a décrit une malformation de l'utérus, dans laquelle il reste, à la partie supérieure de l'organe, trace du cloisonnement primitif, sous forme d'un éperon plus ou moins saillant : cette forme d'utérus prédispose, d'une façon toute particulière, aux présentations de l'épaule ; en outre, il est assez fréquent que le décollement du placenta et des membranes se fasse mal par suite de la moindre épaisseur et de la rétractilité plus faible des parois utérines ; aussi, faudra-t-il veiller à la délivrance avec le plus grand soin et, parfois même, pratiquer la délivrance artificielle.

Tumeurs fibreuses de l'utérus.

Ces tumeurs, même volumineuses, peuvent être sans influence sur la grossesse et l'accouchement, lorsqu'elles sont franchement abdominales et qu'elles siègent vers le fond de l'organe ; mais il n'en est pas de même lorsqu'elles occupent soit la paroi antérieure, soit la paroi postérieure du segment inférieur, surtout dans le voisinage du col.

Pendant la grossesse, elles prédisposent à l'avortement ou à l'accouchement prématuré ; siégeant dans la paroi postérieure elles peuvent être cause de rétroversion dans les premiers mois de la gestation.

Pendant l'accouchement, les tumeurs fibreuses interstitielles occupant le segment inférieur de l'utérus occasionnent parfois des difficultés énormes ; cependant, dans certains cas où l'accouchement paraît tout d'abord impossible, l'excavation se trouvant plus ou moins remplie par la tumeur, on voit le travail se terminer spontanément par suite d'un mécanisme spécial bien étudié par Depaul, Guéniot et plus récemment par Lefour, agrégé à la Faculté de Bordeaux[1]. La tumeur s'assouplit, se ramollit, puis sous l'influence des contractions utérines, de la dilatation du col et de l'écoulement du liquide amniotique, elle s'élève et remonte au-dessus de la présentation.

Les tumeurs fibreuses de l'utérus prédisposent aux présentations vicieuses, et aux hémorragies de la délivrance par inertie consécutive.

Le *pronostic* est particulièrement grave lorsque le placenta s'insère directement sur la tumeur.

Traitement. — Pendant la grossesse, si la tumeur est accessible par les voies naturelles, si elle fait saillie dans le vagin, on pourra en pratiquer l'ablation soit par le bistouri, l'écraseur, ou la ligature avec excision (Lefour). — L'avortement ne sera pas fatalement la conséquence de ces manœuvres opératoires. — *Pendant le travail* voici la ligne de conduite indiquée par Lefour. « Attendre d'abord en faisant à la nature la part aussi large que possible, mais limitée par l'intérêt de la mère et de l'enfant ; agir ensuite sur la tumeur, de manière à diminuer ou à faire disparaître l'obstacle, puis, si ces tentatives sont restées infructueuses, agir sur le fœtus, ou terminer l'accouchement par une opération sur la mère. » Ces préceptes nous paraissent résumer complètement les indications à remplir dans le cas de tumeurs fibreuses de l'utérus ; cependant, — si ce n'est lorsque le fœtus est mort, et alors il n'y a pas à hésiter, — les interventions sur celui-ci, autres que le forceps ou la version, tendent à être de plus en plus abandonnées, grâce à l'agrandissement momentané du bassin, que l'on peut obtenir par la symphyséotomie et aux succès que donnent, dans les cas extrêmes, l'opération césarienne ou mieux encore l'opération de Porro, pratiquées d'une façon rigoureusement aseptique.

1. Lefour, *Des fibromes utérins au point de vue de la grossesse et de l'accouchement*, Thèse d'agrégation, 1880.

Rupture de l'utérus.

Nous ne nous occuperons ici que des ruptures utérines pendant le travail : elles peuvent être spontanées ou traumatiques ; *spontanées*, elles reconnaissent pour cause l'amincissement et le ramollissement des parois, qui peut être, parfois, le résultat de grossesses multiples ; les diverses dégénérescences tuberculeuses, cancéreuses, etc., qui peuvent atteindre le tissu utérin, la rigidité du col, les malformations utérines, les rétrécissements du bassin et, en particulier, les saillies tranchantes de certains bassins rachitiques, l'excès de volume du fœtus, sa présentation transversale, etc., etc.

Les ruptures *traumatiques* ont pour cause une intervention intempestive ou maladroite de l'accoucheur, version, forceps, délivrance artificielle, nous y joindrons l'emploi du seigle ergoté.

Si la rupture se produit spontanément, la femme éprouve, au moment même d'une contraction, une douleur atroce qui lui arrache un cri perçant ; elle a conscience d'un déchirement profond, et si la déchirure est très étendue, que le fœtus soit passé dans la cavité abdominale, elle peut avoir conscience que son enfant vient de changer de place ; à cette douleur angoissante, succède une sensation d'engourdissement souvent rapidement suivie de vomissements, de sueurs froides, de syncope. Une quantité plus ou moins considérable de sang s'écoule par les organes génitaux.

Si la déchirure est assez vaste pour avoir laissé passer le fœtus en entier dans le péritoine, toute contraction utérine cesse. — De son côté le médecin reconnaît au *palper* que l'utérus a perdu sa forme ordinaire, sa rénitence et ses contractions ; il sent le fœtus immédiatement sous la paroi abdominale. Au *toucher*, il s'aperçoit que la poche des eaux, qui bombait a disparu, sans que pourtant il se soit écoué

de liquide par le vagin ; que la partie du fœtus qui
se présentait a disparu également, et que le col,
dont la dilatation était assez avancée, s'est plus ou
moins fermé. Enfin, s'il peut porter la main entière
dans la matrice, il la trouve vide ou quelquefois
remplie d'une masse élastique, l'intestin grêle qui a
pris la place du fœtus. Lorsque la rupture est moins
étendue, le fœtus peut être encore en entier contenu
dans l'utérus, ou certaines parties fœtales seulement
avoir franchi la déchirure ; on perçoit alors au
palper une déformation particulière de l'organe, et
les parties sorties sont perçues beaucoup plus nettement et plus superficiellement que les autres.

Le *pronostic* est extrèmement grave et pour la
mère et pour l'enfant ; sur 237 cas : mortalité des
enfants 217 (Ramsbotham), sur 580 cas : mortalité
des mères 480 (Joly). Lorsque le fœtus passe en
totalité ou en partie dans la cavité abdominale, il
succombe presque toujours. Bien que le pronostic
reste encore aujourd'hui très grave pour la femme,
la pratique de l'antisepsie a cependant permis
d'abaisser chez celle-ci la mortalité, dans une notable
proportion.

La conduite de l'accoucheur, dans le cas de rupture de la matrice, variera suivant les circonstances.
Si la dilatation est suffisante, si le fœtus est en totalité ou en partie dans l'utérus, il terminera rapidement l'accouchement par les voies naturelles à
l'aide de la version, du forceps, ou du basiotribe ; si
le fœtus est mort et le bassin rétréci.

Dans le cas où une partie du fœtus se trouverait
étranglée dans la déchirure rétractée, il peut être
difficile de lui faire franchir de nouveau cet orifice
accidentel et, plutôt que d'exercer des tractions
dangereuses ou de débrider par le bistouri comme
le voulait Cazeaux, mieux vaut recourir à la laparotomie. C'est encore à la laparotomie qu'il faudrait
avoir recours si la dilatation du col ou les dimen-

sions du bassin ne permettaient pas l'extraction par les voies naturelles.

Enfin, si le fœtus était tout entier passé dans le péritoine, je ne crois pas qu'il ait lieu de l'y aller chercher par la voie utéro-vaginale, bien que ce procédé ait donné un succès à Paul Dubois, et la laparotomie me paraît de beaucoup préférable.

Quelle que soit la voie par laquelle l'enfant a pu être extrait, il faudra procéder immédiatement à la délivrance et, si l'extraction du fœtus a été faite par la voie vaginale, il faudra, après la délivrance, en même temps qu'on se renseignera sur l'étendue des désordres, bien vérifier s'il n'y a pas d'anse intestinale pincée dans la déchirure.

Après la laparotomie, les soins consécutifs seront ceux de l'opération césarienne ; il est des cas, cependant, où les désordres sont tels qu'il est préférable de recourir à l'opération de Porro. — Après l'extraction par les voies naturelles, si la déchirure est peu étendue, l'hémorragie peu abondante, on peut se contenter de pratiquer un tamponnement utéro-vaginal à la gaze iodoformée ; mais, dans le cas contraire, on peut être conduit à pratiquer la laparotomie.

Les **tumeurs de l'ovaire** peuvent être solides ou liquides ; elles prédisposent à l'avortement et constituent parfois un obstacle sérieux à l'accouchement.

Pendant la grossesse, s'il ne survient pas de complications, on pourra se borner à l'expectation, surtout si le kyste est peu volumineux. On ne saurait oublier, cependant, que lorsque le diagnostic est fait de bonne heure, l'ablation du kyste dans les 4 ou 5 premiers mois donne de très bons résultats (statistiques de Heiberg, de Terrillon, etc.) ; dans tous les cas, s'il survenait des complications, phénomènes de péritonite, torsion du pédicule, etc., il faudrait recourir à l'ovariotomie.

Pendant le travail, si la tumeur n'entrave pas trop la marche du travail et l'expulsion du fœtus, l'expectation est la règle ; mais si la tumeur tend à s'engager dans l'excavation en avant du fœtus, et surtout, si elle est solide, il faut tenter, après avoir soumis la femme à l'anesthésie chloroformique, de la repousser au-dessus du détroit supérieur dans l'une ou l'autre des fosses iliaques ; si l'on ne peut y réussir et que la tumeur soit liquide, on la ponctionnera par la voie vaginale ; si, au contraire, la tumeur est solide et rend impossible l'accouchement par les voies naturelles, il y aura lieu d'en tenter l'ablation par la laparotomie : mais c'est alors une opération d'autant plus grave que l'opération césarienne doit, le plus souvent, en être le complément.

La réduction du fœtus par l'embryotomie ne sera tentée que dans le cas d'enfant mort et seulement alors que le volume de la tumeur permettra de la réaliser sans trop de violences.

Nous citerons encore comme cause de dystocie tenant aux parties molles maternelles, les kystes hydatiques qui peuvent siéger au voisinage de l'utérus, les différentes tumeurs du tissu cellulaire pelvien, du rectum et de la vessie ; les calculs vésicaux bien que le fait soit rare, peuvent parfois être une cause de difficultés et de complications sérieuses ; diagnostiqués avant le travail, on en débarrasserait la vessie par la lithotritie. Pendant le travail, on essaiera de les refouler au-dessus du détroit supérieur avant l'engagement de la tête ; mais si cela n'était plus possible par suite de l'engagement de la présentation, et surtout, s'il s'agissait d'un calcul volumineux, il y aurait lieu de l'enlever en incisant directement le bas fond de la vessie, comme le fit Monod. Le calcul extrait par ce chirurgien pesait 86 grammes.

Pous les états pathologiques pouvant compromettre la santé de la mère ou de l'enfant, et nécessitant l'intervention de l'accoucheur, vomissements incoercibles, hémorragies, éclampsie, affections organiques des poumons, du cœur, etc., etc., nous renvoyons à ce que nous en avons dit à la *pathologie de grossesse*.

Dystocie maternelle. — Viciations pelviennes.

On dit qu'il y a vice de conformation du bassin, toutes les fois que celui-ci s'éloigne assez du type normal pour rendre l'accouchement difficile ou dangereux. Les bassins viciés ont été classés par P. Dubois en trois groupes principaux : 1° bassins trop grands ; 2° bassins trop étroits ; 3° bassins présentant une mauvaise direction des plans et des axes.

1° **Bassins trop grands.** — Avec Tarnier, Pinard, Ribemont, nous ne croyons pas qu'il y ait lieu de les considérer comme des bassins viciés. En effet, les accidents attribués à l'excès d'amplitude du bassin, prédisposition aux rétroversions, troubles des fonctions vésicales et rectales par suite du séjour plus prolongé de l'utérus dans l'excavation, accouchement trop rapide, déchirures du périnée, hémorragies de la délivrance, etc., etc., sont loin d'être démontrés.

2° **Bassins trop étroits.** — *a.* Le bassin peut être rétréci dans tous ses diamètres à la fois et à peu près dans la même proportion ; *bassin régulièrement rétréci*.

b. Le rétrécissement peut porter particulièrement sur un ou plusieurs diamètres ; tous même peuvent être atteints, mais les uns beaucoup plus que les autres ; *bassins irrégulièrement rétrécis*.

1° **Bassins régulièrement rétrécis.** — Le bassin est irrégulier dans sa forme, mais tous les diamètres sont proportionnellement rétrécis, on en distingue deux variétés : la première ne diffère du bassin nor-

mal que par son volume ; elle peut se rencontrer
chez des femmes de toutes tailles, mais plus souvent
cependant chez des femmes très petites ; c'est à
cette variété que les Allemands ont donné le nom
de *pelvis-justo minor* (fig. 110) ; la deuxième variété,
très rare, ne se rencontre que chez les naines ; les
os incomplètement ossifiés ont conservé les carac-

$$\tfrac{1}{4}$$

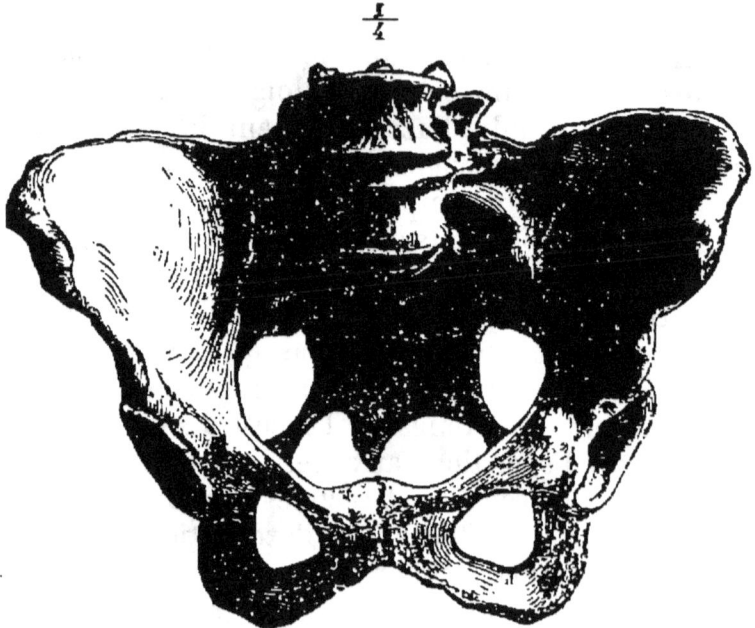

Fig. 110. — Bassin généralement trop petit (*justo minor*) ayant
nécessité la céphalotripsie (Stoltz).

tères de l'enfance, mais les rapports des diamètres
entre eux sont les mêmes que chez la femme, dont
l'appareil génital a pris son complet développement.

2° **Bassins irrégulièrement rétrécis.** — Cette
forme est de beaucoup la plus fréquente, on en observe des variétés infinies, mais que l'on peut presque
toujours rapprocher, d'après la prédominance du
rétrécissement suivant tel ou tel diamètre, de l'un
des trois types fondamentaux indiqués par P. Dubois.

1° *Rétrécissement du diamètre antéro-postérieur* (aplatissement d'avant en arrière), (fig. 111).

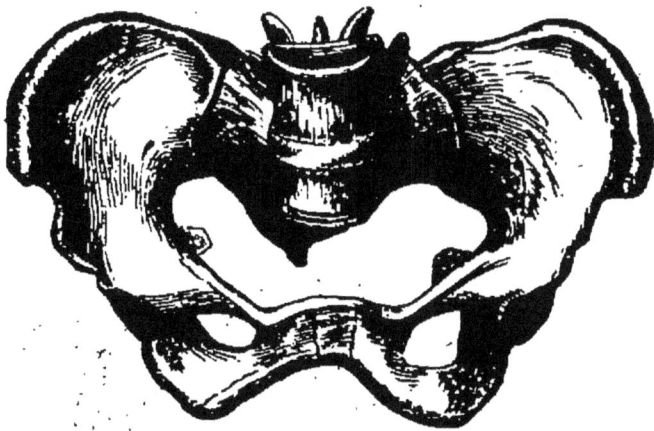

Fig. 111. — Bassin aplati (Pinard).

2° *Rétrécissement des diamètres obliques* (aplatissement antéro-latéral), (fig. 112).

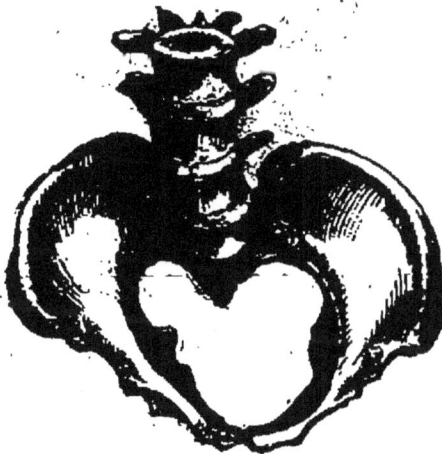

Fig. 112. — Bassin rétréci obliquement (Litzmann).

3° *Rétrécissement du diamètre transverse* (aplatissement latéral), (fig. 113).

Un grand fait domine l'anatomie pathologique des

rétrécissements du bassin, c'est que les rétrécissements du détroit supérieur sont beaucoup plus fréquents que ceux du détroit inférieur, et, parmi les diamètres de ce détroit, c'est le diamètre antéropostérieur qui est le plus souvent et le plus grandement atteint.

Le rétrécissement peut procéder de la déformation d'un seul ou de plusieurs des os du bassin : le

$$\frac{1}{4}$$

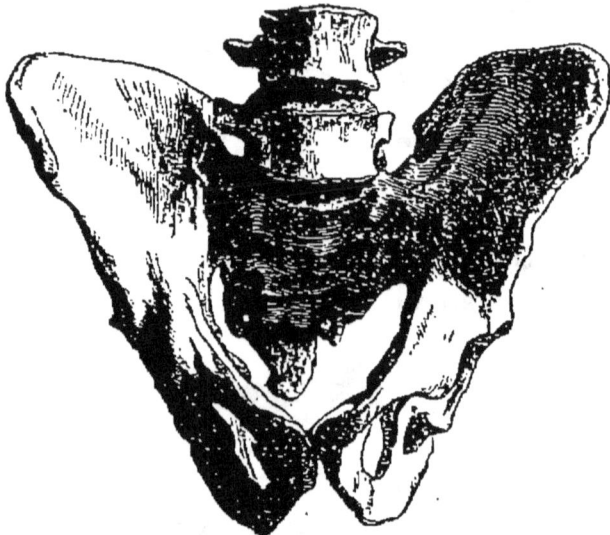

Fig. 113. — Bassin transversalement rétréci (P. Dubois). — Bassin aplati transversalement et obliquement tout à la fois, avec ankylose des deux symphyses sacro-iliaques.

sacrum, par sa courbure exagérée, diminuera le diamètre antéro-postérieur des deux détroits, en augmentant parfois le même diamètre dans l'excavation.

Dans d'autres cas, au contraire, la courbure du sacrum est diminuée ; il peut être tout à fait plat, parfois même convexe en avant ; d'autres fois, la colonne lombaire se sera affaissée sur le sacrum, aura glissé en avant de lui ; autant de causes de rétrécissement du détroit supérieur. La symphyse pubienne, au lieu d'être convexe en avant, peut être aplatie ou même convexe en dedans ; sa hauteur peut être plus grande qu'à l'état normal, son inclinaison plus considérable dans un sens ou dans l'autre ; le coccyx peut être ankylosé.

La compression des parois antéro-latérales, l'ankylose sacro-iliaque avec atrophie de l'aileron du sacrum correspondant, amènera le raccourcissement des diamètres obliques. Toutes ces causes produiront des variétés de vices de conformation différentes, qui peuvent se combiner entre elles et produire sur le bassin des malformations complexes (fig. 114).

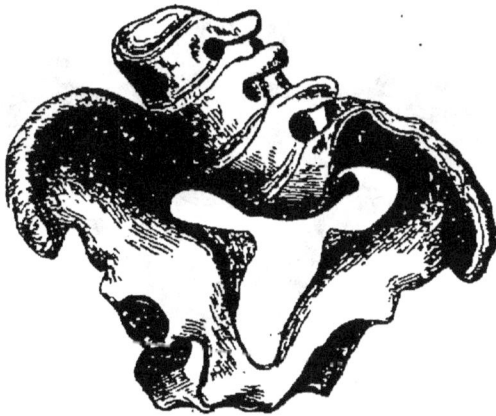

Fig. 114. — Bassin ostéo-malacique au plus haut degré. La femme a succombé au progrès de la maladie (Stoltz).

3º **Bassins présentant une mauvaise direction des plans et des axes.** — L'inclinaison du bassin peut être exagérée ou diminuée ; elle est le plus souvent exagérée.

Les inclinaisons vicieuses peuvent exister en trois sens différents, en avant, en arrière, latéralement. Cette mauvaise direction des plans et des axes du bassin est en général liée à d'autres déformations plus importantes, presque toujours sous la dépendance du *rachitisme*.

La cause la plus fréquente des rétrécissements du

bassin est en effet le *rachitisme*, maladie de la première enfance, débutant le plus souvent vers dix-huit à vingt mois, au moment où les enfants commencent à marcher, et caractérisée par l'arrêt de développement, la fragilité et la flexibilité des os atteints. Les os rachitiques, incomplètement développés, la maladie une fois guérie, ne regagnent jamais le développement qu'ils auraient acquis sans cela.

La maladie a une marche ascendante, et chez les personnes atteintes de rachitisme dans leur enfance, il existe presque constamment des déformations des

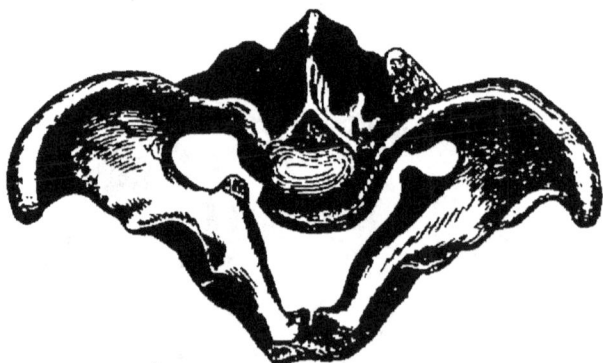

Fig. 115. — Bassin rachitique replié sur lui-même (Litzmann), ou bassin pseudo-ostéomalacique de Michaelis.

os des membres inférieurs ; il peut se faire cependant que si la maladie a débuté avant que l'enfant ait commencé à marcher, les membres inférieurs n'offrent pas trace de rachitisme et que, malgré cela, le bassin soit plus ou moins vicié. Les déformations du bassin, d'origine rachitique, portent plus spécialement sur le sacrum et la symphyse, et le diamètre le plus rétréci est d'ordinaire le *sacro-pubien*, mais les diamètres transverses et obliques peuvent être également plus ou moins déformés, parfois même à un degré extrême comme cela a lieu dans l'ostéomalacie : les os semblent pour ainsi dire fléchis et repliés sur eux-mêmes, ce qui a fait donner au bassin ainsi déformé le nom de *pseudo-ostéomalacique* ou de bassin replié sur lui-même (Litzmann) (fig. 115).

Dans le bassin rachitique, lorsque la face antérieure

$\frac{1}{3}$

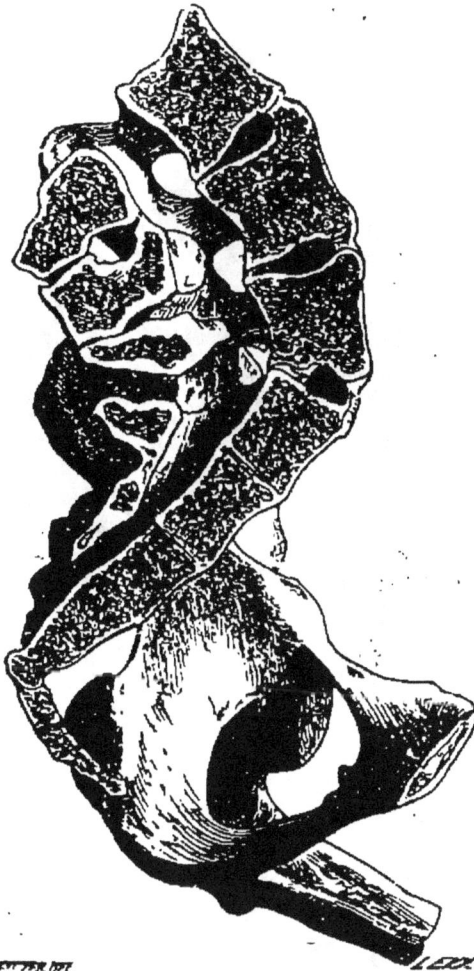

Fig. 116. — Bassin rachitique avec convexité antérieure du sacrum et rétrécissement antéro-postérieur de l'excavation, ayant nécessité l'opération césarienne (Stoltz).

du sacrum est concave, le rétrécissement siège seulement au niveau du détroit supérieur ; on dit que le bassin est *annelé* (Pinard) ; si, au contraire, la face antérieure du sacrum est plane ou même légèrement convexe, comme cela arrive dans quelques cas, le bassin est dit *canaliculé* (fig. 116).

Il n'est pas extrêmement rare de rencontrer sur les

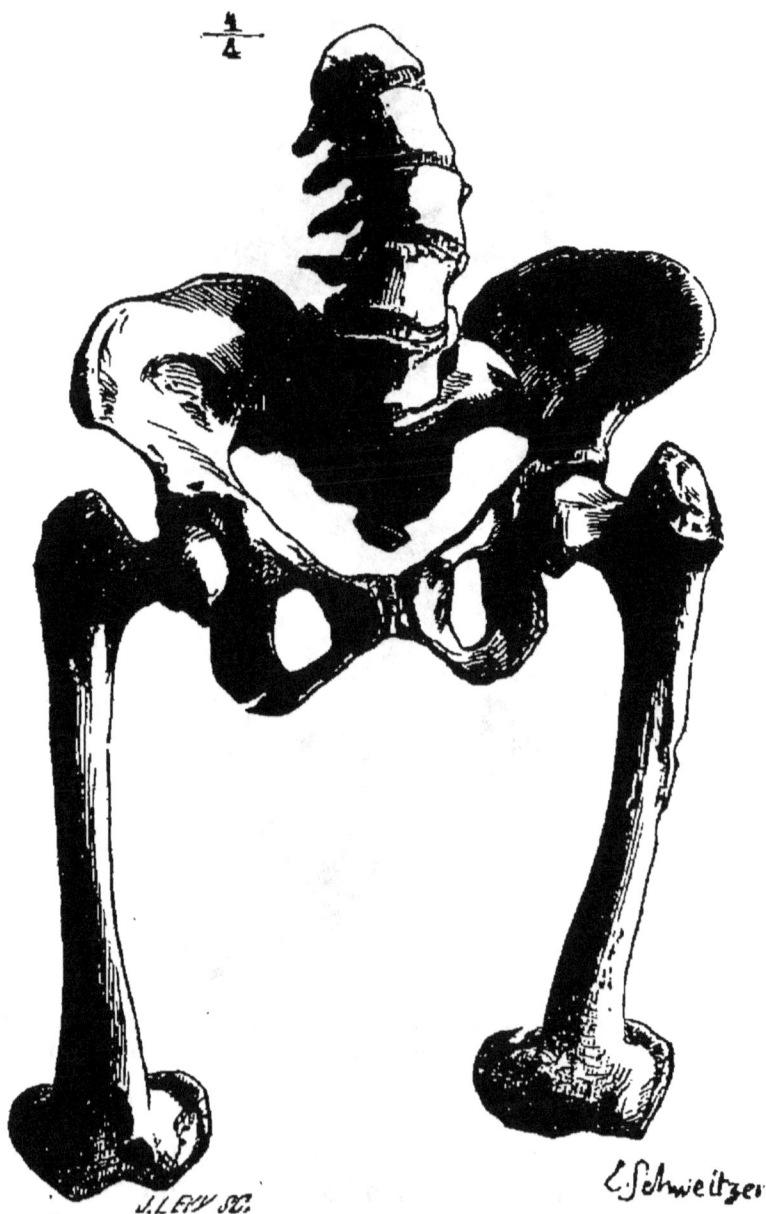

Fig. 117. — Bassin rachitique, à forme ostéomalacique, ayant nécessité l'opération césarienne (Stoltz).

bassins rachitiques des crêtes saillantes, tranchantes, et de véritables saillies épineuses qui siègent presque toujours sur la partie antérieure du bassin et peuvent déterminer des lésions utérines et fœtales.

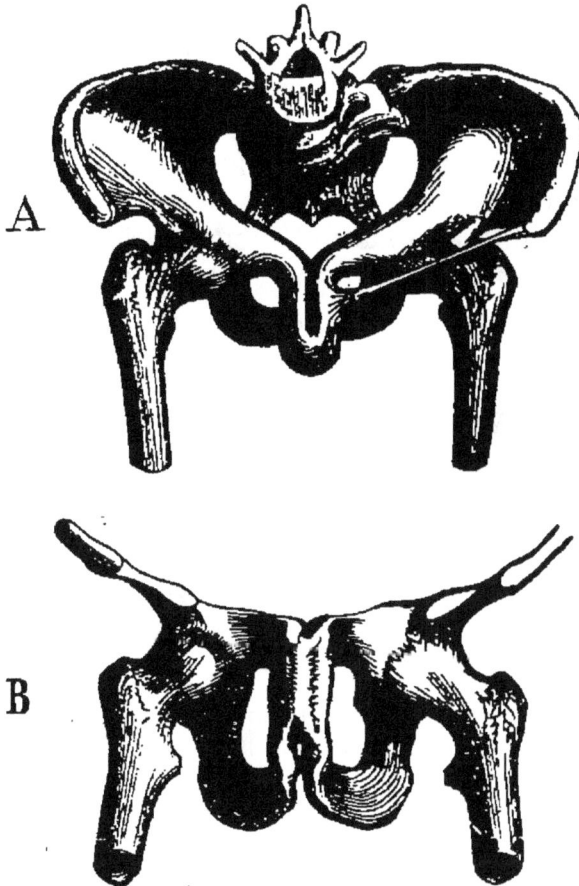

Fig. 118. — A, bassin vicié par ostéomalacie, vu par sa base (Musée Dupuytren, n° 408). B, même bassin, vu par sa face antérieure.

Si le rachitisme est la cause la plus fréquente des vices de conformation du bassin, elle est loin d'être la seule, et il faut y joindre l'*ostéomalacie*, les *lésions des articulations pelviennes*, les *déviations de la colonne vertébrale* d'origine rachitique ou non, les *lésions des membres inférieurs,* les *tumeurs* procédant du périoste ou des os du bassin.

L'ostéomalacie est une maladie de l'adulte, plus fréquente chez la femme que chez l'homme; elle frappe surtout les femmes pauvres et affaiblies, habitant des logements malsains, et ayant eu des grossesses répétées. D'après les recherches de Virchow, Rokitansky et Ranvier, l'ostéomalacie doit être considérée comme une *ostéo-myélite* et une *ostéite progressive*, sous l'influence de laquelle l'os est dépouillé de ses sels calcaires, en même temps que la prolifération des éléments de la moelle comprime tous les autres tissus ramollis de l'os.

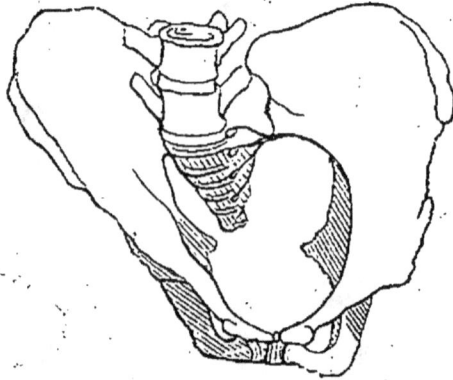

Fig. 119. — Bassin oblique ovalaire. Atrophie de l'aile droite du sacrum.

Ramollis par la maladie, les os cèdent aux pressions qu'ils supportent, le bassin se déforme à un degré extrême et affecte les formes les plus bizarres. — On a comparé à un tricorne la forme du bassin ostéo-malacique (fig. 118).

Bassins viciés par les lésions des articulations du bassin.

Les deux types de bassins viciés appartenant à cette catégorie sont le *bassin oblique ovalaire* ou bassin de Naegèle, et le bassin *aplati transversalement* ou *bassin de Robert*.

Le bassin oblique ovalaire (fig. 119) bien décrit pour la première fois par Nægéle en 1829, est un bassin rétréci surtout dans l'un de ses diamètres obliques par suite de l'ankylose d'une des symphyses sacro-iliaques et du développement imparfait de la moitié correspondante du sacrum et de l'os iliaque

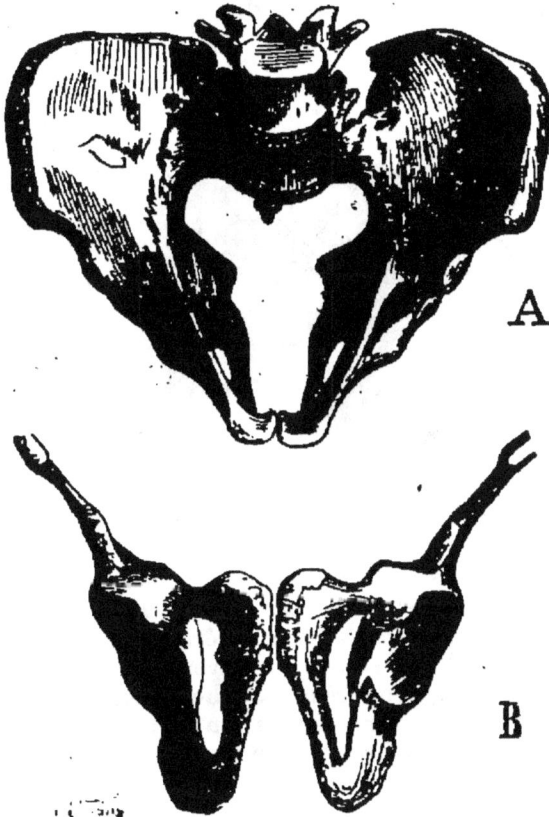

Fig. 120. — Bassin aplati transversalement.

du même côté. Le diamètre transverse est également rétréci; le diamètre antéro-postérieur, qui ne correspond plus au promontoire, mais bien à l'aileron du sacrum du côté sain, a la longueur normale; il peut être même agrandi; les ischions sont plus rapprochés qu'à l'état normal et l'arcade pubienne plus étroite. — Le diamètre oblique rétréci est celui qui va de la

symphyse sacro-iliaque saine à l'éminence ilio-pectinée du côté malade.

Le *bassin aplati transversalement* ou *bassin de
Robert* présente une atrophie des deux ailerons du
sacrum et une soudure des deux symphyses sacro-
iliaques; il peut être rapproché du précédent, au
point de vue de la genèse des déformations; mais ici
les lésions sont bilatérales; c'est une forme de viciation rare (fig. 120).

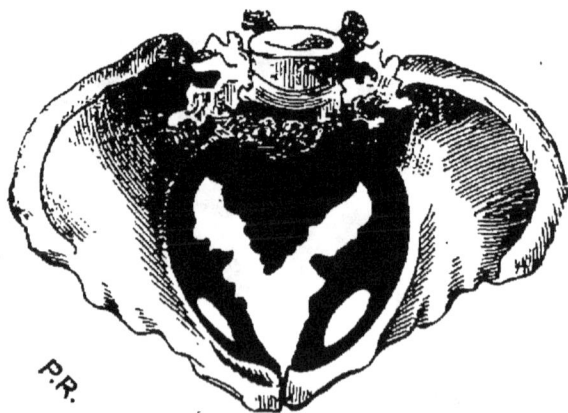

Fig. 121. — Bassin avec cyphose lombo-sacrée très prononcée,
   presque angulaire, décrit par Hœnig. Il n'y a pour ainsi dire
   pas de promontoire, la face antérieure du sacrum ayant la
   forme d'une S; de sorte qu'au niveau du détroit supérieur les
   diamètres antéro-postérieur et obliques sont augmentés; tandis
   que le diamètre transverse est un peu diminué; et qu'au niveau du détroit inférieur, par contre, tous les diamètres sont
   rétrécis.

Bassins viciés par déviations de la colonne vertébrale.

Les déviations de la colonne vertébrale sont à peu
près sans influence par elles-mêmes sur le bassin
lorsqu'elles siègent à la région cervicale ou dorsale,
mais il n'en est pas de même lorsqu'elles affectent
la région lombo-sacrée.

La *lordose lombo-sacrée* augmente l'inclinaison du
bassin, en le faisant basculer sur la tête des fémurs.

Une saillie plus ou moins considérable du promontoire peut être la conséquence de cette déformation.

Dans la *scoliose*, la *scoliose rachitique* surtout, le
côté du bassin correspondant à la déviation est

$$\frac{1}{4}$$

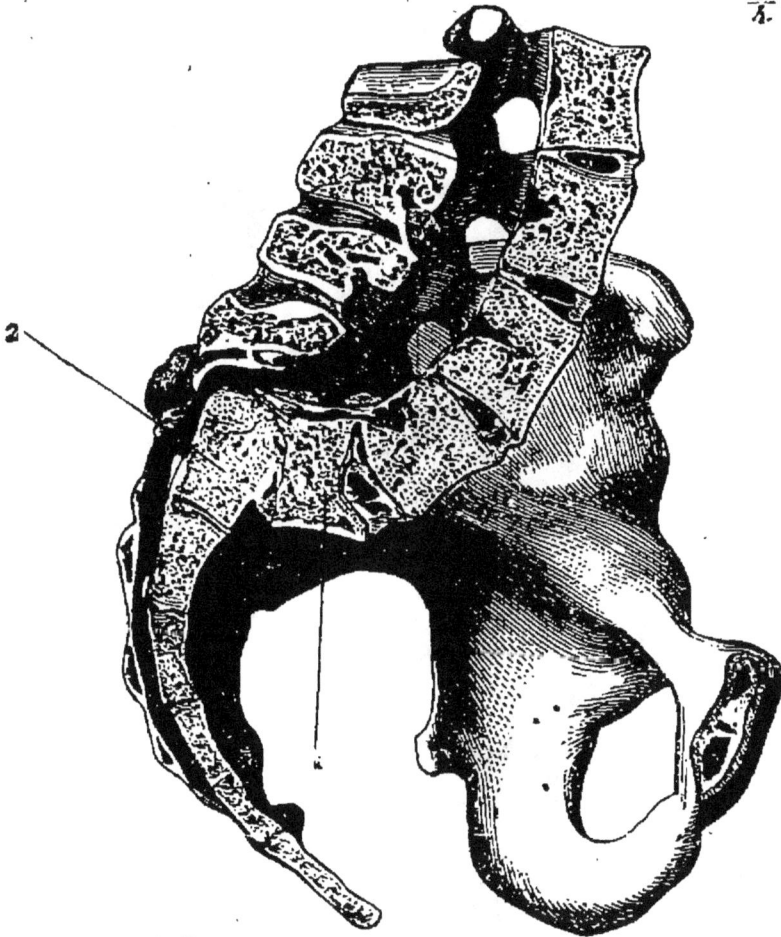

Fig. 122. — Spondylolysthesis. Bassin dit de Paderborn. —
1. Cinquième vertèbre lombaire. — 2. Première vertèbre
sacrée.

rétréci au détroit supérieur, le côté opposé peut au
contraire être élargi ; les déformations sont inverses
au détroit inférieur. Les variétés de bassins *scolio-
rachitiques* sont très nombreuses (fig. 117).

Dans la *cyphose lombo-sacrée*, et il est rare que cette déformation existe seule, la forme du bassin peut être très altérée ; le sacrum présente parfois une véritable atrophie. Il peut arriver que les dimensions des diamètres du détroit supérieur soient respectées, sinon augmentées, moins toutefois celles du diamètre transverse qui sont en général diminuées ; au détroit

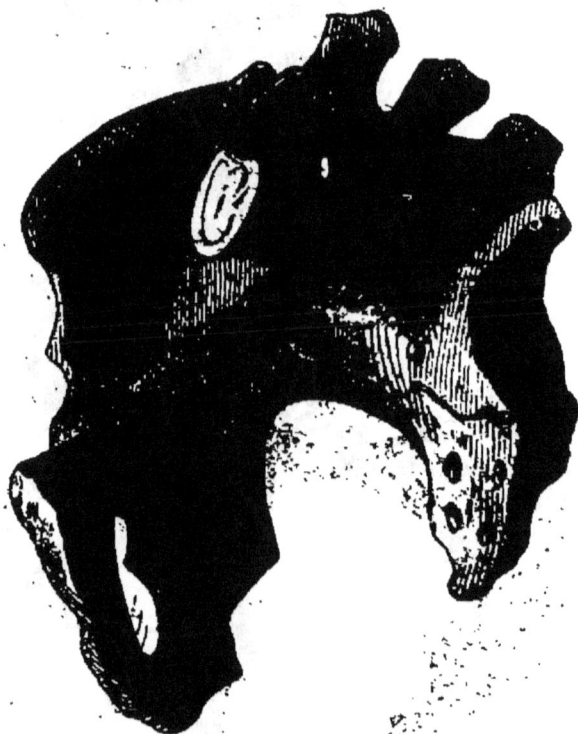

Fig. 123. — Bassin spondylizématique (Herrgott).

inférieur au contraire, tous les diamètres se trouvent considérablement rétrécis (fig. 121).

Spondylolysthésis. — On désigne sous ce nom une sorte de glissement de la colonne vertébrale, mais surtout de la 5e vertèbre lombaire qui vient faire saillie à la partie supérieure de l'excavation. — Cette altération a été décrite pour la 1re fois par Kilian en 1854 (fig. 122). Il existe alors dans l'aire du détroit supérieur une saillie qui rétrécit d'une façon plus ou moins considérable l'espace nécessaire au passage du fœtus.

Spondylizème. — Une ou plusieurs vertèbres lombaires peuvent avoir été minées autrefois, dans leurs corps, par la maladie de Pott ; il en est résulté un affaissement de la colonne lombaire qui, tombant en avant, peut recouvrir le détroit supérieur à un point

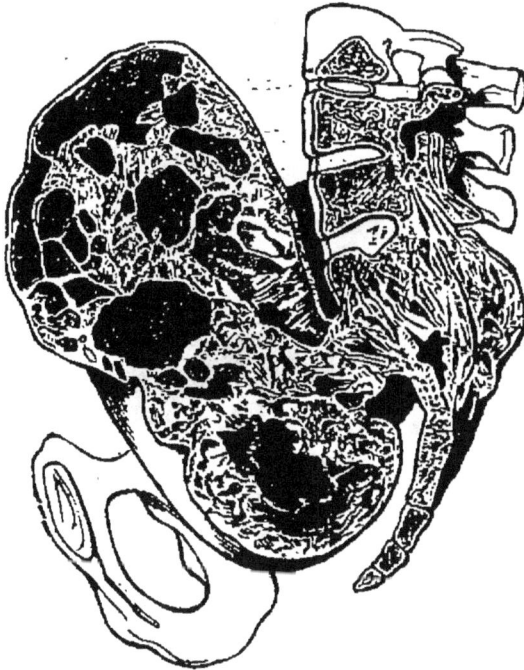

Fɪɢ. 124. — Cas longuement rapporté dans la thèse de Élie de Habert, et, en résumé, dans le *Traité d'accouchement* de Chailly.

tel que le fœtus ne saurait s'y engager. — M. le professeur Herrgott, de Nancy, a, le premier, fort bien étudié cette lésion en 1876 et lui a donné le nom de spondylizème (de σπονδυλος, vertèbre et ισημα, affaissement) (fig. 123).

Bassins viciés par lésions des membres inférieurs.

Le *raccourcissement des membres inférieurs* peut avoir sur la conformation du bassin une influence considérable.

Le professeur Trélat rattache à deux types principaux les raccourcissements des membres inférieurs :

1° Ceux dans lesquels la tête du fémur a perdu ses rapports normaux avec la cavité cotyloïde (luxations coxo-fémorales, congénitales surtout) ;

2° Ceux dans lesquels la tête des fémurs conserve ses rapports normaux avec la cavité cotyloïde.

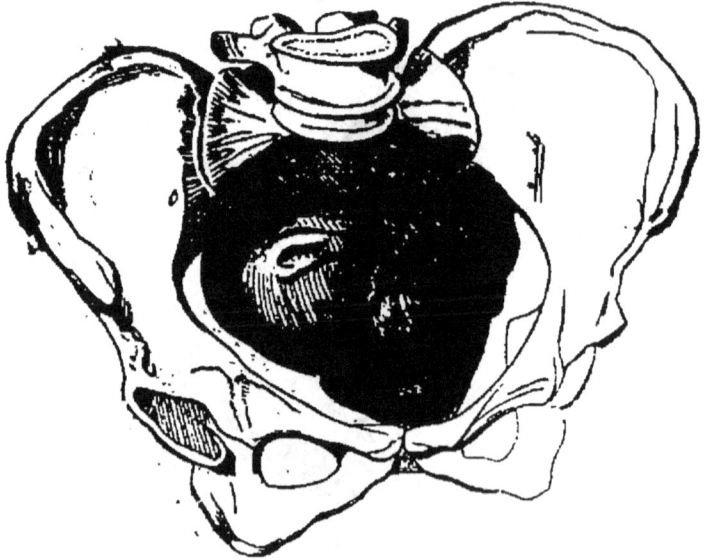

Fig. 125. — Observation rapportée dans la thèse de Thierry[1].

Dans le premier cas, le bassin est vicié du côté de la luxation, des deux côtés si elle est double ; dans le second, les déformations du bassin sont beaucoup moins fréquentes et, quand elles existent, elles siègent du côté du membre sain, qui est celui qui supporte les plus fortes pressions.

Bassins viciés par obstruction.

Des tumeurs de diverses natures, développées dans le périoste ou le tissu osseux lui-même, peuvent

---

1. Thierry, *Dissertatio de partu difficili a mala conformatione pelvis*, Argentorati, 1764.

obstruer le détroit supérieur, l'excavation, et s'opposer au passage du fœtus. Nægelé cite deux cas
d'exostoses si volumineuses qu'elles rendirent nécessaire l'opération césarienne (fig. 124 et 125). Mayer
(Valentin) rapporte une observation d'ostéosarcome
ayant nécessité également la gastrohystérotomie [1].
Enfin, Lenoir a signalé quelques cas d'ostéostéatome
et Burns, Lever, Barlow, Moreau, etc., des exemples
de cals difformes, après fracture des os iliaques, ayant
entravé l'accouchement.

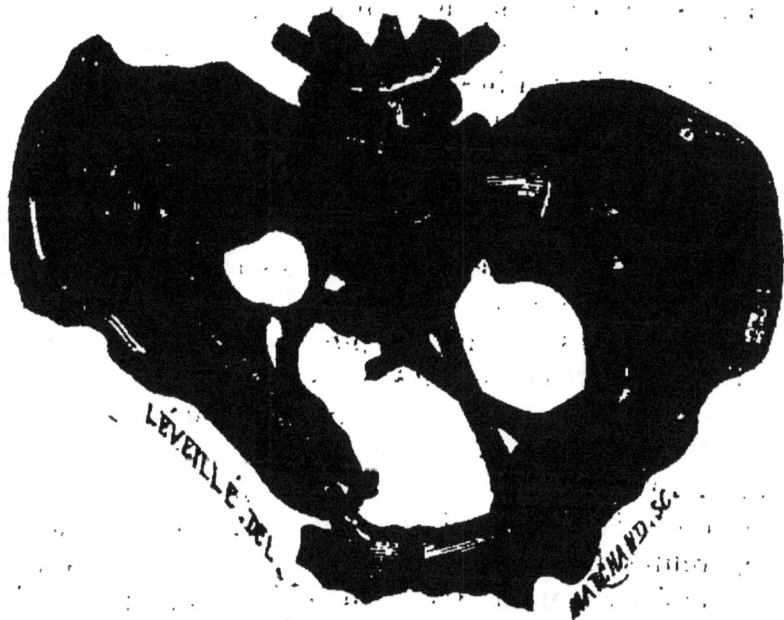

Fig. 126. — Bassin oblique ovalaire vicié par cal difforme
(Papavoine).

DIAGNOSTIC DES VICES DE CONFORMATION DU BASSIN

L'interrogatoire de la femme, son aspect extérieur,
sa taille, sa démarche fourniront des indices précieux,

[1]. L'opération faite par M. Stoltz, de Strasbourg, eut un
succès complet pour la mère et l'enfant.

sortes de signes de probabilité d'un vice de conformation du bassin. La pelvimétrie ou mensuration du
bassin confirmera le diagnostic en fournissant les
signes de certitude.

On interrogera la femme sur les maladies de sa
première enfance, on s'informera de l'âge auquel
elle a commencé à marcher; si ayant commencé à
marcher, elle n'a pas été brusquement arrêtée et
obligée de garder le lit pendant une période plus
ou moins longue. On examinera sa taille, sa démarche, la rectitude de sa colonne vertébrale, la forme de ses membres inférieurs et la conformation
extérieure de son bassin.

Le rachitisme étant de beaucoup la cause la plus
fréquente des déformations du bassin, il importera
d'en rechercher avec soin les stigmates dont les principaux sont : cette conformation particulière du crâne
et de la face, qui donne à tous les rachitiques, suivant l'expression de Pajot, « un air de famille », le
renflement des extrémités épiphysaires, la saillie en
avant du sternum, les nodosités au niveau des articulations chondro-costales (chapelet-rachitique), les
incurvations de la colonne vertébrales le plus souvent
d'origine rachitique et, surtout, les incurvations des
fémurs et des tibias qui peuvent être les seules traces
apparentes du rachitisme, et si importantes au point
de vue du diagnostic que P. Dubois a pu dire : « qu'il
« n'est, pour ainsi dire, pas de femmes présentant
« une déformation rachitique tant soit peu évidente
« des membres inférieurs, qui n'ait en même temps
« le bassin plus ou moins rétréci. »

Une bossue dont les jambes sont longues et droites,
les articulations peu volumineuses, a beaucoup de
chances pour avoir le bassin bien conformé, à l'exception cependant de celles chez qui les déformations de la colonne vertébrale siègent au niveau de
la région lombo-sacrée, même lorsqu'elles ne présentent, par ailleurs, aucune trace de rachitisme.

Chez les multipares, les premiers accouchements fournissent ordinairement des renseignements utiles, pas toujours cependant, car dans beaucoup de cas de bassins rétrécis, les premiers accouchements se passent souvent sans incidents par suite du moindre volume du fœtus.

Tous ces renseignements mettront sur la voie du diagnostic d'une viciation pelvienne, mais ne permettront d'être fixé ni sur sa nature, ni sur son étendue et, pour obtenir ce dernier résultat, il faudra procéder à l'examen minutieux du bassin, à sa mensuration externe et interne.

Mensuration du bassin.

On peut mesurer le bassin et par l'extérieur, et par l'intérieur; de là deux sortes de pelvimétrie : la *pelvimétrie externe* et la *pelvimétrie interne*.

On a imaginé une foule d'instruments pour la mensuration du bassin; les uns s'appliquent à l'extérieur, on les désigne sous le nom de pelvimètres externes; les autres à l'intérieur, pelvimètres internes.

Le seul pelvimètre externe qui soit resté dans la pratique est le *compas de Baudelocque* (fig. 127), c'est un véritable compas d'épaisseur assez analogue à celui employé dans l'industrie. On se sert souvent aussi de cet instrument pour mesurer les diamètres de la tête du fœtus, c'était du reste sa destination primitive.

Pour se servir du compas de Baudelocque, on fait coucher la femme sur le côté; puis on cherche avec les doigts l'apophyse épineuse de la première vertèbre sacrée, et l'on fait tenir en place sur elle un des boutons du compas. On cherche ensuite le sommet de la symphyse pubienne; on applique sur lui l'autre bouton de l'instrument, en serrant un peu, et l'on n'a plus qu'à jeter les yeux sur la règle graduée, pour connaître, en centimètres, le degré d'écarte-

ment d'un bouton à l'autre. Sur un bassin régulièrement conformé, on trouve environ dix-neuf centimètres; en retranchant huit centimètres pour
l'épaisseur du sacrum, du pubis et des parties molles,
on obtient onze centimètres, dimension du diamètre
antéro-postérieur normal.

S'il s'agissait de mesurer l'écartement des deux
crêtes iliaques ou celui des deux trochanters, on
ferait coucher la femme sur le dos, à plat, et l'on
appliquerait les boutons du compas sur les points
opposés dont on veut connaître la distance; on com-
parerait ensuite les chiffres obtenus et les chiffres
normaux.

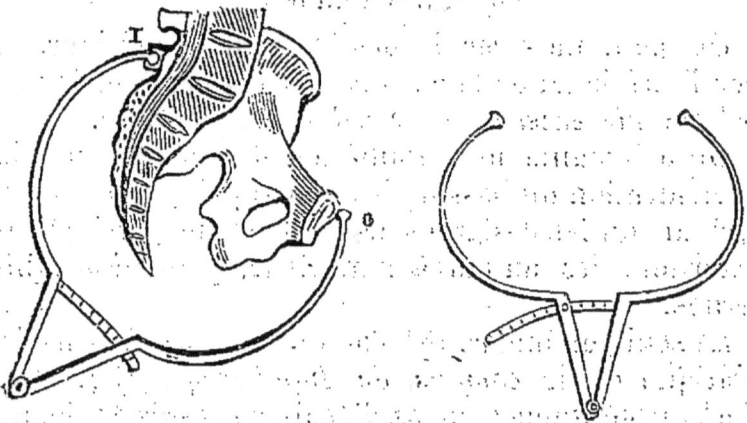

Fig. 127. — Application du compas de Baudelocque à la
mensuration du diamètre sacro-pubien.

Les résultats obtenus par ces mensurations externes ne seront jamais qu'approximatifs, car outre
que l'on ne tient pas compte de l'épaisseur des parties molles, les points de repère sont parfois si difficiles à déterminer que P. Dubois, dont l'habileté
n'était pourtant pas discutable en pareille matière, a
souvent dû y renoncer. Pour déterminer le point de
la première apophyse épineuse sacrée, lorsque sa
saillie n'est pas suffisamment appréciable, Nægelé
recommande de tracer deux lignes parallèles rejoi-
gnant les deux crêtes iliaques et les deux épines

iliaques postéro-supérieures : le point d'intersection
des deux diagonales de ce rectangle correspond au
tubercule épineux de la 5ᵉ lombaire.

Pour la mensuration des diamètres obliques, on
appliquera l'un des boutons de l'instrument sur le
grand trochanter d'un côté, l'autre bouton sur
l'épine iliaque postéro-supérieure du côté opposé,
cette distance sur les bassins normaux est d'environ
25 centimètres.

Les mensurations croisées, par exemple, de l'é-
pine iliaque antérieure et supérieure d'un côté à
l'épine iliaque postéro-supérieure du côté opposé,
de la tubérosité sciatique d'un côté à l'épine iliaque
postéro-supérieure du côté opposé, et réciproquement, du milieu du bord inférieur de la symphyse
du pubis à l'épine iliaque postéro-supérieure de l'un
et de l'autre côté, distances égales dans le bassin
normal, permettront de reconnaître un bassin oblique-
ovalaire, mais nous le répétons, l'épaisseur plus ou
moins grande des parties molles, la difficulté de
déterminer rigoureusement les repères, la longueur
et l'inclinaison plus ou moins grande du col du
fémur, enlèveront beaucoup de précision à ces mensurations ; aussi est-on loin d'y attacher aujourd'hui
la même importance qu'autrefois.

Les pelvimètres internes sont très nombreux et
l'étendue de cet ouvrage ne saurait en comporter la
description détaillée ; je me contenterai de citer les
pelvimètres de Stein, de Coutouly, d'Amand, de
Van Huevel, de Depaul, de Hubert (de Louvain), de
Kustner et de Crouzat. Pour que ces instruments
puissent donner des renseignements certains, il faut
que le diamètre sacro-sous-pubien soit assez rétréci
pour que le promontoire puisse être atteint par le
doigt ; dans ce cas on pourra être assuré de la bonne
application de la branche interne du pelvimètre.
Dans le cas contraire, la sensation de résistance indiquera bien que la branche interne du pelvimètre

gnant les deux crêtes iliaques et les deux épines
est arrivée sur un plan osseux, mais rien ne prou-
vera qu'elle est bien appliquée sur le promontoire.

Le pelvimètre de Van Huevel (fig. 128) est un

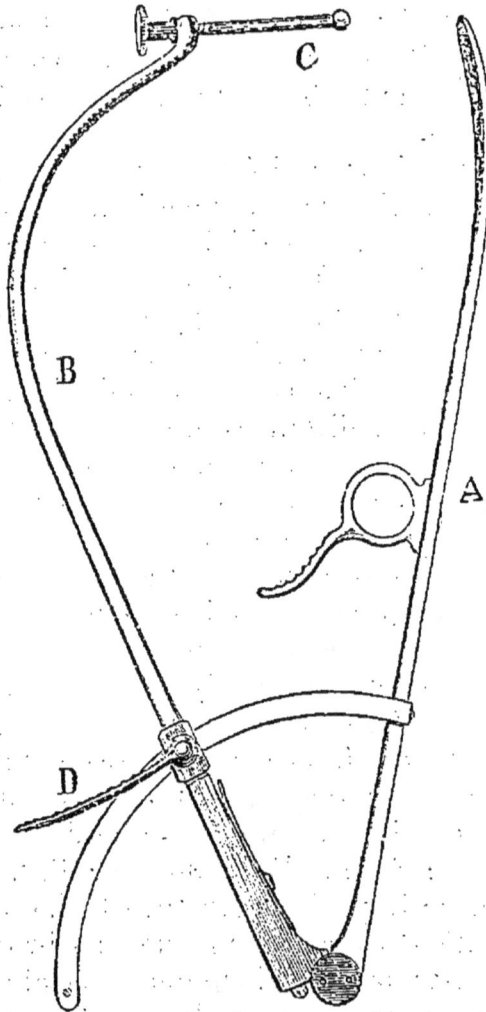

Fig. 128. — Compas de Van Huevel.

compas d'épaisseur composé d'une branche interne
fixe terminée en forme de spatule, et d'une branche
externe mobile qui peut s'allonger ou se raccourcir

à volonté. Pour mesurer le diamètre antéro-postérieur avec cet instrument, on porte la spatule sur le
promontoire, et l'on met le bouton de la branche
externe en contact avec la
partie supérieure de la symphyse pubienne. On note la
distance ainsi obtenue, puis
reportant la branche interne
en contact avec la paroi postérieure du pubis, et le bouton de la branche externe en
contact avec la peau de la
face antérieure, on obtient
l'épaisseur de la symphyse
pubienne : il suffit de retrancher ce second chiffre
du premier pour avoir la
longueur du diamètre sacro-
pubien.

Pour mesurer le diamètre
transverse on portera la spatule de la branche vaginale
sur le rebord *droit* du détroit, on fera arriver le bouton de la vis de l'autre
branche à toucher le grand
trochanter du côté opposé,
c'est-à-dire le trochanter
gauche ; et l'on prendra note
de la mesure ainsi obtenue.
On portera ensuite la spatule sur le rebord *gauche* du
détroit, laissant le bouton de
la vis sur le trochanter du

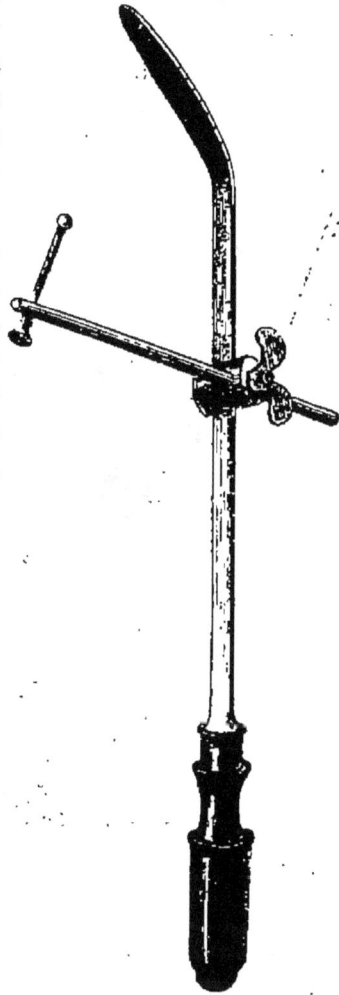

Fig. 129. — Pelvimètre de
Van Huevel, simplifié.

même côté, et l'on prendra encore note de la
mesure. Or, il ne restera plus qu'à soustraire cette
dernière mesure de la première, pour connaître le
diamètre transverse du détroit supérieur.

Pour mesurer les diamètres obliques, on aurait
recours, évidemment, à la même opération ; seulement, ce serait sur l'éminence ilio-pectinée qu'on
appuierait le bouton de la vis, et, successivement,
sur le point correspondant à la partie antérieure de
la symphyse sacro-iliaque du côté opposé, puis sur
le point du détroit supérieur correspondant à l'émi-

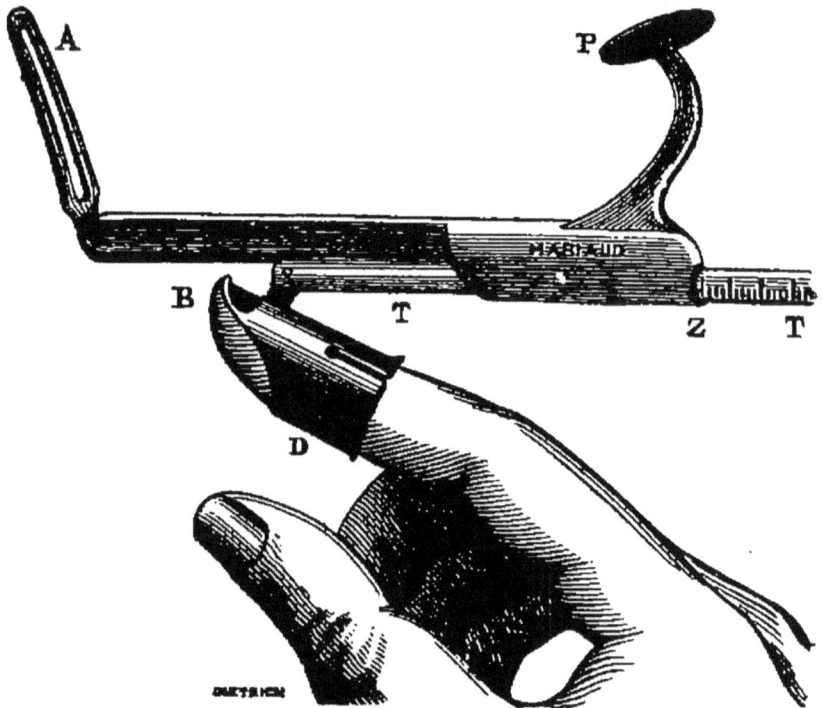

Fig. 130. — Mensuration du bassin à l'aide du pelvimètre
de Crouzat.

nence ilio-pectinée sur laquelle pèse la vis, qu'on
porterait la spatule.

Le pelvimètre de *Crouzat* se compose d'une tige
directrice et d'un curseur (fig. 130).

La tige directrice est munie à son extrémité d'un
doigtier, dans lequel s'engage l'index de l'une ou
l'autre main suivant la commodité de l'explorateur.
l'extrémité du doigtier est munie d'une sorte d'anneau dans lequel s'engage l'ongle de sorte que la

pulpe du doigt est libre dans une assez grande étendue. L'extrémité du doigt correspond au zéro de la tige directrice qui est graduée en millimètres.

Le curseur est muni à ses deux extrémités d'un arc de cercle de même courbure, mais de hauteur différente que l'on emploiera suivant que le point *post-pubien* sera plus ou moins élevé, car cet arc est destiné, après avoir été introduit dans le vagin, l'instrument étant tenu verticalement, à être appliqué sur ce point post-pubien, ce que l'on obtiendra en abaissant l'instrument et lui donnant une direction horizontale (la femme, bien entendu, se trouve en position obstétricale), l'index de la main gauche introduit dans le vagin guide l'instrument. L'indicateur étant ensuite engainé dans le doigtier ira à la recherche du promontoire pendant que la main libre maintiendra fixe l'instrument par l'axe extérieur ; une fois le promontoire atteint, et l'arc intérieur fortement appliqué à la face postérieure du pubis, il suffira de lire sur la tige directrice l'écartement du doigtier et de l'arc intérieur pour avoir le diamètre utile.

Avant de se servir du pelvimètre de Crouzat, il faudra que la vessie et le rectum aient été préalablement vidés. Quels que soient les avantages partiels de ces divers appareils, on se sert le plus souvent d'un moyen d'exploration beaucoup plus simple, la *pelvimétrie* digitale pratiquée à l'aide d'un ou de deux doigts suivant que le promontoire est plus ou moins difficile à atteindre.

Pour pratiquer le toucher mensurateur, on procédera de la façon suivante : la femme étant en position obstétricale, l'indicateur droit sera porté dans le vagin et dirigé en haut et en arrière vers le promontoire, que l'on reconnaît assez facilement à la saillie qu'il forme et à la dépression transversale que présente au-dessus de lui l'articulation sacro-lombaire. Lorsque l'extrémité de l'index est bien.

appliquée sur la partie antérieure de la base du sacrum, on relève le poignet jusqu'à ce que le bord radial du doigt soit arrêté par la partie inférieure de la symphyse pubienne. L'indicateur de l'autre main vient alors, en prenant la précaution de bien écarter en haut les grandes et les petites lèvres, marquer avec l'ongle le point du doigt introduit qui correspond à la symphyse,

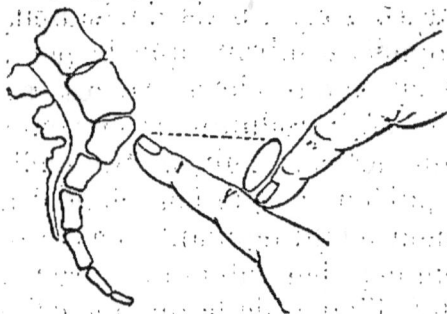

Fig. 131. — Application du doigt à la mensuration du diamètre sacro-pubien.

et l'on n'a plus qu'à retirer ce dernier doigt et à le placer sur un mètre, pour apprécier très bien la distance qui sépare le promontoire du sommet de l'arcade pubienne. Mais cette ligne oblique est évidemment plus longue que le diamètre sacro-pubien, qui aboutit à la partie supérieure de la symphyse; il faudra donc retrancher de la mesure ainsi obtenue, une quantité qui variera nécessairement suivant la hauteur ou l'inclinaison de la symphyse,

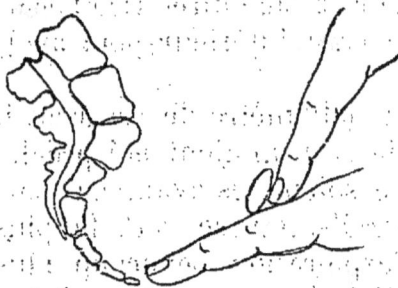

Fig. 132. — Application du doigt à la mensuration du diamètre coccy-pubien.

en moyenne un centimètre et demi.

Pour mesurer le diamètre coccy-pubien, on applique la pulpe de l'index sur la pointe du coccyx, on relève le poignet jusqu'à ce que le bord radial de ce doigt soit arrêté par la partie inférieure de la symphyse des pubis; on marque ce point avec l'autre index; on retire le doigt qui avait été introduit, on le porte sur un mètre et l'on connaît ainsi exactement le diamètre antéro-postérieur du détroit inférieur. Il n'y a plus ici d'erreur par obliquité ; par conséquent, on n'a rien à déduire du chiffre obtenu.

Les recherches du professeur Farabeuf[1] ont démontré que dans un bassin *juste*, « c'est la bosse pariétale postérieure qui passe la première, la bosse antérieure ne franchit le pubis qu'après et, point capital, la tête passe en basculant comme un battant de cloche qui s'en irait battre la concavité du sacrum ».

Pour que ce mécanisme se produise, il faut que le sacrum ait conservé sa courbure, qu'il soit divergent par rapport à la symphyse ; il est donc de la plus haute importance de ne pas se contenter de la mensuration des diamètres sacro et coccy-pubiens, mais il faut encore mesurer avec soin la distance qui sépare le pubis de la face antérieure du sacrum concave ou non. Le professeur Farabeuf a donné à ce diamètre le nom de *mi-sacro-pubien*. Les résultats, obtenus par la pelvimétrie digitale, sont loin d'être mathématiques, cependant, lorsque les parties molles n'étant pas très épaisses et avec un doigt de longueur normale on ne parvient pas à atteindre le promontoire, il y a de grandes probabilités pour que l'accouchement puisse se faire à terme.

Il faut cependant faire une exception pour le bassin oblique ovalaire dans lequel le promontoire ne saurait être atteint, le bassin étant pourtant loin d'être bien conformé.

Dans certains cas de viciations pelviennes, il sera nécessaire, pour se rendre bien compte des particularités du bassin, de recourir à l'exploration manuelle sous le chloroforme.

La pelvimétrie digitale peut, on le voit, ne four-

---

1. L.-H. Farabeuf. Possibilité et moyens de traiter scientifiquement la dystocie du détroit supérieur rétréci. *Annales de Gynécologie*, mai-juin 1891.

nir aucun renseignement dans certaines formes de
rétrécissements, surtout lorsque la viciation est peu
prononcée ; cette lacune peut être comblée par le
palper-mensurateur, mis en lumière par les travaux
de Müller, mais surtout du professeur Pinard, en
permettant d'évaluer les rapports entre la tête fœtale
et le bassin.

Pour pratiquer le *palper mensurateur*, le rectum
et la vessie préalablement vidés, on place la femme
dans la position du palper ordinaire, on se rend
compte de l'attitude du fœtus et, si la tête est bien
appliquée sur le détroit supérieur, on l'y maintient
en l'appuyant avec une main aussi fortement que
possible contre l'angle sacro-vertébral, tandis que
les doigts de l'autre main recherchent si elle ne déborde pas la face postérieure de la symphyse.

Si la tête est élevée, il faut l'abaisser, ce qui constitue parfois une manœuvre assez difficile.

Nous avons dit qu'après avoir obtenu le diamètre
promonto-sous-pubien par la mensuration digitale, il
fallait, pour obtenir le *promonto-pubien*, en déduire
en moyenne un centimètre et demi. Le Professeur
Farabeuf insiste, à juste titre, pour démontrer combien
cette déduction est arbitraire, la quantité à déduire
pouvant varier de *trois* centimètres, suivant l'inclinaison de la symphyse par rapport au sacrum ; il fait, en
outre, remarquer qu'aucun instrument introduit
dans le vagin ne peut prendre contact simultanément
avec le pubis et avec le promontoire : « Quand on a
refoulé le cul-de-sac vaginal jusqu'au sacrum et
qu'on l'y maintient, la paroi vaginale antérieure où
se trouve l'épaisse colonne antérieure, l'urètre et la
vessie, est si tendue, qu'on ne peut essayer de l'appliquer au culmen pubien, sans déterminer de la
douleur ». Pour obtenir une mensuration rigoureuse
du bassin, le Pr Farabeuf a recours au procédé suivant, qu'il décrit ainsi : « Je mesure, comme tout le
monde, le diamètre promonto-sous-pubien avec mon

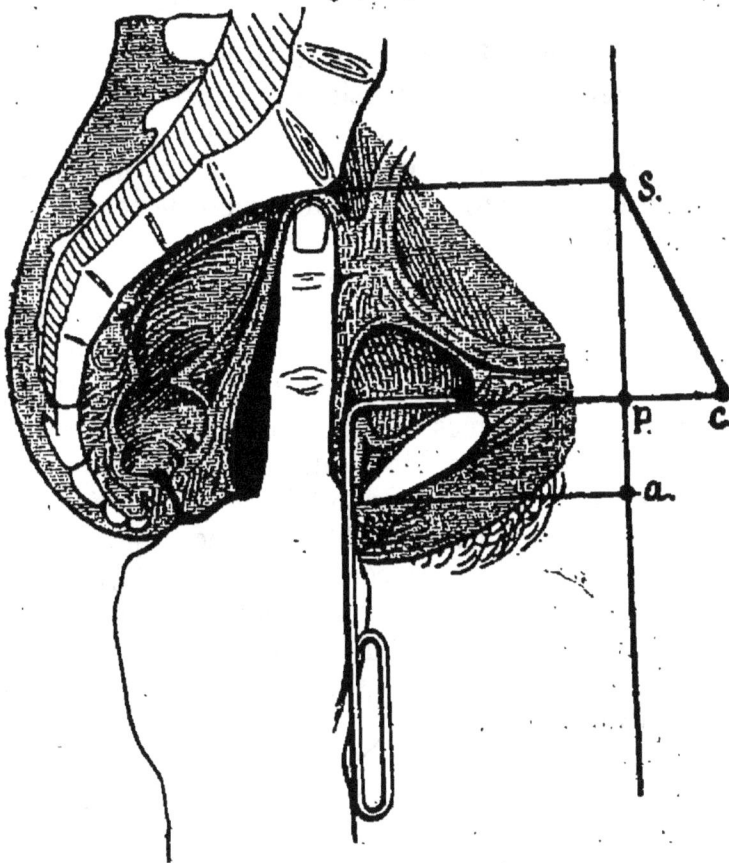

FIG. 133. — Pelvimétrie mixte.

Sur le doigt, l'on mesure la distance de l'arcuatum *a*, à la base de sacrum *s*, distance que l'on reporte sur une verticale quelconque de papier quadrillé. Sur la sonde-équerre vésicale, qui doit être absolument bien dans la direction du promontoire et tirée au contact du pubis, l'on prend, en mettant l'ongle sur la sonde au ras du sous-pubis, la distance *a p* de l'arcuatum au pied de la perpendiculaire de la sonde. Cette distance donne sur la ligne déjà tracée, le point *p* et le point *c* à 3 cent. Le point *c* est celui du contact de la sonde avec le culmen pubien. Il a été fixé arbitrairement, mais après étude et réflexion, à la distance de 3 centim. Une fois le point *c* marqué sur le papier, il n'y a plus qu'à y mesurer la distance *e s*. Enfin, comme il est indispensable de mesurer au doigt le diamètre de l'excavation, le misacro-pubien *a m*, rien n'est plus facile que de représenter la coupe du bassin comme ici à droite : *m*. on le sait, est à 6 centimètres de *s*. (Farabœuf.)

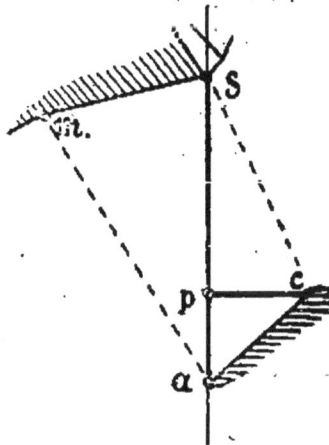

doigt nu ou armé d'une tige rectiligne. J'introduis en même temps, dans la vessie, une petite sonde large et mince, coudée à angle droit et que j'appelle *sonde-équerre-vésicale*. La partie coudée, plate, haute de 3 centimètres et demi, prend facilement le contact tangentiel cherché, en s'appliquant à la face postérieure du pubis. Je tiens mon index, qui touche le promontoire, étendu en ligne droite sur son métacarpien et la partie longue antérieure de la sonde appliquée, de manière à se confondre avec cette ligne (fig. 133). Je mesure les distances : 1° du sous-pubis au promontoire, et 2° du sous-pubis au pied de la perpendiculaire formée par la partie intra-vésicale de la sonde. Je puis ainsi construire au tableau, avec la plus grande facilité, le diamètre sacro-pubien (fig. 133).

Au lieu des erreurs considérables données par l'ancienne méthode, je n'ai jamais constaté sur le cadavre une erreur de plus de 3 milli., c'est donc l'exactitude idéale.

Il n'y a pas de danger que j'oublie jamais de mesurer le mi-sacro-pubien avec mon doigt. Mon dessin est donc facile à terminer, puisque nous savons que les premières vertèbres sacrées ont chacune 3 cent. d'épaisseur.

Je puis donc, par cette pelvigraphie à la portée de tous, déterminer et figurer la divergence ou la convergence du sacrum, c'est-à-dire établir un des deux facteurs du pronostic, le bassin. »

Pour établir le second facteur, c'est-à-dire les dimensions de la tête du fœtus, Farabeuf a imaginé, sous le nom de mensurateur-levier-préhenseur, un instrument sur lequel nous aurons à revenir et qui permet, après la dilatation complète, les membranes rompues, d'apprécier les dimensions de la tête, et suivant les rapports de ses diamètres avec ceux du détroit supérieur et de l'excavation, de décider s'il y a lieu de recourir à l'agrandissement momentané du

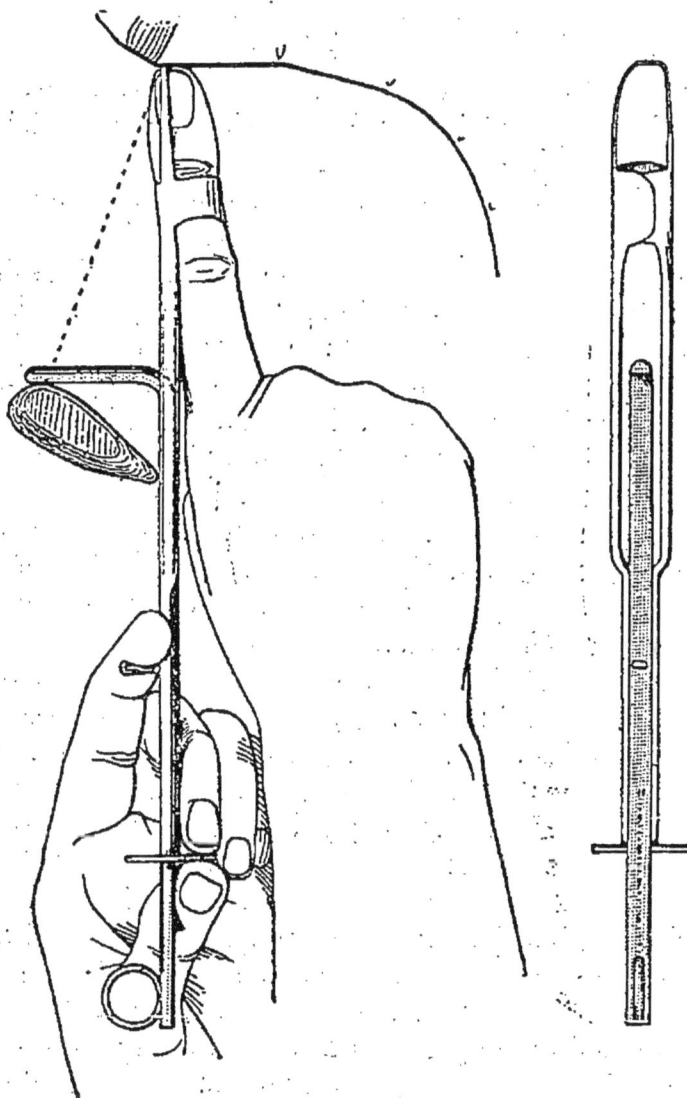

FIG. 134. — Pelvimétrie instrumentale.

Il arrive que dans un bassin peu rétréci, l'accoucheur a l'index trop court pour atteindre le promontoire, or pour se contenter de la sonde-équerre vésicale, il faut être certain de marquer dessus le sous-pubis, pendant qu'elle y est appliquée et absolument bien dirigée vers le promontoire.

Toute difficulté et toute cause d'erreur disparaissent avec l'emploi simultané à celui de la sonde, d'une gouttière directrice dont un doigt quelconque, le médius ou l'index, porte l'extrémité au contact du sacrum.

L'autre main applique les deux pièces l'une sur l'autre, établit le contact pubien et laisse lire le diamètre cherché sur la sonde, juste au bout de la gouttière (Farabeuf).

L. PÉNARD et ABELIN. Accouch.   23

bassin par la symphyséotomie, ou si l'écart n'est pas trop considérable, de faire franchir à la tête le détroit supérieur, à l'aide de ce même instrument, en utilisant la concavité sacrée, ce qu'on ne saurait faire avec le forceps (voir page 524).

Le diagnostic du bassin oblique ovalaire est en général assez difficile surtout si la déformation est peu accentuée ; une hanche moins saillante, un pli fessier plus élevé d'un côté que de l'autre, une vulve déviée, pourront donner l'éveil et mettre sur la voie du diagnostic ; pour le compléter, on prendra des mensurations croisées : de la tubérosité ischiatique d'un côté, à l'épine iliaque postéro-supérieure de l'autre côté et réciproquement ; de l'épine iliaque antéro-supérieure d'un côté, à l'épine postéro-supérieure de l'autre et réciproquement ; du trochanter d'un côté, à l'épine iliaque postéro-supérieure du côté opposé et réciproquement, etc., etc.

Ces mensurations croisées, égales dans un bassin normal, présenteront des différences plus ou moins considérables dans un bassin oblique ovalaire. On contrôlera les résultats obtenus, en ayant recours au moyen ingénieux signalé par Danyau et qui consiste : 1° A placer la femme debout et le dos appuyé bien à plat le long d'une cloison ; 2° à faire tenir en place, par un aide, deux fils à plomb, partant, l'un de la première apophyse épineuse du sacrum, l'autre du bord inférieur de la symphyse pubienne ; 3° à se mettre soi-même juste en face de la femme, mais un peu éloigné d'elle, pour bien voir si les deux fils à plomb se trouvent ou non sur le même plan antéro-postérieur. Or, s'ils sont loin d'être sur le même plan, on peut être sûr d'avoir affaire à un bassin *oblique ovalaire*. Au degré de déjettement par côté du fil antérieur (et ce fil s'en va toujours du côté opposé à la symphyse sacro-iliaque ankylosée), on peut même juger assez nettement de l'étendue du vice de conformation. Dans les cas extrêmes, dit Nægelé, il arrive que le fil à plomb antérieur se trouve sur le même plan vertical que la symphyse sacro-iliaque non ankylosée.

Le *pronostic* des vices de conformation du bassin sera d'autant plus grave pour la mère et l'enfant que le rétrécissement sera plus considérable ; cette gravité, cependant, a été très atténuée pour la mère, depuis l'application des règles antiseptiques, et considérablement diminuée pour le fœtus, depuis la renaissance de la symphyséotomie.

Traitement obstétrical des rétrécissements du bassin. — Depuis l'ère antiseptique et les succès opératoires de plus en plus nombreux qui en sont la conséquence, depuis surtout que le Pr Pinard a fait renaître en France la symphyséotomie, le traitement obstétrical des viciations pelviennes a subi de profondes modifications.

La mortalité presque constante des mères à la suite d'une opération césarienne non aseptique, le discrédit absolu dans lequel était tombée l'opération de Sigault, avait conduit les accoucheurs, jusqu'en 1891, à faire bon marché de la vie du fœtus, pour sauvegarder celle de la mère : voici du reste brièvement résumée la conduite conseillée, jusqu'à cette époque, par la grande majorité des accoucheurs français.

1° *Bassin de 9 cent. et au-dessus :* expectation autant que le permettra l'état de la mère et du fœtus ; l'accouchement a beaucoup de chances de se terminer à terme, soit spontanément, soit par une application de forceps. Cependant, s'il y a eu des difficultés et mort de l'enfant dans des accouchements antérieurs, il y a lieu de provoquer l'accouchement à 8 mois ou 8 mois 1/2.

2° *Bassin de 8 à 9 cent. :* accouchement prématuré à 8 mois, 8 mois et demi. Si la femme est à terme, expectation pendant quelques heures après la dilatation complète, puis application de forceps avec tractions modérées, répétées une ou deux fois à deux ou trois heures d'intervalle, si le fœtus est vivant et si l'état de la mère le permet. — Si le forceps est insuffisant, perforation du crâne et céphalotripsie ou basiotripsie. Dans le cas de fœtus mort, une seule application de forceps; si elle ne réussit pas, perforation du crâne entre les cuillers de l'instrument, et si cette intervention n'est pas suffisante, basiotripsie, opération à laquelle on peut, du reste, recourir d'emblée.

On a beaucoup discuté pour savoir si la présentation du siège était plus favorable que celle du sommet dans un bassin ainsi rétréci. D'une façon générale, l'extraction de la tête dernière dans un bassin modérément rétréci, aidée par des pressions à travers la paroi abdominale sur la région frontale du fœtus, est plus facile et exige beaucoup moins d'efforts que l'extraction de la tête première par le forceps; mais on ne saurait oublier non plus que, s'il est possible de soutenir pendant un certain temps, dix, quinze minutes et même davantage, des tractions modérées sur la tête *première* saisie par le forceps, sans porter à l'enfant un très grand préjudice, il est au contraire absolument nécessaire que la tête *dernière* soit extraite rapidement sous peine de mort pour l'enfant.

Il résulte des recherches de Milne, de Budin, de Champetier de Ribes, que l'extraction de la tête dernière donne surtout de bons résultats, lorsque l'enfant n'est pas à terme et qu'il y a lieu, dans ces cas, de recourir à la version, de préférence au forceps. A terme, dans certaines variétés de bassins rétrécis, alors que le forceps s'est montré impuissant, et l'enfant étant vivant, Budin recommande de pratiquer la version pour tenter l'extraction de la tête dernière, avant de recourir à la mesure extrême de l'embryotomie[1].

---

1. Budin. *Leçons de clinique obstétricale.* Paris, 1889.

3º *Bassins de 6 cent. 5 millim. à 8 cent.* — Si on est prévenu à temps, provocation de l'accouchement prématuré en temps opportun, dès que le palper mensurateur indique que la tête commence à déborder très légèrement le pubis, à sept mois, sept mois et demi, huit mois suivant les dimensions du bassin. *Prévenu trop tard,* provocation immédiate de l'accouchement prématuré pour ne pas laisser s'augmenter la disproportion et pouvoir obtenir, soit spontanément, soit par le forceps ou la version, un enfant vivant. *A terme,* la règle était encore d'attendre tout ce qu'on pouvait espérer des efforts de l'utérus, sans compromettre la vie de la mère, puis de tenter une application de forceps, en évitant toutefois d'employer une force extrême comme le faisait Depaul (*tractions à deux*), au grand préjudice des mères et sans grand bénéfice pour le fœtus qui, lorsqu'il naissait vivant, ne tardait pas d'ordinaire à succomber par suite de fractures du crâne, conséquences de l'emploi d'une force exagérée.

Après avoir constaté l'inefficacité du forceps, on avait recours à la céphalotripsie ou à la basiotripsie.

Les perfectionnements apportés dans l'hygiène du nouveau-né, couveuse, gavage, ont même permis au Professeur Tarnier d'abaisser la limite des rétrécissements, dans lesquels on peut recourir à l'accouchement prématuré, jusqu'à 5 cent. 5 millim., et très exceptionnellement, on a pu obtenir à 6 mois 1/2 un enfant vivant dans un bassin mesurant moins de 6 cent.

Il n'est pas besoin d'insister pour démontrer combien l'existence d'un nouveau-né est précaire à cet âge.

Bassins au-dessous de 6 cent. — L'avortement provoqué, l'embryotomie, l'opération césarienne, constituaient les seules ressources, et encore cette dernière n'était-elle guère pratiquée en France, que dans le cas où la mère la réclamait formellement, ou dans les rétrécissements extrêmes ne permettant pas l'application du céphalotribe ou du basiotribe.

C'est dans les cas de rétrécissement de 6 à 5 cent. et même au-dessous, pourvu qu'ils fussent suffisants pour laisser passer les branches de l'instrument, que le Pr Pajot recommandait la *céphalotripsie répétée sans tractions;* opération qui permit à son auteur d'abaisser la mortalité maternelle jusqu'à 25 0/0, alors que, dans ces cas extrêmes, les femmes étaient presque condamnées d'avance si on laissait la grossesse évoluer jusqu'à terme [1] ; mais bien que la gravité du pronostic de cette intervention dût être aujourd'hui vraisemblablement très diminuée par l'emploi des mesures antiseptiques, cette méthode ne nous paraît pas actuellement pouvoir subir la comparaison avec l'opération césarienne dont la mortalité n'est que de 10 à 12 0/0, et qui, sauvegardant au moins autant les intérêts de la mère, respecte en même temps ceux de l'enfant autrefois impitoyablement sacrifié.

Les succès actuels de l'opération césarienne, ceux surtout de la symphyséotomie renaissante grâce aux efforts des professeurs Morisani à Naples, Pinard à Paris (et ce ne sera pas là leur moindre titre de gloire), ont, comme nous l'avons dit plus haut, profondément modifié les indications opératoires résultant des rétrécissements du bassin. Les règles que nous venons de résumer, considérées presque comme classiques jusqu'en 1891, peuvent être regardées aujourd'hui, comme plus ou moins frappées de caducité, et les indications du forceps, de la version, de la basiotripsie, de l'accouchement prématuré sont devenues beaucoup moins fréquentes.

L'accord, cependant, est loin d'être parfait entre les maîtres de l'obstétrique : les uns avec Pinard, Farabeuf et Varnier font table rase du forceps,

---

1. Pajot. *Travaux d'obstétrique.* 1882.

de la version, de l'accouchement provoqué, et regardent, comme opération de choix, la symphyséotomie et la césarienne quand la première n'est pas
praticable.

Les autres, avec Tarnier, Budin, Bar, font plutôt
de la symphyséotomie une opération de nécessité
et conservent le forceps, la version et l'accouchement
provoqué, dans les cas où ils sont applicables, sans
porter un trop grand préjudice aux intérêts de l'enfant.

Il ne nous appartient pas de prendre parti entre
de tels maîtres et nous nous contenterons ici de
résumer leur opinion.

Pour Budin comme pour Bar, il ne faut pas rejeter,
de parti pris, le forceps, la version et l'accouchement
prématuré qui donnent de très beaux résultats dans
les bassins à rétrécissements modérés ; la symphyséotomie n'est indiquée que lorsque la disproportion
entre le bassin et la tête fœtale est telle que l'on est
bien certain qu'elle ne pourra passer. Au contraire,
lorsque la disproportion est peu considérable, Bar[1]
conseille d'attendre ; chez les primipares à vagin
étroit, à parties molles rigides, à lèvre antérieure du
col volumineuse, alors que les eaux se sont écoulées
depuis un certain temps, il recommande le forceps.
Chez les femmes à vagin large, à parties molles et à
col souple, en particulier chez les multipares, il
donne la préférence à la version. — Dans les bassins
moyens, il regarde l'accouchement prématuré comme
étant beaucoup plus inoffensif pour la mère que la
symphyséotomie, et ne compromettant pas l'enfant
dans une proportion sensiblement plus élevée.

D'après Morisani[2], la limite inférieure du rétrécis-

1 Compte rendu de la Société obstétricale de France, session
d'avril 1893.
2. Congrès international des sciences médicales, tenu à Rome,
du 29 mars au 5 avril 1894. — *Annales de gynécologie.* Avril
1894.

sement justiciable de la symphyséotomie serait
67 millimètres, mais l'opération peut être difficile;
à 70 millimètres, elle devient relativement facile.
L'opération est également indiquée dans le cas de
tumeurs extra et péri-utérines, tumeurs des parois
pelviennes, etc., toutes les fois que l'augmentation
de capacité que l'on pourra obtenir sera suffisante
pour assurer le passage d'un fœtus à terme de
moyenne dimension.

La limite supérieure est 85 ou 90 millimètres,
cependant si la tête ne s'engage pas sous l'influence
des manœuvres opportunes, il faut recourir à la
symphyséotomie. Tout en repoussant les tractions
exagérées avec le forceps dans les bassins au-dessus
de 81 millimètres, il juge utile, avant de sectionner
l'articulation, de faire une tentative prudente d'ex-
tration avec le forceps, mais sans insister beaucoup,
dans l'intérêt du fœtus.

Il ne croit la version favorable que dans certains
cas spéciaux de viciation pelvienne, bassins asymé-
triques ou très légèrement rétrécis.

Le Dr Morisani, et ici l'accord est complet entre les
accoucheurs, considère la symphyséotomie comme
une opération injustifiable, lorsque le fœtus est mort,
sauf, cependant, quelques cas exceptionnels. Mais
quelle conduite tenir lorsque la vitalité du fœtus est
seulement très compromise, que les battements du
cœur très précipités, faibles, irréguliers, font prévoir
sa mort à bref délai, peut-être avant la fin de l'intervention?

La réponse est fort difficile ; l'accoucheur devra
s'en rapporter à son tact et à son expérience et, s'il
juge le fœtus trop compromis pour pouvoir être extrait
vivant par la symphyséotomie, c'est à l'embryotomie
qu'il faudra recourir.

On a conseillé la combinaison de la symphyséotomie
avec l'accouchement provoqué prématurément, pour
obtenir un enfant vivant dans des bassins très rétré-

cis, jusqu'à 5 centimètres ; cette intervention pratiquée un petit nombre de fois, tant en Italie qu'en
France, n'a pas jusqu'à présent donné les résultats
qu'on semblerait être en droit d'en attendre. Dans
un bassin très rétréci, il est en effet souvent difficile
d'apprécier très exactement l'altération réelle de la
viciation pelvienne et le volume du fœtus, et l'on
peut être conduit à provoquer l'accouchement ou
trop tôt ou trop tard : trop tôt, le fœtus n'est pas
viable ; trop tard, l'agrandissement est insuffisant et
il faut recourir à l'embryotomie. Tenant compte d'un
côté, du danger des deux opérations réunies, de la
mortalité chez les fœtus à la limite de la viabilité,
et de l'autre, des succès croissants de l'opération césarienne, Morisani conseille, avec raison il nous semble,
de recourir de préférence à cette dernière opération.
Il fait, en effet, remarquer qu'à une époque plus
ou moins lointaine du terme de la grossesse, on ne
saurait compter sur la souplesse des articulations
sacro-iliaques, souplesse qui est à son maximum
au terme de la gestation, et qu'il est possible qu'on
ne puisse obtenir qu'un écartement insuffisant,
sans courir le risque de graves lésions du côté des
articulations.

Par contre, il admet la symphyséotomie dans les
cas d'accouchements prématurés spontanés, lorsque
le diamètre promonto-pubien est de très peu inférieur
aux limites fixées pour la symphyséotomie.

Dans le cas d'enfant mort, la symphyséotomie peut
elle être combinée avec l'embryotomie ?

Toutes les fois que les instruments réducteurs
peuvent passer, basiotribe, cranioclastes, etc., la symphyséotomie est à rejeter : mais dans le cas contraire,
on peut recourir à cette opération si elle doit donner
une place suffisante pour pratiquer l'embryotomie
sans trop de désordres pour les parties maternelles.

— Dans ces cas, en effet, le pronostic de l'opération
césarienne est considérablement aggravé par la

longueur du travail, l'épuisement de la femme, les tentatives répétées d'extraction.

Dans le cas de mort du fœtus et de présentation du tronc dans un bassin très rétréci, l'opinion du professeur italien est la même que celle du professeur Pinard, et il admet qu'il est logique de penser à pratiquer la symphyséotomie lorsqu'il est nécessaire de gagner quelques centimètres pour rendre inoffensives les manœuvres que nécessitent la section du cou et du tronc du fœtus.

L'opinion du professeur Morisani sur l'accouchement provoqué peut être résumée de la façon suivante : les enfants, qui naissent avant huit mois révolus, meurent presque tous ; ceux qui naissent à la fin du huitième ou au commencement du neuvième ont les plus grandes chances de survivre. Dans les bassins de 70 à 80 millimètres, il y aura donc lieu d'attendre le terme de la grossesse et de pratiquer la symphyséotomie. Chez les femmes, dont le bassin peut permettre l'expulsion du fœtus dans la première ou la deuxième semaine de 9e mois, il est permis et utile de provoquer l'accouchement.

Comme nous l'avons dit plus haut, le professeur Pinard et avec lui le professeur agrégé Varnier, se montrent plus absolus que Morisani et rejettent, pour le traitement obstétrical des viciations pelviennes, toute autre intervention que la symphyséotomie ou l'opération césarienne. Cependant, le professeur Pinard[1] fait une exception pour le cas où le rétrécissement serait tel, que l'agrandissement du bassin, sur lequel il doit scientifiquement compter, serait insuffisant pour laisser passer une tête à terme, et dans ces cas seulement, qui sont rares du reste, il aurait recours à l'accouchement provoqué, combiné avec la symphyséotomie. Il rejette absolument la version qui,

1. Société obstétricale de France. *Discussion sur la symphyséotomie*. 1893.

lorsque l'extraction de la tête dernière est impossible, ne permet pas de recourir à la symphyséotomie, l'enfant devant succomber avant la fin de l'intervention, et ne laisse d'autre ressource que l'embryotomie; il ne fait d'exception que pour une présentation irréductible de l'épaule ou du siège.

Le professeur Pinard formule de la façon suivante les règles de l'intervention dans les viciations pelviennes[1]:

« 1° Abandon de l'accouchement provoqué dans tous les cas où la symphyséotomie peut permettre le passage d'une tête de fœtus à terme. »

« 2° Abandon de toute application de forceps pour résistance osseuse (que cette résistance siège au détroit supérieur, dans l'excavation ou au détroit inférieur). »

« 3° Abandon absolu de l'embryotomie sur l'enfant vivant;

« 4° Agrandissement momentané du bassin (par symphyséotomie, pubiotomie, ischio-pubiotomie, coccygotomie), dans tous les cas où il y a résistance osseuse non vaincue par les contractions, la tête étant bien orientée, et où le calcul démontre que la section du bassin permettra le passage de la tête. »

« 5° Amputation utéro-ovarique dans les cas d'étroitesse absolue. »

Les règles que nous venons d'énoncer peuvent s'appliquer à la grande majorité des cas de viciation pelvienne; mais il est, cependant, quelques formes de rétrécissement qui présentent des indications particulières.

Jusqu'à la fin de 1892, dans le cas de bassin oblique ovalaire, on n'avait d'autres ressources que l'accouchement provoqué à temps, lorsque les cir-

---

1. Pinard. *De la symphyséotomie à la clinique Baudelocque. (Annales de gynecologie et d'obstétrique.* Janvier 1894).

constances le permettaient; et à terme, le forceps ou
la version, suivant la position de la tête, la grande
préoccupation des accoucheurs étant de mettre en
rapport la grosse extrémité de l'ovoïde céphalique
avec la partie large du bassin, pour en faciliter l'extraction. Ces manœuvres, parfois suivies de succès,
étaient malheureusement trop souvent insuffisantes
et il fallait recourir à l'embryotomie. D'un autre
côté, la symphyséotomie, l'un des os iliaques étant
immobilisé par l'ankylose sacro-iliaque, ne pouvait
agrandir que le côté du bassin qui en avait le moins
besoin et n'était guère appelée à rendre des services qu'en la combinant avec l'accouchement prématuré.

C'est vers la fin de 1892, que le professeur Pinard,
se trouvant en présence d'un bassin oblique ovalaire
à diamètre promonto-pubien minimum de 8 centim.
5 millim. (femme Trémoulet), demanda l'avis du
professeur Farabœuf: Celui-ci imagina une opération
nouvelle, l'ischio-pubiotomie, connue de tous aujour-
d'hui sous le nom de son auteur; légitime hommage
rendu à sa science et à son habileté.

Pinard pratiqua sur sa cliente l'opération de Farabœuf, le 9 novembre 1892, avec un plein succès pour
la mère et l'enfant; nous décrirons plus loin cette
intervention chirurgicale.

Le bassin de Robert caractérisé par l'atrophie des
deux ailerons du sacrum et l'ankylose des deux symphyses sacro-iliaques, est très rare; il n'est guère
justiciable que de l'accouchement prématuré lorsque
ses dimensions le permettent, ou de l'opération
césarienne dans le cas contraire.

Les indications du bassin ostéomalacique varieront suivant le degré de la déformation; elles sont
les mêmes que celles du bassin rachitique; cependant, étant donnée l'influence de la grossesse sur la
marche de l'ostéomalacie, pour peu que les lésions
soient très manifestes, il y aura lieu de recourir

à l'accouchement prématuré et même à l'avortement.

Dans le *spondylolisthésis*, le spondylizème, les
bassins viciés par obstruction, l'intervention variera
suivant le degré du rétrécissement, et c'est à la
symphyséotomie, à l'accouchement provoqué, à l'opération césarienne qu'il faudra recourir, suivant les
circonstances.

Causes de dystocie dépendant du fœtus.

L'*excès de volume physiologique* du fœtus peut être
une cause de dystocie ; cet excès de volume peut
être partiel et ne porter par exemple que sur la tête,
le fait est bien rare, et il s'agit le plus souvent d'une
ossification avancée des os de la voûte qui en
empêche le chevauchement. Dans un bassin bien
conformé, le forceps aura facilement raison de cette
anomalie.

L'excès de volume total du fœtus est plus fréquent, les observations d'enfant pesant plus de
5 kilos ne sont pas très rares. (Cazeaux et Reimbault
citent le cas d'un enfant de 9 kilos). Cette anomalie
est plus fréquente chez les multipares, et c'est surtout
le volume exagéré des épaules qui constitue la difficulté.

Dans le cas où la tête serait retenue dans l'excavation, on emploierait le forceps ; si la tête est sortie,
on exercera des tractions soit directement sur la
tête, soit de préférence à l'aide des doigts introduits
en crochets sous les aisselles, en tirant d'abord en
bas, de façon à engager l'épaule antérieure sous
l'arcade du pubis, tirant ensuite par en haut pour
dégager l'épaule postérieure. Si ces moyens ne
réussissent pas, on dégagera successivement les
deux bras, avec beaucoup de douceur et de précaution, de façon à éviter la fracture de l'humérus,
et l'on exercera des tractions sur les bras ainsi
défléchis.

Excès de volume par développement pathologique.

Hydrocéphalie. — Le col est dilaté, les membranes sont rompues, l'utérus se contracte franchement, la femme a le bassin bien conformé, elle est forte et pousse bien, et néanmoins la tête, que l'on sent sous le doigt, ne franchit pas le détroit supérieur. Qui la retient donc? On pratique le toucher avec plus d'attention, on promène le doigt sur toute la surface ronde qui se présente, et l'on reconnaît que ce n'est pas une tête ordinaire; car, outre qu'elle n'est pas acuminée et qu'elle est, au contraire, presque plate, elle offre des espaces membraneux très larges, sutures et fontanelles, qui se tendent pendant les douleurs pour se relâcher après et qui laissent même percevoir quelquefois une sorte de fluctuation. En raison de ces derniers caractères, on pourrait croire, au premier abord, à la persistance de la poche des eaux, qui se comporte absolument de la même façon pendant et après les douleurs; mais on sait qu'elle est rompue, et, du reste, ce que l'on touche est plus solide qu'elle; à côté des espaces membraneux, on sent très bien les surfaces osseuses qui y aboutissent; et, ne les sentirait-on pas, qu'il y aurait encore un moyen de s'assurer que c'est bien le cuir chevelu à nu que l'on a sous le doigt, et non une poche des eaux *plate*, il suffirait de racler légèrement avec l'ongle la surface que l'on touche; si les membranes étaient intactes, l'ongle glisserait et ne soulèverait rien; si elles étaient rompues, au contraire, l'ongle soulèverait quelque chose comme de petits cheveux (Depaul); — et, d'ailleurs, s'il restait encore quelque doute, qui empêcherait d'appliquer le spéculum et de regarder?... Mais enfin, le diagnostic une fois établi, l'hydrocéphalie bien constatée, quelle conduite devra tenir l'accoucheur? Attendre, d'abord, pour être bien sûr de l'impuissance des contractions utérines à engager la tête dans l'excavation ; mais, sitôt que cette impuissance paraît bien démontrée, ne pas hésiter à ponctionner le crâne au niveau de l'espace membraneux le plus facile à atteindre ; l'eau évacuée, si la tête est déjà très engagée dans le bassin, essayer de l'amener au moyen du forceps, et si, comme cela arrive d'ordinaire, la prise n'est pas solide et l'instrument tend à glisser, appliquer le céphalotribe ou le basiotribe. — Quand la tête est encore libre au détroit supérieur, certains auteurs conseillent de recourir de préférence à la version ; nous ne croyons pas cette opération beaucoup plus favorable que la basiotripsie ; dans tous les cas, elle ne saurait être tentée qu'après la perforation du crâne. On a également cité des cas d'hydrocéphalie légère dans lesquels le fœtus aurait pu être extrait vivant, après ponction du crâne à l'aide d'un trocart fin.

Mais que devrait-on faire, si le fœtus hydrocéphale, au lieu de se présenter par la tête, se présentait par les pieds ? Quand le tronc est tout entier hors de la vulve, après avoir reconnu la nature de l'accident qui arrête l'extraction, il faut perforer le crâne, soit par la voûte palatine, soit par les fontanelles postéro-latérales, ou bien, ce qui vaut mieux encore, ouvrir le canal vertébral au niveau des premières vertèbres dorsales, — enlever un segment de sa paroi posté-rieure, — introduire par cette ouverture jusque dans le crâne une sonde de gomme élastique munie de son mandrin, et provoquer par elle l'écoulement de la plus grande quantité de liquide possible, puis la tête réduite d'autant tenter de l'entraîner par des tractions convenablement dirigées sur le tronc et le maxillaire inférieur, comme dans l'extraction par le siège dans les bassins rétrécis ; dans le cas où cette manœuvre ne serait pas suivie de succès, forceps ou céphalotribe.

L'encéphalocèle, hernie du cerveau à travers

les parois du crâne, ne constitue pas en général une tumeur d'un volume suffisant pour apporter un obstacle sérieux à l'accouchement, aussi ne nous y arrêterons-nous pas, il en est de même de l'**hydro-thorax.**

Ascite. — C'est certainement là une affection très rare chez le fœtus. Les auteurs en citent pourtant

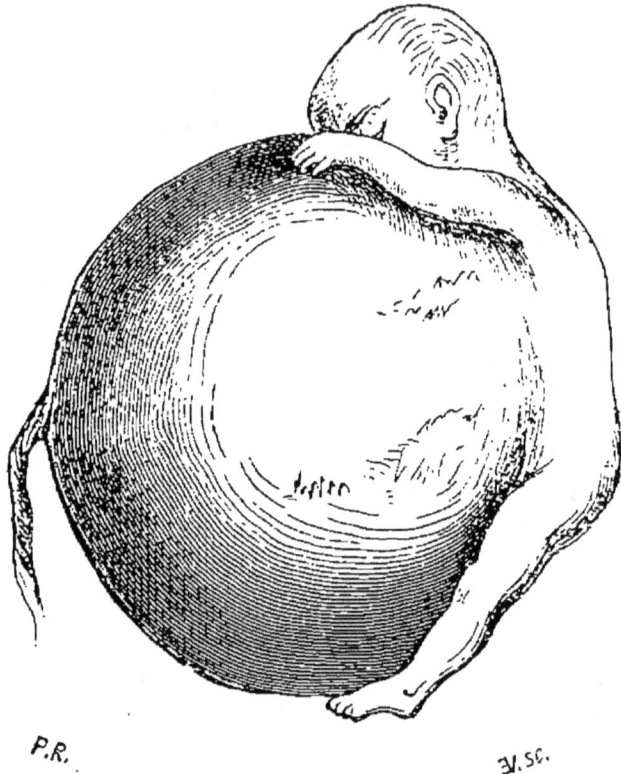

Fig. 135. — Distension énorme de la vessie du fœtus (Portal).

quelques exemples. Si on la rencontrait comme obstacle à l'accouchement, il n'y aurait évidemment, pour toute indication, qu'à ponctionner l'abdomen, dès qu'il serait possible de l'atteindre, après quoi l'expulsion ou l'extraction de l'enfant deviendraient faciles.

Rétention d'urine. — Depaul en a publié trois

observations intéressantes, et il y en a bien d'autres dans les auteurs (V. fig. 135). Il n'y aurait encore, évidemment, en présence d'un fait de ce genre, qu'à ponctionner le bas-ventre du fœtus et a extraire celui-ci par des tractions bien dirigées.

Le développement anormal des reins par maladie kystique est encore une cause rare de dystocie fœtale. Dans les cas cités, on a eu recours à l'embryotomie, ce sera la ligne de conduite à suivre dans ces cas exceptionnels.

Spina bifida. — La tumeur constituée par le *spina bifida* ou *hydrorachis*, est rarement assez volumineuse pour opposer à l'accouchement un obstacle sérieux. MM. Vinchon et Guibout rapportent chacun un cas d'obstacle à l'accouchement spontané par *spina bifida*. Dans l'observation de Vinchon, il est dit que le fœtus se présentait par la tête; et dans celle de Guibout, par les pieds. Vinchon ponctionna la tumeur de son fœtus dès qu'il la reconnut sous le doigt, et l'accouchement se termina heureusement, pour la mère du moins, car l'enfant ne vécut que quinze heures. Quant à Guibout, il exerça de fortes tractions sur les pieds de son fœtus, et dès qu'il put reconnaître la nature de la tumeur qui arrêtait le tronc dans l'excavation, il eut l'idée, aidé de Michon, de passer un lacs par-dessus le pédicule, et par des efforts combinés, en tirant tout à la fois sur les deux jambes et sur les deux extrémités du lacs, les deux opérateurs réussirent à terminer l'accouchement. L'enfant vint mort; mais la femme se rétablit.

Le fœtus peut en outre présenter des tumeurs de diverses natures, *tumeurs à myeloplaxes, tumeurs fibreuses, lipômes, kystes,* etc. (fig. 136). Les difficultés de l'accouchement et le mode d'intervention varieront suivant leur siège, leur consistance et leur volume.

La figure 136 représente une tumeur kystique, qui ne gêna point l'expulsion du fœtus et qui fut, un peu plus tard, ponctionnée et extirpée avec succès. (Stolz, Sédillot et Rigaud.)

L'emphysème du fœtus est la conséquence de sa putréfaction, il devient une cause de dystocie par

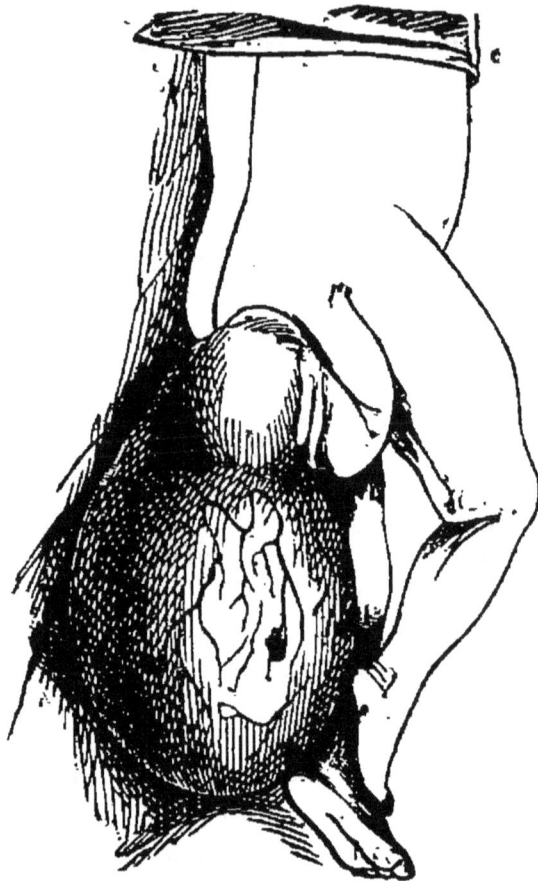

Fig. 136. — Tumeur kystique qui ne gêna en rien l'expulsion du fœtus (Stoltz).

suite de l'augmentation parfois considérable de volume qu'il occasionne.

Depaul a communiqué une observation intéressante d'un fœtus de ce genre à la Société médicale d'émulation, le 2 août 1845. Il avait reconnu l'altération à l'odeur fétide qui s'exhalait des parties génitales et à la sonorité de l'hypogastre, et réduit le

volume de l'enfant en le déchirant sur plusieurs
points et en l'écrasant au moyen du céphalotribe. —

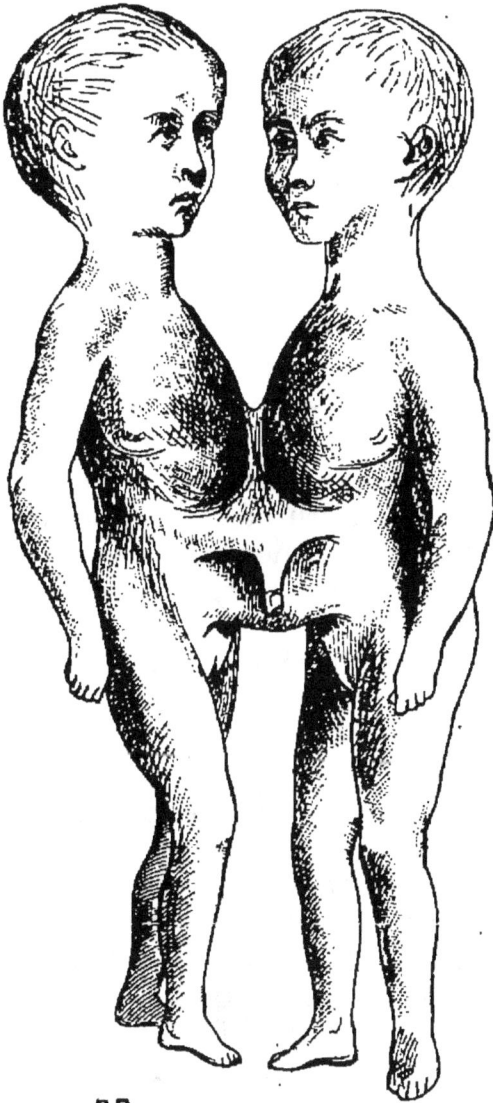

P.R.

ℨ/.sc.

Fig 137. — Monstruosité double (Krieger) ; les deux fœtus
adhèrent ensemble par la peau du ventre.

Si l'on se trouvait en présence d'un fait semblable, il
faudrait inciser largement la partie fœtale qui se

présente et réduire par l'éviscération ou la basiotripsie
le volume du fœtus, de façon à en faciliter l'extraction. Il est inutile d'ajouter que les précautions antiseptiques les plus rigoureuses devront être prises pendant l'accouchement et pendant les suites de couches.

Monstruosités fœtales. — Les monstruosités simples, *acéphalie, anencéphalie*, tout en pouvant être
la cause de difficultés, soit par suite de l'engagement
simultané de plusieurs parties du fœtus, soit par
suite de l'excès de volume du tronc, permettent cependant presque toujours l'accouchement spontané,
mais il n'en est pas de même des monstruosités
doubles, qui réclameront souvent l'intervention de
l'accoucheur (fig. 137-138).

Il résulte des faits observés que l'accouchement
des monstres doubles sera d'autant plus facile, que
le point d'union sera situé plus bas, celui des *pygo-
pages* (réunis par la région fessière) plus facile que
celui des *céphalo* ou *thoracopages* (réunis par la tête
ou le thorax).

La présentation du siège paraît plus favorable que
celle du tronc, parce que l'une des têtes se loge
d'ordinaire dans la dépression formée par le cou de
l'autre.

La ligne de conduite dans le cas de monstruosité
fœtale est assez difficile à préciser, elle variera suivant le genre de malformation et suivant les circonstances. L'accoucheur s'inspirera du moment, en
voyant quelles sont les parties fœtales qui s'engagent. Seulement, il ne perdra pas de vue ce grand
principe formulé par P. Dubois : « que, dans tous
« les cas de monstruosités qui rendent l'accouche-
« ment naturel impossible, l'homme de l'art, que
« l'enfant soit vivant ou mort, doit diriger toutes
« ses manœuvres vers le salut de la mère ». Il n'hé-
sitera donc pas à pratiquer la céphalotripsie ou l'embryotomie, dès qu'elles lui paraîtront nécessaires
pour le salut de la femme.

En résumé, dans le cas de fœtus adhérents, il faut
attendre le plus longtemps possible, car la nature
a d'immenses ressources (sur 150 cas, d'après Hohl
et Playfair, 85 fois l'accouchement s'est fait seul,

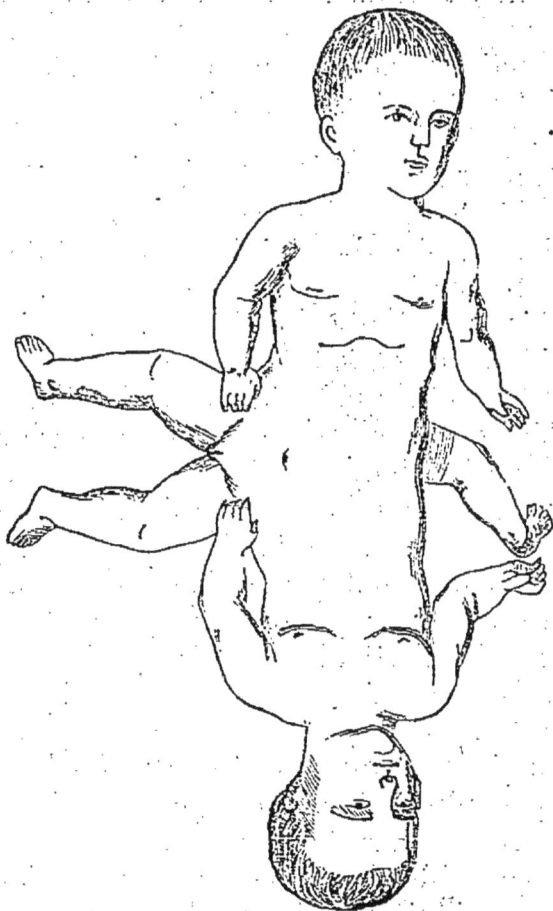

Fig. 138. — Monstre de la Châtre expulsé spontanément.

une tête se cachant dans le creux formé par le cou
de l'autre) ; — puis essayer de simples manœuvres
et du forceps, — et si l'on ne réussit pas, recourir
à la céphalotripsie, ou à l'embryotomie suivant les
cas.

Mauvaises présentations et positions du fœtus.

Les *présentations inclinées du sommet* se rectifient presque toujours d'elles-mêmes sous l'influence du travail, et l'on devra attendre tant que l'état de la mère ou de l'enfant ne réclamera pas une intervention active ; dans le cas où l'inclinaison ne se réduirait pas spontanément, il faudrait recourir au forceps.

Position occipito-postérieure dans l'excavation. — Le temps de descente de la tête effectué, la rotation ne s'est pas faite, ou s'est faite en sens inverse, et l'occiput, au lieu de s'engager sous l'arcade pubienne, s'est placé dans la concavité du sacrum. L'accouchement dans ces cas peut, néanmoins, se terminer spontanément, l'occiput finissant par se dégager le premier en avant du périnée ; mais la fin de l'expulsion, en général très lente, surtout chez les primipares, fait courir de grands risques à l'enfant et épuise la mère ; d'un autre côté, le périnée, s'il est tant soit peu rigide, est menacé d'une déchirure étendue ; il est donc prudent, chez les primipares en particulier, de ne pas trop attendre pour intervenir et favoriser la terminaison de l'accouchement.

Lorsque la rotation ne se fait pas dans les occipito-postérieurs, plusieurs manœuvres ont été conseillées pour la produire artificiellement.

Pajot conseille de glisser la main entière, dont la paume s'adapte le mieux à l'occiput, sous la joue inférieure du fœtus, d'introduire l'index et le médius réunis dans sa bouche et, par un vigoureux mouvement de pronation de l'avant-bras, faire que l'occiput arrive sous l'arcade pubienne. Le procédé du professeur Tarnier est presque l'inverse du précédent : Lorsque la dilatation est complète, il introduit profondément le doigt indicateur, le gauche pour la position occipito-iliaque droite postérieure, il l'ap-

plique sur le côté de la tête, puis le fait glisser en
avant et en haut jusqu'à ce qu'il rencontre le rebord
postérieur de l'oreille antérieure, de l'oreille gauche
par conséquent ; il attend alors une contraction
utérine et, dès qu'elle se produit, il appuie fortement le doigt sur la tête en le portant en même
temps et avec force, mais sans violence, du côté du
pubis, puis derrière la symphyse et enfin presque
sur le côté gauche du bassin. Si le résultat obtenu est
incomplet, il faut attendre la contraction suivante,
en maintenant le doigt en place pour ne pas perdre
le terrain gagné.

Bien faite par ce procédé, la rotation artificielle ne
doit produire aucune souffrance ; mais si elle échoue
après deux ou trois tentatives, il n'y a pas lieu d'insister.

Lorsque la tête est descendue dans l'excavation
depuis un certain temps, et qu'elle reste en position
postérieure sans progresser, ou pourra essayer la
manœuvre de Tarnier ; mais elle sera le plus souvent insuffisante et mieux vaudra introduire, en
arrière de la tête, suivant la position, l'une ou l'autre
main, à l'exception du pouce, et déloger pour ainsi
dire l'occiput en le repoussant avec le bord radial
de la main, jusqu'à l'amener en position transversale
et même antérieure. Cette manœuvre peut, du reste,
n'être que le premier temps d'une application de
forceps, suivant le procédé de Loviot que nous décrirons plus loin.

Quelle conduite convient-il de tenir, lorsque la
position postérieure est irréductible par les procédés
précédents, ou lorsque la rotation s'est faite en sens
inverse, c'est-à-dire en occipito-sacrée ? Baudelocque,
Gardien, Capuron, Velpeau, Moreau, Chailly, Hatin,
ont dit qu'il fallait toujours dégager la tête en position occipito-postérieure, et ne jamais tenter de
ramener l'occiput sous la symphyse pubienne ;
Mme Lachapelle, Ramsbotham, P. Dubois, Danyau,

Cazeaux, Pajot, Verrier, Hyernaux, Villeneuve, qu'il fallait dégager, *en règle générale,* l'occiput sur la fourchette, et *exceptionnellement,* réduire la tête en position occipito-pubienne [1]; enfin, Smellie, Depaul, Blot, Jacquemier, Tarnier, Joulin, qu'il fallait tenter *toujours* la rotation artificielle de la tête, et ne dégager l'occiput en arrière, sur la fourchette, que dans les cas où cette rotation semblerait exiger des efforts trop énergiques.

Dans un mémoire lu à la Société de chirurgie en 1868, E. Bailly défend cette dernière opinion ; voici les conclusions de son travail :

1° L'absence du mouvement de rotation interne de la tête gène ou même suspend la progression de celle-ci, et le dégagement naturel ou artificiel en position occipito-postérieure expose le périnée à des solutions de continuité étendues ;

2° La rotation artificielle du crâne, opérée au moyen du forceps, est une manœuvre généralement possible et même facile ; et l'on doit y recourir toutes les fois que, dans une position occipito-postérieure non réduite, la prolongation exagérée du travail rend la terminaison artificielle nécessaire ;

3° La rotation artificielle de la tête doit être précédée de l'abaissement direct et aussi complet que possible de celle-ci, jusqu'à toucher le plancher périnéal. Ce n'est qu'à cette condition que la manœuvre réussira et sera inoffensive pour la mère ;

4° La rotation complète du crâne et son dégagement peuvent être opérés par *une seule et même application du forceps.* Une double application de l'instrument fatigue inutilement la mère, et on doit autant que possible s'en abstenir ;

5° La crainte de léser grièvement les centres ner-

---

1. C'est aussi l'avis que le Dr Lucien Pénard a émis dans les six premières éditions de son *Guide.* Pour nous, chez les primipares surtout, nous préférons tenter la rotation.

veux et le rachis de l'enfant, en transformant une
position occipito-postérieure en occipito-pubienne,
n'est fondée ni en théorie ni en fait. La mobilité
extrême de l'articulation atloïdo-axoïdienne et la
flexibilité du reste de la colonne cervicale, chez le
fœtus, permettent facilement à la tête de celui-ci
une rotation de presque une demi-circonférence, sans
qu'il y ait déchirure d'aucun ligament, ni même
compression sensible de la moelle cervicale.

Ces conclusions ont été confirmées par les recherches expérimentales de Tarnier et de Ribemont sur
des fœtus congelés.

Néanmoins, nous estimons que chez les primipares surtout, il y aura avantage à ne pas terminer
l'accouchement par une seule application, avec la
concavité des cuillers du forceps regardant la concavité du sacrum, c'est-à-dire la courbure de l'instrument disposée en sens inverse de la courbure du
canal pelvi-génital; soit que les contractions utérines
et abdominales suffisent à elles seules à expulser la
tête réduite en occipito-pubienne, soit qu'il faille,
pour terminer l'accouchement, faire une seconde
application, qui, directe cette fois, sera d'autant plus
facile que la tête aura été plus fortement abaissée.

Position mento-postérieure persistante. — La
position mento-iliaque droite postérieure est la plus
fréquente dans les présentations de la face; dans
cette présentation, du reste quelle que soit sa position, il y a lieu, si l'on est appelé à une période
peu avancée du travail, la tête étant mobile au-dessus du détroit supérieur, et le diagnostic bien assuré, de tenter la transformation de la face en sommet par les manœuvres que nous avons indiquées
plus haut (voir page 305). Si ces tentatives ne sont
pas suivies de succès, ou si le travail est trop avancé,
il n'y a qu'à laisser faire la nature; la tête descendra
peu à peu sur le plancher périnéal, et là, si rien ne
s'y oppose, exécutera un mouvement de rotation

qui amènera le menton à s'engager sous l'arcade pubienne et l'accouchement se terminera spontanément. — Mais, que la rotation vienne à manquer,
que le menton, au lieu de venir en avant, s'immobilise en arrière, l'accouchement spontané devient
impossible, il faut intervenir dès que l'état de la mère
ou de l'enfant l'exige.

En introduisant la main convenable en arrière de
la présentation, dans la concavité sacrée, on essaiera
de ramener le menton en avant et, ce résultat acquis,
suivant l'état des contractions utérines, on laissera
l'accouchement se faire spontanément, ou on le terminera par une application de forecps, la main introduite dans le vagin maintenant la rotation obtenue et servant à guider la première branche.

Dans le cas où la rotation ne pourrait être obtenue
de cette façon, il faudrait recourir au forceps pour la
produire ; mais dans ce cas encore, nous préférons
deux applications à une seule, à moins d'avoir à sa
disposition un forceps droit ou presque droit.

Dans le cas où l'intervention serait réclamée par
l'état de la mère ou du fœtus, la face étant encore
au détroit supérieur, quelle que soit du reste la position, c'est à la version qu'il faudrait recourir de
préférence au forceps.

**Causes de dystocie dans les présentations du
siège.** — Nous avons déjà dit que les risques courus
par le fœtus, dans cette présentation, justifiaient am-
plement la version par manœuvres externes faites
vers la fin de la grossesse ; mais celle-ci ne réussit
pas toujours et le diagnostic souvent ne peut être
fait à temps. En outre, on se rappellera que les différents temps de l'accouchement par le siège, se font
en général avec une grande lenteur, et que s'il importe de surveiller attentivement les battements du
cœur du fœtus et l'état de la mère, pour intervenir
en temps opportun, il faut se garder d'intervenir trop
tôt et sans nécessité.

Un siège complet et volumineux peut ne pas s'engager, soit par suite de contractions insuffisantes, après une période de dilatation d'une lenteur exagérée, soit par suite d'une inclinaison plus ou moins marquée de la présentation; il suffit, dans ces cas, d'aller chercher le pied antérieur et de l'amener à la vulve, et si, ce qui arrive souvent après cette petite manœuvre, les contractions reprennent énergiques et régulières, si l'état du fœtus ou de la mère ne réclame pas une intervention immédiate, on laissera marcher le travail; dans le cas contraire, on se servirait du pied abaissé pour terminer l'accouchement, comme il sera dit plus loin (voyez page 427). Si le siège complet était arrêté dans l'excavation, on procéderait de même.

Le mode de présentation du siège, qui force le plus souvent l'accoucheur à intervenir, est sans contredit celui des fesses, alors que les deux jambes sont complètement relevées sur le plan antérieur du fœtus.

Cette présentation peut exister avant le travail ou en être la conséquence; elle est dite primitive ou secondaire suivant le cas.

On tentera toujours, avant le travail, la version par manœuvres externes dans la présentation primitive des fesses, diagnostiquée à temps, mais sans se dissimuler que cette opération est en général beaucoup plus difficile que dans le siège complet.

Les membres inférieurs relevés constituent deux attelles rigides qui empêchent le fœtus de s'incurver soit latéralement, soit d'avant en arrière, et il est facile de comprendre, en se rappelant le mécanisme de l'accouchement par le siège, que cette disposition, pour peu que le fœtus soit volumineux, gênera considérablement son accommodation, sa descente et son expulsion, pourra même y apporter un obstacle presque absolu.

Plusieurs moyens ont été préconisés pour remédier à cet état de choses, et, parmi eux, les tractions exercées sur l'aine du fœtus à l'aide d'un doigt, d'un crochet, d'un lacs ; l'application du forceps sur le siège, l'abaissement prophylactique ou curatif d'un pied.

Les tractions exercées à l'aide d'un doigt placé dans l'aine du fœtus, sont absolument insuffisantes, tant que le siège reste élevé : mais elles peuvent rendre de grands services lorsqu'il est arrivé à la partie inférieure de l'excavation ; pour qu'elles soient efficaces, suivant le conseil de Farabeuf et Varnier, on procédera de la façon suivante[1] : 1° En se servant de la main dont la paume regarde le dos du fœtus, la main droite pour la S. I. G. A. par exemple, contourner avec l'index la fesse antérieure et introduire l'extrémité du doigt dans le pli de l'aine assez profondément pour avoir une prise solide, tirer ensuite en bas pour abaisser le siège le plus possible ; remplacer alors l'index qui vient de servir par le similaire de l'autre main, qui fixera solidement la fesse antérieure et l'empêchera de remonter.

2° Glisser quatre doigts de la main libre en arrière de la fesse postérieure, jusqu'à ce que l'index et le médius puissent pénétrer et s'accrocher solidement l'un par-dessus l'autre dans le pli inguinal postérieur, et tirer horizontalement d'abord, puis le détroit coccy-pubien franchi, relever la traction et, au moment du passage à la vulve, tirer presque directement en haut, sur les deux aines à la fois, jusqu'à ce que les genoux soient à la vulve et que l'on puisse fléchir et dégager les jambes.

Le *crochet*, dont nous décrirons plus loin la manœuvre, est un instrument dangereux dont nous n'oserions conseiller l'emploi sur le fœtus vivant : il pourra rendre des services pour l'extraction d'un fœtus mort. Bien que moins dangereux que le crochet,

---

1. Voir, pour description plus complète, Farabeuf et Varnier. *Introduction à l'étude clinique et à la pratique des accouchements*, Paris, 1891.

les *lacs* sont cependant loin d'être toujours inoffen-
sifs et la fracture du fémur peut être la conséquence
de leur emploi ; quelle que soit l'ingéniosité des
porte-lacs employés, le passage du ruban tracteur
n'est pas toujours facile et nous préférons, à ce moyen,
l'emploi du forceps, instrument dont l'application sur
le siège n'est cependant pas non plus à l'abri de toute
critique, et l'une des plus sérieuses est d'exposer,
malgré les précautions prises, à la compression du
cordon. S'il n'y a pas lieu de redouter, autant qu'on
le faisait autrefois, les lésions des viscères abdominaux et les fractures du bassin, il n'en est pas moins
vrai qu'appliqué sur le siège, l'instrument dérape
souvent. Ce dernier inconvénient peut être évité, au
moins en partie, en appliquant les cuillers sur les
cuisses du fœtus, dans la direction du diamètre bi-tro-
chantérien, suivant le procédé de M. Olivier[1].

Jusqu'à Baudelocque, qui considère comme inutile
cette intervention hâtive et Mme Lachapelle qui la
jugeait mauvaise, c'est-à-dire jusqu'au début de ce
siècle, les anciens accoucheurs avaient recours, dans
la présentation du siège considérée par eux comme
anormale, à l'*abaissement prophylactique des pieds;*
cette méthode, à peu près complètement abandonnée jusqu'à 1872, fut de nouveau, à cette époque,
défendue par Ahlfeld qui conseilla d'aller chercher
un pied, de le défléchir, puis d'abandonner l'expulsion à la nature, à moins d'indication maternelle ou
fœtale. Elle tend à être aujourd'hui remise en honneur sous l'inspiration de M. le Pr Pinard. — Nous
en résumons ici les règles, d'après l'important mémoire du Dr Potocki[2].

1. A. Olivier. *De la conduite à tenir dans la présentation
de l'extrémité pelvienne, mode des fesses,* thèse de Paris, 1883.
2. Potocki. *Annales de gynécologie et d'obstétrique,* juillet-
août-novembre 1893. *De l'abaissement prophylactique et curatif du pied dans la présentation du siège décomplétée, mode
des fesses.*

L. PÉNARD et ABELIN. Accouch.   24.

L'abaissement du pied pourra être *prophylactique* ou *curatif*; prophylactique, on pourrait y recourir toutes les fois qu'il y a présentation du siège décomplété — mode des fesses; — on fera cependant bien de s'en abstenir lorsque le fœtus sera peu volumineux, que le travail marchera rapidement et qu'on aura lieu de penser que l'accouchement se terminera spontanément. Il y aura, au contraire, urgence d'intervenir, toutes les fois que la femme aura été épuisée par un long travail, que la rupture des membranes se sera produite prématurément, que le fœtus sera volumineux et que l'engagement tardera à se faire. — Le pied abaissé, le travail pourra être abandonné à lui-même ou l'accouchement immédiatement terminé suivant les circonstances.

La souffrance du fœtus, quelle soit la conséquence d'un arrêt dans la descente ou d'une anomalie dans la rotation, sera la cause la plus fréquente de l'intervention; mais l'état général de la femme peut également diriger la main de l'accoucheur.

Les contre-indications de la méthode sont la dilatation incomplète du col et la mort du fœtus.

Qu'il soit prophylactique ou curatif, l'abaissement du pied par la manœuvre que préconise M. Pinard comprend quatre temps :

1º Introduction et placement de la main;

2º Abduction artificielle de la cuisse ;

3º Recherche et saisie du pied (fig. 139, 140, 141[1]);

4º Abaissement du pied et déflexion du membre inférieur.

Ces manœuvres doivent être exécutées, la dilatation étant complète, et dans l'intervalle des contractions utérines.

A moins de difficultés trop considérables, c'est toujours le pied antérieur qu'il faut abaisser.

1º La femme étant en position obstétricale, la

---

1. Nous devons les figures 139, 140 et 141 à l'obligeance de M. Varnier.

main, dont la face palmaire regarde le plan fœtal
antérieur, est glissée le long des cuisses du fœtus
jusqu'à ce que l'extrémité de l'index et du médius
atteigne le creux du jarret de la jambe antérieure. -

2° On appuie avec ces deux doigts sur le creux

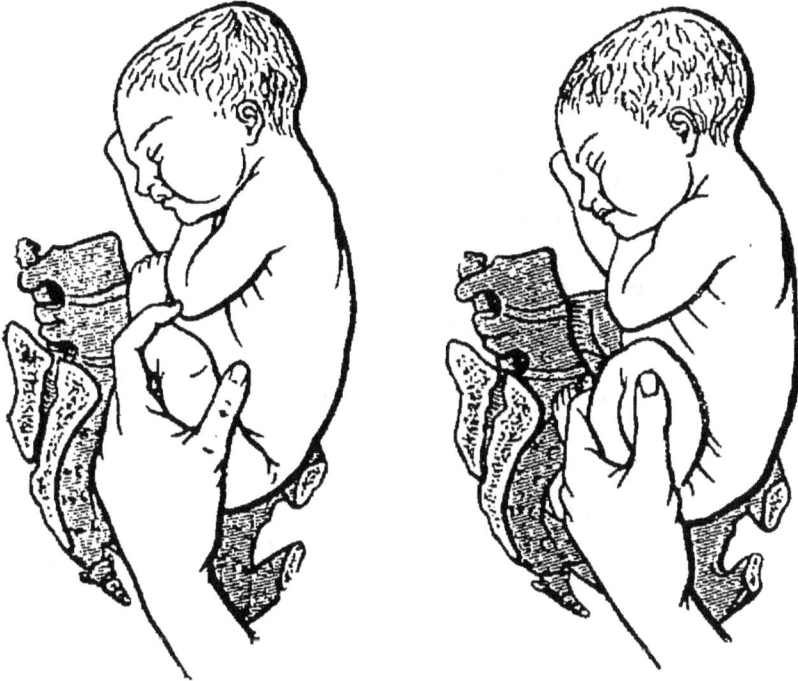

Fig. 139* et 140** (Varnier). — Abaissement de la jambe antérieure
dans le siège.

139* Manœuvre de Pinard, 3° temps. Le pied antérieur étant
abaissé par l'action de l'index sur le jarret est maintenant
accessible à la prise. Il suffit de porter l'index en abduction
pour qu'il rencontre et accroche le cou-de-pied.

140**. Manœuvre de Pinard, fin du 3° temps. Le pied antérieur
est amené dans l'excavation. Il va suffire de tirer sur le pied
engagé pour étendre le membre inférieur qui servira de tracteur pour engager le siège. (Voy. fig. 141.)

poplité de façon à le repousser en arrière et en dehors
par rapport au fœtus ; cette exagération de la flexion
de la cuisse et son abduction entraînent secondairement la flexion de la jambe.

3° La jambe s'abaisse et le talon vient buter

contre la face dorsale des doigts de l'accoucheur ; il
est dès lors facile d'accrocher le cou-de-pied avec
l'index et le médius, de l'abaisser un peu et de le
saisir solidement pour amener le pied à la vulve.

Lorsque le *siège n'est pas engagé*, on peut rencontrer des difficultés. Il peut exister chez la femme
une sensibilité exagérée ; l'anesthésie chloroformique
en a facilement raison. Les parties génitales externes
peuvent présenter une étroitesse et une rigidité particulières ; la dilatation præ-fœtale à l'aide du ballon
de Champetier de Ribes, introduit dans le vagin et
distendu au maximum, réussira à vaincre ces résistances.

Bien que la manœuvre ne doive être tentée qu'à
la dilatation complète, on peut être conduit exceptionnellement, par une complication menaçant la
mère ou l'enfant, à intervenir plus tôt ; c'est encore à
la dilatation préalable par le ballon de Champetier,
introduit cette fois dans l'utérus, qu'il faudra recourir.

Si l'on ne pouvait réussir à abaisser le pied antérieur, on tenterait de saisir le pied postérieur que
l'on ramènerait ensuite en avant en faisant évoluer
le fœtus.

Dans le cas où la jambe ne se fléchirait pas suffisamment, sous l'influence de la manœuvre précédemment décrite, que ce soit la rétraction utérine
ou une tension excessive des muscles extenseurs de
la jambe qui en soit la cause, il faudrait enfoncer
plus profondément la main dans l'utérus, essayer
de contourner le genou avec l'index et le médius,
et d'accrocher la jambe que l'on fléchirait peu à peu,
en exerçant des pressions progressives. On pourrait
encore, dans certains cas, par une manœuvre mixte,
repousser la jambe et le pied avec la main libre à
travers la paroi abdominale, de façon à les amener
à la portée de la main utérine.

Le siège est engagé, les difficultés précédentes
peuvent se présenter ; mais de nouvelles difficultés

dépendant de l'engagement lui-même et d'autant
plus grandes qu'il sera plus prononcé, viennent s'y
ajouter. Lorsque le siège est seulement engagé au
détroit supérieur, il peut
n'en résulter qu'une gêne
beaucoup plus considéra-
ble pour l'introduction
de la main.

Lorsque l'engagement
est fait jusqu'à la partie
moyenne de l'excavation,
la bascule du fémur devra
se faire dans le petit bassin, ce qui, à première
vue, paraît difficile, mais
il résulte de mensura-
tions du segment fémoral
et d'observations clini-
ques déjà assez nom-
breuses, que cette bascule
est théoriquement et pra-
tiquement possible,
même avec un fœtus
assez volumineux, à con-
dition toutefois de faire
glisser la cuisse sur le
plan ventral du fœtus
par une manœuvre ana-
logue à celle que l'on
emploie pour le dégage-
ment des bras relevés
le long de la tête der-
nière. Soit une S. I. G. A.,
le pied gauche a été
abaissé et saisi, pour
faire basculer le segment

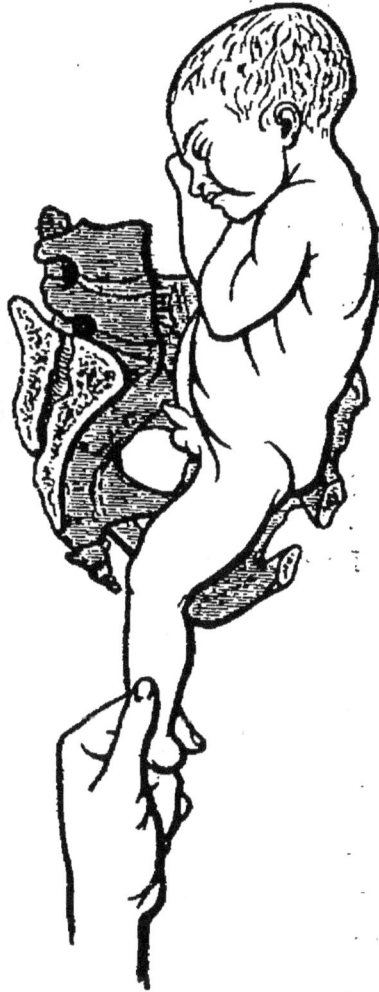

Fig. 141 (Varnier). — Abaissement de la jambe antérieure
dans le siège.

Manœuvre de Pinard, 4ᵉ temps.

fémoral dans l'excavation, il faudra faire glisser
le genou sur l'aileron gauche du sacrum ou sur

la symphyse sacro-iliaque gauche, la cuisse occupant
à peu près le diamètre oblique droit laissé libre par
le tronc du fœtus.

Lorsque le siège est au détroit inférieur, les conditions sont beaucoup moins favorables et les insuccès
doivent être fréquents, étant donnée la longueur du
segment tibial, plus considérable que celle du segment
fémoral.

Les succès obtenus avec ce degré d'engagement
ne peuvent guère s'expliquer que par ce fait : en introduisant la main on repousse forcément la présentation et le genou se trouve refoulé plus ou moins
haut dans le grand bassin, ce qui rend possible l'engagement de la jambe. Même dans ces cas, la manœuvre pourra donc être tentée et, en cas d'insuccès,
restera la ressource de recourir aux procédés déjà
indiqués : tractions digitales sur les aines, forceps sur
le siège.

Présentation du tronc. — Si cette présentation
vicieuse est reconnue à temps, on pratiquera la version par manœuvres externes, et l'on maintiendra
le résultat obtenu, soit à l'aide de la *ceinture eutocique* de Pinard, soit à l'aide d'un bandage de corps
muni de deux coussins disposés de façon à comprimer
les parties latérales de l'abdomen et à maintenir le
grand axe de l'utérus dirigé verticalement. Si le
travail est déclaré, les manœuvres externes seront le
plus souvent inefficaces, et il faudra recourir en temps
opportun à la version podalique par manœuvres internes. (Voy. *Version*, p. 451.)

**Procidence des membres dans les présenta-
tions du sommet ou de la face.** — Une main ou
même un bras, en procidence à côté de la tête, n'apporte souvent aucune gêne à l'expulsion du fœtus
dans un bassin normal, mais peuvent gravement
compliquer la situation dans un bassin juste. Il y
aura donc lieu de tenter de refouler le membre
procident au-dessus du détroit supérieur et on y

réussit souvent. En cas d'insuccès, on abandonnerait l'expulsion à la nature dont les forces suffisent d'ordinaire, en surveillant cependant la marche du travail et se tenant prêt à intervenir par le forceps, dès que cela paraîtrait nécessaire. L'application du forceps, dans ce cas, ne présente pas de règles particulières ; il faut seulement veiller avec soin à ne pas saisir la main ou le bras procident dans les cuillers de l'instrument.

Dans la présentation de la face et même dans celle du sommet avec une tête volumineuse ou un bassin un peu juste, la tête ne s'engageant pas au détroit supérieur et la procidence ne pouvant être réduite ou se reproduisant, il faudrait pratiquer la version dès la dilatation complète. C'est encore à la version qu'il faudra recourir, si l'on constatait une procidence des deux mains ou des deux bras.

La procidence d'un pied à côté de la tête est une complication plus grave que celle d'un bras, mais aussi beaucoup plus rare ; elle est, le plus souvent, le résultat de tentatives de version ; plus exceptionnelle encore est la procidence d'un pied et d'une main, qui n'a guère été constatée qu'avec des fœtus morts et macérés. Dans ces cas encore, il faut d'abord tenter la réduction, puis recourir à la version si elle est possible, sinon, au forceps quand le fœtus est vivant ; en cas d'insuccès, peut-être pourrait-on penser à la symphyséotomie ; lorsque le fœtus est mort, basiotripsie.

Irrégularités de présentation de fœtus multiples et isolés

Voici ce qu'on a observé dans ce genre :

1° Deux têtes de fœtus, nécessairement peu volumineuses, engagées ensemble au détroit supérieur (Allan et Smellie) ;

2° Les membres pelviens de l'un des fœtus, engagés à côté de la tête de l'autre fœtus (Lachapelle, Hœdrich, Carrière) ;

3º Un fœtus venu par les pieds et dégagé jusqu'au cou, mais arrêté là par la tête du second fœtus, qui est descendue trop tôt dans l'excavation, et s'est placée au-dessous de la tête du premier (Calise, Carrière, Hœdrich) (fig. 140);

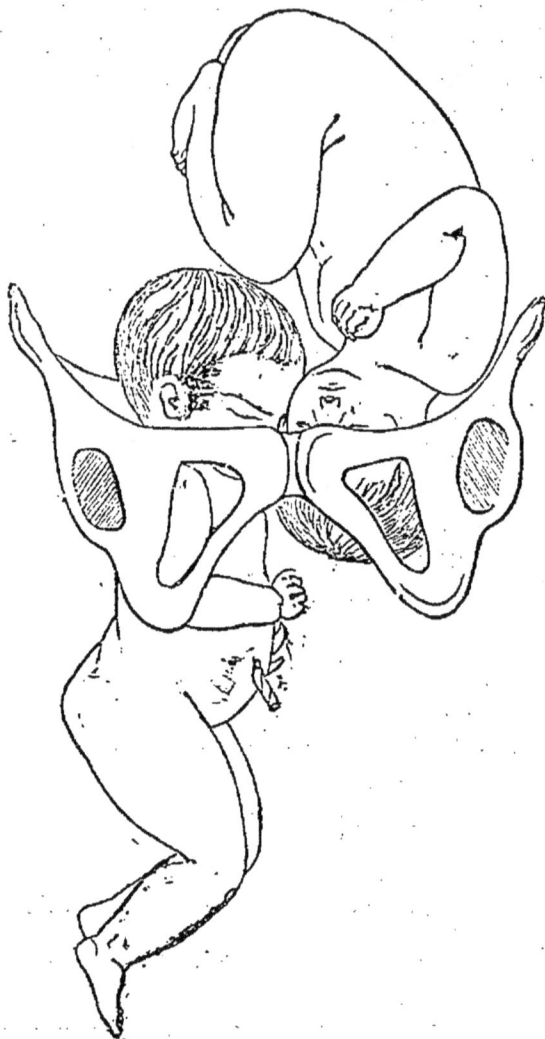

Fig. 142. — Cas observé par Carrière, médecin à Saint-Dié.

4º Une tête arrivée facilement dans l'excavation, mais arrêtée, alors, par le cou d'un second fœtus venant embrasser en travers le cou du premier (Jacquemier) (fig. 143);

5° Un premier enfant se présente par le siège, sa tête est arrêtée par le cou du second qui est en présentation transversale (Baudelocque-Duval) (fig. 144);

6° Plusieurs membres inférieurs, appartenant à des fœtus différents, engagés en paquet dans l'orifice utérin (Pleesman).

Dans le premier cas, il faudrait essayer d'amener

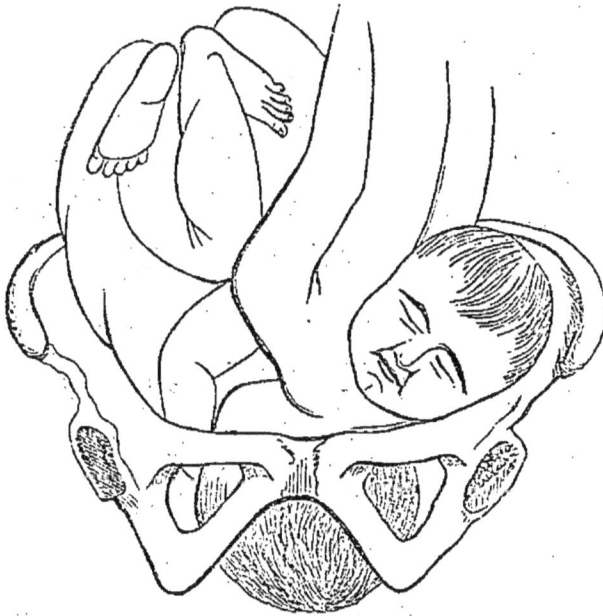

Fig. 143. — Cas observé par Jacquemier.

la tête la plus engagée par le forceps, et n'en venir à la crâniotomie que si les tractions restaient infructueuses. Il n'y aurait pas à songer à la version.

Dans le deuxième et le troisième cas (le troisième n'est que le deuxième exagéré), on devrait s'attacher, dès que la double présentation est reconnue, à maintenir réduits le membre ou les membres qui s'engagent, pour favoriser la descente de l'enfant qui vient par la tête; mais si les pieds tendaient toujours à

faire procidence, dès que la dilatation du col le permettrait, on appliquerait le forceps sur la tête qui se
présente à côté d'eux.

Si l'engagement du premier fœtus était trop considérable pour permettre l'application du forceps sur
la tête du second qui se présente par le sommet, il
ne resterait guère d'autre ressource que de pratiquer
la décollation du premier pour permettre d'aller

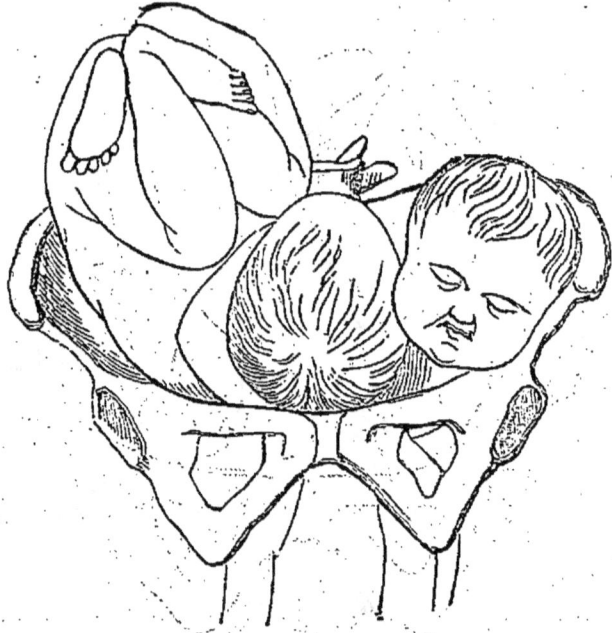

Fig. 144. — Un des fœtus se présente par le siège, l'autre par
le tronc. (Baudelocque.)

chercher l'autre avec le forceps, en refoulant la tête
détachée.

L'extraction de l'enfant terminée, on irait à la
recherche de la tête restée seule dans l'utérus.

Des deux fœtus engagés, c'est, on le voit, celui qui
vient par les pieds qu'on sacrifie, et avec raison,
puisque c'est celui sur la vie duquel on peut le moins
compter.

Dans le quatrième cas (Jacquemier) (fig. 143), il

faudrait tenter d'amener la tête qui est dans l'excavation au moyen du forceps, en faisant, au besoin,
d'assez fortes tractions, et si le second fœtus, qui est
en travers, ne s'effaçait pas et mettait un obstacle
invincible à l'extraction du premier, il y aurait lieu
d'appliquer le céphalotribe, de broyer complètement
la tête, de façon à pouvoir la refouler, et aller chercher les pieds du second fœtus que l'on extrairait par
la version.

Dans le cas que nous avons représenté (fig. 144)
comme possible, si de fortes tractions sur l'enfant
dont le tronc est dehors restaient infructueuses, il
n'y aurait qu'à pratiquer sur lui la décollation, et à
pénétrer ensuite dans la matrice pour aller chercher
l'autre par la version.

Enfin dans le sixième cas, plusieurs membres appartenant à des fœtus différents, il faudrait réduire
les diverses parties qui se présentent, de façon à ne
laisser s'engager qu'un seul enfant, et dans tous les
cas, n'exercer de tractions que sur un seul membre.
Pour faciliter la réduction, on fera prendre à la
femme la position génupectorale, ou même à
l'exemple de Pleesman, on pourra la faire suspendre
par les jarrets, la tête et les épaules restant seules
appuyées sur le lit : « il essaye alors de repousser,
avec les doigts, dans la matrice, une ou plusieurs
des extrémités sorties : mais déjà deux étaient ren-
trées par le fait seul de la position donnée à la mère,
et les trois autres, sous l'action de la main, qui les
pousse, ne tardent pas à rentrer aussi. Aussitôt, il
peut introduire la main dans l'utérus, et en retirer
successivement trois enfants par la version podalique. » (Cazeaux.)

Mais, malheureusement, on est souvent appelé
trop tard, et, quand on arrive, on trouve les deux
fœtus déjà profondément engagés. Or, s'ils le sont
seulement jusqu'aux fesses, il n'y a plus lieu, évidemment, d'espérer la réduction, même de l'un

d'eux ; et, d'un autre côté, leur expulsion spontanée est tout à fait impossible. Cependant, les deux enfants et la mère elle-même courent de grands dangers. Il faut donc intervenir promptement ; mais de quelle façon ? — On relève fortement le tronc du fœtus antérieur sur le ventre de la mère, et, avec la main, on cherche à entraîner la tête du fœtus postérieur ; et si, après quelques tentatives, on n'a obtenu aucun résultat avantageux, on a recours au forceps. On fait maintenir le fœtus antérieur relevé, et on essaye de saisir avec l'instrument la tête de l'autre fœtus que l'on peut quelquefois extraire ainsi sans trop de difficulté. Mais il peut se faire que le forceps lui-même reste sans résultat ; et, il n'y a plus qu'un moyen extrême à employer, la décollation du fœtus *antérieur* et, après cela, le broiement de sa tête, si c'est nécessaire. Nous supposons le fœtus postérieur plein de vie ; s'il était mort, quand l'antérieur est vivant, il va sans dire que ce serait le postérieur qu'on soumettrait à la décollation et à la crâniotomie. Mais rarement, il faut bien le dire, on sera obligé d'en venir à cette mutilation d'un des enfants[1].

Causes de dystocie dépendant des annexes du fœtus.

Nous ne rappellerons que pour mémoire, la *rupture prématurée* ou *retardée* des membranes qui peut être le point de départ de difficultés pendant l'accouchement et dont il a été déjà question (soins à donner à la mère et à l'enfant pendant le travail). Il en sera de même de l'excès de volume du placenta, de ses adhérences anormales (complications et difficultés de la délivrance), du décollement prématuré, et des insertions vicieuses placentaires,

---

1. Tarnier. *Des cas dans lesquels l'extraction du fœtus est nécessaire,* Paris, 1860.

questions précédemment traitées. (*Pathologie de la grossesse.*)

Brièveté du cordon. — Cette brièveté peut être naturelle ou accidentelle, le cordon présentant des nœuds, ou, ce qui est plus fréquent, faisant des circulaires autour du cou, des membres ou du tronc du fœtus. Dans les deux cas, du reste, la conduite de l'accoucheur sera la même.

L'accouchement marche bien d'abord, le col se dilate complètement, la poche des eaux se rompt et la tête du fœtus descend dans l'excavation ; mais là, elle s'arrête : au moment des douleurs, surtout si la femme *pousse*, elle vient se montrer à la vulve qu'elle commence à entr'ouvrir, mais, la contraction passée, elle remonte où elle était. Or, si ce phénomène se répète à plusieurs reprises, sans que la tête fasse de progrès, et si l'on voit clairement que l'obstacle n'est pas dans la résistance du périnée, ni dans une rétraction spasmodique du col, il est très probable que l'on se trouve en présence d'une brièveté du cordon. Le diagnostic sera confirmé si la femme accuse une douleur au fond de l'utérus pendant les contractions, et surtout si le fond de l'organe se déprime en forme de cupule.

La brièveté naturelle ou accidentelle du cordon, en dehors de l'obstacle qu'elle apporte à l'expulsion du fœtus a pu, dans quelques cas, déterminer le décollement du placenta, la rupture partielle ou totale du cordon ; l'inversion utérine aurait été observée une fois par Smith.

L'intervention consistera à appliquer le forceps dès que l'état de la mère ou de l'enfant le réclamera ; une fois la tête extraite, si la brièveté est le résultat de circulaires, on les dégage ou on coupe le cordon entre deux pinces à forci-pressure et on termine l'accouchement ; s'il s'agit d'une brièveté naturelle, on attire le fœtus jusqu'à ce qu'on puisse toucher le cordon à son attache à l'ombilic et le trancher là d'un coup de ciseaux après avoir saisi le bout fœtal entre les doigts.

Si l'enfant se présente par le siège, dès que le cordon est accessible, il faut chercher à l'atteindre et à attirer une anse au dehors ; si l'on ne pouvait y réussir, soit parce que le cordon est naturellement trop court, ou bien parce qu'il fait plusieurs tours autour du cou ou du tronc du fœtus, on couperait ce cordon d'un coup de ciseaux le plus loin possible de l'ombilic, après avoir placé une pince à long mors sur le bout fœtal, et on terminerait l'accouchement le plus rapidement possible, pour ne pas laisser le fœtus succomber à l'asphyxie.

Les *nœuds* du cordon ne deviennent guère cause de dystocie qu'en produisant, comme les circulaires, la brièveté accidentelle ; il est absolument exceptionnel que ces nœuds soient assez serrés pour amener l'interruption de la circulation fœto-placentaire.

Procidence du cordon.

Rare dans la présentation du sommet, la procidence du cordon s'observe plus souvent dans les présentations de la face, du tronc ou du siège. Parmi les causes prédisposantes principales, on peut ranger l'excès de longueur du cordon, l'exagération de la quantité du liquide amniotique, les dimensions exagérées du bassin et la petitesse du fœtus, les vices de conformation du bassin, les présentations vicieuses, l'insertion du placenta sur le segment inférieur, les manœuvres de la version ou celles destinées à produire l'abaissement d'un pied, etc. Le diagnostic de la procidence du cordon est, en général, assez facile lorsque le col est dilaté, alors même que les membranes ne sont pas rompues, et le doigt permet de constater, en avant de la présentation, la présence d'un cordon mou, mobile, présentant des pulsations plus fréquentes que celles de la mère. —

Le diagnostic deviendrait plus difficile, sinon impossible, si le fœtus était mort ; mais alors, peu importe. — Lorsque les membranes sont rompues, le diagnostic de la procidence du cordon n'offre plus la moindre difficulté, puisqu'on tient l'organe à nu sous le doigt et qu'il est impossible, rien qu'au toucher, de le confondre avec aucune autre partie du fœtus.

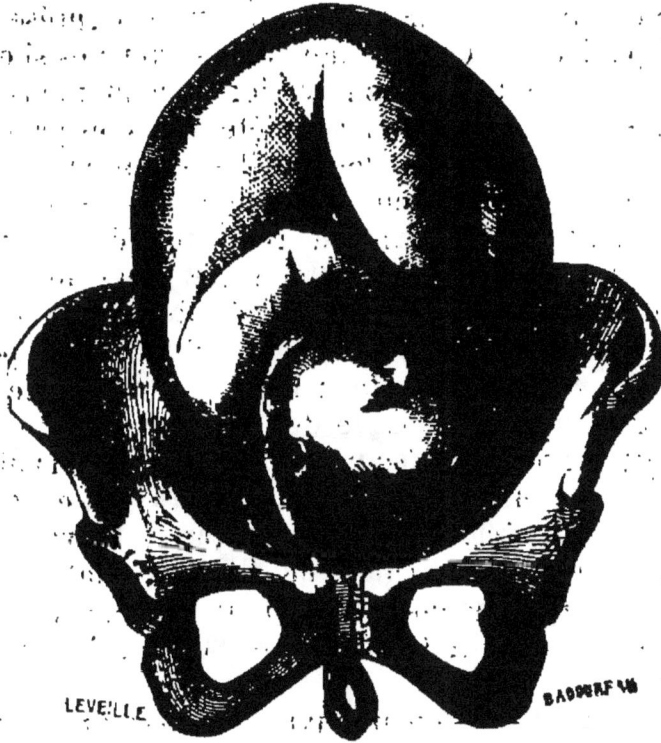

Fig. 145. — Prolapsus du cordon ombilical.

Le *pronostic* est grave, mais seulement pour l'enfant ; celui-ci, en effet, peut en quelques instants mourir asphyxié, s'il y a compression du cordon. L'expérience est là pour prouver que les deux tiers des enfants, qui se présentent précédés d'une anse de cordon, succombent par asphyxie. Du reste, le danger dépend beaucoup de la place qu'occupe cette anse dans l'excavation ; si, dans le cas de première position du sommet ou même de la face, le cordon procident se trouve être couché sur la symphyse sacro-iliaque *gauche*, il est évident qu'il y courra bien moins risque d'être comprimé que s'il se trouvait en rapport avec tout autre point de l'excavation.

Les indications qui résultent de la procidence du cordon sont les suivantes : Si le fœtus se présente par l'épaule, version par manœuvres externes si elle est encore possible, sinon version par manœuvres internes dès la dilatation complète. Dans les présentations longitudinales, lorsque les membranes ne sont pas rompues, la femme sera maintenue couchée, et on tentera d'obtenir la réduction du cordon en élevant le siège de telle sorte, que le fond de l'utérus devienne le point déclive. On a conseillé, dans le même but, la position genu-pectorale. La compression du cordon, paraissant peu à redouter tant que la poche des eaux est intacte, on ménagera avec soin les membranes jusqu'à la dilatation complète ; mais lorsque le travail en sera arrivé à ce point, on pourra tenter, à travers les membranes, la réduction de l'anse prolabée, en agissant, en dehors des contractions, avec deux doigts ou même la main tout entière, suivant le conseil du professeur Tarnier.

Si, pendant cette manœuvre, les membranes venaient à se rompre, sans retirer la main, on porterait le cordon dans l'utérus, au-dessus de la tête fœtale.

Dans le cas où, la femme étant placée en position genu-pectorale, on aurait pu obtenir la réduction du prolapsus, soit par la position seule, soit en y ajoutant des manœuvres manuelles, il peut être bon de rompre avec précaution les membranes, en dehors d'une contraction et en modérant la sortie du liquide amniotique avec la main formant une sorte de

tampon vaginal. La position genu-pectorale devrait
être conservée jusqu'à ce que la présentation soit
bien engagée.

La réduction une fois obtenue, que les membranes
soient intactes ou rompues, il faudra surveiller avec
soin les battements du cœur du fœtus, et pratiquer
souvent le toucher pour voir si le prolapsus ne se
reproduit pas.

Lorsque les membranes sont rompues, quand on
constate la procidence, il faut se hâter d'intervenir
si le fœtus est vivant, (s'il était mort, la procidence
n'a pas la moindre importance et il n'y a qu'à laisser
marcher le travail), et l'intervention consiste soit à
réduire le prolapsus, c'est-à-dire à porter et à maintenir le cordon au-dessus du détroit supérieur jusqu'à l'engagement de la tête, soit à terminer rapidement l'accouchement par la version ou le forceps.

Quand la tête est mobile au détroit supérieur, il
faut profiter de l'absence d'une contraction pour
porter le cordon dans l'utérus au-dessus de la tête,
et l'y maintenir jusqu'à ce qu'il se produise une
contraction nouvelle qui, engageant la tête, empêchera le cordon de redescendre. Cette manœuvre
pourra être tentée avec les doigts, avec l'omphalo-
soster de Schœller (fig. 148), ou bien par le procédé
de Dudan, à l'aide d'une sonde en gomme, munie
de son mandrin (fig. 146 et 147).

Dans le procédé de Dudan, on engage le milieu
d'un ruban dans l'œil de la sonde, et on pousse le
mandrin jusqu'au bout à travers l'anse ainsi formée.
Le cordon est ensuite fixé à la sonde par les deux
chefs du ruban, puis, guidant l'instrument sur deux
doigts, on le pousse aussi loin que possible dans
l'utérus pendant l'absence d'une contraction. Quand
la tête est engagée au détroit supérieur, en retirant
le mandrin, l'anse de ruban devient libre et on l'a-
bandonne dans l'utérus ainsi que le cordon, on retire
ensuite la sonde.

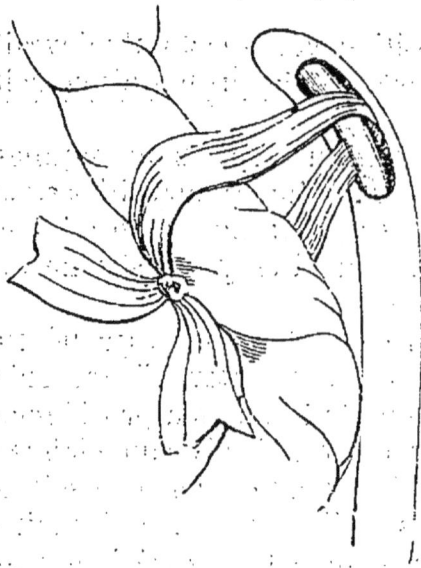

FIG. 146. — Manière de saisir le cordon
pour l'entraîner avec la sonde dans l'utérus. Procédé Dudan pour la réduction du
cordon ombilical.

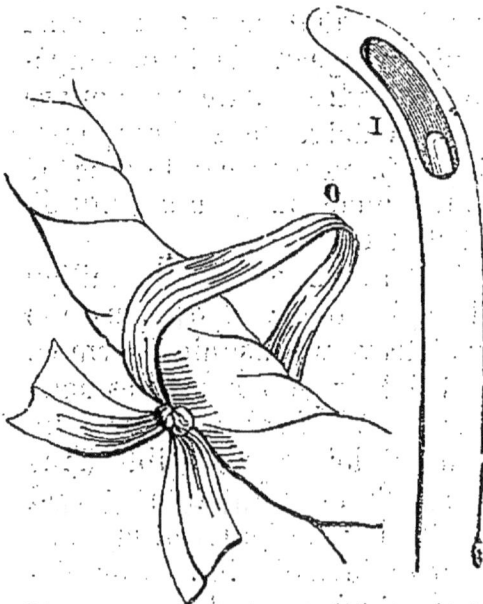

FIG. 147. — Retrait du mandrin de la sonde
pour abandonner l'anse du cordon une fois
réduite.

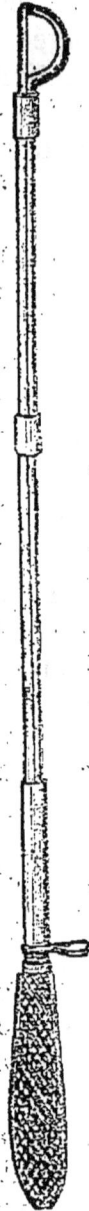

FIG. 148. — Porte-cordon de Schœller, modifié.
Cet instrument est composé de deux tiges font en baleine ; l'une est fixée à un manche en ébène et se termine en forme
de crochet mousse comprenant les deux tiers d'un anneau ; l'autre, dont la tige est droite, glisse le long de la première
et se pousse par un coulant à patte, pour venir fermer le crochet et former ainsi un anneau complet.

Le Dr Charpentier a modifié ce procédé de la façon suivante: à une bougie flexible à bout olivaire, il attache sans compression le cordon par un fil de soie mouillé, porte le tout dans l'utérus et l'y laisse. Ce procédé, outre l'avantage de sa simplicité, possède encore celui d'exciter les contractions de la matrice et de provoquer la terminaison rapide de l'accouchement. On ne se servira bien entendu que de matières *aseptiques*.

Si ces manœuvres ne réussissaient pas, ce qu'il y aurait de mieux à faire, c'est pendant que la tête est encore mobile, d'aller chercher les pieds du fœtus et de terminer l'accouchement par la version.

Quand la tête a déjà perdu toute mobilité au moment où l'on constate la procidence, si les manœuvres de réduction échouent, il faut appliquer le forceps, en se conformant aux règles formulées par le professeur Pinard, et qui consistent à introduire profondément la main directrice jusqu'à l'oreille du fœtus, et à n'appliquer la cuiller de l'instrument que sur une région complètement explorée au préalable, pour être bien sûr de ne pas saisir le cordon en même temps que la tête.

Dans certains cas, où le travail marche rapidement, où le cordon quoique procident conserve des battements forts et réguliers, et ne paraît pas sensiblement comprimé, on pourra attendre, mais en se tenant prêt à intervenir, et en exerçant une surveillance constante du cordon, que l'on maintiendra pelotonné dans le vagin pour en éviter le refroidissement.

CINQUIÈME PARTIE

Opérations obstétricales

Avant d'entrer en matière sur ce sujet si important, nous croyons devoir rappeler aux jeunes praticiens ce principe qui doit dominer toute l'obstétrique :

« Tant que les phénomènes d'un accouchement (contractions, dilatation, mouvements mécaniques du fœtus, etc.), se succèdent régulièrement *quelle que soit leur lenteur*, et qu'il n'y a d'accidents reconnaissables ni du côté de la mère, ni du côté de l'enfant, le devoir de l'accoucheur, *c'est la patience*.

« *On ne doit jamais intervenir sans une indication formelle.*

« *Mais dès que cette indication se présente, il faut la remplir sans temporisation*, n'oubliant pas que dans les accouchements, tel mode d'intervention, pouvant sauver deux êtres, est facile actuellement, et deviendra, dans quelques heures, inefficace, dangereux ou impossible. » (Pajot, *Travaux d'obstétrique*, p. 28).

VERSION.

La version est une opération par laquelle on se propose de ramener au détroit supérieur l'une ou l'autre des extrémités du fœtus; de là, deux sortes de versions, la *version céphalique* et la *version podalique ou pelvienne*. Ce résultat peut être obtenu, soit par des *manœuvres externes*, soit par des *manœuvres internes*.

Version céphalique par manœuvres externes. — Depuis Hippocrate jusqu'au xviie siècle, il n'est pas question de ce genre de version, et l'on ne saurait s'en étonner, puisque le palper abdominal, qui seul peut fournir des renseignements exacts sur la situation des extrémités de l'ovoïde fœtal, n'était alors pratiqué que pour apprécier le volume, la forme, la consistance et la direction de l'organe gestateur.

Il nous faut arriver au xixe siècle, à Wigand d'abord (1812), puis à Mattéi (1856) et enfin à Tarnier et à ses élèves : Chantreuil, Budin et Pinard surtout (de 1868 à 1878) pour voir la palpation du ventre, intelligemment employée au diagnostic de l'attitude du fœtus et par suite la version par manœuvres externes, prendre définitivement rang dans la pratique obstétricale.

L'*indication* principale de la version par manœuvres externes est la *présentation du tronc* dans les derniers mois de la grossesse; elle est également indiquée pour la majorité des accoucheurs et pour nous, dans la *présentation du siège*.

On y aura donc recours toutes les fois, qu'après le huitième mois, la tête occupera l'une ou l'autre des fosses iliaques (Pinard); on pourra la tenter encore au début du travail, avant la rupture des membranes, mais les chances de réussite seront dans ce cas beaucoup moins considérables.

Pour que les manœuvres réussissent, il faut que l'utérus soit peu irritable et ne réagisse pas trop contre la main qui opère, et que le fœtus soit assez mobile pour être déplacé, ce qui se présente d'ordinaire à la fin du huitième mois ou au début du neuvième; mais il est à remarquer que la mobilité du fœtus diminue en général à mesure que l'on approche du terme de la grossesse.

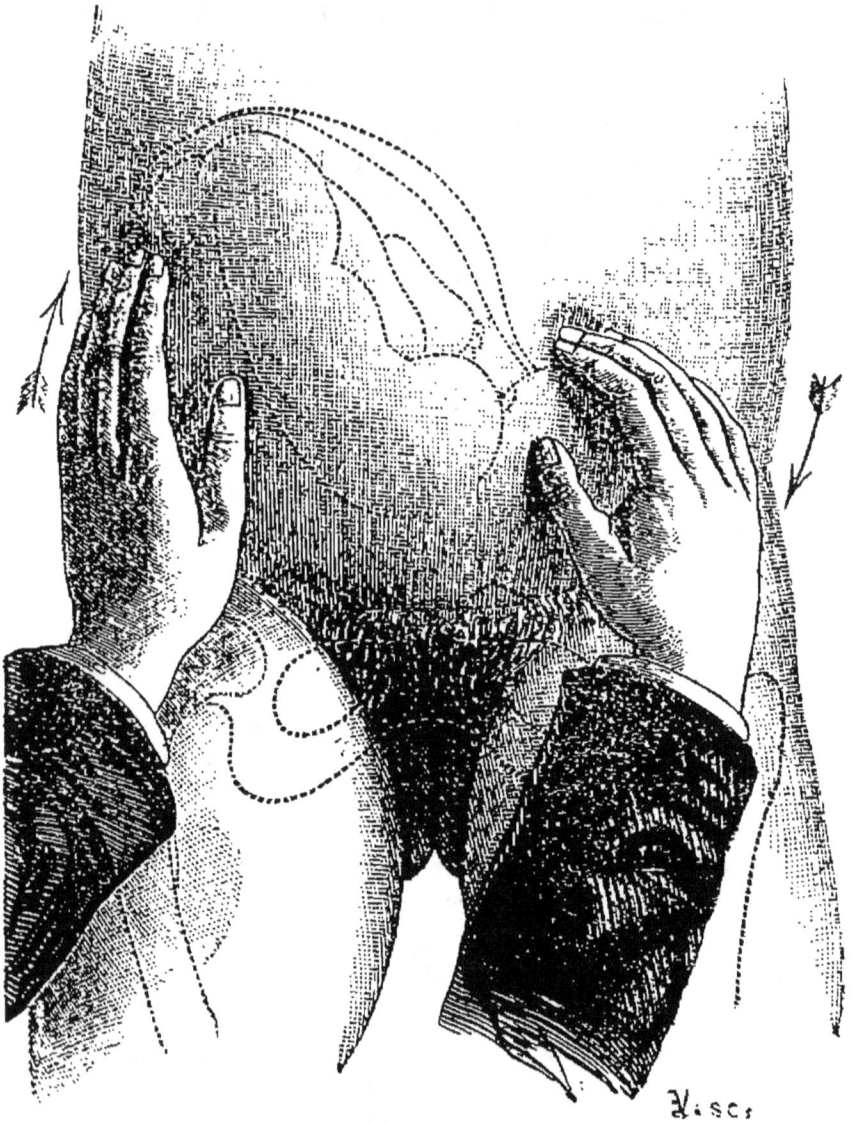

Fig. 149. — Position des mains et direction des pressions, pour ramener la tête sur le détroit supérieur, à la place de l'épaule droite (professeur Pinard).

Manuel opératoire. — Le rectum et la vessie doivent

être préalablement vidés; puis on fait mettre la femme dans la position du palper, c'est-à-dire dans le décubitus dorsal, sur le bord droit du lit, couchée

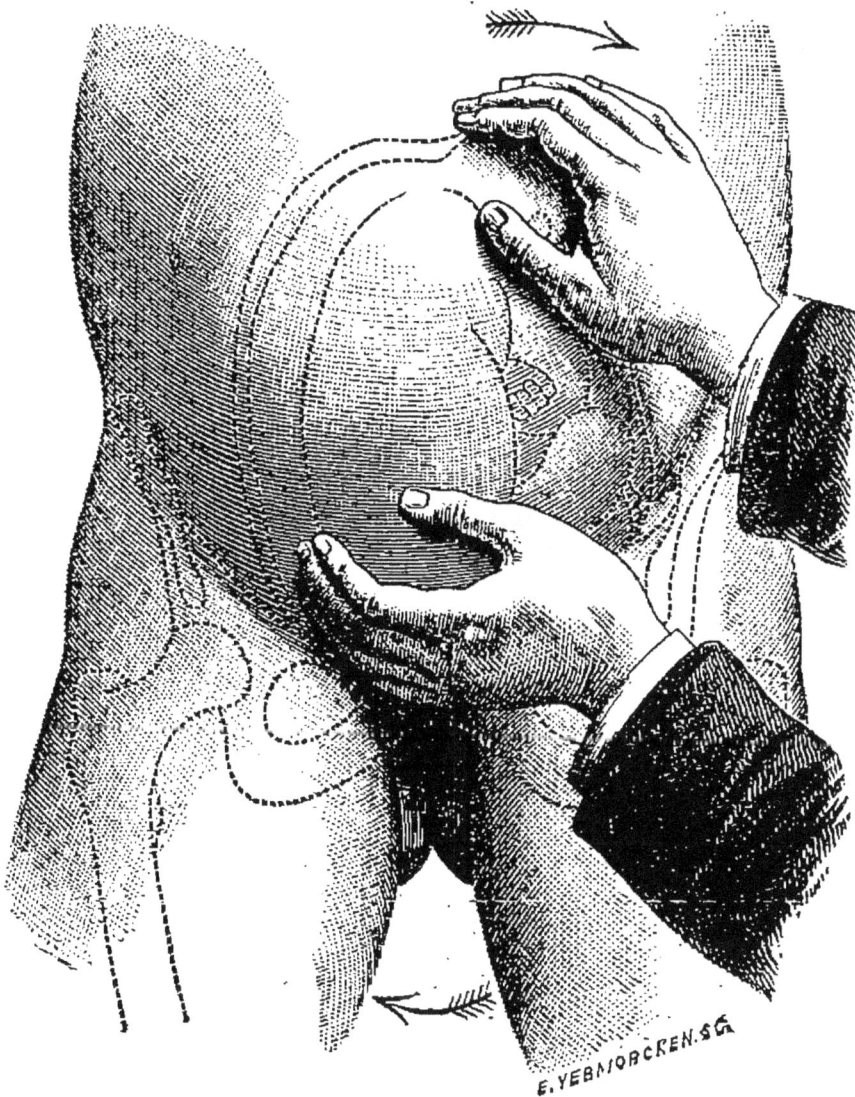

Fig. 150. — Position des mains et direction des pressions pour ramener la tête en bas à la place du siège (Pinard).

aussi horizontalement que possible, la tête reposant sur un seul oreiller, les bras le long du tronc, et les

jambes étendues sans efforts, seulement un peu
écartées l'une de l'autre. La flexion des cuisses sur
le bassin est plus nuisible qu'utile.

Sil s'agit d'une *présentation du tronc*, l'opérateur

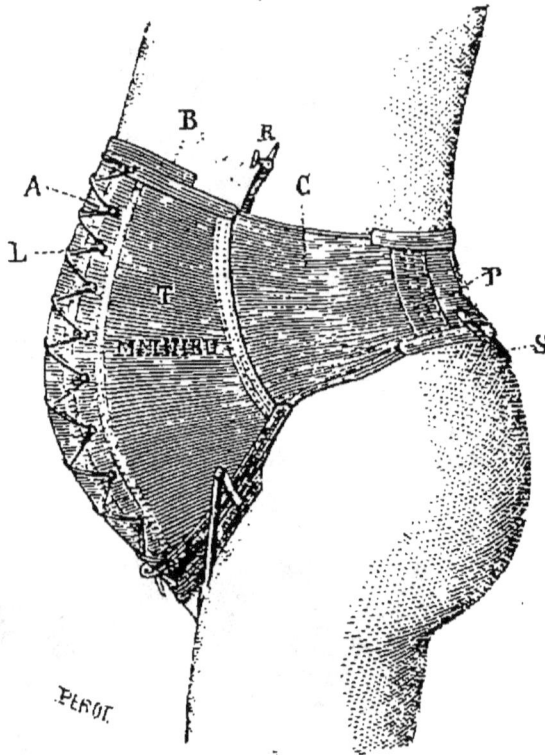

Fig. 151. — Ceinture *eutocique* de M. Pinard mise en place.

P, Pièce postérieure qui porte les boucles des courroies. —
S, Point de départ du sous-cuisse gauche en arrière. — A, Crochets. — L, Lacets. — S, point d'attache antérieur du sous-cuisse
gauche. — T, Pièce en coutil. — C, Pièce en tissu élastique.—
B, Coussinet en flanelle, antérieur. — R, Tube à robinet du
coussinet à air gauche.

placera ses mains comme l'indique la figure 149, l'une
sur l'extrémité céphalique et l'autre sur l'extrémité,
pelvienne, puis par une pression lente et soutenue
exercée en sens inverse sur l'une et l'autre extrémité, il ramènera les deux pôles fœtaux sur la ligne

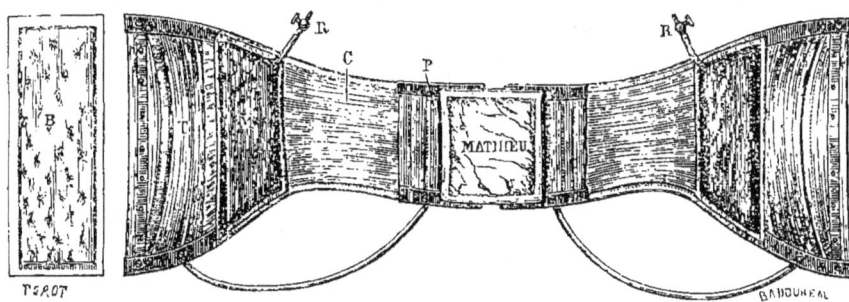

Fig. 152. — Ceinture *eutocique* de M. Pinard, étalée et montrant sa face interne.

P, Pièces postérieures. — T, Pièces antérieures, toutes quatre en coutil et renforcées par de légères baleines. — C, Côté en tissu élastique, réunis aux pièces en coutil. — B, Coussinets en flanelle pour protéger la peau contre l'action des boucles en arrière et des lacets en avant. — E, Coussinets à air pour soutenir mieux les parois latérales du ventre, au besoin. — R, tubes à robinets pour les insuffler. — S, Sous-cuisses.

médiane, le pelvis en haut et la tête en regard du détroit supérieur.

S'il s'agit d'une présentation du *siège*, les mains seront placées comme l'indique la fig. 150, et par une manœuvre semblable, c'est-à-dire en exerçant des pressions en sens inverse, l'opérateur cherchera à ramener la tête en bas, en même temps qu'il repoussera le siège en haut vers le fond de l'utérus. Dans la présentation du siège, il sera parfois nécessaire de mobiliser le fœtus en déplaçant soit la tête engagée sous les côtes, soit le siège, en le soulevant à l'aide d'un doigt introduit dans le vagin, pendant que l'on exerce des pressions sur la tête avec l'autre main, ou mieux encore lorsque la chose est possible, en faisant soulever le siège par un aide qui, après avoir introduit deux doigts dans le vagin, exerce avec douceur une pression de bas en haut sur la présentation, ce qui conserve à l'opérateur l'usage de ses deux mains.

Lorsque la tête aura été ramenée au détroit supérieur, il faudra l'y fixer et ce n'est pas la moindre difficulté de la version par manœuvres externes.

Pour maintenir la réduction de la tête, le meilleur moyen, sans contredit, est l'application de la ceinture spéciale imaginée par le professeur Pinard (fig. 151-152); malheureusement cette ceinture n'est pas toujours bien supportée et, dans certains cas, on devra se contenter de l'application d'un bandage muni de coussins latéraux destinés à s'appliquer sur les parties latérales de l'abdomen, et à maintenir vertical l'axe de l'ovoïde fœtal.

Dans tous les cas, il y aura lieu d'examiner fréquemment la femme jusqu'à son accouchement et de constater le maintien de la réduction.

Dans le cas où la version céphalique tentée au début du travail aurait réussi, il faudrait s'empresser de rompre les membranes pour permettre l'engagement de la tête et en assurer la fixité.

Version par manœuvres internes. — La version *céphalique* par manœuvres internes a surtout été pratiquée par les anciens accoucheurs qui n'en connaissaient pas d'autres ; elle est aujourd'hui abandonnée. Elle consistait à aller chercher la tête à l'aide de la main introduite dans l'utérus et à l'attirer jusqu'au détroit supérieur. La manœuvre en était difficile et elle devait échouer souvent.

Version podalique ou pelvienne. — Ce n'est guère que depuis Mauriceau en 1668 que la version pelvienne remplaça la version céphalique. Cette opération consiste à aller chercher les pieds de l'enfant avec la main introduite tout entière dans la matrice et à ramener au détroit supérieur l'extrémité pelvienne du fœtus.

Indications. — La présentation du tronc est l'indication la plus fréquente de la version, mais elle est également indiquée toutes les fois qu'un accident grave, (hémorragie, éclampsie, rupture utérine, procidence du cordon, etc.), menace la vie de la mère ou de l'enfant, et alors même qu'il y a présentation du sommet, pourvu que celui-ci soit mobile au détroit supérieur, à plus forte raison s'il s'agit d'une présentation de la face.

Lorsque dans un bassin normal, le sommet se présente franchement au détroit supérieur, on peut hésiter entre le forceps et la version. Lorsque les membranes ne sont pas rompues depuis longtemps, quand l'utérus contient encore du liquide, la version est d'ordinaire plus facile et plus rapide que le forceps au détroit supérieur ; mais d'une façon générale, elle sauvegarde moins les intérêts de l'enfant ; il appartient, dans ce cas, à l'accoucheur de régler sa conduite, suivant les circonstances et la nature des accidents.

La version, comme nous l'avons dit, peut être également indiquée dans les rétrécissements du bassin, surtout quand le fœtus n'est pas à terme et,

dans certaines formes de viciations pelviennes, le
bassin oblique ovalaire, par exemple, lorsque l'occiput ne se trouve pas en rapport avec la partie large
du bassin.

Conditions nécessaires. — Il est *quatre* conditions
sans lesquelles la version podalique ne peut être
entreprise avec espoir de succès.

1. Il ne faut pas qu'il y ait de disproportion trop
sensible entre le volume du fœtus et les diamètres
du bassin, soit que cette disproportion vienne du
fœtus seul, comme dans le cas d'hydrocéphalie, soit
qu'elle vienne de la mère seule, comme dans le cas
d'étroitesse du bassin.

2. Il faut que le col soit dilaté ou, pour le moins,
dilatable. On reconnaît, dit le professeur Pinard,
que le col utérin est doué de *dilatabilité*, quand on
en sent les lèvres épaisses, mais molles et extrêmement souples, et quand en pressant sur leur circonférence, avec la pulpe du doigt, on les dilate avec
une grande facilité, comme on le ferait pour un ruban de caoutchouc. Or, cette dilatabilité se rencontre
surtout quand l'orifice a été préalablement dilaté
par la poche des eaux ; — celle-ci rompue, si la partie fœtale ne descend pas pour maintenir l'orifice
ouvert, il se resserre, mais en restant *très dilatable.*

3. Il ne faut pas que la tête soit engagée dans l'excavation ; la version est cependant possible lorsque
la présentation n'est que peu engagée et peut être
refoulée avec facilité ; employer la force pour repousser la tête, c'est s'exposer à une rupture utérine.

4. La rétraction de l'utérus par suite de l'écoulement total, et produit depuis longtemps, du liquide
amniotique, ou bien par suite de l'administration
intempestive de seigle ergoté, est encore une contre-
indication de la version. On sent dans ce cas qu'il
serait impossible d'introduire la main dans la matrice ou de faire évoluer le fœtus sans violence. Une
rupture utérine pouvant être la conséquence de

manœuvres semblables, il faudra s'en abstenir avec
soin.

Du reste, il ne faut pas perdre de vue que, plus il
y aura d'eau dans l'utérus, au moment où l'on
entreprendra la version, plus on aura de facilité à
aller à la rencontre des pieds du fœtus et à faire
faire à celui-ci sa culbute.

Soins préliminaires.

L'opération décidée, et après en avoir fait comprendre à la femme la nécessité urgente ainsi qu'à
son entourage, on s'occupe des soins préliminaires
indispensables.

On prépare ce qu'il faut : 1° pour ranimer l'enfant
s'il naît asphyxié (eau chaude, eau froide, eau-de-vie,
plume avec ses barbes et tube laryngien); 2° pour
couper, lier et panser le cordon ; 3° pour l'opération
elle-même (vaseline antiseptique, lacs, plusieurs serviettes de linge fin et à demi usé).

Cela fait, la femme, dont le rectum et la vessie
auront dû être préalablement vidés, sera placée en
position obstétricale, la tête légèrement soulevée par
un oreiller, pendant que le siège, qui doit dépasser
le bord du lit, est lui-même relevé par un drap replié
plusieurs fois sur lui-même. On glissera en outre,
entre les deux matelas, une rallonge de table, une
planche, ou tout simplement un gros registre, de
façon à former un plan résistant. *Il faut*, en effet,
pour que l'opérateur ait toute liberté de manœuvre,
*que la vulve soit complètement en dehors du lit et
que le sacrum soit tenu un peu relevé.* Les membres
inférieurs recouverts chacun d'un drap, pour ménager autant que possible la pudeur de la femme, et
surtout éviter son refroidissement, sont modérément
fléchis, les pieds appuyés sur les genoux de deux
aides assis en dehors vis-à-vis l'un de l'autre.

De la main qui regarde la tête de la femme, ils

tiennent la cuisse en abduction, et, de l'autre, le pied
solidement appuyé sur leur genou. Le drap qui recouvre chaque membre et qui pend jusqu'à terre,
par devant les jambes de ces deux aides, préserve
ceux-ci suffisamment de toute souillure. En outre,
pour que les liquides, qui vont s'échapper de la
vulve, ne salissent pas le lit et n'éclaboussent pas
l'accoucheur, on a eu soin de garnir le plan latéral
du lit avec une toile cirée recouverte d'une alèze dont
l'extrémité inférieure forme sur le sol une masse de
plis irréguliers. On peut également disposer au-dessous de la vulve un réservoir, mais il est important
que les dimensions n'en soient pas telles qu'elles
puissent gêner l'accoucheur.

On procédera ensuite à une toilette minutieuse de
la région vulvaire et du vagin : brossage au savon,
lavage à l'alcool et au sublimé de la vulve et des régions voisines, asepsie minutieuse du vagin dont on
frottera toute la surface avec deux doigts, pendant
qu'on fera une abondante irrigation vaginale antiseptique.

La femme sera ensuite soumise à l'anesthésie chloroformique sous la surveillance d'un confrère, et
maintenue dans le sommeil pendant toute la durée
de l'opération. Dans le cas assez fréquent où l'on se
trouverait dans l'impossibilité de recourir à l'assistance d'un confrère, l'accoucheur pourrait administrer le chloroforme lui-même, jusqu'à production de
l'anesthésie chirurgicale, puis en suspendre l'administration, pour procéder à l'opération tout en surveillant attentivement la femme.

La parturiente, il est vrai, reviendra bientôt peu à
peu à la sensibilité, mais souvent l'opération aura
pu être achevée sans qu'elle s'en doute, ou tout au
moins les sensations douloureuses sont beaucoup
moins vives.

La femme et les aides étant ainsi disposés, l'accoucheur, protégé par un grand tablier, à défaut par

une nappe fixée autour du cou et tombant jusqu'à terre, les manches de sa chemise relevées au-dessus du coude, le plus haut possible, procédera à une antisepsie rigoureuse de ses mains et de ses avant-bras. Il conservera, à sa portée, une cuvette contenant du sublimé, pour pouvoir y passer ses mains toutes les fois que cela sera nécessaire, puis après avoir de nouveau vérifié la présentation et la position, il graissera le dos de la main qui va opérer, le poignet et l'avant-bras de vaseline aseptique.

Choix de la main. — Mais de quelle main va-t-on se servir ? S'il s'agit d'une présentation du sommet ou de la face, et que le diagnostic de la position soit bien fixé, la règle classique est la suivante :

Occiput à gauche, main gauche ; occiput à droite, main droite. — Il y a en effet tout avantage, *dans le cas de présentation du sommet ou de la face, à introduire dans l'utérus,* pour faire la version, *la main dont la paume regarde naturellement le plan antérieur du fœtus.* — Mais s'il s'agit d'une présentation de l'épaule, on peut, au contraire, hésiter. Car, bien que la règle générale ait été ainsi formulée : *Epaule droite, main droite ; épaule gauche, main gauche,* il sera souvent avantageux de se servir de la main droite dans certaine position de l'épaule gauche, et *vice versa.*

Nous dirons plus, il faudra se servir de préférence de la main *gauche* dans la position acromio-iliaque droite de l'épaule droite, et de la main droite dans la position acromio-iliaque gauche de l'épaule gauche, et cela pour éviter les mouvements de pronation ou de supination exagérés de la main qui va saisir les pieds. En résumé : dans les présentations de l'épaule, il conviendra de choisir *la main dont la face palmaire regarde les pieds du fœtus.*

Dans les cas où la position n'aurait pu être sûrement déterminée, on se servirait de la main la plus forte et la plus exercée ; on agirait de même du reste, dans le cas où l'une des mains serait beaucoup plus faible ou plus malhabile que l'autre.

Règles de la version.

Il y a trois temps distincts dans la version : 1° l'introduction de la main dans l'utérus et la saisie des pieds ; 2° l'évolution du fœtus ; 3° l'extraction.

Premier temps. Introduction de la main. — La main que l'on doit introduire dans les parties génitales et qui a été graissée, comme nous l'avons dit, est disposée en cône avant d'être présentée à la vulve, et engagée dans celle-ci par pression combinée à de petits mouvements de rotation. Si la femme est primipare, la main peut trouver, à franchir l'orifice vaginal, une certaine difficulté, tenant à une réaction spasmodique du constricteur de la vulve ; dans ce cas, il faut savoir attendre quelques secondes et bientôt on sentira que la résistance est vaincue et que l'on peut continuer de faire cheminer la main vers l'orifice utérin, ce que l'on aura soin de faire en faisant suivre à la main la courbure de l'excavation. Mais dès qu'on a franchi l'orifice vulvaire, il faut, avant d'aller plus avant, *porter l'autre main sur le fond de l'utérus*, pour bien soutenir cet organe, l'empêcher de fuir et rapprocher un peu, en même temps, les pieds du fœtus de la main qui va à leur recherche. Ce placement d'une main sur le fond de la matrice, pendant la durée, non seulement du premier temps de l'opération, mais encore du second, est, remarquons-le bien, un précepte de la plus haute importance et qu'il ne faut jamais oublier de mettre en pratique, sous peine d'exposer le vagin à une déchirure grave.

Arrivée au niveau de l'orifice utérin, la main pénètre doucement dans l'utérus, après avoir rompu les membranes, si elles ne le sont pas encore.

On profite d'un repos de l'organe, c'est-à-dire de l'intervalle de deux contractions pour faire franchir

successivement à la main, la vulve, le vagin et le
col ; on agit lentement, avec douceur, mais aussi
sans hésitation et sans tâtonnement, en ayant soin
d'abaisser de plus en plus le coude à mesure que
l'on pénètre plus profondément dans l'utérus, sur-

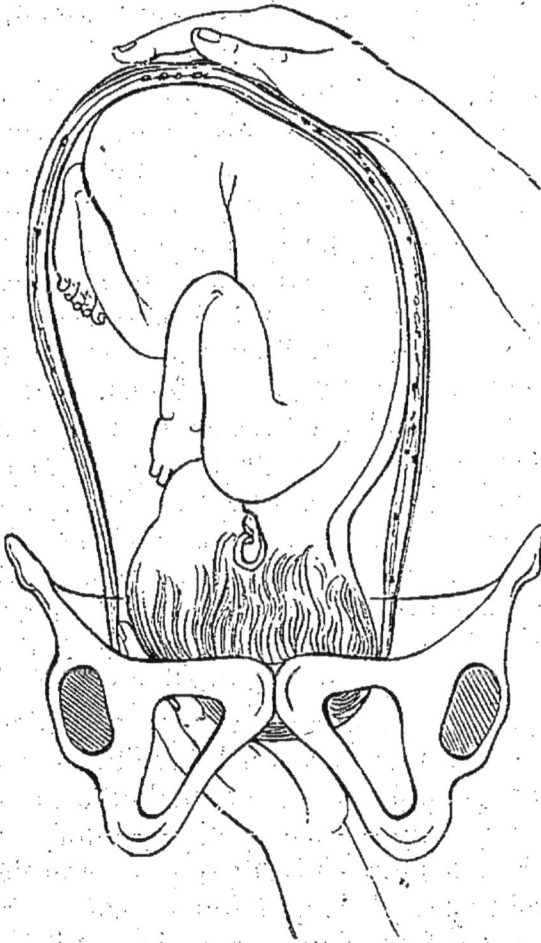

Fig. 153. — Premier temps de la version pelvienne. Introduction
de la main.

tout dans les positions dorso-postérieures où il faut
aller chercher les pieds tout à fait en avant.

Le col franchi, après avoir refoulé doucement la
partie fœtale qui se présente pour se frayer un chemin soit en avant, soit en arrière du tronc du fœtus,

suivant que la position est *dorso-antérieure* ou *dorso-postérieure*, la main doit progresser franchement dans la direction connue des pieds; s'il survient une contraction, l'opérateur s'arrête et tient la main immobile et à plat; dès que la contraction est passée, il poursuit ses recherches pendant le relâchement de l'utérus.

On a dit que si les membranes étaient encore intactes quand on se décide à faire la version pelvienne, il fallait glisser la main entre elles et l'utérus, pour ne les perforer que plus haut, au moment où l'on sentirait les pieds sous ses doigts (Nægelé).

Sans doute, en agissant ainsi on empêche une trop grande déperdition de liquide, on conserve à la main qui opère une grande liberté de mouvements et on peut faciliter l'évolution du fœtus, mais on peut aussi décoller le placenta, exercer sur les membranes et le placenta des tiraillements, en même temps que la saisie du pied est rendue plus difficile. Les avantages hypothétiques de cette méthode ne compensent pas ses inconvénients et ses dangers, d'autant plus que, si après avoir rompu tout simplement la poche des eaux au centre même de l'orifice, on prend la précaution de pousser de suite la main vers les pieds du fœtus, l'avant-bras, grâce à sa conicité, vient obstruer l'orifice utérin et le vagin, et s'opposer à l'écoulement trop abondant du liquide amniotique.

Lorsque la main est arrivée au fond de l'utérus (fig. 154), les doigts doivent se promener doucement et chercher les pieds que l'on rencontre facilement d'ordinaire, lorsqu'on s'est bien orienté dès le début.

Les anciens accoucheurs conseillaient de saisir, autant que possible, les deux pieds à la fois, mais à défaut, de se contenter d'un seul ou même d'un genou, sans attacher grande importance à ce que le membre ainsi saisi, se trouvât antérieur ou postérieur après sa sortie. De même pour la saisie du

membre pelvien, ils tenaient peu de compte des
règles précises formulées par quelques-uns : « *On
saisit ce qu'on peut, on le saisit comme on peut,*

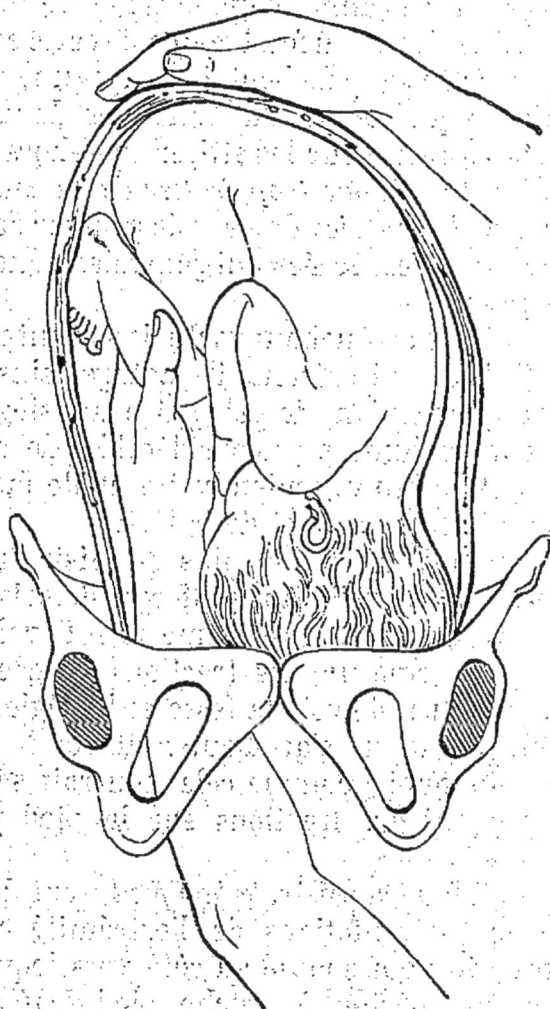

Fig. 154. — Main cherchant à saisir les pieds au fond de
l'utérus.

pourvu qu'on le saisisse solidement », disait le professeur Pajot dans son langage synthétique.

« Il n'y a pas, disait P. Dubois, à se préoccuper de
passer par tous les temps indiqués dans les auteurs

classiques ; il faut seulement, même quand un bras du fœtus est dans le vagin, engager sa main en rasant la face concave du sacrum, la glisser avec douceur, dans un moment de calme, dans le col et de là dans la cavité utérine, jusqu'au fond même de cette cavité, et, là, chercher *de suite* du bout des doigts une extrémité inférieure quelconque du fœtus, les deux à la fois, si c'est possible, pour les attirer au dehors ; car, il *est important de ne pas trop frotter de la main la face interne de la matrice* de peur de pousser celle-ci à des contractions exagérées qui gêneraient énormément l'opérateur. »

La majorité des accoucheurs actuels se contentent d'un seul pied, ce qui présente l'avantage, ainsi que le fait remarquer Kilian, de permettre au siège, en lui laissant un volume plus considérable, de mieux dilater le canal utéro-vagino-vulvaire et de faciliter ainsi l'extraction du tronc et de la tête.

Il n'est pas indifférent non plus de saisir l'un ou l'autre pied ; le pied qu'il faut s'efforcer de saisir est celui qui se trouvera en avant une fois l'évolution faite ; celui-là permettra des tractions efficaces et l'on ne risquera pas de voir la fesse et la région trochantérienne du fœtus s'arc-bouter sur la branche horizontale du pubis, comme cela pourrait se produire en exerçant des tractions sur le pied postérieur.

Le pied qu'il faudra saisir, *le bon pied*, sera donc[1] :

1º Dans les présentations de l'extrémité céphalique, le pied du nom opposé au côté vers lequel est tourné l'occiput ; occiput à gauche, pied *droit ;* occiput à droite, pied *gauche.*

2º *a.* Dans les présentations du tronc *dorso-antérieures,* le pied de *même nom* que l'épaule ;

---

1. Voir pour plus de détails le texte de M. H. Varnier et les remarquables figures du professeur L.-H. Farabeuf, dans l'*Introduction à l'étude clinique et pratique des accouchements.*

Epaule droite en A. I. G. — pied droit;

Epaule gauche en A. I. D. — pied gauche.

b. Dans les présentations du tronc *dorso-postérieures,* le pied de *nom contraire* à l'épaule;

Epaule droite en A. I. D. — pied gauche;

Epaule gauche en A. l. G. — pied droit.

Pour différencier le pied droit du pied gauche, il suffira, comme nous l'avons dit, de reconnaître la situation du talon et des orteils, et de suivre le bord inferne du pied, facilement reconnaissable à sa plus grande épaisseur et à la présence du gros orteil.

On ne saurait confondre une main avec un pied; celui-ci forme avec le membre un angle droit; la main, au contraire, est dans l'axe du membre et ne présente pas de saillie qui puisse être comparée au talon.

On saisira, autant que possible, le pied entre deux doigts; l'un embrassant le cou de pied, l'autre le talon; si on ne pouvait y réussir, on le prendrait comme on pourrait, mais le plus solidement possible, et, après l'avoir abaissé, on rectifierait la prise.

Difficultés du premier temps. — La résistance de la vulve sera d'ordinaire facilement vaincue en procédant avec douceur et patience et surtout sous l'influence de la résolution chloroformique.

Si le cordon est procident, on le remonte dans l'utérus, en même temps que l'on introduit la main, et on l'y abandonne le plus haut possible.

Lorsqu'il y a issue d'une main dans le vagin, il faut se garder de vouloir la repousser dans la cavité utérine; non seulement cela n'offre aucun avantage, mais il peut y avoir même, dans certains cas, intérêt à défléchir un bras non procident, autant pour fixer d'une manière absolue le diagnostic de la position, que pour être certain que ce bras ne se relèvera pas pendant l'extraction. Il faut donc placer sur le poignet un lacs qui servira à le maintenir et à l'empêcher de remonter sur le côté de la tête; ce lacs

sera confié à un aide qui le tiendra, mais modérément, de façon que le bras puisse suivre le mouvement de l'épaule, qui remonte vers le fond de l'utérus
pendant le temps d'évolution ; par ce moyen, le bras
reste sûrement accolé au tronc. S'il y avait procidence

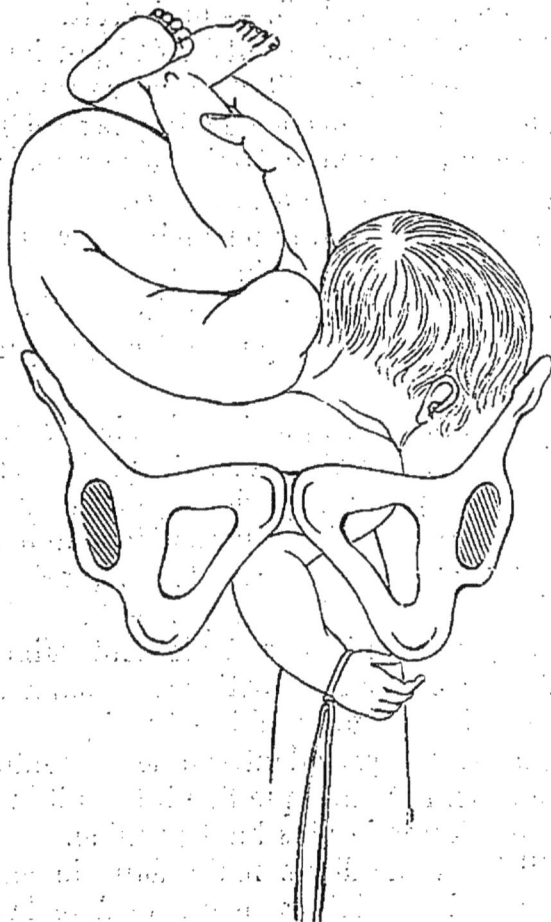

FIG. 155. — Lacs appliqués sur le bras procident.

des deux bras, on placerait un lacs sur chaque poignet.

L'issue de la main dans le vagin n'est donc qu'un
épiphénomène insignifiant dans la présentation de
l'épaule, mais il n'en est plus de même quand tout
le bras pend au dehors de la vulve ; car il faut

évidemment, pour qu'il y ait une telle procidence du bras, que l'épaule soit très fortement engagée dans l'excavation et que l'utérus, tout à fait vide d'eau, soit complètement rétracté. Or, dans de telles conditions, la version est une opération presque impossible. Le fœtus, du reste, a presque toujours succombé. Dans le cas, assez exceptionnel, où il serait encore vivant et la mère non menacée, on pourrait tenter de vaincre la rétraction utérine par l'administration du chloral en lavement ou de la morphine en injection hypodermique.

Si ces moyens restent inefficaces, ou si la mère court quelques dangers du fait de la prolongation du travail, il faut recourir à l'embryotomie. Vouloir effectuer la version dans de pareilles conditions, en y employant la violence, ce serait exposer la femme à une rupture utérine presque certaine.

Les résistances rencontrées au niveau du col peuvent tenir à une dilatation incomplète ou à une rétraction de l'orifice utérin. La dilatation incomplète est, nous l'avons dit, une contre indication de la version ; il peut, cependant, se présenter des cas où, la dilatation étant insuffisante pour laisser passer le fœtus, mais cependant assez considérable pour laisser passer la main, il y a urgence de changer la présentation du fœtus ; on pourra, dans ces cas, introduire la main, faire évoluer le fœtus, mais on ne procèdera à l'extraction que lorsque la dilatation sera complète.

Lorsque le col est rétracté, le fœtus vivant, on soumettra immédiatement la femme à l'anesthésie et on tentera de compléter rapidement la dilatation par l'application du ballon de Champetier ou de l'écarteur de Tarnier.

Dans le cas d'insertion vicieuse du placenta, on décollera le placenta du côté où il paraîtra le moins épais ; on atteindra les membranes et on pénétrera dans l'œuf.

Dans la recherche des pieds, on ne réussit pas toujours à saisir le *bon* et, dans ce cas, il faut se contenter du mauvais, que l'on transformera en pied antérieur, en imprimant au fœtus un mouvement de rotation comme nous aurons occasion de le dire à propos du troisième temps.

Dans les positions dorso-postérieures, il peut être, parfois, difficile d'atteindre les pieds qui se trouvent très en avant ; il faut avoir soin, dans ces cas, d'aller jusqu'au fond de l'utérus, en enfonçant, si cela est nécessaire, le bras jusqu'au pli du coude dans les organes génitaux et surtout de recourber fortement l'avant-bras et le poignet en avant, dans le sens des axes réunis de l'utérus et de l'excavation.

Dans ces circonstances, il peut être également favorable, au lieu d'aller directement chercher les pieds en suivant le plan antérieur du fœtus, de suivre son plan latéral et postérieur, de remonter ainsi jusqu'à la fesse, auprès de laquelle on trouvera les extrémités cherchées.

Si les pieds étaient trop difficiles à atteindre, on peut fort bien se contenter d'un genou, et, si le choix est possible, on prendra le *bon* de préférence.

Deuxième temps. — Évolution du fœtus. — Le pied, une fois bien saisi, on doit déplier lentement le membre en l'attirant vers l'orifice utérin et, à mesure qu'il descendra dans le vagin, les tractions seront dirigées en bas et en arrière, de façon à pelotonner le fœtus sur son plan antérieur. Pendant que le pied descend, la tête remonte vers le fond de l'utérus ; la main, toujours appuyée sur le fond de l'organe, doit suivre l'évolution du fœtus. Ce temps, comme le précédent, doit être pratiqué dans l'intervalle des contractions.

Difficultés du deuxième temps. — Elles proviennent de l'absence du liquide amniotique et de la rétraction utérine, qui empêche le fœtus d'évoluer ; ces difficultés étaient souvent la conséquence de l'administration du seigle. Elles s'observent rarement aujourd'hui, l'emploi de ce médicament étant sévèrement proscrit pendant le travail.

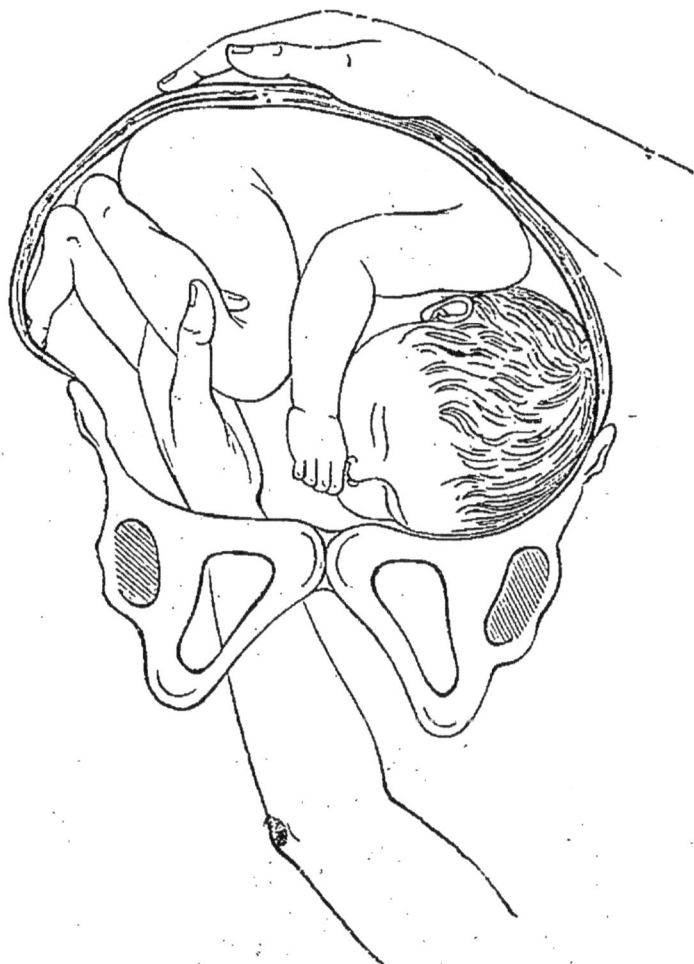

Fig. 156. — Deuxième temps de la version. Culbute forcée du fœtus.

Dans les cas ordinaires, on réussira souvent à produire l'évolution par des tractions lentes et soutenues ; mais si l'utérus est fortement rétracté sur le fœtus, il faut se garder de tractions fortes qui pourraient amener la rupture de l'organe.

Troisième temps. — Extraction du fœtus. —
Lorsque le pied, qu'on est allé chercher au fond de
l'utérus, est hors de la vulve, pour en assurer la
prise, on l'entoure d'un linge trempé dans un liquide

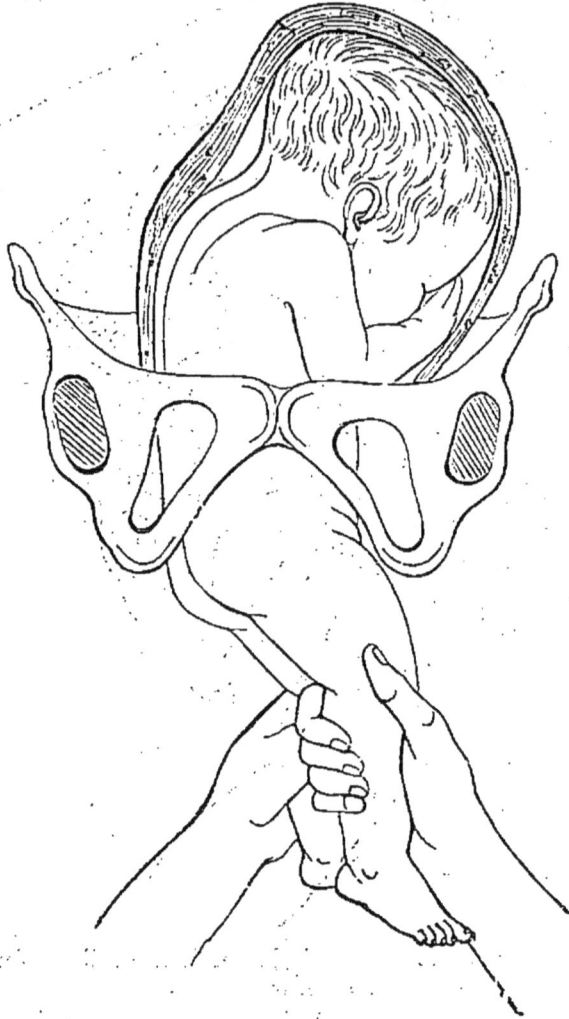

Fig. 157. — Troisième temps de la version. Extraction
du fœtus.

antiseptique tiède, et on le saisit franchement, à
pleine main, et non du bout des doigts; puis, profitant maintenant des contractions utérines, on exerce

des tractions modérées, dirigées en bas et en arrière,
jusqu'à ce que le siège soit arrivé au bas de l'excavation et que la hanche antérieure apparaisse sous la
symphyse ; à mesure que le membre inférieur apparaîtra, on remontera les mains peu à peu vers sa racine. Lorsque la hanche antérieure apparaît sous la
symphyse, il faut changer la direction des tractions et
tirer à peu près horizontalement, pour faire franchir
le détroit inférieur à la hanche postérieure, puis progressivement en haut pour lui faire parcourir la
gouttière périnéale ; à ce moment, le dégagement du
membre postérieur se fait souvent spontanément,
mais il peut arriver aussi que la cuisse reste relevée ;
on pourra alors aider au dégagement en mettant le
doigt dans l'aine postérieure.

Les deux membres inférieurs dégagés, on les enveloppe d'un linge et on les saisit ensemble au niveau
de leur racine, et, dans aucun cas, les mains de l'accoucheur ne doivent dépasser le bassin du fœtus sous
peine de léser quelqu'un des viscères abdominaux et
en particulier le foie, qui chez le nouveau-né, descend presque jusqu'à la crête iliaque.

Lorsque le siège a dépassé la vulve, il faut avec
un ou deux doigts aller à la recherche du cordon, en
attirer une anse au dehors, ce qui présentera le double avantage de pouvoir constater l'état de la circulation fœtale, et d'empêcher les tiraillements de la
tige funiculaire, pendant la fin de l'extraction. — Si
les battements du cordon sont forts et réguliers, les
contractions utérines énergiques, et qu'il n'y ait pas
d'indications pressantes du côté de la mère, on peut,
à partir de ce moment, abandonner l'expulsion du
tronc aux seules forces naturelles ; dans tous les cas,
on n'exercera de tractions que pendant les contractions, ce qui permettra d'éviter la déflexion des bras
et de la tête.

Au contraire, si les battements du cordon sont ra-
lentis, s'il y a quelque indication urgente du côté de

la mère, il faudra terminer l'accouchement en faisant
appuyer par les mains d'un aide sur le fond de l'uté-

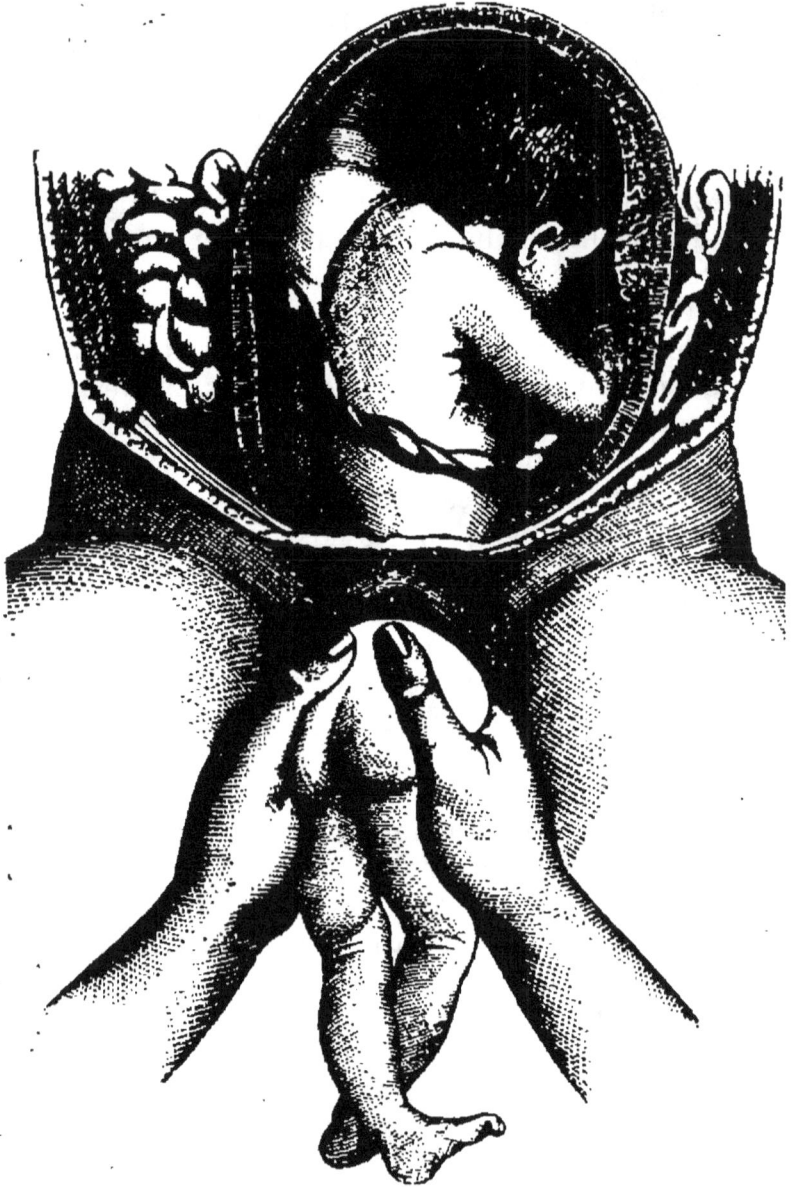

Fig. 158. — Dégagement des hanches.

rus, pour suppléer en partie à la contraction ab-
sente. — Il faut tirer d'abord en bas, jusqu'à ce que

l'épaule antérieure s'engage sous la symphyse, puis relever le tronc pour permettre à l'épaule postérieure de franchir le détroit inférieur, parcourir le périnée et sortir enfin à la commissure de la vulve ; dès que

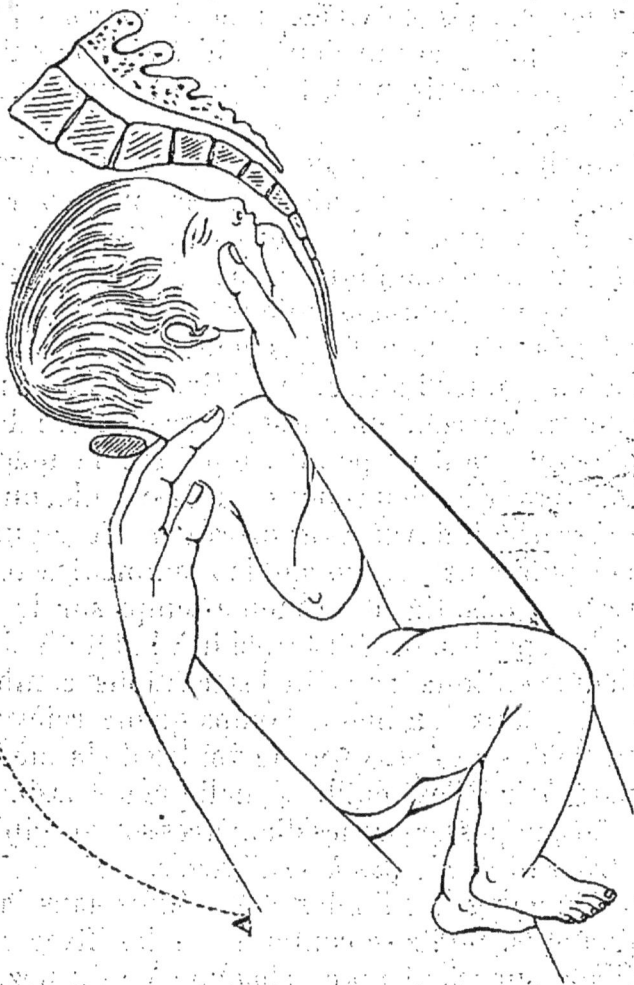

Fig. 160. — Dégagement de la tête par la manœuvre de Mauriceau.

l'épaule postérieure est dégagée, on abaisse le tronc pour achever le dégagement de l'épaule antérieure ; les bras fléchis sur la poitrine se dégagent en même temps.

L. Pénard et Abelin. Accouch.   27

En décrivant ce temps de l'extraction du tronc, nous avons supposé que le bon pied avait été saisi, et que le dos du fœtus était descendu comme il convient, obliquement dirigé en avant, regardant l'une ou l'autre des cavités cotyloïdes ; nous verrons tout à l'heure ce qu'il y aurait lieu de faire si, par suite de la prise du mauvais pied, le dos se trouvait tourné en arrière.

Lorsqu'il ne reste plus que la tête dans l'excavation, on procède à son extraction par la manœuvre suivante, dite manœuvre de Mauriceau (fig. 160).

Après avoir mis le fœtus à cheval sur l'avant-bras dont la main embrasse mieux sa face, on glisse deux doigts de cette main jusque dans la bouche, en même temps que l'index et le médius de l'autre main, disposés en fourche, embrassent par derrière le cou du fœtus. Prenant un point d'appui sur la machoire inférieure avec les deux doigts portés sur elle, on force la tête à se fléchir davantage ; on ramène l'occiput sous l'arcade pubienne en poussant le menton directement en arrière ; puis, tirant en même temps sur le menton et les épaules, on fait franchir à la tête le détroit inférieur ; continuant ensuite les tractions, combinées des deux mains, en même temps qu'on relève lentement le dos du fœtus vers le ventre de la mère, on fait parcourir à l'extrémité céphalique le bassin mou, en le faisant passer par les diamètres sous-occipitaux, et le front ne tarde pas à se dégager.

Au lieu d'engager l'index et le médius dans la bouche du fœtus, Stöltz se contente de les fixer sur le maxillaire supérieur un de chaque côté du nez, et il manœuvre ensuite pour le reste, comme nous venons de le dire ; la prise est ici moins solide, les doigts glissent, et nous préférons le premier procédé.

Difficultés du 3ᵉ temps. — On n'a pu atteindre que le mauvais pied, le *gauche* par exemple, dans une présentation de l'épaule gauche en A. I. G. ou dorso-postérieure ; après l'évolution, la présentation trans-

versale se trouve transformée en présentation du
siège en S. I. G. postérieure. Les tractions exercées

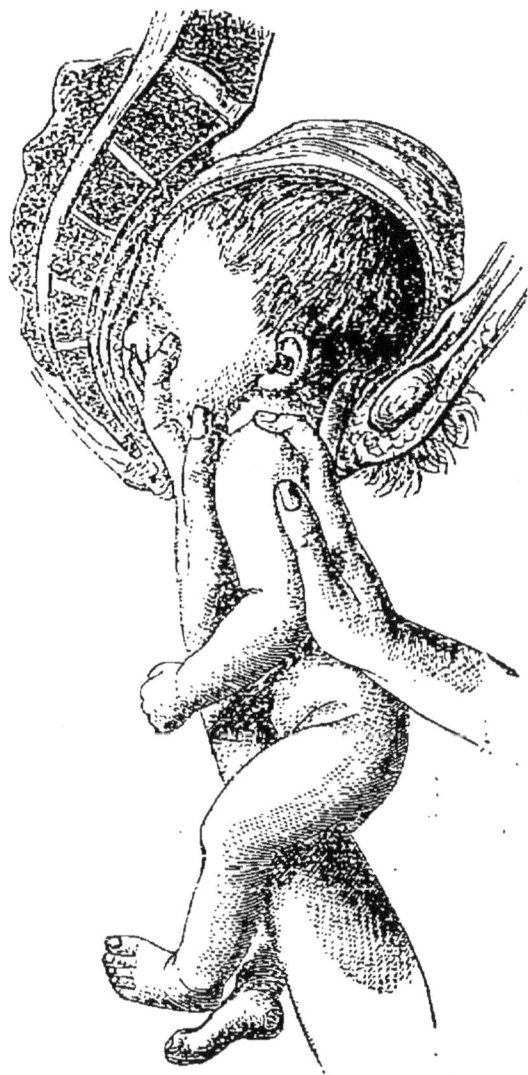

Fig. 161. — Dégagement de la tête par la manœuvre des deux
doigts sur les côtés du nez (Stoltz).

sur le membre saisi qui, l'évolution faite, se trouve
être le membre postérieur, peuvent être, nous le
savons, inefficaces si le fœtus est un peu volumineux,

et la fesse correspondant au membre antérieur resté
fléchi peut venir s'archbouter sur le pubis et rendre
l'engagement impossible ; pour terminer l'accouchement, il faudra en outre ramener le dos du fœtus
en avant. Il y aura donc lieu d'imprimer au siège un
mouvement de rotation, mais dans quel sens ?

Deux voies sont ouvertes : l'une plus courte, de la
symphyse sacro-iliaque droite, dans l'exemple que
nous avons choisi, à l'éminence ilio-pectinée droite ;
l'autre plus longue, de la symphyse sacro-iliaque
droite à l'éminence ilio-pectinée gauche.

Lorsque cette rotation se fait spontanément, l'observation démontre que c'est habituellement par la
voie la plus longue, et les recherches de Farabeuf et
Varnier ont expérimentalement démontré ce mécanisme ; c'est donc en suivant cette dernière voie qu'on
doit faire tourner le siège et, pour cela, on saisit le
membre défléchi près de la vulve et, tout en tirant,
on lui imprime un mouvement de torsion, parfois
même un mouvement de manivelle (Varnier), de
façon à entraîner le tronc dans la direction voulue.

La présentation que nous avons prise comme exemple et qui, après l'évolution, était devenue une
sacro-iliaque droite postérieure, deviendra successivement sacro-iliaque gauche postérieure, sacro-iliaque gauche antérieure.

Si les contractions utérines indiquaient la rotation
dans un sens ou dans l'autre, il est évident que, loin
de contrarier ce mouvement, il faudrait venir en aide
aux efforts naturels.

Dans le cas où la rotation ne pourrait être exécutée,
il faudrait aller chercher l'autre pied dans l'utérus.

Cordon trop court. — Par suite de brièveté naturelle ou accidentelle consécutive à des circulaires,
non seulement le cordon ne peut être attiré au dehors,
mais encore il est tellement tendu qu'il menace
soit de se rompre, soit d'entraver la sortie du fœtus ;
il n'y a pas à hésiter dans ces cas, du reste exception-

nels, et il faut placer sur le cordon une pince hémos-
tatique, le plus loin possible de l'ombilic, le sectionner au delà de la pince et terminer l'extraction le
plus rapidement possible.

Déflexion des bras. — Lorsque l'on est obligé
d'agir vite, en dehors des contractions, et parfois
même sans cela, il arrive que les bras du fœtus, au
lieu de rester croisés et fléchis sur la poitrine, se sont
défléchis à mesure que le tronc descendait et se sont
relevés sur les côtés de la tête ; cette situation des
bras arrête la descente, et la continuation des tractions, en défléchissant la tête, augmenterait la difficulté du dégagement des bras auquel il faut immédiatement procéder.

Si, comme c'est le cas ordinaire dans la version,
un lacs a été placé sur l'un des bras, celui-ci n'a pu
se défléchir et est spontanément sorti, laissant dans
le bassin une place suffisante pour aller défléchir
l'autre avec assez de facilité ; mais il n'en est pas
toujours ainsi et les deux bras peuvent être relevés ;
pour en opérer le dégagement, on procède de la façon
suivante :

Le bras postérieur est le plus accessible, et c'est
également en arrière, dans la concavité sacrée, que
l'on trouve le plus de place : c'est donc toujours par lui
qu'il faut commencer. Le tronc du fœtus fortement
relevé par la main libre, on choisit la main dont la
face palmaire regarde naturellement le dos du fœtus,
on la glisse doucement sur le plan postérieur et
externe, jusqu'au delà de l'articulation huméro-
cubitale, l'index et le médius allongés sur la face
externe du bras, le pouce sur la face interne e
disposés comme trois attelles pour protéger l'humérus ; on agit avec l'extrémité de ces doigts, sur
le pli du coude d'une part, et sur la racine de l'avant-
bras de l'autre, pour le fléchir en le ramenant,
d'abord sur le devant de la face, puis sur le devant du
thorax et enfin l'allongeant sur le côté du tronc (fig.

162). Le bras postérieur dégagé, on procède de la
même façon pour le bras antérieur et en se servant de

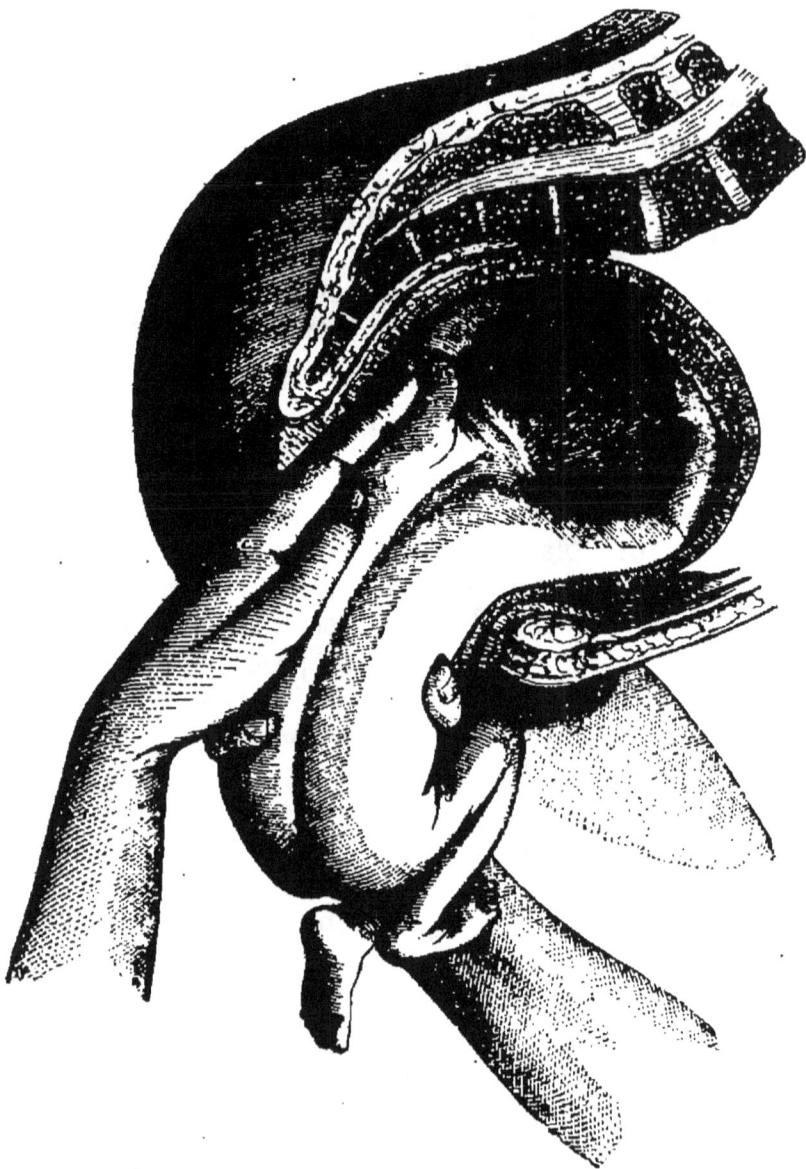

Fig. 162. — Dégagement du bras postérieur relevé sur le côté
de la tête.

la même main ; seulement, pendant cette manœuvre,

on aura soin d'abaisser vers le périnée le tronc du
fœtus.

L'élévation du tronc pendant le dégagement du

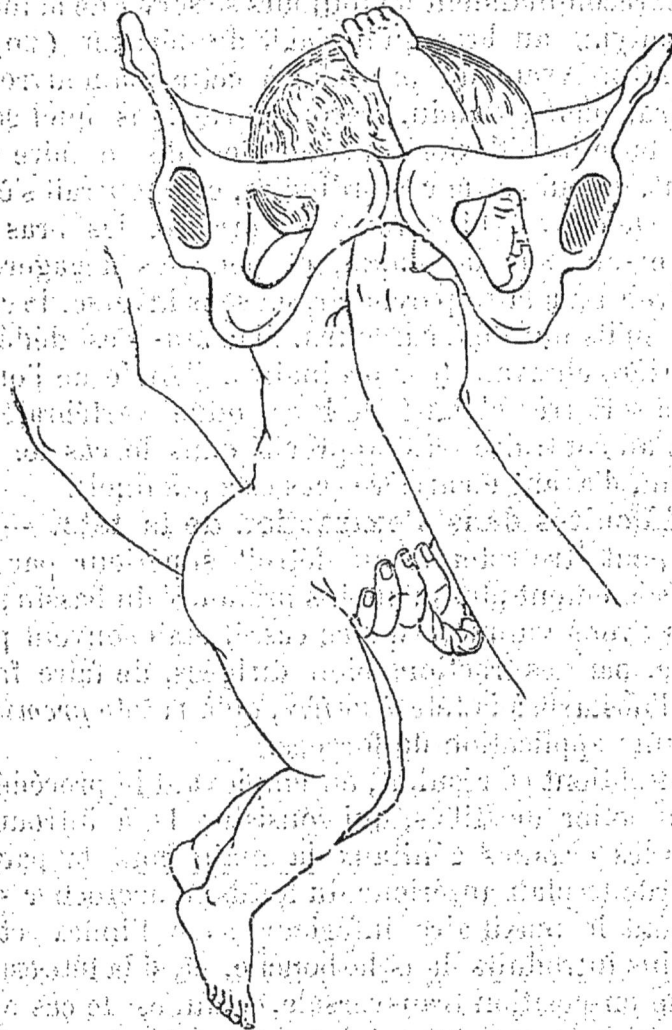

Fig. 163. — Dégagement du bras antérieur relevé sur le côté
de la tête.

bras postérieur et son abaissement pendant le dégagement du bras antérieur, constituent deux mouvements très importants, en ce qu'ils facilitent énormément l'opération. En résumé : si le dos de l'enfant

regarde à gauche du bassin, c'est la main droite
qu'il faudra employer ; la main gauche, au contraire,
si le dos regarde à droite. Certains auteurs, cependant, recommandent de toujours se servir de la main
homonyme au bras qu'il s'agit de dégager (Voyez
fig. 163). Avant de procéder à cette manœuvre, il
faudra, bien entendu, reconnaître dans quel sens
s'est faite la déflexion, car, au lieu de se faire en
avant, ce qui est le cas ordinaire, elle pourrait s'être
faite (le cas est bien rare) en arrière, les bras se
renversant sur la nuque, et pour les dégager, il
faudrait leur faire parcourir, en sens inverse, le chemin qu'ils ont déjà parcouru. Si le bras s'est défléchi
d'arrière en avant (cas ordinaire), l'angle de l'omoplate sera très éloigné de la colonne vertébrale, il
sera au contraire très rapproché dans le cas de déflexion d'avant en arrière (cas exceptionnel).

Difficultés dans l'extraction de la tête. — La
tête peut être retenue au détroit supérieur par un
rétrécissement plus ou moins prononcé du bassin ; or,
nous avons vu que, dans ce cas, il était souvent plus
facile, par des tractions bien dirigées, de faire franchir l'obstacle à la tête *dernière*, qu'à la tête *première*,
par une application de forceps.

On obtient ce résultat, en employant le procédé de
Champetier de Ribes, qui consiste : 1° à introduire
dans les organes génitaux la main dont la paume
regarde le plan antérieur du fœtus, à accrocher solidement le maxillaire inférieur avec l'index et le
médius introduits dans la bouche, et, si la tête est retenue en position transversale, ce qui est le cas ordinaire, à porter un peu le menton en arrière, en même
temps qu'on fléchit la tête autant que possible.

2° Porter l'autre main sur les épaules du fœtus,
comme dans la manœuvre de Mauriceau, et chercher,
en agissant simultanément des deux mains, à refouler
le plus possible l'occiput du côté correspondant du
bassin, de façon à substituer au diamètre bipariétal

plus grand et moins réductible, le diamètre bitem-poral plus petit et plus réductible. Il faut, en même

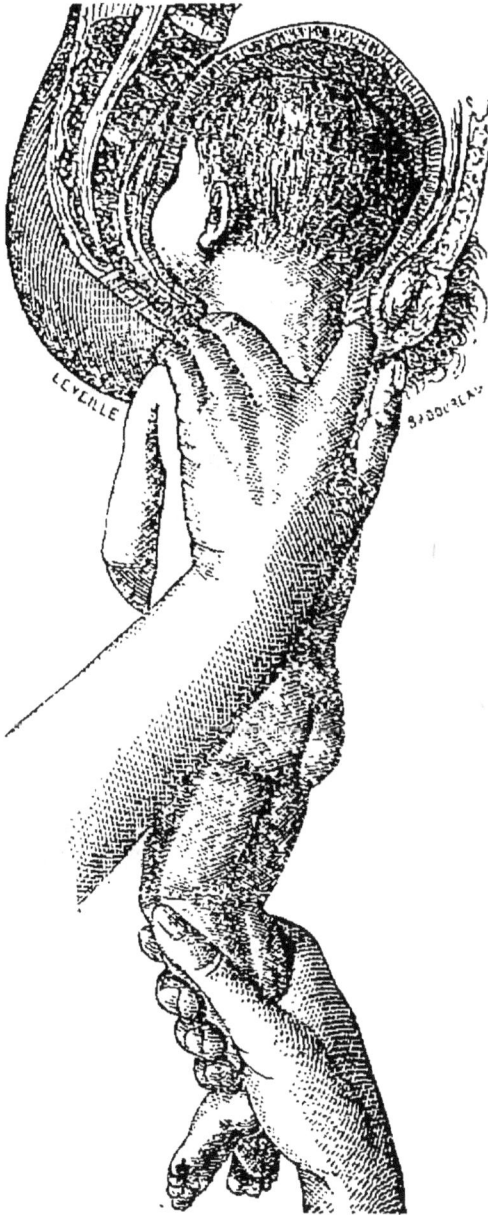

FIG. 164. — Manœuvre dite de Prague, 1er temps.

temps, chercher à incliner un peu la tête, de façon
à engager la bosse pariétale postérieure.

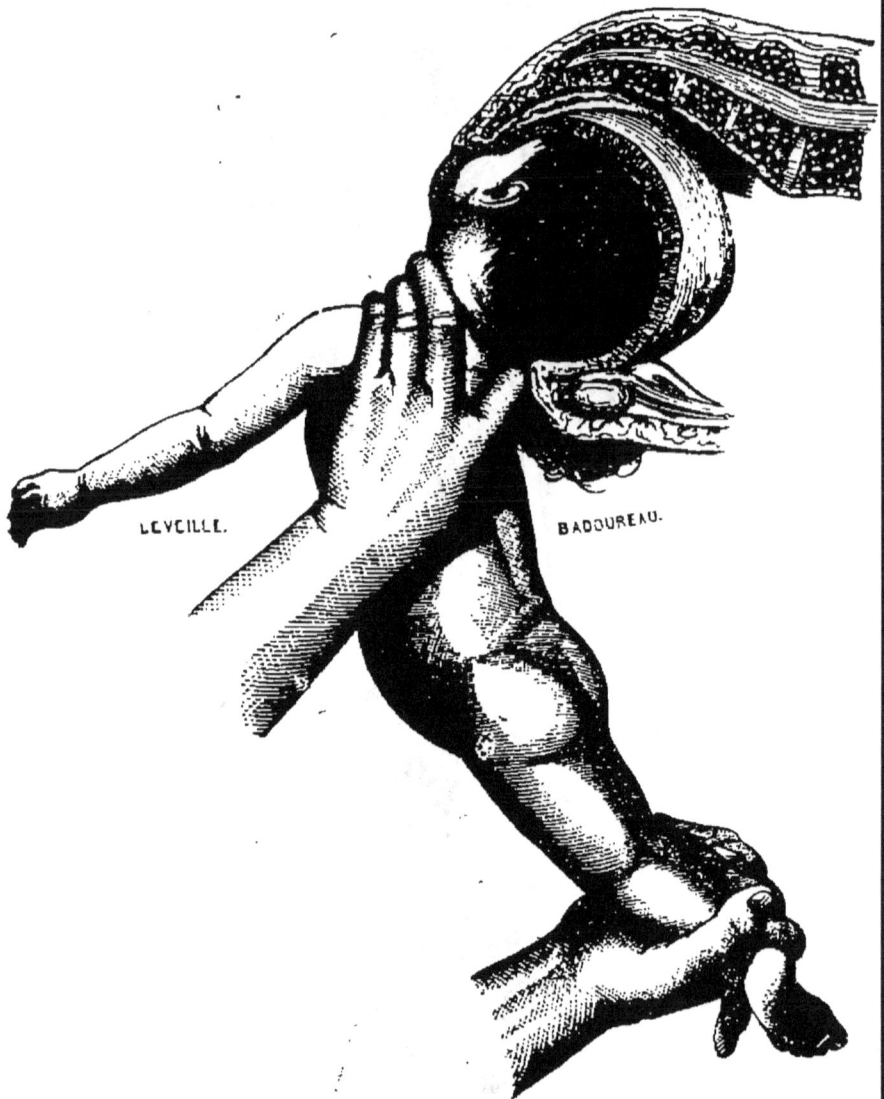

Fig. 165. — Manœuvre dite de Prague, 2e temps.

3° Faire exercer par un aide, à travers la paroi
abdominale, des pressions sur la région frontale du

fœtus, de façon à la repousser dans l'axe du détroit
supérieur.

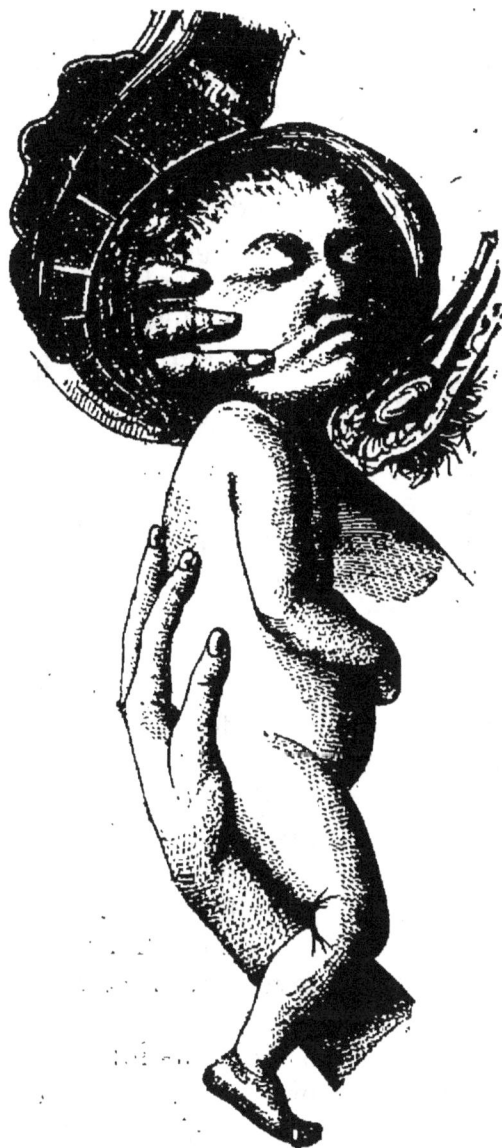

Fig. 166. — Dégagement de la tête.

Si ces manœuvres étaient infructueuses, il ne resterait guère d'autres ressources que l'embryotomie.

Sous le nom de *manœuvre de Prague*, on a décrit
un procédé qui consiste (fig. 163) : 1° à porter le
tronc en bas et en arrière vers le périnée, puis les
doigts appliqués en crochets sur les épaules à exercer
des tractions en bas et en arrière (fig. 164) : 2° la
tête étant descendue dans l'excavation, les doigts en
crochets restant en place sur les épaules et continuant
leurs tractions, on saisit avec l'autre main les jambes
du fœtus et on relève rapidement le tronc (fig. 165).

Cette manœuvre, qui compte des succès, nous paraît très inférieure à la précédente.

Lorsque la tête a franchi le détroit supérieur, il est
tout à fait exceptionnel que la manœuvre de Mauriceau, bien faite, ne réussisse pas à lui faire franchir
le détroit inférieur et le bassin mou ; il faudrait,
dans ces cas rares, se hâter de recourir au forceps.

Il se peut que le dos de l'enfant soit resté tourné en
arrière (version mal faite, traction et rotation mal
dirigées) ; le dégagement de la tête pourra néanmoins
se faire, mais par un mécanisme différent, suivant
que la tête sera *fléchie* ou *défléchie*.

Si la tête est fléchie, il suffira, deux doigts étant introduits dans la bouche du fœtus pour maintenir la
flexion, de porter en arrière le tronc du fœtus (*Mouvement de dos sur dos*. Pajot.) (voy. fig. 87).

Si, au contraire, la tête est *défléchie*, le menton
remonté en derrière la symphyse pubienne, c'est en
portant le tronc du fœtus fortement en avant, vers
le ventre de la mère, que l'on pourra obtenir le dégagement de la tête (mouvement de ventre sur ventre.
Pajot). Voy. fig. 88.

La manœuvre est ici bien plus longue et plus difficile que dans le cas précédent, et le fœtus court de
grands risques. — Dans des circonstances semblables,
Mme Lachapelle, Nægelé et Grenser conseillaient de
tenter la rotation artificielle de la tête (fig. 166) ; pour
Charpentier, la seule manière d'avoir un enfant
vivant est d'appliquer le forceps, de faire exécuter

artificiellement à la tête son mouvement de rotation, et de dégager aussi rapidement que possible.

FORCEPS

Le *forceps* est une grande pince destinée spécialement à aller chercher la tête du fœtus dans le bassin. Il n'est, généralement, qu'un moyen de traction, très rarement un instrument de réduction.

Le cadre de cet ouvrage ne comportant ni l'historique, ni la description des nombreuses variétés de forceps, nous nous contenterons de signaler seulement les plus fréquemment employés en France.

Le forceps français (fig. 167-168), que l'on pourrait encore appeler forceps classique, n'est autre que celui de Levret plus ou moins modifié. Sa longueur totale est de 45 *centimètres* dont 24 *centimètres* de l'articulation à l'extrémité des cuillers. La largeur des cuillers est de 5 *centimètres*, elles sont largement fenêtrées (3 *centimètres*), elles ont une double courbure, l'une suivant leurs faces, l'autre suivant leurs bords.

Le point le plus élevé des cuillers, l'instrument reposant sur un plan horizontal, est à 8 *centimètres*.

Le *sinus* des cuillers au point d'écartement maximum est de 7 *centimètres*.

Les *manches* sont recourbés à leur extrémité en forme de crochets mousses, l'un de ces crochets est muni d'une olive qui, en se dévissant, met à nu un crochet aigu.

L'autre crochet peut aussi se dévisser et découvrir une pointe aiguë qui, à la rigueur, peut servir de perforateur.

L'*articulation* se compose d'un pivot à vis fixé à demeure sur la branche mâle, et d'une mortaise à fraisure pratiquée sur la branche femelle dans laquelle pénètre et se fixe le pivot.

Pajot a rendu les cuillers mobiles, en brisant les

branches du forceps de Levret (fig. 169), tout en les

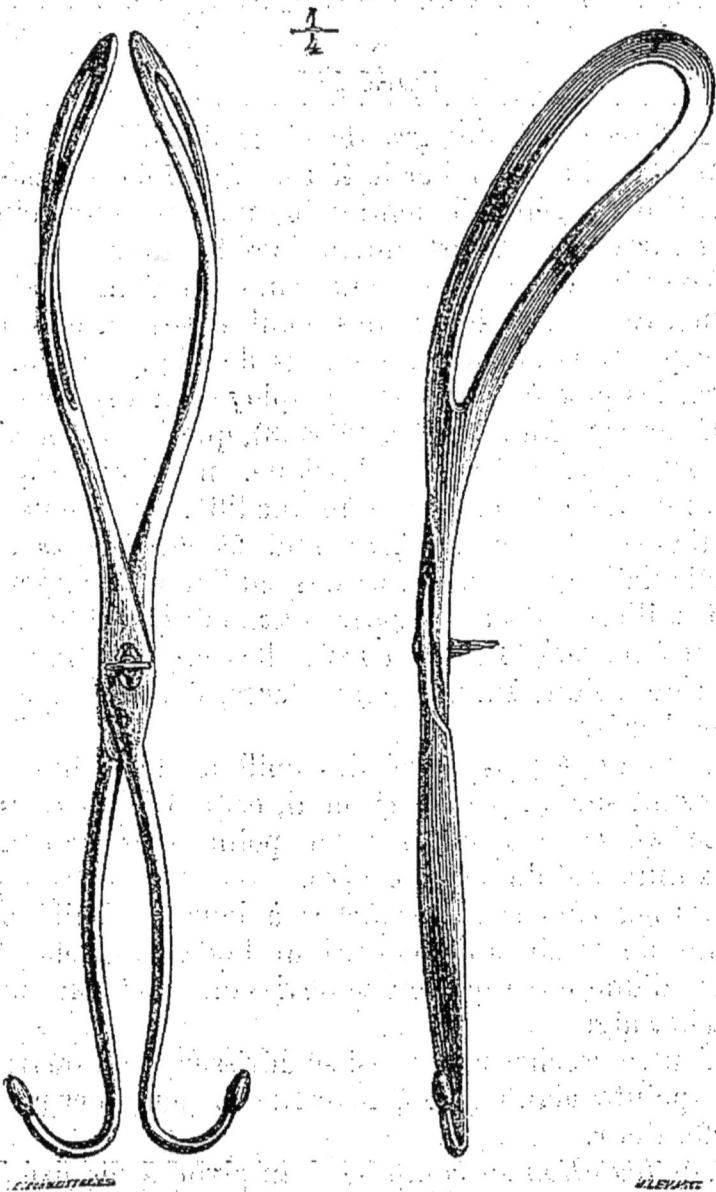

$\frac{1}{4}$

FIG. 167. — Forceps français
vu par sa face antérieure.

FIG. 168. — Forceps français
vu de côté.

rendant un peu moins longues et un peu plus

minces, sans rendre néanmoins l'instrument moins
solide ; car le tenon autour duquel on fait tourner

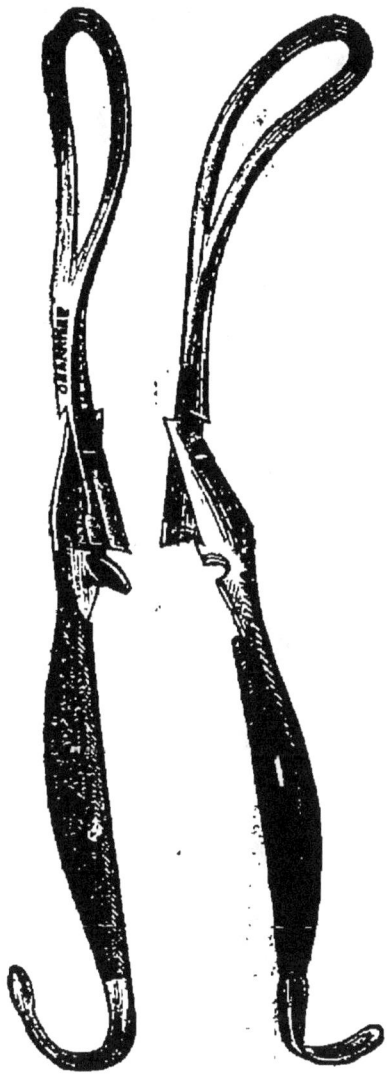

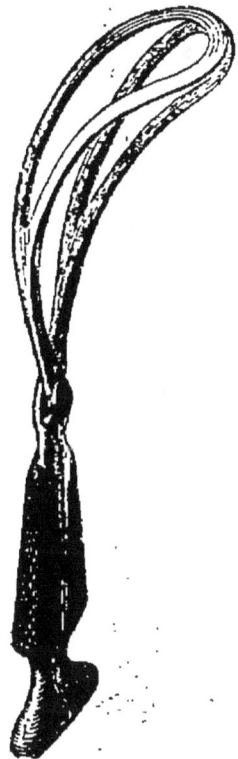

Fɪɢ. 169. — Forceps brisé   Fɪɢ. 170. — Petit forceps
de Pajot.   de Pajot.

une moitié des branches sur l'autre, et les queues
d'aronde qui, avec le petit ressort, relient finale-
lement le manche à la cuiller, ne laissent rien à

désirer au point de vue de la solidité. L'instrument

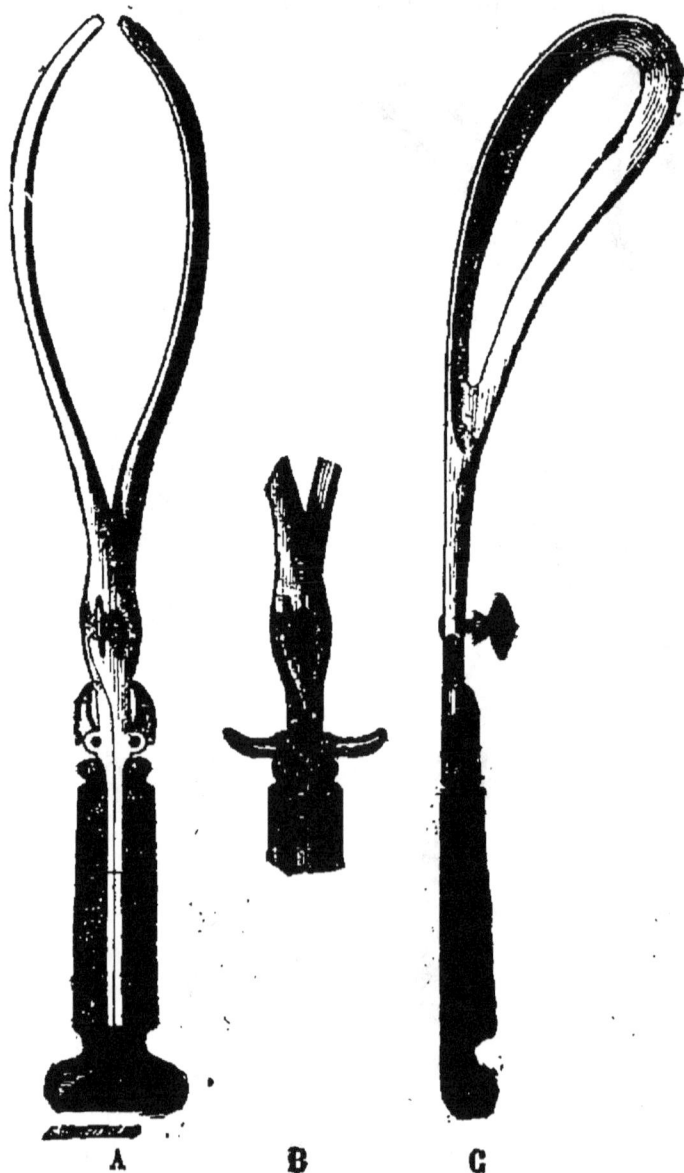

Fig. 171. — Forceps de Stoltz.

A, Forceps articulé. — B, Articulation de ce forceps, crochets mobiles abaissés. — C, Branche mâle vue de profil.

ainsi modifié présente encore l'avantage de pouvoir

recevoir, sur les mêmes manches, des cuillers de différentes dimensions.

Pajot a en outre fait percer d'un trou l'extrémité de l'olive qui termine une des branches, de façon à faire passer au travers une ficelle de fouet terminée par une balle de plomb, transformant ainsi cette branche en une sorte de crochet embryotôme.

Le même accoucheur a fait aussi fabriquer un petit forceps (V. fig. 170) pour les cas où la tête fœtale, profondément engagée dans l'excavation, n'y est retenue que par un léger obstacle. Il n'a que 32 centim. de longueur, et son articulation est à clou latéral.

Le forceps de *Stoltz* (fig. 171) est un peu plus court que le forceps ordinaire (42 *centimètres*). Ses cuillers sont plus larges, plus courbées sur le plat. L'articulation est à encochure et pivot mobile. Les manches sont garnis de bois quadrillé et présentent une profonde rainure à leur partie inférieure, tandis qu'ils sont garnis, à la partie supérieure, d'ailettes en métal qui relevées ne gênent en rien pendant l'introduction des cuillers, et abaissées peuvent servir de points d'appui aux doigts indicateur et médius quand il faut tirer avec force.

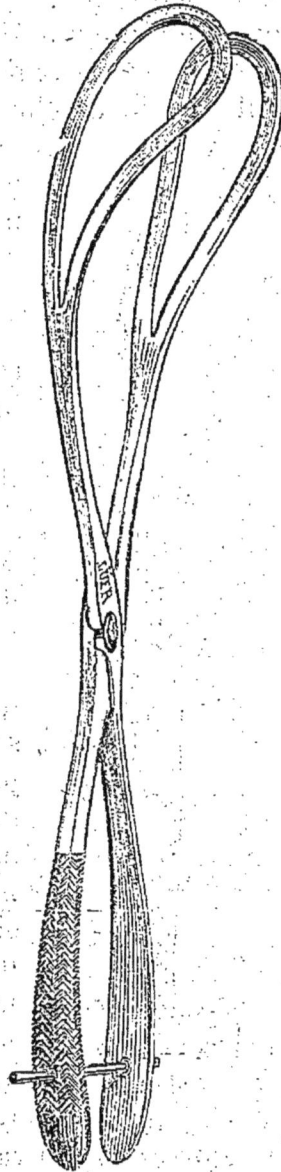

Fig. 172. — Forceps de Trélat.

Le *forceps de Trélat* (fig. 172) est moins lourd que le forceps ordinaire, ses branches présentent une grande élasticité, qui permet aux cuillers de se mouler en quelque sorte sur la forme de la tête ; les manches, assez semblables à ceux d'un gros davier, n'ont pas de crochets, mais sont percés d'un trou dans lequel on peut introduire une tige d'acier pour servir de point d'appui aux mains pendant l'extraction (fig. 172).

Le *forceps de Thénance*, celui de *Valette* ou *forceps Lyonnais* (fig. 173), sont des forceps à branches parallèles, et l'articulation se fait à la partie inférieure des branches à l'aide d'une charnière avec goupille. Au milieu des branches se trouve une ouverture destinée à recevoir un lacs.

Le *forceps de Tarnier* (fig. 174) mesure 42 cent. de longueur, il se compose de deux *branches de préhension* et de *deux branches de traction*. La forme et les courbures des *cuillers* sont les mêmes que dans le forceps classique, les fenêtres cependant sont un peu moins longues. L'articulation des branches de préhension se fait comme dans le forceps ordinaire, mais la saisie de la tête est en outre assurée par une *vis de pression* qui va de l'une à l'autre des branches. Les *manches*, primitivement recouverts de plaques de corne, sont actuellement en métal et nikelés, comme le reste de l'instrument.

Les *branches de tractions* se composent de deux

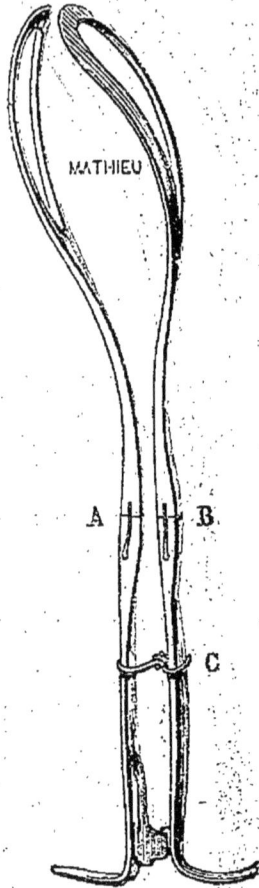

Fig. 173. — Forceps de Valette.

parties : les *tiges de tractions* et la *poignée transver-*
sale.

Les tiges de tractions sont fixées aux branches de

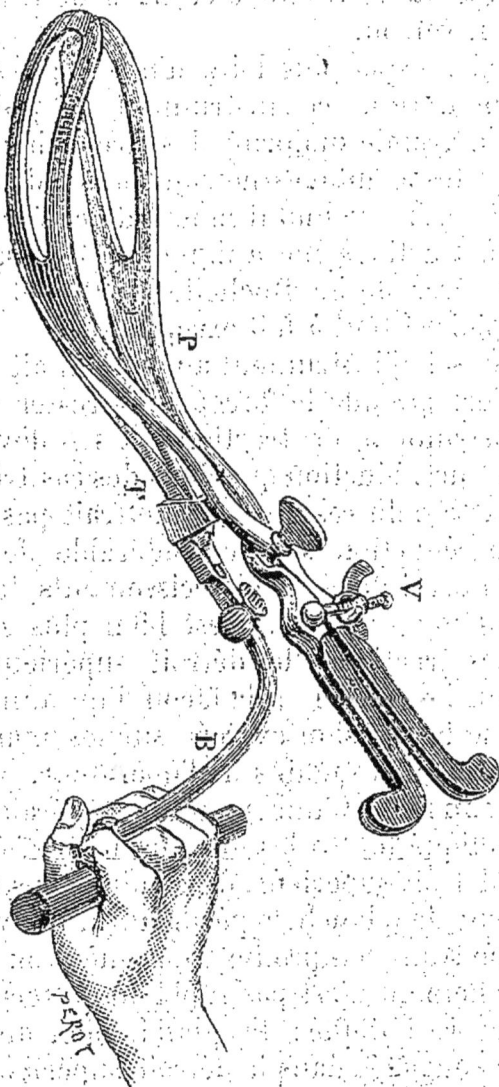

Fig. 174. — Forceps de Tarnier.

préhension par un mode d'articulation qui permet
de les démonter avec la plus grande facilité ; elles
font ressort latéralement, et viennent buter contre

une petite goupille qui les maintient ; elles font alors corps avec la branche de préhension correspondante, dont l'accoucheur peut les séparer à volonté. La *poignée transversale* s'articule aux tiges de traction au moyen d'un verrou.

Nous reviendrons plus loin, d'une façon spéciale, sur la manœuvre de cet instrument, adopté aujourd'hui par la grande majorité des accoucheurs français et dont les avantages ne sont plus à discuter.

Nous laisserons volontairement de côté les divers appareils à tractions mécaniques de Chassagny, de Joulin, de Pros de La Rochelle, de Poulet de Lyon dont l'emploi est tout à fait exceptionnel.

Quel que soit l'instrument auquel on ait recours, on n'oubliera pas que le forceps doit rester en général un instrument de traction, et ne devenir un instrument de réduction que dans des cas très rares. Sa construction du reste ne permettrait pas de produire une réduction bien considérable de la tête fœtale, et quand dans les rétrécissements du bassin, cette réduction s'obtient, c'est bien plus sous l'influence des tractions, le détroit supérieur rétréci agissant sur les cuillers à la façon d'un anneau, que par suite de la pression exercée sur les manches de l'instrument par les mains de l'opérateur.

Indications. — D'une manière générale, le forceps est indiqué toutes les fois que la tête, étant engagée au détroit supérieur, descendue dans l'excavation ou sur le plancher périnéal, il survient un accident pouvant compromettre la mère ou l'enfant, si l'accouchement n'est pas rapidement terminé.

Il est encore indiqué : 1° quand, bien que la tête ne soit pas engagée dans le détroit supérieur et conserve une certaine mobilité, on reconnaît que le bassin est un peu étroit ou la tête du fœtus un peu grosse ; 2° quand, sans qu'il y ait disproportion entre la grosseur de la tête et l'ampleur du bassin, on diagnostique une présentation irrégulière du sommet ou de la face, avec un utérus vide d'eau et fortement rétracté, circonstances qui contre-indiquent la version.

D'une façon exceptionnelle, le forceps peut être appliqué sur le siège, en particulier dans la présentation décomplétée (mode des fesses) ; alors que l'engagement étant considérable, l'un des membres inférieurs n'aura pu être défléchi (voy. p. 425).

Après l'expulsion du tronc, dans certains cas rares où la manœuvre de Mauriceau ne réussit pas à vaincre soit une rétraction de l'orifice utérin, soit une rigidité exceptionnelle du plancher périnéal (résistance par la tonicité exagérée du releveur de l'anus — Budin. — Résistance du coccyx à se laisser retropulser — Varnier), il y a également lieu de recourir rapidement au forceps pour obtenir un enfant vivant.

En résumé, les indications du forceps peuvent-être groupées sous les cinq chefs suivants :

1º Insuffisance des forces expulsives ; 2º disproportion du volume du fœtus et du bassin ; 3º accidents compromettant la vie de la mère ou de l'enfant (éclampsie, hémorragie, rupture utérine, prolapsus, brièveté ou rupture du cordon, etc.) ;

4º Présentation du siège, mode des fesses, avec engagement profond de la présentation et impossibilité de défléchir un membre inférieur ;

5º Impossibilité d'extraire la tête dernière par la manœuvre de Mauriceau.

Mais ces indications ne se présentent pas toutes avec la même fréquence ; il en est trois surtout qui priment toutes les autres ; ce sont :

1º La résistance du périnée et l'inertie utérine ; 2º l'absence du mouvement de rotation dans les positions postérieures ; 3º l'arrêt de la tête au détroit supérieur par un rétrécissement.

Au moment d'intervenir, on peut hésiter parfois entre la version et le forceps. Ces deux opérations

sont un peu en raison inverse, sous le rapport de
l'opportunité et on pourrait établir assez bien le
parallèle entre elles, en disant que la première
prend mieux, en général, les intérêts de la mère,
et le second mieux, en général, les intérêts de l'enfant.

Si la tête est mobile au détroit supérieur et qu'un
accident force à hâter l'accouchement, c'est à la version qu'il faut d'abord songer, parce que, bien faite,
elle demande moins de temps qu'une application de
forceps, — et ce n'est que lorsqu'elle est impraticable, qu'on en vient au forceps. Au contraire, c'est
de prime abord au forceps qu'on aura recours, si la
tête est déjà engagée et fixée dans le détroit supérieur, et, à plus forte raison, descendue dans l'excavation.

Dans le cas de fœtus mort, le bassin étant
normal et l'accouchement ne pouvant se terminer
spontanément, où pourra recourir au forceps ; mais
s'il existait la moindre disproportion entre le volume
du fœtus et les dimensions du bassin, c'est la basiotripsie qu'il faudrait employer d'emblée.

Conditions nécessaires. — Il est indispensable, pour
appliquer le forceps : 1° que le diagnostic précis de
la présentation et de la position soit bien établi ;
2° que l'orifice utérin soit dilaté ou dilatable ; 3° que
les membranes soient rompues ; 4° qu'il n'y ait pas
de disproportion notable entre les dimensions du
bassin et le volume de la tête fœtale, sinon, c'est à
la symphyséotomie qu'il faudra recourir.

Il est favorable, mais non indispensable, que la tête
du fœtus soit engagée au détroit supérieur.

Soins préliminaires.

La nécessité de l'intervention bien établie, la
femme accepte d'autant plus volontiers l'opération
qu'elle est d'ordinaire fatiguée par un long travail et

qu'elle a hâte d'en finir, on lui affirme du reste
qu'elle ne sentira rien, grâce à l'anesthésie.

On s'assure de la vacuité du rectum et de la vessie :
on prépare tout ce qui peut être nécessaire, soit
pour l'opération elle-même, soit pour ranimer
l'enfant : forceps, ciseaux, vaseline sublimée, fil
aseptique, tube larygien, eau bouillie chaude et
froide, etc.

Le forceps, préalablement flambé avec soin, sera
déposé désarticulé dans un bassin contenant une
solution d'acide phénique à 5 0/0 et placé à portée
de l'opérateur. Antisepsie rigoureuse des mains,
de la vulve et du vagin.

On fera débarrasser le sol des tapis qui pourraient
le recouvrir ; on l'arrosera au besoin, s'il était trop
glissant.

La position à donner à la patiente est absolument
la même que pour la version ; seulement, on ne
doit pas tenir à ce que le lit soit aussi élevé ; à hauteur de ceinture, c'est bien ; plus haut, c'est gênant,
plus bas, c'est plus gênant encore.

Les aides sont les mêmes que pour la version.

Pour le chloroforme, on se comportera comme
nous l'avons dit pour la version, et dans le cas où
l'on n'aurait pu se procurer l'assistance d'un confrère,
on se contentera de soumettre soi-même la patiente
à l'anesthésie chloroformique, et l'on suspendra
ensuite complètement les inhalations. Si l'application est facile, l'insensibilité ainsi obtenue sera souvent suffisante pour que la femme ne s'aperçoive
pas du tout de l'opération.

Les cuillers du forceps seront graissées avec un
corps gras aseptique, vaseline phéniquée ou sublimée, mais sur leur convexité seulement, leur
concavité devant saisir une partie du fœtus qui n'est
déjà que trop lubrifiée.

Règles générales de l'application du forceps.

Sous le nom d'application *directe*, on désignait autrefois celle où les cuillers, placées de façon symétrique par rapport au bassin, se trouvaient aux deux extrémités du diamètre transverse et, dans ce cas, si la tête n'avait pas accompli sa rotation, elle se trouvait prise d'une façon irrégulière. Lorsqu'au contraire, on saisissait la tête d'une façon régulière, par le diamètre bipariétal, la rotation n'étant pas faite, les cuillers symétriques par rapport à la tête ne l'étaient plus par rapport au bassin, et l'application était dite *oblique*.

Dans les applications au détroit supérieur, dans un bassin rétréci, la présentation étant presque toujours transversale, la saisie régulière de la tête par une application antéro-postérieure était regardée comme très difficile, presque comme impossible dans la pratique ; aussi, les accoucheurs, en grande majorité, pour éviter une application directe présentant le grave inconvénient de saisir la tête par son plus grand diamètre et d'en augmenter la déflexion, avaient recours à une application oblique et saisissaient l'extrémité céphalique par un diamètre intermédiaire entre le bipariétal et l'occipito-frontal, faisant ainsi une application asymétrique par rapport à la tête et par rapport au bassin.

Suivant les conseils du professeur Pinard et de ses élèves, on se préoccupe beaucoup moins aujourd'hui du diamètre du bassin suivant lequel les cuillers doivent être appliquées, que de la région de la tête sur laquelle elles doivent être posées et l'on cherche surtout à saisir celle-ci d'une façon régulière.

Règles de l'application du forceps.

Il y a trois temps distincts dans cette opération : l'introduction des branches de l'instrument ; l'articu-

lation de ces branches ; et l'extraction de la partie
fœtale saisie.

**Premier temps. — Introduction des branches
du forceps.** — Ce temps comporte lui-même quatre
temps secondaires [1] : *a.* introduction de la main et
recherche de l'oreille postérieure ; *b.* introduction et
placement de la première cuiller ; *c.* introduction
de la seconde main ; *d.* placement de la deuxième
cuiller.

Pour éviter tout embarras au début de l'opération,
et pour ne pas avoir de décroisement à opérer, Pajot
avait formulé la règle suivante : « *Branche gauche,
tenue de la main gauche, appliquée à gauche, toujours la première, et branche droite, tenue de la
main droite, appliquée à droite, toujours la seconde* ».
Avec la très grande majorité des accoucheurs actuels,
nous estimons que lorsque la tête est engagée suivant le diamètre oblique droit, il y a grand avantage à placer la branche droite la première, le décroisement fait avec précaution étant absolument
inoffensif pour les parties maternelles ; et, à la règle
précédente, nous préférons de beaucoup celle qui
suit :

1º *La branche gauche tenue de la main gauche sera
toujours appliquée à gauche du bassin. Règle inverse
pour la branche droite ; 2º la branche postérieure
doit être appliquée la première.*

Ce sera la branche gauche, lorsque la tête se sera
engagée suivant le diamètre oblique gauche ; la
branche droite, au contraire, lorsque l'engagement
se sera fait suivant le diamètre oblique droit. —
Dans les applications directes, on commencera toujours par la branche gauche. — Étudions maintenant
les différentes phases de ce premier temps.

a. Introduction de la main guide. — Ce sera la

---

1. Voir Farabeuf et Varnier. *Introduction à l'étude clinique
et à la pratique des accouchements*, pages 276 à 463.

main droite dans les applications directes ou les
applications obliques, dans lesquelles la branche
gauche est postérieure ; la main gauche dans le cas
contraire ; en d'autres termes, on devra introduire
dans les organes génitaux, pour servir de guide, la
main de nom opposé à la branche qui doit être placée
la première. — Cette main, soigneusement aseptisée
et vaselinée sur ses deux faces, sera introduite soit
directement en arrière dans l'espace inter-sciatique,
mais le plus souvent en arrière et sur le côté, entre
le coccyx et l'ischion, à gauche ou à droite, suivant
la main. Cette introduction doit être faite lentement,
avec douceur, dans l'intervalle des contractions. La
vulve des primipares peut présenter une certaine
résistance, mais on en vient facilement à bout avec
un peu de patience. — Dès que les doigts sentent le
cuir chevelu du fœtus, ils doivent s'appliquer dessus,
et le suivre sans l'abandonner ; chemin faisant, ils
reconnaîtront le bord de l'orifice utérin.

La main doit être suffisamment enfoncée, pour
que l'on puisse reconnaître l'oreille du fœtus avec
l'extrémité de l'index ; c'est là une indication à peu
près indispensable pour être certain de bien appliquer la première branche du forceps qui, nous le
savons, doit saisir la tête, suivant une ligne allant
de la bosse pariétale au delà de la pommette.

*b. Introduction et placement de la première
branche.* — Saisie de la main gauche, si c'est la
branche gauche ; de la main droite, si c'est la branche
droite, en un mot, de la main de même nom qu'elle,
puisque la main de nom opposé est introduite dans
les parties génitales ; cette branche sera tenue sans
raideur, soit comme une plume à écrire près de
l'entablure, soit à pleine main près de l'extrémité
du manche (fig. 175) ; elle sera présentée à l'orifice
vulvaire, le crochet en haut, le manche légèrement
incliné vers l'aine opposée au côté du bassin dans
lequel la cuiller doit être introduite ; le dos de la

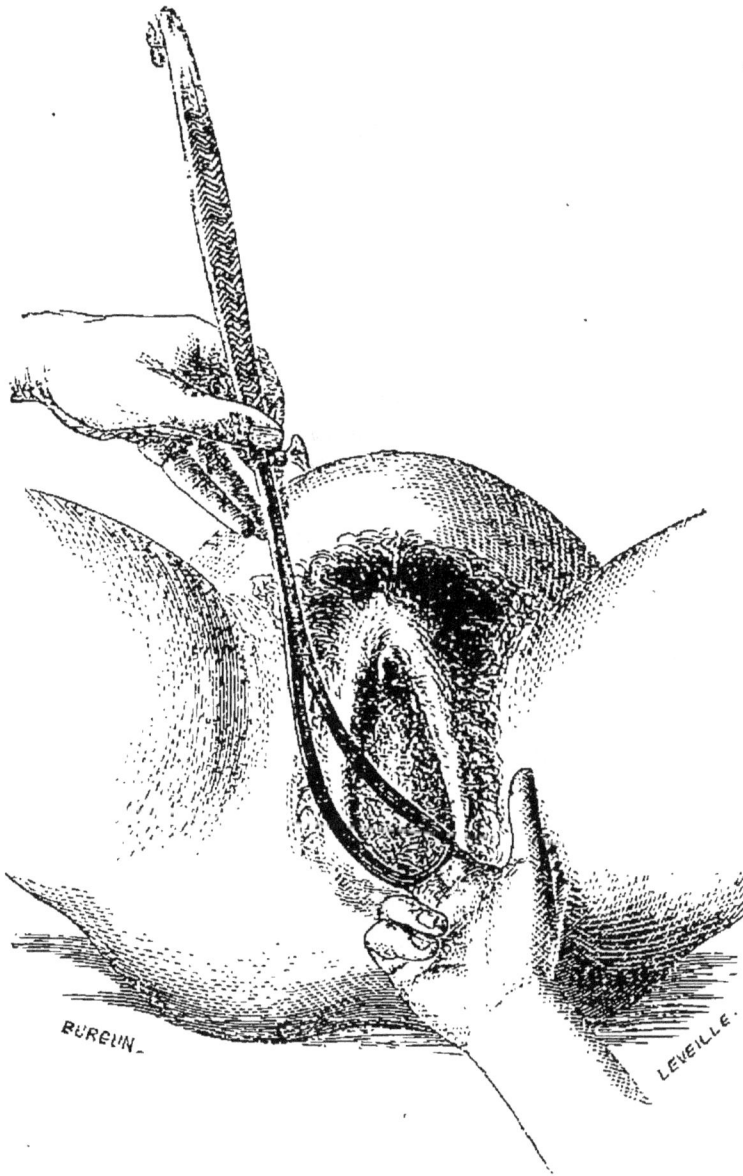

Fig. 175. — Application du forceps, la tête étant à la vulve. L'opérateur vient d'engager l'index et le médius de la main droite entre la tête et le conduit vulvo-utérin, et s'apprête à introduire la branche *gauche* de l'instrument ; même dans ce cas il est préférable d'introduire la main entière sauf le pouce.

Nous devons les figures 175 et 176 à l'obligeance de M. le professeur Tarnier.

cuiller au contact de la main guide. On fera pénétrer la cuiller entre la main et la tête du fœtus, en abaissant peu à peu le manche entre les cuisses de la femme, de telle sorte que le bec pénètre en rasant la face palmaire des doigts conducteurs, parallèlement à l'axe de l'excavation et sans jamais déborder la main. Lorsque le bec de la cuiller aura dépassé l'extrémité des doigts, on la conduira sur la région qu'elle doit exactement embrasser, à l'aide d'un mouvement spiroïde imprimé au manche (mouvement de Mme La Chapelle), sur lequel nous aurons à revenir en étudiant les règles particulières.

La branche postérieure étant bien placée, on la maintient solidement pendant qu'on retire la main guide, puis on la confie à un aide attentif en lui recommandant de ne lui imprimer aucun mouvement.

c. — La seconde main, vaselinée à son tour, est introduite *par-dessus* la branche précédemment placée, dans la moitié correspondante de la cavité sacrosciatique ; après avoir pris contact avec la tête du fœtus, elle ne doit plus l'abandonner ; elle est introduite le plus profondément possible, sauf le pouce : mais il n'est plus nécessaire d'aller ici chercher l'oreille du fœtus, que l'on ne pourrait, du reste, atteindre que très difficilement, même dans les positions antéro-postérieures.

d. — La seconde branche sera introduite sur la main guide et la cuiller mise en place sur la région diagonalement opposée à la première, par une manœuvre analogue à celle que nous avons précédemment indiquée, et dont le résultat extérieur est le croisement de la seconde branche sur la première, les deux surfaces articulaires se trouvant au même niveau.

Les difficultés que l'on éprouvera dans le premier temps proviendront, surtout, de la mauvaise direction imprimée aux manches du forceps, mais la main est prévenue de la plus petite fausse route et indique

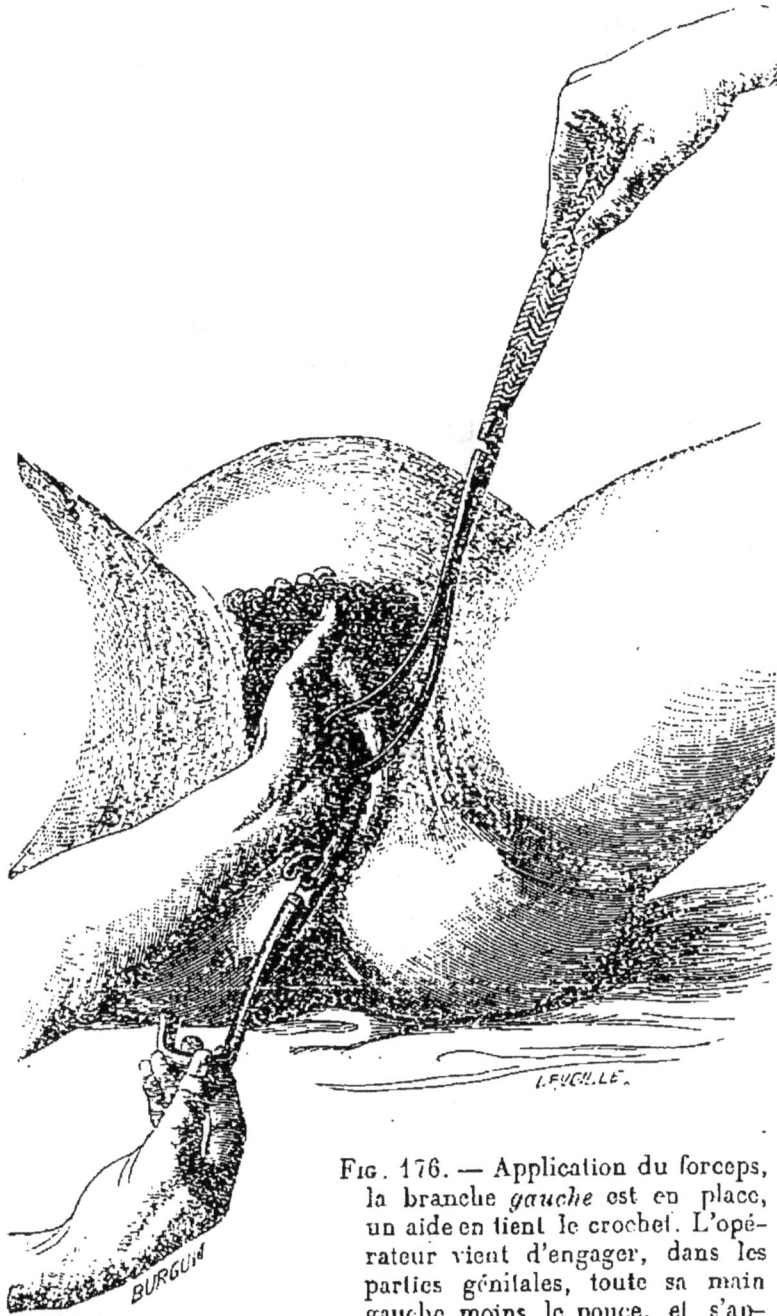

Fig. 176. — Application du forceps,
la branche *gauche* est en place,
un aide en tient le crochet. L'opérateur vient d'engager, dans les
parties génitales, toute sa main
gauche moins le pouce, et s'ap-
prête à introduire la branche *droite* de l'instrument.

les modifications qu'il faut apporter dans les manœuvres d'introduction. Si l'on abaisse trop tôt le manche, on sent que la cuiller échappe aux doigts conducteurs par devant ; si on le relève trop, c'est par derrière ; si on le porte trop peu vers la ligne médiane, elle s'arrête sur les plis articulaires des doigts ; si, enfin, on le porte au delà de la ligne médiane, elle ride le cuir chevelu du fœtus et ne va pas plus loin. *Il faut* donc *être très attentif aux avertissements de la main conductrice*, pour rectifier rapidement les mauvaises directions communiquées à la cuiller par de fausses inclinaisons du crochet.

Il est très important que l'aide auquel on a confié la première branche après sa mise en place, la maintienne absolument immobile, sous peine de gèner considérablement, sinon de rendre impossible le placement de la seconde ; en ramenant, par exemple, ce manche vers la ligne médiane, il agit sur la tète comme avec un levier du premier genre et l'applique étroitement sur la paroi opposée du bassin, fermant ainsi tout passage à la seconde cuiller, qu'on ne saurait alors faire pénétrer qu'à l'aide d'efforts plus ou moins considérables et toujours dangereux.

Il ne faut jamais pousser les branches avec force, elles doivent aller se placer, pour ainsi dire d'elles-mêmes, où il convient ; aussi est-il établi en principe que, dès qu'on rencontre de la résistance, on doit s'arrêter, retirer un peu la branche et la repousser doucement, en lui donnant une meilleure direction. *C'est une grande faute que de vouloir forcer une résistance.*

Deuxième temps. Articulation des branches. — Les deux branches étant introduites à la même profondeur, si elles sont régulièrement appliquées, il suffira pour les articuler de les rapprocher doucement l'une de l'autre, d'engager le pivot dans la mortaise, et, saisissant les deux branches d'une seule main, de serrer le pivot à l'aide de la main devenue libre.

Ce temps peut présenter quelques difficultés ; il peut arriver que l'une des branches soit plus enfoncée que l'autre et que la mortaise ne corresponde pas au

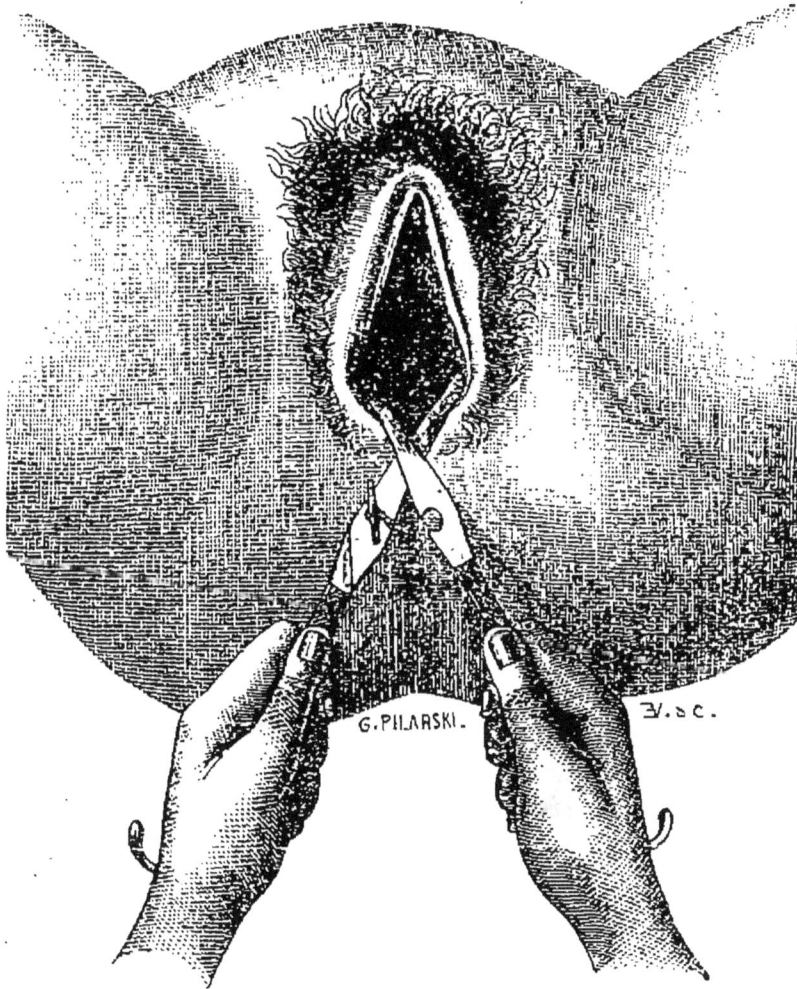

Fig. 177. — Articulation des branches.

pivot ; on retirera, de la quantité nécessaire, la branche trop enfoncée ; quand l'application est bien faite, l'enfoncement inégal des branches dans l'utérus ne crée jamais une difficulté sérieuse pour leur articulation.

Il peut également se faire que l'une des branches ne soit pas tout à fait régulièrement placée, que les deux cuillers ne se regardent pas exactement, et que les deux entablures soient un peu obliques l'une par rapport à l'autre, et dans ce cas le pivot ne pourra s'engager dans la mortaise. Il suffira souvent alors, de saisir un crochet de chaque main et de chercher à rétablir le parallélisme en tâtonnant un peu, mais sans y mettre de force, quoiqu'on en ait dit : si cette petite manœuvre ne réussit pas, il ne faut pas hésiter à retirer la seconde branche pour la placer d'une façon plus régulière.

Nous avons dit qu'on devait dans certaines circonstances introduire la branche *droite* la première. Mais, alors, la mortaise est par-dessous le pivot, au lieu d'être par-dessus, et les branches ne peuvent s'articuler qu'après avoir *été décroisées.*

Or, pour faire ce *décroisement,* on n'a qu'à saisir un crochet de chaque main et à écarter les branches *doucement et de juste ce qu'il faut,* en les faisant glisser pour ainsi dire l'une sur l'autre, de façon à ce que la gauche passe en dessous de la droite.

Troisième temps. Extraction du fœtus. — Les branches du forceps étant articulées, on doit, avant de tirer, s'assurer, en portant le doigt dans le vagin entre les cuillers, que la tête de l'enfant est *bien saisie* et *seule saisie;* cette vérification faite, il faudra d'abord compléter la descente et, pour cela, tirer le mieux possible dans l'axe de l'excavation ; aussi, si l'on se sert du forceps de Levret, la position des mains n'est-elle pas indifférente. — Les tractions, exercées sur l'extrémité des manches, ne pouvant se faire dans une bonne direction, on saisira le forceps à pleine main, le plus près possible de la vulve, de la main gauche par exemple, *les ongles en-dessous,* tandis que la main droite sera appliquée près des crochets, *les ongles en-dessus;* c'est surtout la main gauche qui doit exercer les tractions, la main

droite maintenant surtout les crochets, suffisamment rapprochés, pour assurer la prise. — Ces tractions de la main gauche seront dirigées de façon à

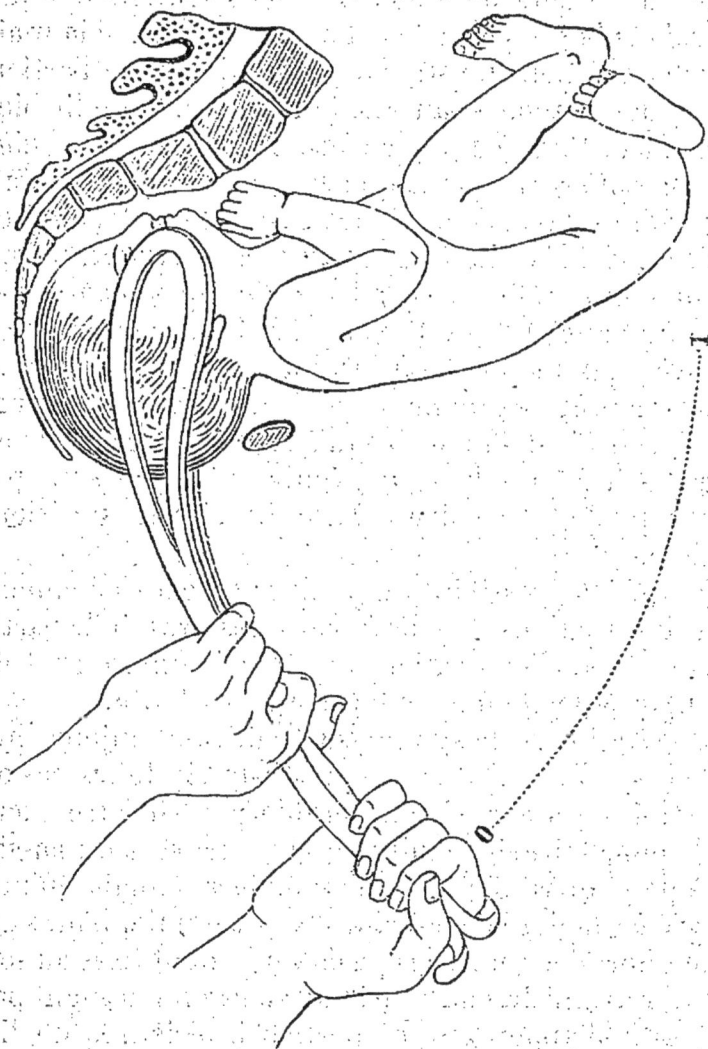

Fig. 178. — Manière de saisir les branches du forceps au mome
de tirer (Chailly).

faire suivre, aussi exactement que possible, aux cuillers du forceps, la direction connue des axes du bassin (fig. 178); et nous disons le plus exactement pos-

sible, parce que la tête étant saisie, au détroit supérieur par exemple, il est évident qu'avec le forceps de
Levret, les tractions ne pourront pas être faites suivant l'axe même de ce détroit, mais seulement à peu
près dans la direction de cet axe. Pourtant, si la main
gauche qui tient l'instrument au niveau de l'articulation des branches, au ras de la vulve, remplit bien
son office, *tire bien par en bas, en même temps qu'un
peu en arrière*, pendant que la main droite, placée à
l'extrémité des manches, tire sur cette extrémité en
la portant d'abord en bas *et un peu en avant*, puis, à
mesure que la tête descend, *de plus en plus haut*, —
la main gauche seule tendant à abaisser les cuillers,
— jusqu'au moment où les deux mains pourront se
reporter près des manches et tirer alors en relevant
peu à peu l'instrument jusqu'à placer les crochets en
l'air, — il faudra bien convenir qu'on ne sera pas
bien loin de tirer suivant l'axe du détroit supérieur
(Pajot).

Quant à la possibilité de suivre assez exactement,
dans les tractions avec le forceps, les axes de la partie
moyenne de l'excavation, du détroit inférieur et de
la vulve, elle ne fait l'objet d'aucun doute.

L'opération de la symphyséotomie doit aujourd'hui
faire disparaître de la pratique obstétricale les cas où
l'emploi d'une force considérable pouvait être excu-
sable pour faire descendre la tête à travers un bassin
notablement rétréci. On n'emploiera jamais qu'une
force très modérée, en tirant des bras seulement, sans
faire effort des reins, les pieds seulement fixés au sol,
l'un en avant de l'autre et l'un d'eux ne prenant pas
un point d'appui sur les parties inférieures du lit,
comme on pourrait avoir de la tendance à le faire.

On exercera les tractions d'une manière lente et
continue, en profitant des contractions et en engageant la femme à pousser pendant leur intervalle,
jusqu'à ce que la tête soit arrivée à la vulve.

La tête descendue sur le plancher périnéal, mais

seulement alors, on lui imprimera le mouvement
de rotation qui doit ramener l'occiput derrière le
pubis. Si, sous l'influence des contractions utérines,
la rotation s'amorce spontanément, loin de la con-

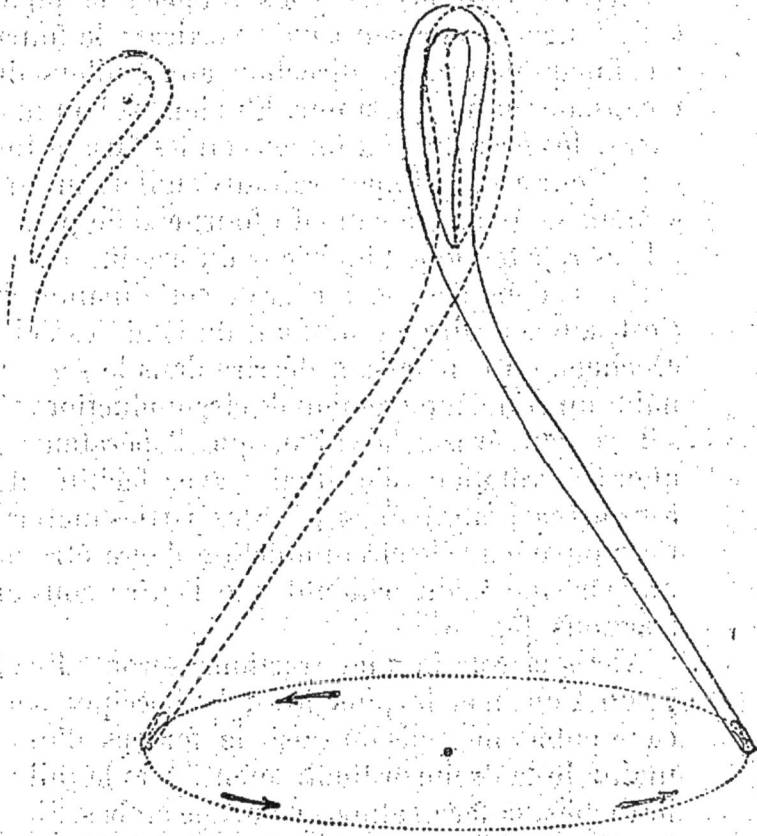

Fig. 179. — Dessin mon-
trant l'inconvénient
qu'il y a à faire tour-
ner le forceps selon
l'axe des manches.

Fig. 180. — Dessin montrant comment
il faut faire décrire une courbe aux
manches.

trarier, il faudra avec le forceps obéir à cette indication ; mais lorsque la tête n'a aucune tendance à
tourner spontanément, il faut, avec l'instrument, provoquer son évolution dans le sens favorable. Avec un
forceps droit, rien de plus facile que de faire tourner
la tête ; il suffit d'imprimer au forceps un mouve-

ment de rotation suivant son axe ; mais il n'en est
pas du tout de même avec un forceps courbe et, pour
bien fixer les idées à cet égard, nous empruntons à
Farabeuf et à Varnier la comparaison suivante :

« Permettez-nous de vous rappeler la pipe d'un
« tir tournant sur son tuyau vertical ; le fourneau,
« comparable comme direction aux cuillers du for-
« ceps, décrit un entonnoir. Eh bien ! si l'on manœu-
« vrait les branches du forceps en les faisant tourner
« sur leur axe, on imposerait aux cuillers un mouve-
« ment semblable à celui du fourneau de pipe, leurs
« becs raboteraient l'intérieur du bassin. »

Il faut donc bien se garder de cette manœuvre, et
c'est, au contraire, en prenant du bout des doigts les
crochets, en leur faisant décrire dans le sens convenable un grand mouvement de circumduction, comme
s'il voulait évaser la vulve, que l'opérateur provo-
quera la rotation, d'ordinaire avec facilité et, dans
tous les cas, sans danger pour les parties maternelles.
Ce mouvement de circumduction devra être accompli par une main pendant que l'autre soutient les
tractions (fig. 181).

Après la rotation, les tractions seront dirigées de
façon à engager le plus possible l'occiput sous l'arcade pubienne, puis on saisit le forceps d'une seule
main, de la droite ordinairement, vers le milieu des
branches, la face palmaire tournée en bas. Si les contractions sont énergiques et que le danger ne soit pas
très pressant, loin de hâter la déflexion et l'extraction
de la tête, on doit plutôt la retenir, ne laissant
s'opérer l'expulsion qu'avec lenteur, de façon à donner aux tissus vulvaires le temps de bien s'assouplir
et de se dilater. Dans le cas où les contractions seraient
insuffisantes, on produirait la déflexion avec le forceps, relevant peu à peu les manches de l'instrument
vers le ventre de la femme, mais toujours avec beaucoup de lenteur et de douceur et surveillant avec
soin le périnée.

Lorsque la tête est à la vulve, il est donc d'une *importance capitale*, de modérer les tractions autant

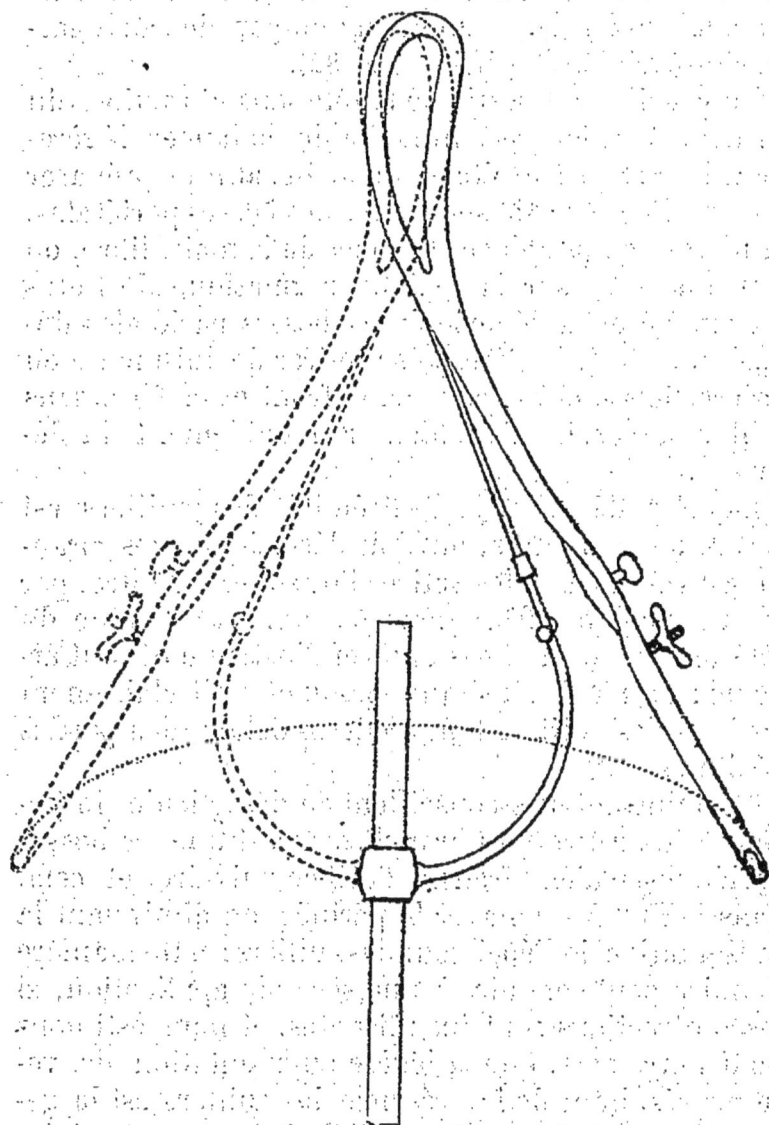

Fɪɢ. 181. — Comment on fait la rotation avec le forceps Tarnier.

que possible, de se servir même souvent du forceps, plutôt pour contenir que pour tirer, la grande len-

teur du dégagement qui donne à la région vulvo-
périnéale le temps de s'assouplir et de se dilater
étant, avec l'engagement complet de l'occiput sous
l'arcade pubienne, le meilleur moyen de sauvegarder l'intégrité du périnée (fig. 182).

Pour faciliter la sortie de la tête sans effractions du
périnée, Varnier recommande de balancer légèrement le forceps à droite et à gauche, afin de préparer
et d'amener la sortie successive des bosses pariétales,
en même temps qu'avec le pouce de la main libre, on
pressera ferme sur la région bregmatique du fœtus
pour modérer la déflexion ; les bosses pariétales dé-
gagées, on voit le périnée se retirer de lui-même en
arrière, laissant à découvert le front et la face, sans
qu'il soit besoin d'augmenter notablement la déflexion.

La tête dégagée, si l'extrémité des cuillers est
encore dans la vulve, on doit désarticuler les branches du forceps et les retirer l'une après l'autre, par
un mouvement qui ramène chacune vers l'aine du
côté opposé, et non pas enlever l'instrument tout articulé ; on n'agit ainsi que lorsqu'on voit clairement
les becs des cuillers tout à fait en dehors des parties
génitales.

Certains auteurs conseillent de désarticuler le forceps et de retirer les branches avant que les bosses
pariétales n'aient franchi l'orifice vulvaire, et cela,
dans le but de ménager le périnée, en diminuant la
présentation de l'épaisseur des cuillers ; cette manière
de faire peut conduire à une seconde application, si
les contractions sont insuffisantes, et nous estimons
pour notre part, que la légère augmentation de volume résultant de la présence des cuillers est largement compensée par la possibilité de pouvoir régler
et modérer la sortie de la tête.

Enfin, quand la tête est dégagée et le forceps enlevé, si l'utérus n'a pas de contractions suffisantes,
et si l'on craint pour l'enfant qui a déjà trop souf-

fert, on invite la femme à *pousser*, et saisissant la
tête entre les deux mains, l'une embrassant la nuque,
l'autre la face, on exerce des tractions lentes et progressives, par en bas, d'abord pour engager l'épaule

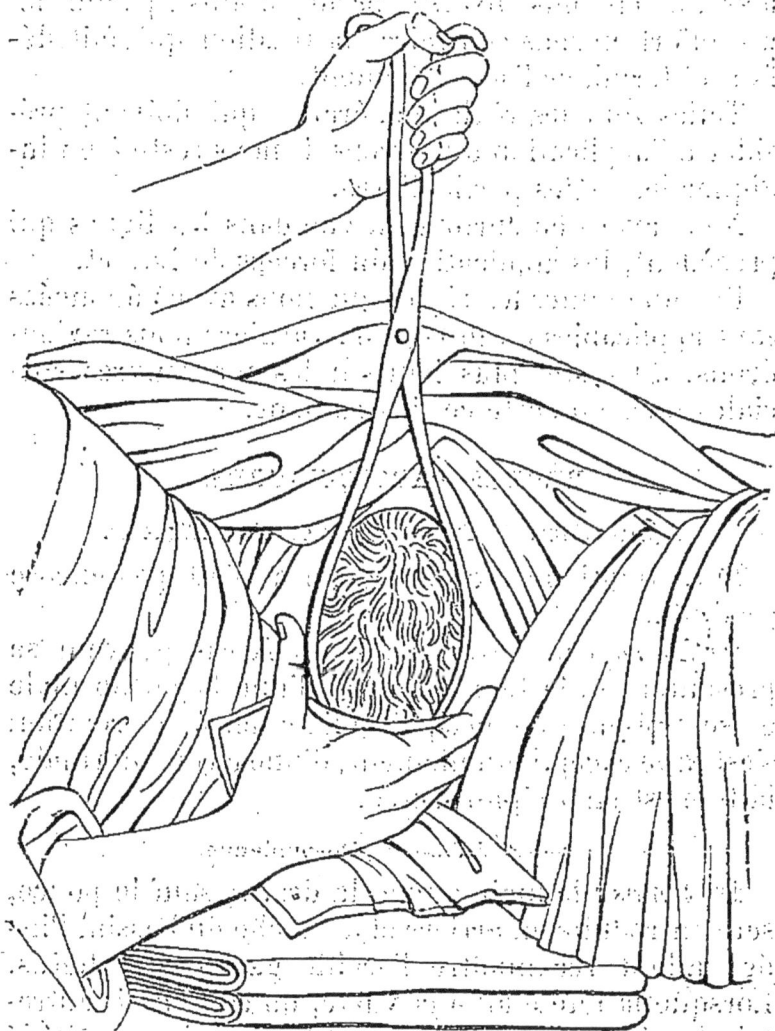

Fig. 182. — Application du forceps. Déflexion de la tête.

antérieure sous l'arcade du pubis, puis par en haut pour
dégager l'épaule postérieure. Le périnée court presque
autant de risques pendant ce temps de l'opération

qué pendant le dégagement de la tête, aussi devra-
t-il être accompli avec beaucoup de douceur.

Si la rotation ou le dégagement étaient difficiles,
on pourrait encore engager les indicateurs sous les
aisselles en sens inverse, produire ainsi, par un léger effort en sens contraire, la rotation qui fait défaut et terminer l'accouchement.

Telles sont les règles générales, qui doivent présider à l'application du forceps, il nous reste à en indiquer les règles particulières.

Nous avons eu surtout en vue dans les lignes qui
précèdent, les application du forceps de Levret.

Presque toutes les règles que nous avons énoncées
sont applicables au forceps de Tarnier ; nous reviendrons, du reste, plus loin sur les manœuvres spéciales que comporte cet instrument.

RÈGLES PARTICULIÈRES.

Application du forceps au détroit inférieur.

1º La rotation est faite ; 2º elle ne s'est pas encore
produite.

1º *La rotation est faite.* — Deux cas peuvent se
présenter : *a*, la tête a tourné d'une façon normale
et se présente en occipito-pubienne. *b*, la rotation
s'est faite exceptionnellement, d'une façon anormale,
la tête est en occipito-sacrée.

a. — Position occipito-pubienne.

1er *temps :* la main guide, la droite, sauf le pouce,
sera introduite en arrière et à gauche du bassin, l'index allant reconnaître l'oreille gauche du fœtus.
Lorsque la tête était à la vulve, on conseillait autrefois de n'introduire que deux doigts, mais ce procédé
ne saurait donner aucune sécurité. La branche
gauche, tenue de la main gauche, sera introduite en
arrière et à gauche du bassin, sous le contrôle de la
main guide, en abaissant le manche peu à peu à
mesure que la cuiller pénètre et, dès que le bec a

dépassé l'extrémité des doigts, on imprimera au manche, à mesure qu'on l'enfoncera davantage, ce mouvement spiroïde de gauche à droite qui doit placer la cuiller sur la ligne pariéto-malaire, à l'extrémité gauche du diamètre transverse. — La branche droite, tenue de la droite et guidée par la main gauche, sera appliquée de la même façon à l'autre extrémité du diamètre transverse, sur la ligne pariéto-malaire du côté opposé.

2e *temps*. — L'articulation ne présente rien de particulier que nous n'ayons déjà dit.

3 *temps*. — Il faut surtout avoir soin de bien engager le sous-occiput sous le pubis, avant de commencer la déflexion et, pour cela, au moment où la tête est sur le point de franchir la vulve, tirer un peu par en bas avant de relever peu à peu les manches du forceps.

b. — Position occipito-sacrée.

1er *et* 2e *temps*. — Comme dans la position précédente ; seulement ici, la concavité des cuillers, qui doit toujours regarder en avant pour s'accommoder à l'axe de l'excavation, regardera la face du fœtus, au lieu de regarder l'occiput. — 3e *temps*. — La tête peut être dégagée de deux façons, soit en *occipito-sacrée*, soit en *occipito-pubienne*.

Dégagement en occipito-sacrée. — Lorsque la tête est peu volumineuse, les parties molles, souples et très extensibles, en particulier chez les multipares, ce mode de dégagement pourra être employé, mais chez les primipares, nous préférons de beaucoup tenter la rotation et dégager en occipito-pubienne.

Il faudra, pour le dégagement en occipito-sacrée, avant la sortie des bosses pariétales, tirer d'abord un peu par en haut pour augmenter la flexion de la tête et bien dégager l'occiput au niveau de la commissure postérieure ; on abaissera ensuite doucement les branches du forceps pour opérer la déflexion. Il sera prudent de désarticuler et d'enlever les branches avant le dégagement complet de la tête, pour ne pas

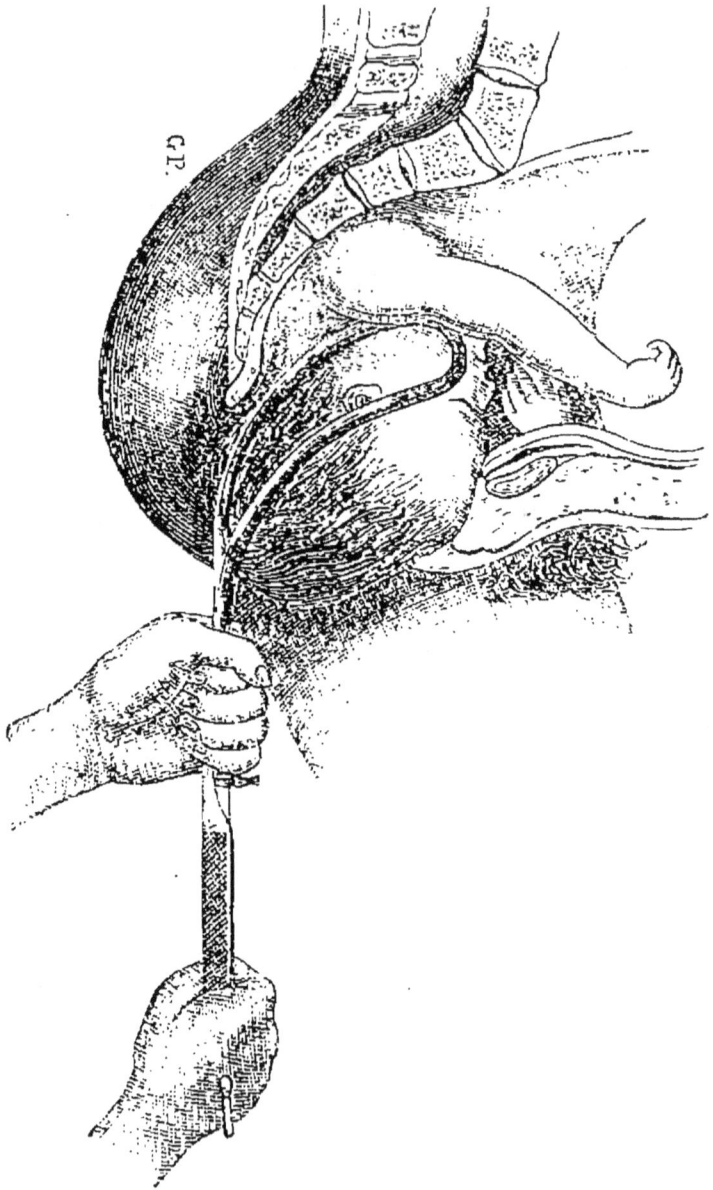

Fig. 183. — Dégagement de l'occiput en arrière.

léser les parties molles antérieures, dans le cas où
l'extrémité des cuillers déborderait en avant.

Dégagement en occipito-pubienne. — Si le diagnostic de la position primitive a pu être fait, on cherchera, en même temps que l'on continuera les tractions, à faire tourner la tête en imprimant aux manches de l'instrument le grand mouvement de circumduction que nous avons indiqué plus haut, dirigé suivant le sens dans lequel la rotation aurait dû se faire normalement ; dans le cas contraire, on reconnaîtra par tâtonnement la direction suivant laquelle la tête tourne avec plus de facilité. Certains accoucheurs font cette rotation en un seul temps et terminent même l'extraction, la concavité des cuillers du forceps regardant en bas. Cette manœuvre exige des mains particulièrement expérimentées et nous estimons, pour notre part, que ce n'est pas sans un certain danger pour les parties molles maternelles, que la concavité des cuillers se trouvera dirigée vers la concavité du sacrum ; aussi préférons-nous, après avoir amené la tête en position antérieure, désarticuler l'instrument et recourir à une nouvelle application régulière cette fois.

Quant au danger résultant de la torsion du cou de l'enfant, il a été beaucoup exagéré et les expériences de Tarnier, reprises par Ribemont sur des fœtus congelés, ont prouvé :

1° Que la torsion du cou se répartit sur toute l'étendue de la colonne cervicale, et les six à sept premières vertèbres dorsales ;

2° Loin de passer exclusivement ou principalement au niveau de l'articulation atloïdo-axoïdienne, la torsion n'est pas plus accusée pour les premières vertèbres cervicales que pour les dernières ;

3° En aucun point il n'y a de déformation ni d'aplatissement du canal rachidien ;

4° La moelle occupe le centre de ce canal, elle n'est donc exposée à aucune compression ; mais elle subit une torsion sur son axe, parallèle à celle que subissent les vertèbres.

Application du forceps dans l'excavation.

Position occipito-iliaque gauche antérieure.

1er temps. — La branche gauche est appliquée la première en arrière et à gauche du bassin, sur la région pariéto-malaire du fœtus; la branche droite appliquée par-dessus la première, en arrière et à droite, doit décrire le mouvement de spirale de Mme Lachapelle, pour venir s'appliquer sur la région symétrique de la tête.

2e temps. — L'articulation faite, le forceps se trouve diagonalement placé par rapport au bassin et le bord concave des cuillers regarde en avant et à gauche.

3e temps. — La rotation et l'extraction de la tête se font d'après les règles générales précédemment indiquées.

Position occipito-iliaque droite antérieure.

1er temps. — La main guide sera la main gauche et on l'introduira, sauf le pouce, en arrière et à droite du bassin. La *branche droite*, tenue de la main droite, sera introduite la première à droite du bassin. La *branche gauche*, introduite la seconde par-dessus la première, décrira le mouvement de spirale nécessaire pour son placement régulier.

2e temps. — La branche gauche, branche à pivot, ayant été placée la seconde et par-dessus la branche à mortaise, il faudra opérer le décroisement pour pouvoir articuler; le bord concave des cuillers regardera en avant et à droite.

3e temps. — Abaissement — rotation — extraction. — Voir règles générales.

Position occipito-iliaque gauche postérieure.

1er temps. — La branche droite sera appliquée la première, la branche gauche appliquée la seconde devra décrire le mouvement de spirale.

2e temps. — Pour articuler, il faudra opérer le décroisement; le forceps en place, le bord concave des cuillers regardera à droite et en avant et sera tourné vers la face du fœtus.

3e temps. — Amener la tête sur le plancher du bassin, puis provoquer la rotation; mais ici, on peut hésiter entre deux lignes de conduite: 1° ramener l'occiput en arrière par une petite rotation; 2° le ramener sous le pubis par une grande rotation et, dans ce cas, lorsque la rotation est faite, les cuillers du forceps se trouvent mal placées pour l'extraction, leur bord concave regardant en arrière.

Si la rotation s'amorce en arrière, on devra obéir; on pourra également dégager en occipito-sacrée chez certaines multipares, à parties molles, très souples et très dilatables, mais chez les primipares, à moins de difficultés trop grandes, nous sommes partisans, comme nous l'avons dit plus haut, de la rotation en avant et d'une seconde application régulière pour l'extraction de la tête, surtout avec le forceps de Levret.

Position occipito-iliaque droite postérieure.

1er temps. — La main *droite* sera la main guide, la main *gauche* introduira la première, à gauche et en arrière, la branche gauche; la branche droite sera introduite à droite et en arrière par-dessus la branche gauche et décrira le grand mouvement de spire de Mme Lachapelle.

2e temps. — L'articulation faite, le bord concave des cuillers regardera à gauche et en avant, et sera tourné vers la face du fœtus.

3e temps. — Abaissement, petite ou grande rotation comme dans le cas précédent, et dégagement en occipito-pubienne ou occipito-sacrée suivant la rotation.

Positions transversales.

Pour prendre la tête d'une façon régulière dans les positions transversales, l'une des cuillers devra être placée directement en arrière, l'autre directement

L. Pénard et Abelin. Accouch.   29.

en avant ; l'application ainsi faite est dite antéro-
postérieure.

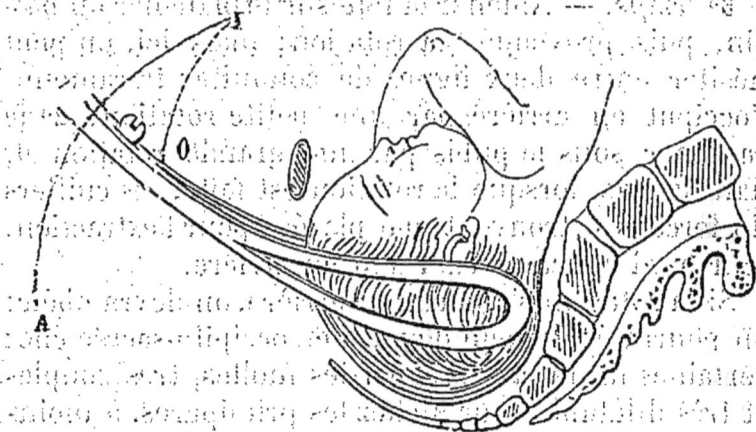

Fig. 184. — Manière de tirer dans le cas de position occipito-
sacrée secondaire : commencer par élever le manche du forceps
de O en I, tout en faisant des tractions directes, et, quand
l'occiput a franchi le bord antérieur du périnée, abaisser
l'instrument de I en A.

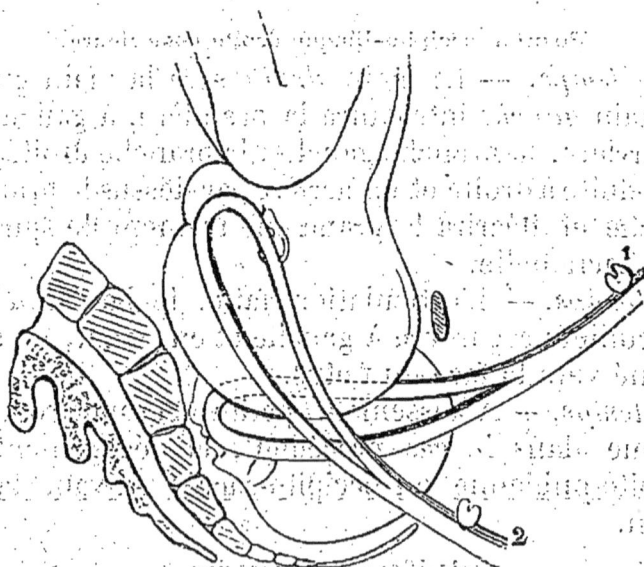

Fig. 185. — Sens dans lequel on doit tirer, suivant que la tête
est au haut ou au bas de l'excavation.

Le bord concave devant toujours, dans ces cas,

être dirigé vers l'occiput qui doit être ramené en avant, comme nous avons dit qu'il fallait toujours commencer par la branche postérieure, on appliquera la branche gauche la première dans les positions gauches transversales, et la branche droite dans les positions droites; il faudra décroiser dans ce dernier cas pour pouvoir articuler.

En résumé, pour qu'il n'y ait pas d'hésitation dans le choix de la branche à introduire la première, 1° dans les applications obliques : toutes les fois que la suture sagittale sera dirigée suivant le *diamètre oblique gauche*, on commencera par la branche gauche; suivant le *diamètre oblique droit*, on commencera par la branche droite.

2° Dans les applications antéro-postérieures : *occiput à gauche — branche gauche; occiput à droite — branche droite*.

3° Dans les applications directes, on commencera toujours par la branche gauche.

Application de forceps sur la face.

Les règles sont les mêmes que pour le sommet, le menton remplace l'occiput comme point de repère et c'est vers lui que doivent être tournés les bords concaves des cuillers dans les positions mento-antérieures et mento-transversales. Nous savons que le dégagement en mento-sacrée est impossible ; dans les mento-postérieures, il faudra donc de toute nécessité ramener le menton en avant par une grande rotation, mais mieux encore par une double application : soit par exemple, une *mento-iliaque droite postérieure;* le méridien sagittal de la face passe par le menton, et, par conséquent, est dirigé suivant le diamètre oblique gauche. C'est donc la branche gauche qu'il faudra appliquer la première. L'articulation faite et la tête abaissée, on lui imprimera un mouvement de rotation suffisant pour lui faire dépasser au moins le diamètre transverse, transformant ainsi la variété droite postérieure en variété droite antérieure; l'instrument désarticulé, on retirera les branches dans l'ordre de leur introduction, puis on procédera à une nouvelle application. Mais comme le méridien sagittal est alors dirigé suivant le diamètre oblique droit, c'est la cuiller droite qu'il faudra introduire la première, et, pour l'articulation, il y aura lieu de décroiser. — On procéderait d'une façon inverse dans la mento-iliaque gauche postérieure; le méridien sagittal de la face occupant d'abord le diamètre oblique droit, la branche droite sera appliqué la première et il sera nécessaire de décroiser. Lorsque la variété postérieure aura été transformée en antérieure, c'est la branche gauche qui aura été introduite la première dans la seconde application.

Le Dr F. Loviot[1] recommande, dans les occipito et mento-postérieures, un procédé qui devra toujours être tenté, et nous paraît bien supérieur à la rotation en un seul temps avec le forceps ordinaire.

La méthode que cet accoucheur préconise, consiste à transformer manuellement les variétés postérieures en variétés antérieures et se comporter ensuite d'après la règle classique.

Soit une o. i. d. p. dont la rotation ne peut se faire. La main gauche préalablement graissée sur ses deux faces sera introduite à l'exception du pouce dans les parties génitales, postérieurement, en suivant la courbure du sacrum, le coude de plus en plus abaissé à mesure que la main pénètre plus profondément dans le canal pelvien. On contourne ainsi la tête fœtale d'avant en arrière jusqu'à ce que la paume de la main embrasse dans sa concavité le pariétal postérieur, la main droite maintenant le fond de l'utérus comme dans le premier temps de la version (fig. 186). « La

---

1. F. Loviot, Des applications de forceps dans les variétés postérieures du sommet et de la face. (*Annales de Gynécologie*, octobre, 1884.)

main ainsi placée, le bord radial de l'index se frayera
un chemin entre la paroi postérieure de l'excavation
et la tête, dont elle repoussera en avant de droite à
gauche l'extrémité occipitale, jusqu'à ce qu'elle puisse
prendre au niveau de la symphyse sacro-iliaque la
place abandonnée par l'occiput.

« L'accoucheur a pour ainsi dire creusé une loge
que doit occuper la cuiller du forceps. »

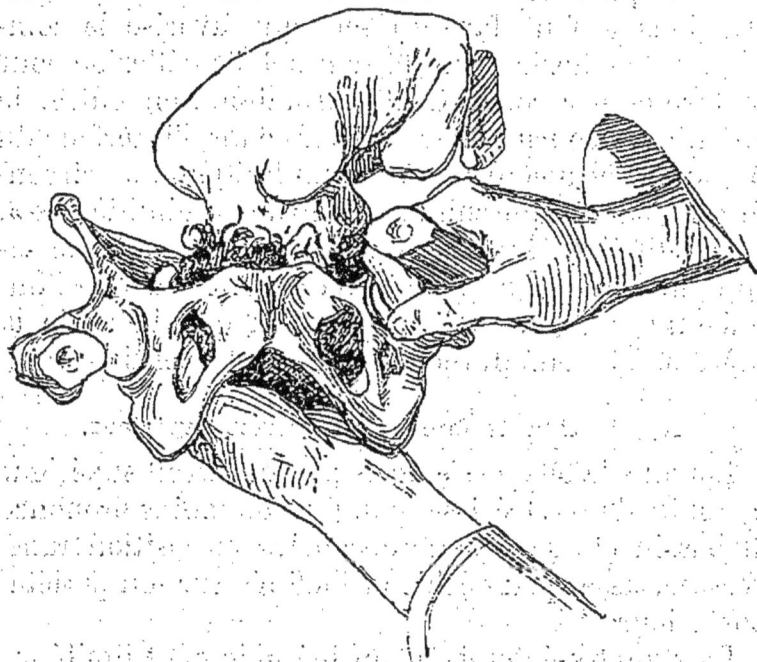

Fig. 186. — La main tout entière est dans le bassin, pour la
clarté de la figure, dans la plupart des cas, le pouce ne doit
pas être introduit (Loviot).

Il est rare que l'occiput ne dépasse pas le diamètre
transverse à la suite de cette manœuvre, l'O. I. D. P.
se trouve transformée en O. I. D. A. et il n'y aura plus
à faire qu'une application oblique droite de forceps,
en introduisant, comme nous l'avons déjà dit, la branche droite la première en regard de la symphyse sacro-
iliaque droite et se servant comme conducteur de la
main gauche introduite déjà dans les parties génitales.

Le mécanisme sera le même pour la position M. I. D. P. Dans les positions O. I. G. P. et M. I. G. P. ce sera la main droite qui sera introduite dans les parties génitales, et la branche gauche sera appliquée la première, en regard de la symphyse sacro-iliaque gauche.

Par cette méthode comme le fait observer le Dr F. Loviot, « la concavité des cuillers est toujours tournée du côté que l'on veut ramener sous la symphyse ; les tractions se font dans un sens qui favorise le complément de flexion pour le sommet, de déflexion pour la face et par conséquent la rotation ; en outre, le chemin parcouru par les cuillers dans l'intérieur du bassin est beaucoup moindre, un huitième de circonférence par chaque cuiller au lieu de trois huitièmes ».

Ces différentes manœuvres, bien entendu, ne seront indiquées que lorsque l'on aura constaté l'impuissance des efforts naturels, où que l'état de la mère ou de l'enfant réclameront l'intervention.

Application de forceps au détroit supérieur.

Lorsque la tête ne s'engage pas au détroit supérieur par suite d'un rétrécissement plus ou moins prononcé du bassin, elle se présente en général en position transversale, assez peu fléchie et inclinée sur son pariétal postérieur.

La symphyséotomie a considérablement limité les indications du forceps au détroit supérieur et dès qu'il existe une disproportion notable entre les dimensions du bassin et le volume de la tête, mieux vaut recourir d'emblée à la symphyséotomie que de compromettre l'enfant par une application de forceps avec tractions un peu énergiques. Mais si la disproportion est peu considérable, on peut hésiter entre le forceps et la version ; nous pencherions, pour notre part, en faveur du forceps qui, en cas d'insuccès, laisserait la ressource de la symphyséotomie.

Au détroit supérieur, l'application du forceps peut être directe, oblique ou antéro-postérieure.

APPLICATION DIRECTE. — Chacun de ces modes d'application a ses défenseurs et ses adversaires, et aucun d'eux n'est à l'abri de critiques justifiées. Disons, cependant, que l'application directe est à peu près abandonnée en France par la majorité des accoucheurs. En effet, si elle est plus facile que les autres à exécuter, elle offre une prise peu solide, exposé au dérapement, empêche la flexion de se compléter et, en comprimant les diamètres antéro-postérieurs, elle tend à augmenter les diamètres transverses, en rapport avec le diamètre rétréci du bassin.

Les règles de cette application diffèrent peu de celles du forceps dans l'excavation.

La main droite introduite tout entière dans les parties génitales, pouce compris, les doigts dépassant l'orifice utérin, guidera la branche gauche introduite la première à l'extrémité du diamètre transverse du bassin ; même manœuvre pour la branche droite guidée par la main gauche. Les tractions seront dirigées le plus en arrière possible par la main qui a saisi le forceps près de la vulve, si on se sert du Levret, jusqu'à ce que la tête, ayant franchi le détroit rétréci, soit descendue dans l'excavation. On désarticule alors l'instrument pour faire une nouvelle application, cette fois-ci régulière, et terminer l'extraction.

APPLICATION OBLIQUE. — La main guide doit être introduite tout entière et les doigts dépasser le plus possible l'orifice utérin ; lorsque l'occiput sera à gauche, la branche gauche sera appliquée la première, en regard de l'articulation sacro-iliaque correspondante ; dans le cas contraire, ce sera la branche droite. La seconde branche sera conduite en regard de la région ilio-pectinée, du côté opposé. Le placement de cette deuxième branche est souvent difficile et on ne peut articuler ; c'est dans ces cas que l'on a conseillé de retirer les deux branches, et de tenter une nouvelle application en commençant par la branche antérieure.

Dans l'application oblique au détroit supérieur, la prise est plus solide que dans la précédente ; on court moins le risque de défléchir la tête et l'extraction peut être terminée sans nouvelle application ; mais la tête se trouve saisie d'une façon irrégulière, d'une bosse frontale à la région rétro-auriculaire du côté opposé.

Application antéro-postérieure.

Ce mode d'application qui a pour but de saisir la tête d'une façon régulière, regardé autrefois comme d'exécution très difficile sinon impossible, est aujourd'hui surtout conseillé par le Pr Pinard et ses élèves. Nous en résumons les règles d'après Farabeuf et Varnier [1].

Nous supposerons, pour faciliter la description, qu'il s'agit d'une position transversale.

Introduction de la main guide. — La main droite, pouce compris, sera introduite dans le vagin, le dos regardant directement en arrière ; elle franchira le col, explorera la tête et se glissera derrière, entre le pariétal postérieur et le sacrum, jusqu'à ce que l'extrémité des grands doigts atteigne l'oreille qu'ils devront recouvrir jusqu'au delà du lobule : « la main embrassant alors de sa paume tout le côté de la tête tourné en arrière, pourra aisément, en recourbant l'index et le médius par-dessus le sous-occiput, compléter la flexion ; elle tâchera que le cordon ne coure pas risque d'être pincé ».

Placement de la cuiller gauche. — On introduira la branche gauche suivant les règles ordinaires, en abaissant la main lentement et le plus possible, un peu à gauche du plan médian, jusqu'à ce que le poignet touche l'avant-bras guide, de façon que la face convexe de la cuiller conserve toujours le contact de la paume de la main. On dépasse ainsi le pro-

---

1. Farabeuf et Varnier, *loc. cit.*

montoire, mais l'avant-bras gêne l'abaissement du
pédicule de la cuiller; il faut donc alors retirer la
main guide en continuant à abaisser la poignée et
à la tenir sous la cuisse gauche. La cuiller n'est en
place qu'au moment où le pivot se trouve à la fourchette vulvaire.

Cette branche, une fois placée, sera confiée à un
aide attentif agenouillé à la gauche de l'opérateur et
maintenue exactement dans la situation où elle a été
placée, c'est-à-dire le crochet regardant directement
en l'air, le manche déjeté sous la cuisse gauche et
déprimant la commissure vulvaire.

Introduction de la 2ᵉ main guide. — On introduira, par-dessus la 2ᵉ branche, la 2ᵉ main avec ou
sans le pouce, sa face dorsale au contact de la symphyse sacro-iliaque droite, en reconnaissant le col
au passage et jusqu'à ce que la face palmaire des
doigts atteigne le demi-frontal postérieur.

Placement de la 2ᵉ cuiller. — La branche droite,
tenue d'abord dressée un peu à gauche du plan
médian, sera introduite sur la main guide, en abaissant obliquement la main droite, comme pour venir
tomber en dehors de l'avant-bras gauche. Il faut que
le bec de la cuiller dépasse le frontal; il y a donc
lieu de la pousser très haut avant de la ramener de
la position oblique postérieure qu'elle occupe, à la
position directement antérieure qu'elle doit occuper.

Pour imprimer à la cuiller ce grand mouvement
de spirale, qui doit la ramener en avant, on portera
simultanément le manche qui se trouve alors à
droite du plan médian maternel vers la cuisse gauche, en tordant le crochet jusqu'à ce qu'il se dirige
directement à gauche, en même temps qu'on abaissera la main pour introduire la cuiller de plus en plus.
Pendant ce temps, la cuiller abandonne peu à peu
la main guide et celle-ci, du bord radial de son
index, repousse en avant la cuiller en agissant sur son
bord convexe. Pour achever le grand mouvement de

spirale, il faut continuer à tordre le crochet à gauche et en bas, en abaissant de plus en plus le manche qui vient croiser la première branche placée et pendre obliquement à sa gauche en déprimant la fourchette. Mais ce n'est pas fini; il faut encore continuer à abaisser le manche en poussant la cuiller qui doit pénétrer tout entière dans le ventre, et, pour l'amener directement en avant, tourner le crochet tout à fait en arrière.

Articulation. — Pour articuler, il faut agir sur la branche placée la seconde; ici, c'est la droite, et comme elle est plus enfoncée que l'autre, on la retire pour amener l'encoche au droit du pivot, en même temps qu'on la relève pour la rapprocher de la première.

Si l'occiput était à droite, la branche droite, branche postérieure, ayant été placée la première, il faudrait décroiser.

Extraction. — Après avoir vérifié que la tête est bien saisie et seule saisie, on procède à l'extraction en tirant d'abord le plus en arrière possible et employant, pour refouler le périnée en arrière, toute la force compatible avec la conservation de son intégrité ; le détroit supérieur franchi, les tractions seront dirigées suivant les axes connus de l'excavation.

Dans l'application antéro-postérieure, lorsque sa flexion est suffisante, la tête se trouve saisie d'une façon régulière suivant la ligne temporo-malaire et la prise est aussi solide que possible ; mais si la tête est au contraire peu fléchie, on est obligé de la saisir plus en arrière, presque perpendiculairement à la base du crâne, et l'instrument aura de la tendance à déraper après les premières tractions ; il faudra donc le désarticuler, mais on aura néanmoins obtenu un résultat avantageux, une augmentation de la flexion qui permettra de faire une nouvelle application d'une façon régulière.

L'application antéro-postérieure au détroit supérieur pour rétrécissement du bassin, n'est pas admise sans conteste par tous les accoucheurs ; elle est, en effet, bien plus difficile que l'application oblique et, pour être bien faite, exige des mains très expérimentées. La présence de la branche postérieure gêne l'engagement, et, suivant l'expression de Varnier, *ponte* la concavité sacrée et empêche son utilisation ; de plus, le forceps ayant ses branches fortement appuyées sur le périnée et le coccyx, est fixé ; il n'y a ni pour la tête liberté de basculer en arrière, ni pour l'opérateur possibilité de tirer dans l'axe ; le forceps aggrave donc les rétrécissements d'au moins 10 millimètres ; il en produit lorsqu'il n'en existe pas (Farabeuf) ; aussi Farabeuf et Varnier (1891) conseillaient-ils de ne placer que la cuiller antérieure du forceps, armée d'un lacs et de s'en servir comme d'un levier.

Budin reproche à l'application antéro-postérieure d'entraîner la tête fortement fléchie et de mettre ainsi en rapport, avec le diamètre rétréci du bassin, le diamètre bipariétal, le plus grand et le moins réductible des diamètres transverses de la tête, tandis que l'application oblique, en permettant de saisir la tête sans la déplacer et plus ou moins défléchie, met le diamètre bitemporal, plus petit et plus dépressible, en rapport avec le diamètre antéro-postérieur du bassin [1].

Porak considère cette application comme dangereuse, exposant à des lésions des parties molles et à des accidents graves de perforation [2].

Farabeuf a fait ressortir l'énorme pression que subit la tête fœtale au détroit supérieur pendant les tractions, pression qui, d'après ses calculs, serait égale à la force déployée par l'opérateur multipliée par 10.

1. Budin. *Société obstétricale de France*, avril 1893.
2. Porak. *Société obstétricale et gynécologique*, janvier 1893.

En présence des dangers des applications de
forceps au détroit supérieur et avant de recourir à la

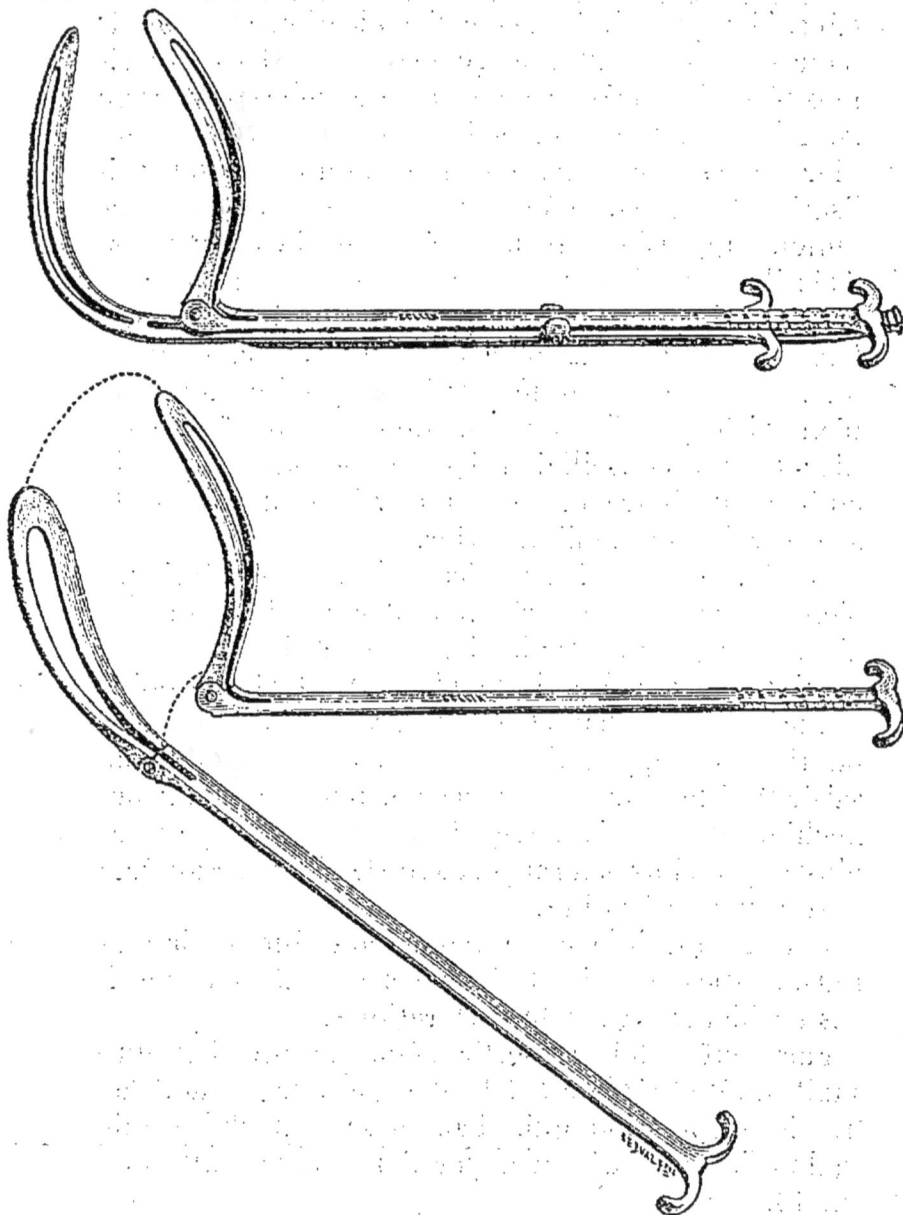

Fig. 187. — Mensurateur levier préhenseur (Farabeuf).

symphyséotomie dans les bassins peu rétrécis, ce

professeur conseille, après avoir par une attente
raisonnable constaté que la tête refuse de s'engager,
de mesurer le diamètre céphalique bipariétal et, si
la disproportion entre l'épaisseur de la tête et les
diamètres pelviens n'est pas trop considérable, de
lui faire franchir le détroit rétréci par un mécanisme
analogue à celui qui se produit dans l'accouchement
spontané, avec viciation pelvienne.

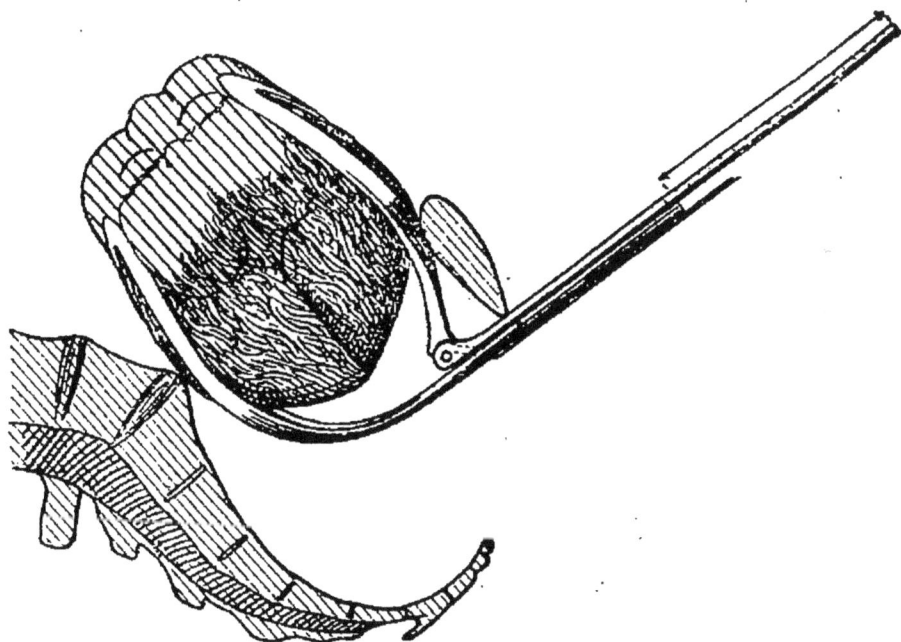

Fig. 188. — La tête prise au-dessus du détroit supérieur. On
voit que la bosse pariétale antérieure proémine au-dessus du
pubis (Farabeuf).

C'est pour obtenir ce double résultat, qu'il a
imaginé le *mensurateur-levier-préhenseur*. Pour la
description et la technique de ce nouvel instrument,
nous laisserons la parole à son savant auteur [1] : « On
dirait un immense brise-pierre, mais combien délicat et impropre à la violence !

L. H. Farabeuf. (*Annales de gynécologique et d'obstétrique*,
mai-juin 1894.

« Voici d'abord une branche, tige droite terminée
par une cuiller relevée à angle droit, que j'introduis
avec la plus grande facilité entre le promontoire et
le pariétal postérieur pour embrasser celui-ci : ensuite la seconde branche, également tige droite
avec cuiller relevée à angle droit que je vais amener
entre le pubis et le pariétal antérieur (fig. 187).

« Pour que ce soit possible, la cuiller articulée en
charnière se met en ligne, sur sa tige, et je l'intro-

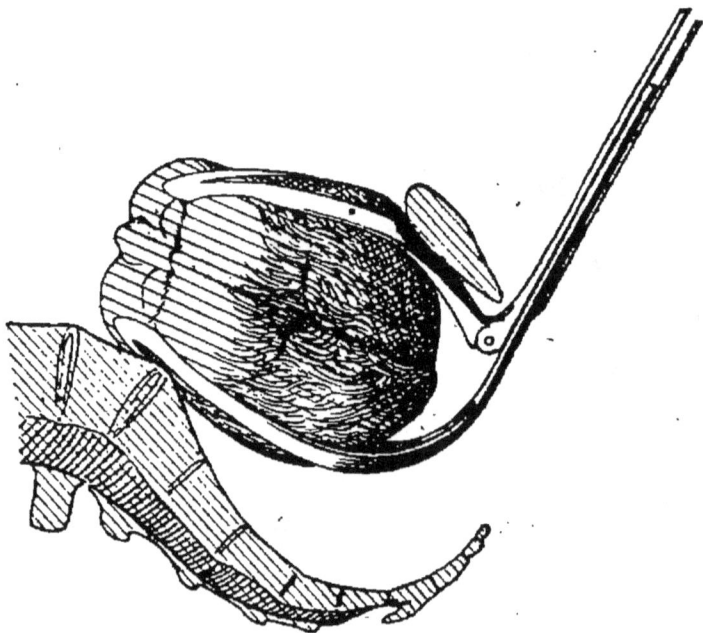

Fig. 189. — La bosse pariétale antérieure est toujours non engagée, proéminente au-dessus du pubis : mais le relèvement
des manches de l'instrument a profondément engagé la postérieure et abaissé la tempe homonyme au niveau du promontoire (Farabeuf).

duis ainsi en arrière et sur le côté : à mesure que je
cherche à l'amener en avant, la cuiller se redresse
et se place facilement d'elle-même avec le secours
de mon doigt.

« Une tringle à crochet assemble les deux bran-
« ches. Je tiens la tête casquée de près » (fig. 188).

Rien ne touche le périnée ; l'ensemble des tiges

sort en ligne droite sous le pubis. Rien n'empêche la tête d'aller dans la concavité sacrée.

« D'abord, je lis sur les manches quelle est l'épaisseur de cette tête. Si je constate une faible disproportion entre les diamètres pelviens antérieurement mesurés et le diamètre fœtal, le même instrument me permet d'exécuter une manœuvre en tout semblable à celle qu'exécute la tête obéissant au mécanisme naturel. »

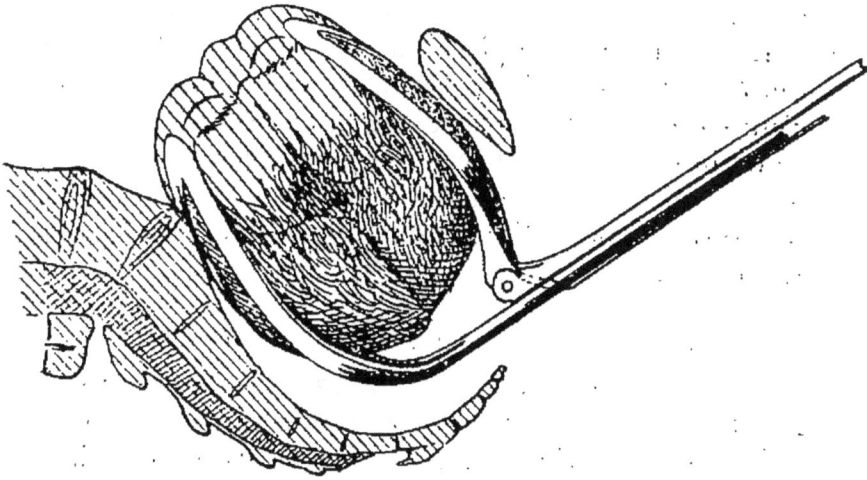

Fig. 190. — L'abaissement des manches du levier préhenseur, en faisant basculer en arrière le pôle descendant, sans laisser remonter le pariétal postérieur, a contraint la bosse antérieure à franchir le détroit osseux, à s'engager et à descendre. (Farabœuf).

« La figure 188 représente notre point de départ. »

« Relevant les manches, j'engage la bosse pariétale postérieure (fig. 189). »

« En les abaissant ensuite, je fais descendre la bosse antérieure (fig. 190) : la tête est dans le bassin, cette tête qui eût résisté si bien au forceps. Rien n'a gêné l'utilisation par la tête de la concavité sacrée que supprimait tout à l'heure, comme un pont, le forceps dont les manches dirigés en bas sciaient le périnée sans bénéfice. »

« Je puis encore faire la rotation avec la même
facilité et ensuite enlever mon instrument, qui n'est
pas construit pour ce qui reste à faire. »

Cet instrument, si séduisant en théorie, et avec
lequel quelques élus seuls ont pu se familiariser
sur le mannequin, vient seulement d'être livré au
public médical par son auteur, en même temps qu'une
brochure dans laquelle le professeur Farabeuf décrit
avec la clarté et la précision qui le caractérisent la
composition et la manœuvre de son instrument.

L'appareil est complété par une troisième branche,
guide redresseur, indispensable pour atténuer l'inclinaison de la tête et guider la cuiller postérieure.
Pour la technique opératoire, nous prions le lecteur
de se reporter à la brochure du Pr L.-H. Farabeuf,
qui sera toujours livrée en même temps que l'instrument[1].

Application de forceps sur la tête dernière.

Dans quelques cas exceptionnels, la manœuvre de
Mauriceau se montrant impuissante, on peut être
obligé de recourir au forceps pour terminer rapidement l'accouchement.

Les cuillers seront introduites d'une façon générale sur le *plan sternal* de l'enfant, il n'y a d'exception que pour le cas où le menton se trouve en
avant, la *tête étant défléchie*, dans lequel il y aura
avantage à introduire les cuillers sur le plan dorsal
(Grynfelt) (fig. 193). Fidèle à cette règle, si l'on
veut faire relever plus facilement le tronc du fœtus
sur les pubis de la mère, dans le cas où la face regarde en arrière, on a soin d'envelopper préalablement d'une serviette le tronc et les bras tout ensemble ; — quand au contraire, la face regarde en
avant, cette précaution est inutile : on n'a presque

---

1. Description et mode d'emploi du préhenseur-levier-mensurateur de L.-H. Farabeuf. Steinheil, édit., Paris, 1895.

qu'à abandonner le tronc à son propre poids pour
qu'il s'abaisse suffisamment vers le périnée. — Une
fois la tête saisie (et nous la supposons restée à

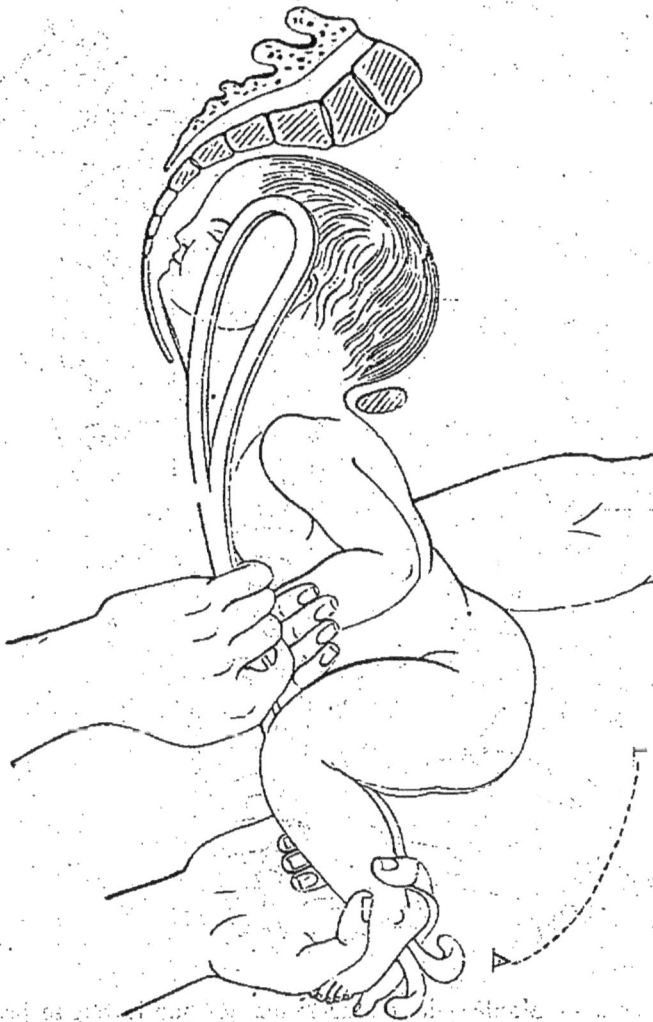

Fig. 191. — Manière de placer le forceps sur la tête se présentant par la base, l'occiput en avant. Sens dans lequel il faut
tirer, de A en I.

l'état de flexion), si la face regarde le sacrum, on
tire *en avant, puis en haut* de la main gauche, qui
est au niveau des entablures, pendant qu'on relève
peu à peu, de la main droite, le manche du forceps;

jusqu'à ce que les crochets soient en l'air (fig. 191).
Et, au contraire, si la face regarde les pubis, on tire
par en bas et *un peu en arrière* de la main gauche,

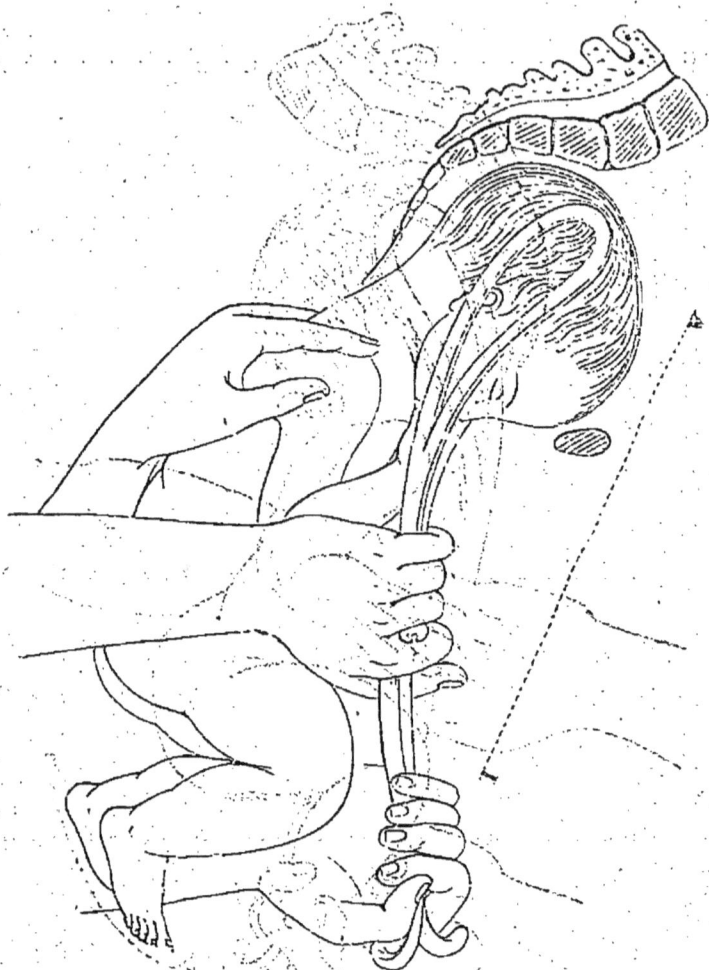

Fig. 192. — Manière de placer le forceps sur la tête se présentant par la base, l'occiput en arrière. Sens dans lequel il faut
tirer, de A en I, c'est-à-dire vers soi et un peu de haut en
bas.

tout en abaissant le manche lui-même, de la main
droite (fig. 191). Il n'en serait pas de même si la
tête était défléchie et le menton accroché derrière le
pubis ; ce ne serait plus *par en bas* et *en arrière*

qu'il faudrait tirer, comme tout à l'heure, mais *en
avant, puis en haut*, exactement comme lorsque la face

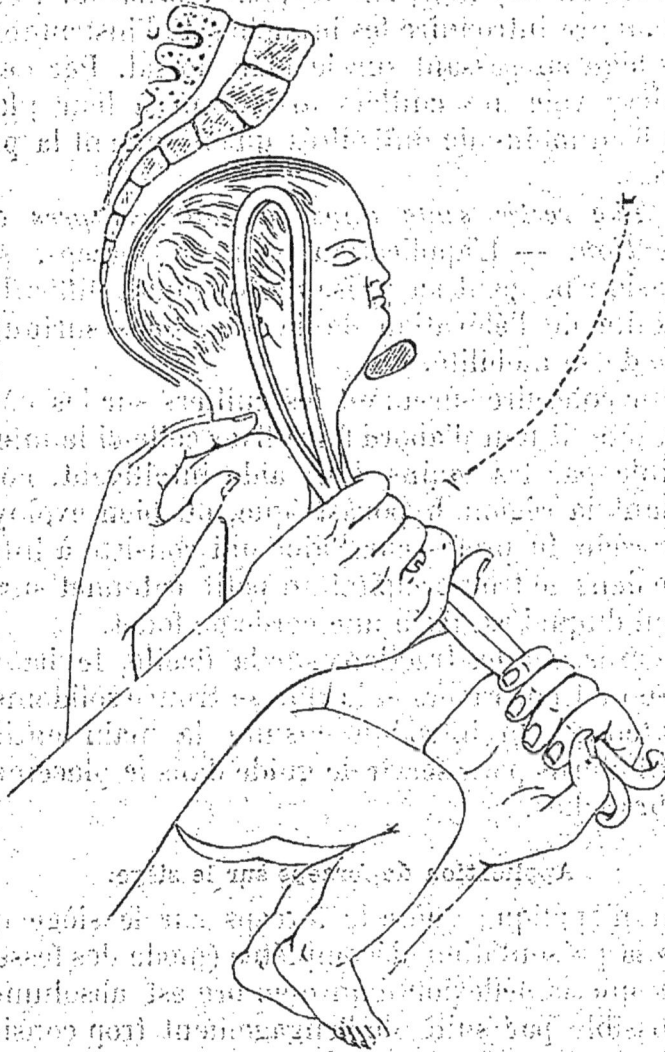

Fig. 193. — Sens dans lequel il faut tirer, de A en I, si le
menton s'est arc-bouté sur les pubis.[2]

regardait en arrière, c'est-à-dire de A en I (fig. 191 et 193)

1. Grynfelt. *De l'emploi du forceps pour extraire la tête du
fœtus, après la sortie du tronc.* (*Annales de gynécologie,*
t. II et t. III.)
2. Les cuillers auraient dû être placées en suivant le plan dorsal.

Dans ce dernier cas, s'il est nécessaire de recourir au forceps, ce ne sera pas, comme le fait observer M. Grynfelt, sur le plan sternal du fœtus qu'il faudra introduire les branches de l'instrument, mais bien en passant sur le plan dorsal. Par cette dernière voie, les cuillers arriveront à leur place avec bien moins de difficultés qu'en suivant la première [1].

3º *Tête restée seule dans la matrice après détroncation.* — L'application, soit du forceps, soit du basiotribe, peut ici présenter quelques difficultés par suite de l'élévation de la tête, mais surtout à cause de sa mobilité.

Pour conduire sûrement les cuillers sur les côtés de la tête, il faut d'abord faire fixer celle-ci le mieux possible par les mains d'un aide intelligent, comprimant la région hypogastrique, ou bien exployer le procédé du professeur Pajot qui consiste à introduire dans le trou occipital un petit bâtonnet sur le milieu duquel est fixée une corde de fouet.

En exerçant des tractions sur la ficelle, le bâtonnet se met en travers et la tête se trouve solidement maintenue. On introduit ensuite la main entière dans l'utérus pour servir de guide dans le placement des branches.

Application de forceps sur le siège.

On n'applique guère le forceps sur le siège que dans la présentation décomplétée (mode des fesses), alors que la déflexion d'un membre est absolument impossible par suite de l'engagement trop considérable de la présentation. Il faut chercher à saisir exactement, entre les cuillers, la diamètre bitrochantérien et procéder avec douceur pour ménager le bassin du fœtus et éviter le dérapement.

Application du forceps du professeur Tarnier.

1º **Introduction des branches.** — La poignée

transversale étant désarticulée et les tiges de traction étant fixées aux branches de préhension par la petite goupille sur laquelle elles font ressort, les deux branches sont introduites suivant les mêmes règles que celles du forceps ordinaire.

2º **Articulation.** — Elle se fait de la même façon que dans le forceps ordinaire, seulement une fois que les branches sont articulées, on assure la saisie de la tête à l'aide de la vis qui va d'une branche à l'autre et que l'on serre modérément, puis dégageant avec le doigt les branches de traction en les faisant passer par-dessus la goupille, on les engage dans la poignée de l'instrument et on les fixe à l'aide du verrou.

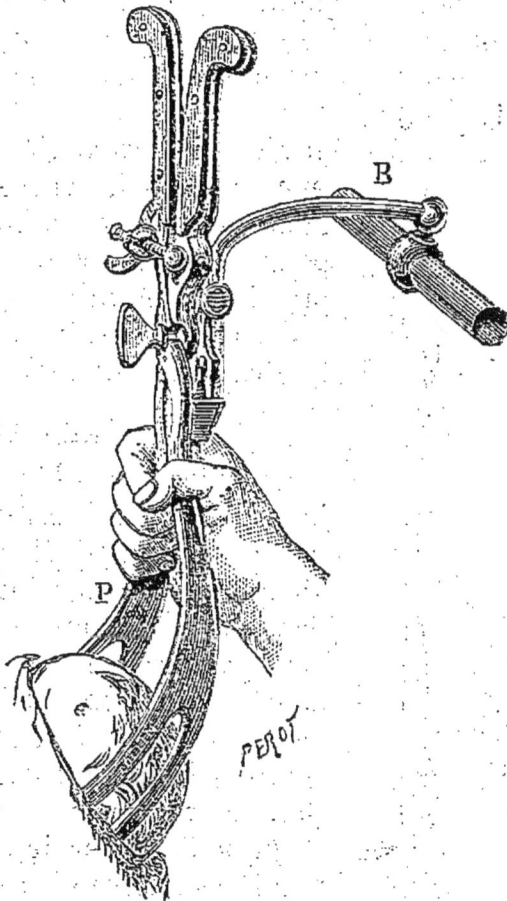

Fɪɢ. 194. — Forceps saisi à pleine main par dessous et près des cuillers.

3º **Tractions.** — Les tractions s'exercent à l'aide des deux mains fixées de chaque côté de la poignée transversale. Les branches de préhension servent alors d'aiguille indicatrice et il faut avoir soin, pendant toute la durée de l'extraction, de maintenir les branches de traction à un centimètre des branches de préhension.

Une fois la tête arrivée à la vulve et *l'occiput bien engagé sous l'arcade pubienne*, on saisit l'instrument à pleine main, près des cuillers, en embrassant à la fois les branches de traction et de préhension, et on défléchit la tête lentement, en contretenant si c'est nécessaire pour en empêcher la sortie trop brusque (fig. 194).

La tête dégagée, si l'extrémité des cuillers est encore dans la vulve, on désarticule l'instrument en commençant par la poignée transversale, puis la vis de pression et enfin le pivot.

On retire ensuite les branches dans l'ordre de leur introduction.

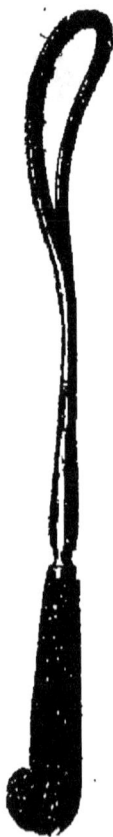

LEVIER

Le levier, inventé par Roonhuysen, a joué un grand rôle en obstétrique jusqu'à la fin du XVIIIe siècle ; il est à peu près abandonné de nos jours. Il est cependant des circonstances où cet instrument peut rendre des services. Le levier actuel, qui est encore le levier de Beaudelocque, peut être assez exactement comparé à une branche de forceps droit (fig. 195).

On peut se servir du levier de deux manières différentes, soit comme levier du premier genre, soit comme levier de troisième genre. Dans le premier cas, le levier prend son point d'appui sur le pubis, dans le second la puissance est exercée au milieu soit par les mains de l'opérateur, soit par un lien sur lequel on tire (Levier de Hubert de Louvain ; fig. 196).

Fig. 195. — Levier de Baudelocque.

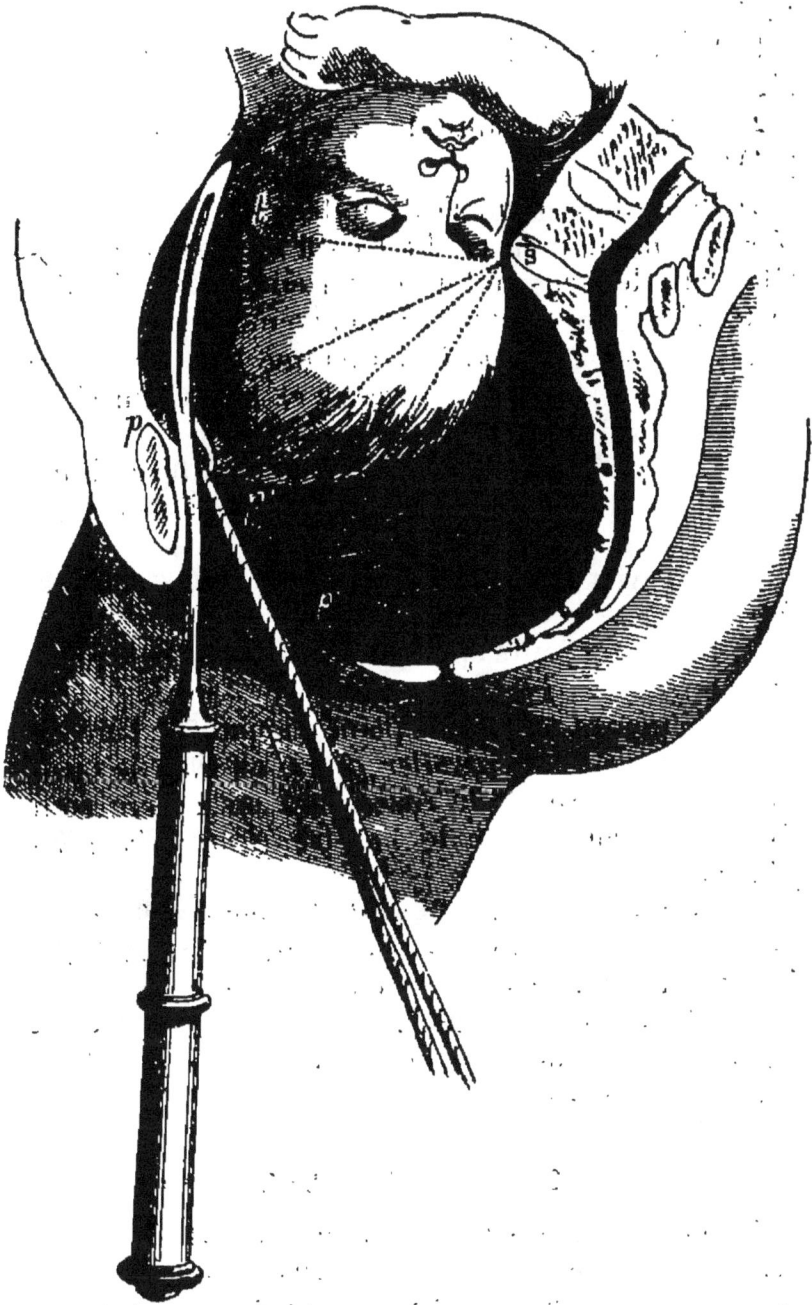

Fig. 196. — Levier de Hubert fils.

Les principales indications du levier sont les suivantes :

1° Présentations inclinées du sommet (abaisser la région) ;

2° Flexion insuffisante de la tête (abaisser l'occiput) ;

3° Présentation de l'extrémité céphalique, avec rétrécissement modéré du bassin (il comprime la tête dans le sens antéro-postérieur, réduit le diamètre bipariétal et favorise le mouvement de bascule).

Règles d'application. 1° La femme doit être mise en position obstétricale, la vessie et le rectum vidés comme avant toute opération ;

2° Le manche de l'instrument sera garni de linge ou de caoutchouc pour éviter des pressions dangereuses ;

3° Le levier sera introduit comme une cuiller de forceps ;

4° Il sera toujours appliqué en avant entre le pubis et la tête ;

5° On pourra prendre le point d'appui sur l'arcade pubienne (*levier du premier genre*) ou bien le saisir près de la vulve en le repoussant en arrière pour éviter les contusions de l'urètre (*levier du troisième genre*);

En résumé, le levier ne peut être comparé au forceps comme instrument de traction, mais à en juger par les expériences de Boddaert, de Tarnier, de Fabri, il présenterait des avantages comme instrument de réduction : Farabeuf et Varnier sont arrivés, à peu près, aux mêmes conclusions.

CROCHET MOUSSE

Le crochet mousse est un instrument destiné à exercer des tractions sur le fœtus vivant ou mort; sur le fœtus vivant *c'est un instrument dangereux* à cause de la surface limitée sur laquelle porte son

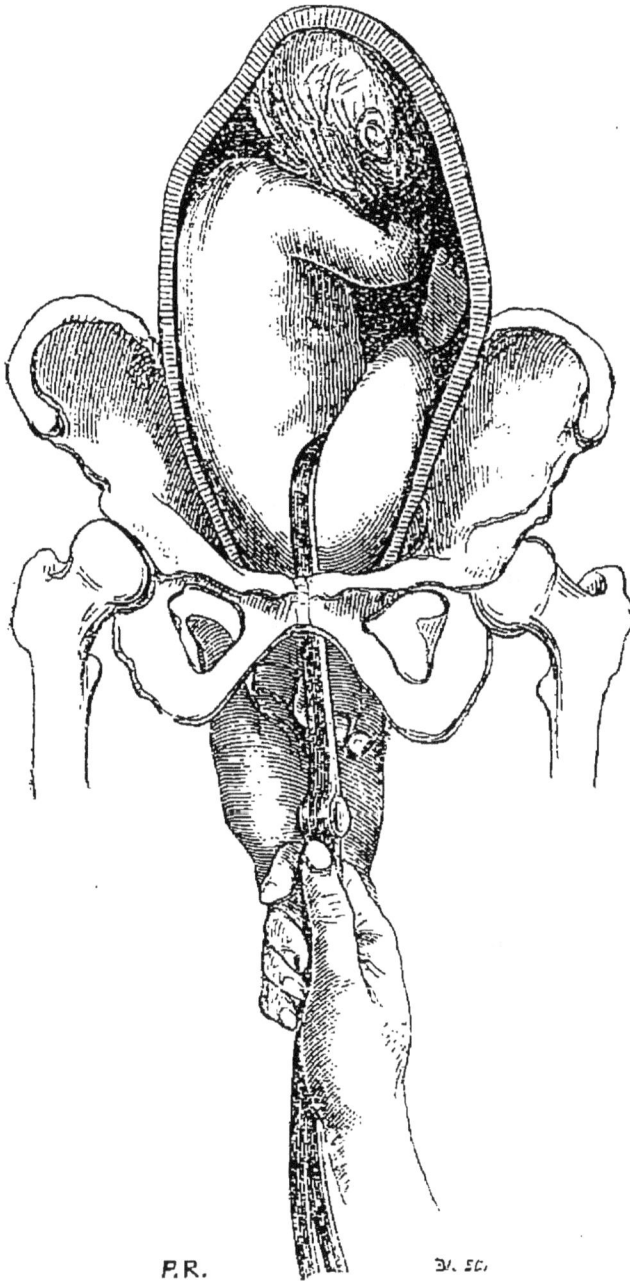

P.R.

FIG. 197. — Emploi du crochet mousse pour forcer le siège à
s'engager régulièrement (Emile Bailly).

action ; dans le cas de mort du fœtus, lorsqu'il s'agira surtout de pratiquer l'embryotomie, le crochet mousse rendra les plus grands services en rendant accessible la partie fœtale.

Sur le fœtus mort, le crochet pourra être appliqué suivant les circonstanes en des points divers, de façon à rapprocher la partie fœtale le plus près possible de l'opérateur.

L'emploi du crochet mousse sur le fœtus vivant est aujourd'hui à peu près abandonné ; il pourra, cependant, rendre des services dans quelques cas rares, en particulier dans la présentation du siège décomplétée, alors que la déflexion d'un membre étant impraticable, le forceps aura échoué.

Voici les règles formulées par Émile Bailly pour l'application du crochet mousse dans l'aine.

Le crochet doit toujours être appliqué sur le membre antérieur.

La parturiente sera placée en position obstétricale, le crochet étant tenu d'une main, l'autre sera introduite dans les parties génitales pour servir de guide à l'instrument. On fera ensuite pénétrer le crochet à plat contre la paroi antérieure du bassin et la hanche correspondante du fœtus ; lorsqu'il aura dépassé l'aine, on lui imprimera un mouvement de rotation de façon à placer l'anse perpendiculairement à la cuisse qui se trouvera saisie dès qu'on retirera un peu l'instrument.

A ce moment, il est de la plus haute importance de s'assurer, au moyen du doigt conduit entre les membres inférieurs de l'enfant, que le bouton du crochet a dépassé le bord interne de la cuisse et ne porte pas sur le sillon inguinal. En tirant on pourrait enfoncer le triangle de Scarpa.

La cuisse bien saisie, on tire lentement, sans brusquerie, pour ne pas léser les parties molles ou le fémur lui-même. Les tractions doivent être dirigées suivant l'axe de l'excavation, et lorsque le siège est amené à la vulve on enlève le crochet pour lui substituer les doigts.

EMBRYOTOMIE.

Dans son sens le plus général, l'embryotomie est une opération par laquelle on diminue le volume du fœtus pour en faciliter l'extraction. Elle prend des noms différents suivant les procédés employés : craniotomie, céphalotripsie, batriotripsie, cranioclastie, céphalotomie, embryotomie proprement dite, etc.

Depuis la renaissance de la symphyséotomie et les succès croissants de l'opération césarienne, l'embryotomie n'est plus guère pratiquée sur le fœtus vivant, si ce n'est, cependant, dans certains cas d'hydrocéphalie ou de monstruosités fœtales. On ne doit pas hésiter à y recourir toutes les fois que, le fœtus étant mort, elle doit rendre l'accouchement plus facile et moins dangereux pour la mère.

Craniotomie ou perforation du crâne. — C'est une opération qui a pour but l'ouverture artificielle du crâne, de façon à donner issue à la matière cérébrale : elle s'exécute avec les ciseaux de Smellie (fig. 198), les ciseaux de Naegele (fig. 199), le perce-crâne de Blot (fig. 198). Le perforateur alésoir de Tarnier (fig. 207), ou au besoin, avec n'importe quel instrument à la fois solide, piquant et un peu tranchant vers la pointe. Les meilleurs des perce-crânes sont celui de Blot et le perforateur de Tarnier, qui ne risquent pas de léser les parties molles maternelles, avec les doigts de l'opérateur.

La femme étant placée comme s'il s'agissait d'une application de forceps, c'est-à-dire sur le bord de son lit et le périnée tout à fait en dehors, on engage la main gauche, moins le pouce, dans le vagin, les quatre doigts disposés en cône, et, dès qu'on sent à nu la tête de l'enfant, on relève, s'il le faut, la moitié antérieure du col et on glisse la lame du perce-crâne,

CHARRIÈRE.

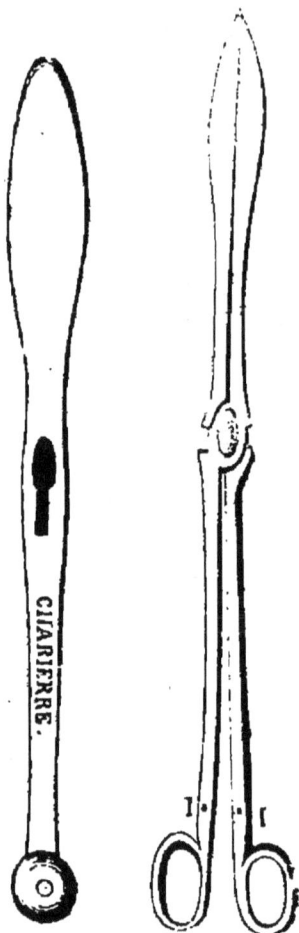

FIG. 198. — Ciseaux de Smellie à gaine
protectrice.

FIG. 199

Cet instrument est composé de deux lames
dont les tranchants fonctionnent en sens inverse
des ciseaux ordinaires et qui, réunies à leur
extrémité en forme de pointes, servent de
perforateur; une gaine en maillechort, échancrée au milieu A, se fixe sur
l'articulation B des ciseaux, et se trouve maintenue dans deux petits trous
I, I près des anneaux, et couvrant parfaitement les tranchants et la pointe,
rend l'instrument complètement mousse; cette gaine se retire facilement
quand l'instrument est placé.

FIG. 199. — Perce-crâne de Blot.

Cet instrument se compose de deux lames A superposées glissant l'une
sur l'autre, dont le tranchant de chacune est protégé par le dos de chaque
lame; les pointes sont en forme de poinçon; on tient l'instrument par le
manche B en protégeant la pointe avec son doigt, et les lames sont écartées au moyen de la bascule D. On démonte l'instrument comme les ciseaux
en les détachant du tenon B.

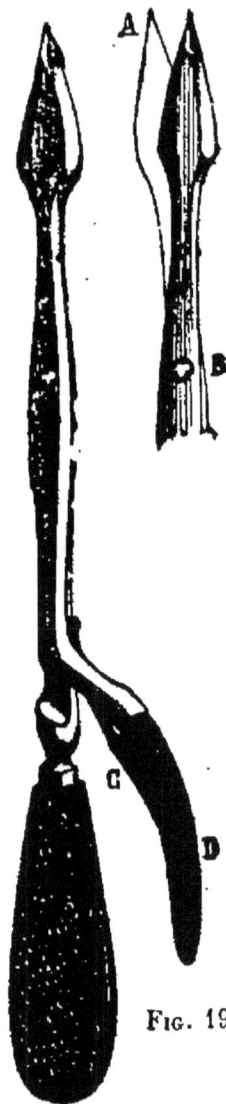

quel qu'il soit, dans le vide résultant de l'arrange-
ment des doigts et à raser exactement la face palmaire de ceux-ci. S'il se trouve sous la
pointe de l'instrument une fontanelle
ou une suture, tant mieux, la ponction
sera des plus faciles ; un coup sec suffira
pour entrer dans le crâne. Mais il n'y a
pas à se laisser déconcerter, si c'est un
os qu'on rencontre au centre de l'orifice
utérin : on applique sur lui la pointe
du perce-crâne *le plus perpendiculairement possible à sa surface, ayant
soin, à cet effet, d'abaisser le manche de
l'instrument jusqu'à déprimer le bord
antérieur du périnée,* et, par une forte
pression combinée de petits mouvements de rotation à droite et à gauche,
on pénètre dans la cavité crânienne. La
sensation d'une résistance vaincue et la
sortie d'un mélange de sang noir et de
pulpe cérébrale avertissent l'opérateur
du succès de l'opération. Alors, il n'y a
plus qu'à écarter les lames du céphalo-
tome et à leur imprimer quelques mouvements de circumduction pour broyer
le cerveau; après quoi, on retire l'instrument, en protégeant toujours le vagin
avec la main conductrice. S'il paraissait
nécessaire d'agrandir l'ouverture, on

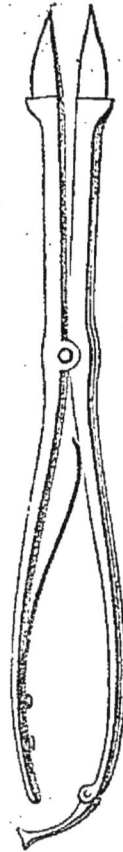

Fig. 200. —
Ciseaux
de Nægelé.

retirerait le perce-crâne les lames ouvertes ; on le
laisse ensuite se refermer et on l'extrait sans danger
des parties génitales.

Si le fœtus se présente par la face, on pénétrera
dans le crâne soit par l'orbite, soit par le front.

Lorsqu'il y a lieu de pratiquer la crâniotomie, la
tête venant derrière, la meilleure voie pour pénétrer
dans le crâne est la voûte palatine et, pour cela, suivant le conseil de Chailly, à l'aide de deux doigts

introduits dans la bouche, on abaisse fortement le
maxillaire inférieur, puis on fait pénétrer le perce-
crâne dans la masse cérébrale en perforant la voûte
palatine (fig. 201). La perforation du crâne, si ce

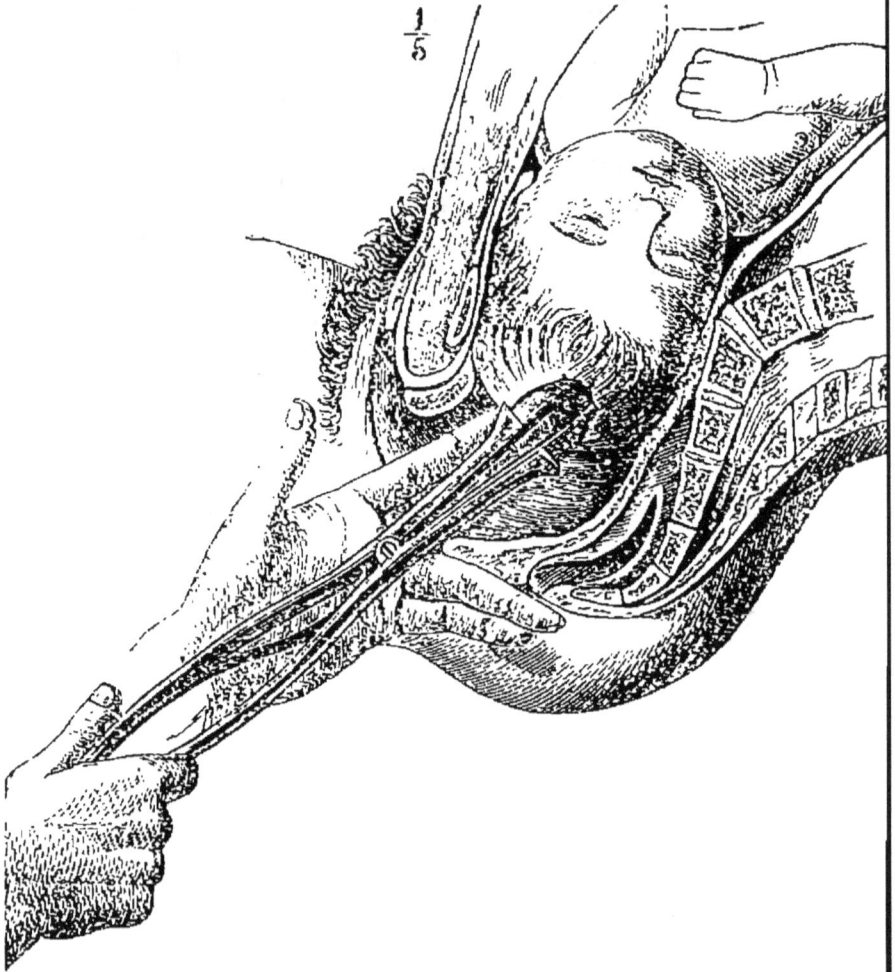

Fig. 201. — Perforation du crâne par le sommet.

n'est dans l'hydrocéphalie, n'est plus guère aujour-
d'hui employée seule ; elle constitue surtout le premier temps d'une opération plus complète, la basiotripsie.

Céphalotripsie.

On désigne sous ce nom une opération qui con-siste à broyer la tête du fœtus ; elle est aujourd'hui détrônée par une opération nouvelle qui en dérive, mais qui est d'une exécution plus facile et plus sûre, la *basiotripsie*.

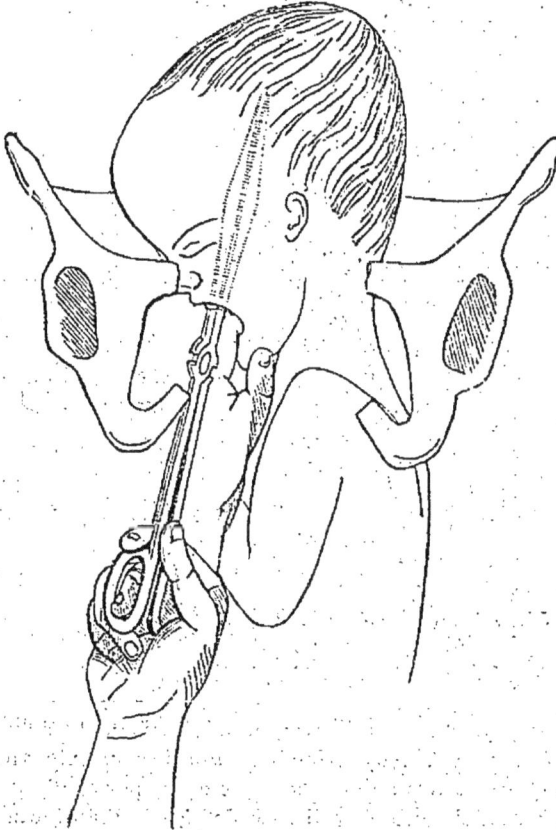

FIG. 202. — Perforation du crâne par la voûte palatine.

Le céphalotribe est une espèce de forceps dont les branches sont très fortes, les cuillers longues, étroites, fenêtrées ou non, et les manches munis à leur extrémité, pour le rapprochement des cuillers, d'un mécanisme puissant, soit vis à manivelle (fig.

203) soit tige à pas de vis, munie d'un écrou à ailettes (fig. 205), soit lanière de cuir qui s'enroule (fig. 204) ; soit chaîne à crémaillère avec clef à pignon (fig. 206).

L'application du céphalotribe se fait suivant les mêmes règles que l'application *directe* du forceps.

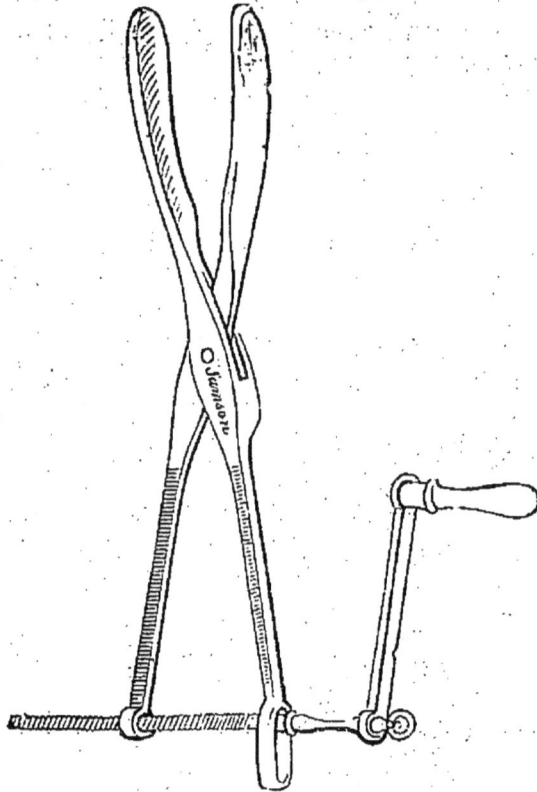

Fɪɢ. 203. — Céphalotribe à manivelle de A. Baudelocque.

Instrument volumineux, difficile à appliquer, exigeant un trop grand écartement des cuisses de la femme pour le jeu facile de son mécanisme, et aujourd'hui complètement abandonné.

Seulement, elle exige, si on peut ainsi dire, plus de précautions encore, à cause de la longueur, du poids et de la force de l'instrument.

Soins préliminaires. — La femme sera placée en position obstétricale, deux aides maintiendront les jambes, un confrère, si cela est possible, sera préposé

au chloroforme, et un aide expérimenté aura pour
mission de maintenir la tête solidement fixée au dé-

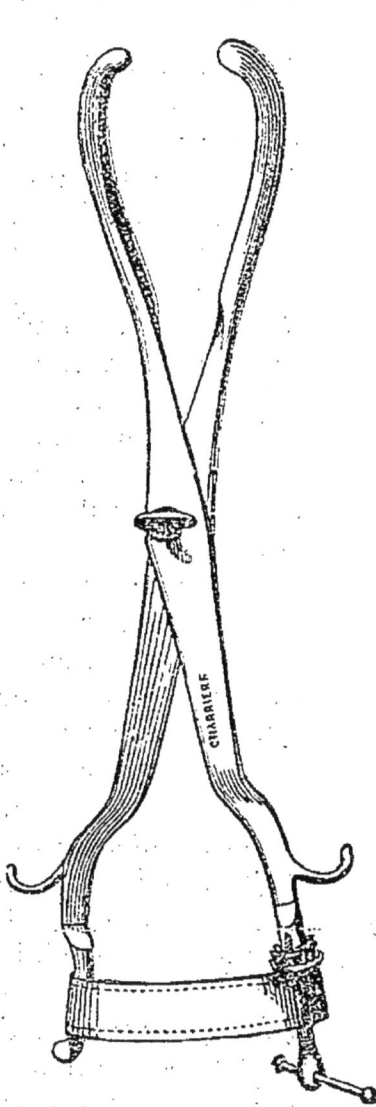

Fig. 204. — Céphalotribe de
Chailly fonctionnant à l'aide
d'une courroie en cuir qui
s'enroule sur un treuil à cré-
maillère et à cliquet ; deux crochets pour faciliter la traction
ont été ajoutés à l'extrémité des cuillers.

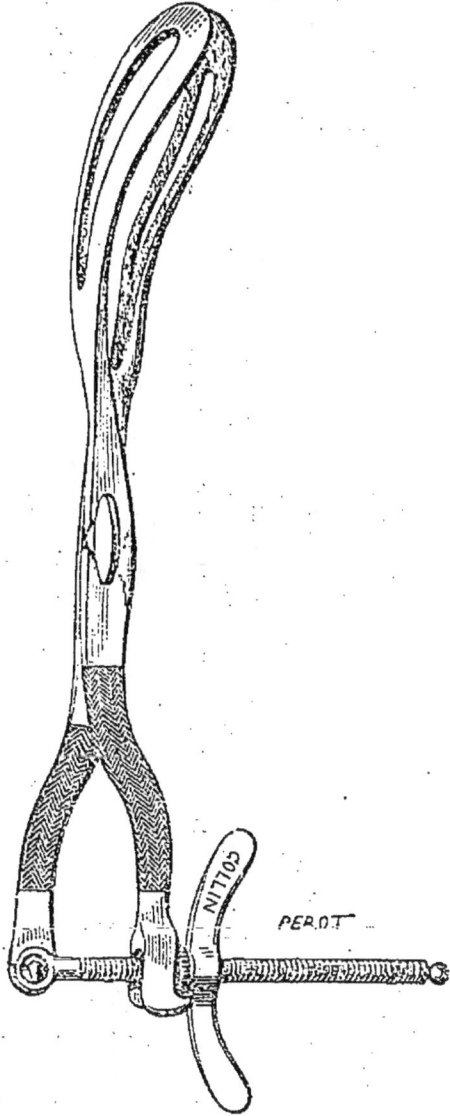

Fig. 205. — Céphalotribe de
Bailly, à mors fenêtrés.

troit supérieur par des pressions exercées à travers la paroi abdominale.

La vessie et le rectum auront été préalablement-vidés.

Antisepsie rigoureuse des mains, des instruments et du conduit vulvo-vaginal.

Introduction et placement des branches. — Les deux branches seront directement placées, l'une à gauche, l'autre à droite du bassin.

On commencera par la branche gauche en obéissant aux mêmes règles que pour le forceps, agissant avec plus de douceur encore si c'est possible et dans l'intervalle des contractions ; la main opposée à celle qui tient la branche sera introduite tout entière dans les parties génitales. L'aide, pendant ce temps, maintiendra solidement la tête avec ses deux mains, pour qu'elle n'abandonne pas le détroit supérieur après le placement de la pre-

Le rapprochement des branches s'obtient au moyen d'une chaîne *b* articulée et dentée, fixée sur la branche droite à la partie *c*, qui vient se réunir à la branche gauche en passant sous un baril *d*, dans lequel on engage la clef à pignon *a*. — *e*, pivot de réunion des branches. — *f*, cuillers creusées en gouttière. Il y a, tenant au baril, un cliquet pour empêcher la chaîne de revenir sur elle-même sans qu'on le veuille.

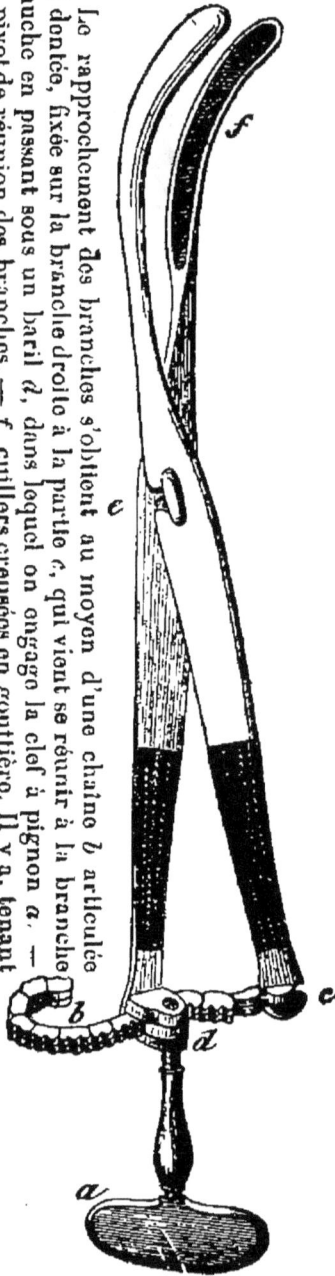

Fig. 206. — Céphalotribe de Depaul, modifié.

mière branche; c'est là une précaution tout à fait indispensable. On n'oubliera pas non plus que les branches devront être profondément introduites de façon à saisir la tête *jusqu'à sa base*, et qu'en outre, il faudra porter fortement par en bas, vers le périnée, les manches de l'instrument si l'on veut saisir la tête aussi haut que possible, et ne pas s'exposer à la voir fuir en avant des mors de l'instrument dès qu'on commencera le broiement. Les manches du céphalotribe seront portés d'autant plus par en bas que le rétrécissement sera plus considérable.

2º **Articulation.** — La tête étant saisie suivant l'un de ses diamètres, n'importe lequel (et l'écartement des branches de l'instrument suffit seul à indiquer si les mors sont bien placés ou non), on procède à l'articulation comme dans le forceps, et l'on établit le mécanisme de compression, *crémaillère* ou *vis de Blot*, suivant l'appareil dont on se sert.

3º **Broiement.** — Pendant ce temps de l'opération, l'aide qui maintient la tête l'empêchera de fuir sous la pression de l'instrument. Les branches du céphalotribe seront rapprochées avec lenteur, en s'arrêtant de temps en temps, jusqu'à ce que les manches arrivent en contact.

Si l'on a suivi le précepte de P. Dubois, qui veut qu'on fasse toujours précéder l'application du céphalotribe de la perforation du crâne, on voit, après quelques tours de clef ou de volant, la pulpe cérébrale s'échapper de la vulve et annoncer que le broiement de la tête se fait bien.

4º **Extraction.** — Lorsque les branches sont aussi rapprochées que possible, on attend quelques minutes, puis on imprime à l'instrument un mouvement de rotation à droite ou à gauche, pour placer le diamètre réduit de la tête dans le sens du diamètre rétréci du bassin, et l'on exerce alors d'assez fortes tractions, suivant l'axe général du canal vulvo-utérin.

Ces tractions doivent être lentes, soutenues, combinées avec de petits mouvements de latéralité; elles doivent être faites avec ménagement, car il serait possible que quelques pointes osseuses eussent transpercé les téguments du crâne et menaçassent les parties maternelles de dilacérations plus ou moins graves.

C'est pour éviter le danger de semblables dilacérations, soit du col de l'utérus, soit du vagin, par des esquilles crâniennes, que M. Pajot avait imaginé sa méthode de céphalotripsie répétée sans tractions, qu'il appliquait même dans les rétrécissements extrêmes du bassin, pourvu qu'ils fussent suffisants pour laisser passer les branches du céphalotribe.

Dans les rétrécissements considérables en particulier, il supprimait la perforation du crâne et les manœuvres d'extraction, mais multipliait les broiements pour réduire la tête le plus possible et en faciliter l'expulsion. Les différents temps du procédé de Pajot peuvent se résumer de la façon suivante : Appliquer le céphalotribe suivant les règles ordinaires ; — broyer la tête, puis sans y insister trop, mouvement de rotation pour ramener plus ou moins le diamètre broyé dans la direction du diamètre antéro-postérieur du bassin ; — désarticuler, — retirer, suivant les règles, les branches de l'instrument, — procéder immédiatement à un deuxième broiement, puis, suivant les cas, à un troisième. — Répéter ces broiements multiples toutes les deux ou trois ou quatre heures, suivant l'état des contractions et l'état général de la malade. — M. Pajot n'a jamais dépassé quatre séances, une ou deux lui ont parfois suffi. — Nous avons dit plus haut (voyez p. 402) les raisons qui ont fait disparaître cette opération de la pratique obstétricale.

On conseillait autrefois, lorsque le tronc résistait, la tête étant dehors, ce qui arrive souvent lorsque l'angustie pelvienne est considérable, de faire une nouvelle application de céphalotribe sur le thorax du fœtus et même, s'il le fallait, sur le bassin.

Nous conseillerions aux opérateurs qui se serviraient encore du céphalotribe, de recourir, avant d'appliquer l'instrument sur le tronc, à la manœuvre de Ribemont-Dessaignes, qui consiste à aller à la recherche du bras postérieur, à le défléchir, en fracturant l'humérus au besoin, et si l'extraction d'un seul bras ne suffit pas, agir de même pour le bras antérieur ; il est bien rare qu'en exerçant des tractions en même temps sur la tête et les deux bras défléchis le tronc ne sorte pas ensuite facilement [3].

Nous reviendrons plus loin sur cette manœuvre beaucoup plus inoffensive qu'une nouvelle application de céphalotribe.

Il peut arriver, qu'après la sortie du tronc (version, accouchement par le siège), la tête soit arrêtée par un détroit supérieur rétréci, que la manœuvre de Champetier-de-Ribes (voy. p. 476) soit insuffisante pour le lui faire franchir et qu'on soit obligé de recourir à la céphalotripsie ou la basiotripsie ; l'application des branches de l'instrument devient très difficile, aussi a-t-on conseillé, dans ces cas particuliers, de détronquer d'abord l'enfant pour débarrasser le conduit vulvo-utérin et d'appliquer le céphalotribe sur la tête restée seule dans l'utérus.

Mais le défaut de fixité de la tête, après la détroncation, rend difficile l'exacte application des mors du céphalotribe sur les extrémités d'un diamètre céphalique quelconque.

Fixer la tête restée seule au détroit supérieur d'un bassin très rétréci, de façon à pouvoir placer régulièrement les mors du céphalotribe, est, dit

---

1. Ribemont-Dessaignes. *Note sur une manœuvre destinée à favoriser l'extraction du tronc du fœtus dans la basiotripsie.* (*Annales de gynécologie,* août 1886.)

M. Pajot, l'une des grandes difficultés de la pratique obstétricale et on sait que les mains de l'aide le plus intelligent appliquées sur l'hypogastre n'arrivent pas toujours à l'immobiliser.

Pour faciliter l'application régulière de l'instrument, ce professeur conseillait d'introduire, à l'aide d'une longue pince, un petit bâtonnet armé d'une ficelle, soit dans le trou occipital s'il était accessible, soit dans une perforation faite à l'aide d'une tréphine. L'introduction faite, il suffisait de tirer doucement sur le lacs pour mettre le bâtonnet en travers de la perforation et l'y fixer ; le lacs était ensuite confié à un aide qui, par des tractions continues, immobilisait la tête et permettrait l'application régulière des branches du céphalotribe.

M. le Dr Lucien Pénard, au lieu de pratiquer de prime abord la décollation, conseillait, dans les précédentes éditions de cet ouvrage, de commencer par l'ablation des deux bras, épaules comprises, ce procédé présentant le double avantage de dégager suffisamment l'entrée du conduit vulvo-utérin, pour rendre plus facile l'introduction des branches, et de laisser persister la charpente du tronc sur laquelle un aide peut exercer des tractions soutenues, fixant ainsi la tête, ce qui permet une application plus régulière de l'instrument.

Basiotripsie [1].

Frappé de la difficulté que l'on a de maintenir la tête solidement fixée au détroit supérieur, et surtout de l'empêcher de fuir pendant le rapprochement des branches du céphalotribe ordinaire, le professeur Tarnier a imaginé un nouvel instrument, auquel il a donné le nom de *Basiotribe* et qu'il a présenté à l'Académie de médecine dans la séance du 11 décembre 1883.

1. Pinard. *Le basiotribe de Tarnier*. (*Annales de gynécologie et d'obstétrique*, novembre 1884 et janvier 1885.)

Le basiotribe (fig. 207-208) se compose de trois
branches d'inégale longueur et d'une vis d'écrase-

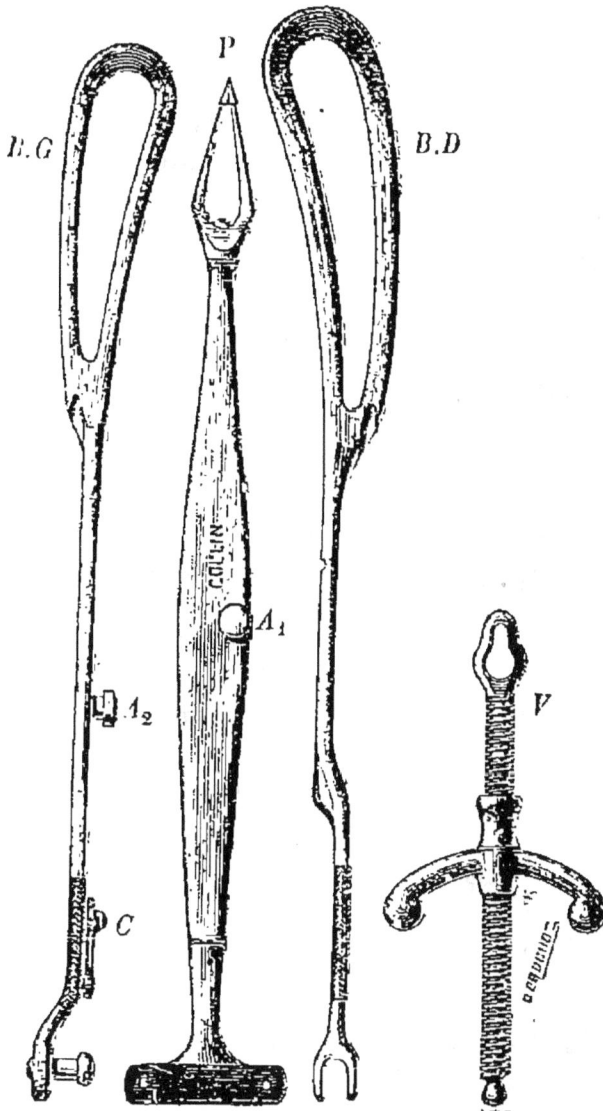

Fig. 207. — Basiotribe de M. Tarnier. — BM, branche médiane ; BG, branche gauche ; BD, branche droite ; A, articulation ; C, crochet ; P, perforateur alésoir ; V, vis de pression.

ment, sa longueur totale est de 41 centimètres. La
largeur des cuillers est de 4 cent. 1/2 et l'épaisseur de

l'instrument serré au niveau de la partie la plus saillante des cuillers de 4 centimètres ; son poids total est de 1,200 grammes.

La branche médiane, *perforateur alésoir*, est destinée à pénétrer dans le crâne par un mouvement de rotation. Cette branche est munie d'un pivot, c'est la plus courte des trois.

La branche gauche, plus longue que la précédente, mais plus courte que la branche droite, porte un pivot et une mortaise, elle s'articule par la mortaise avec le perforateur, par son pivot avec la branche droite ; elle présente, en outre, à sa partie inférieure un petit crochet destiné à la fixer à la branche médiane après le premier broiement, et tout à fait à l'extrémité un tenon pour la vis de pression.

La branche droite, la plus longue, présente une mortaise latérale pour son articulation avec la branche gauche et se termine en fourche à son extrémité inférieure pour le passage de la vis de pression qui n'est autre que celle de Blot.

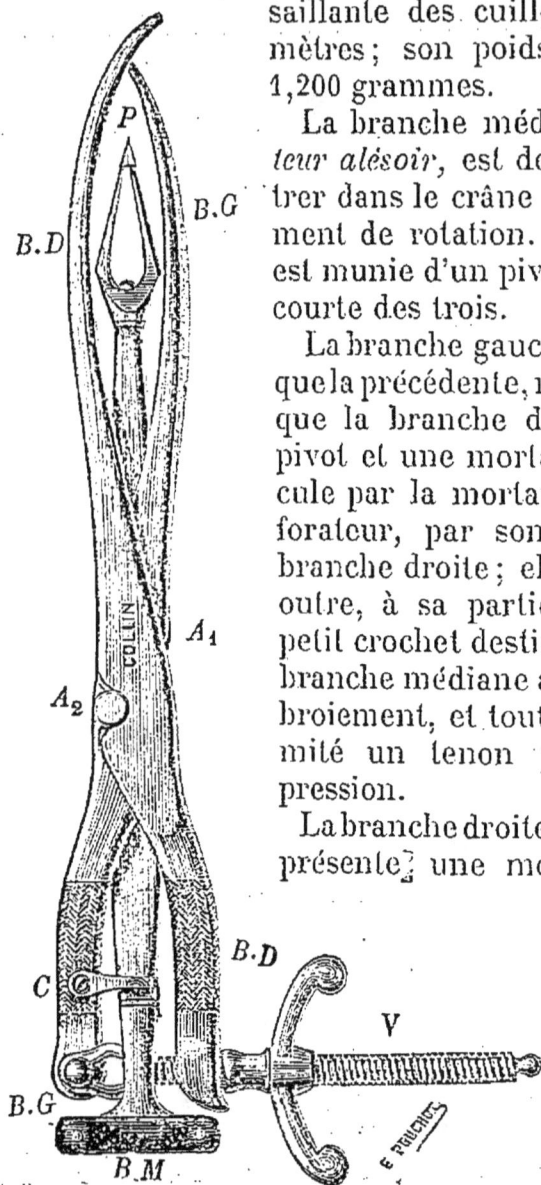

Fig. 208. — Basiotribe de M. Tarnier.
Mêmes lettres que dans la fig. 207.

Manuel opératoire. — Avec le Dr Pinard nous

décrirons six temps dans l'application du basiotribe.
Précautions préliminaires et antisepsie rigoureues
comme avant toute opération obstétricale.

Premier temps. Perforation. — La tête sera immobilisée au détroit supérieur par les mains d'un
aide ; le perforateur tenu solidement de la main
droite sera introduit dans les parties génitales, guidé
par la main gauche, préalablement introduite dans
le vagin, jusque sur le point où doit se faire la perforation, puis exerçant une pression sur l'instrument
on lui imprimera des mouvements de vrille qui le
feront pénétrer dans le crâne.

Dès qu'il a pénétré, on pousse le perforateur jusqu'à
ce que sa pointe soit arrêtée par la base du crâne,
mais sans y pénétrer. On le confie alors à un aide
qui doit le maintenir dans cette position.

Deuxième temps. Introduction de la branche gauche.
— Mêmes règles que pour l'introduction de la
branche gauche du forceps. Si le rétrécissement est
modéré, on pourra l'appliquer directement à gauche ;
avec un rétrécissement considérable il y aura avantage à la laisser en rapport avec la symphyse sacro-
iliaque gauche.

*Troisième temps. Articulation de la branche gau-
che avec le perforateur.* — Il faut bien s'assurer
d'abord que la pointe du perforateur est restée en
contact avec la base du crâne, l'articulation s'effec-
tuera facilement si les deux branches sont dans le
même plan ; dans le cas où la branche gauche devrait rester en arrière, il faudra la maintenir immobile et tourner le manche du perforateur de manière
à permettre l'articulation.

Quatrième temps. Petit broiement. — On met la vis en
place, et avec son aide, on rapproche les deux branches
de l'instrument, on fixe la branche gauche au perforateur à l'aide du petit crochet, puis on retire la vis.

Il suffit parfois de presser sur les deux branches avec
les mains seules pour en obtenir le rapprochement.

Cinquième temps. Introduction et placement de la branche droite. — Cette branche, tenue de la main droite guidée par la main gauche, sera placée à droite, sur le côté ou en arrière, suivant la position occupée par les deux autres branches.

Pour faciliter son introduction, on pourra faire soulever légèrement la tête, à l'aide du perforateur et de la branche gauche qui ne font plus qu'un avec elle.

Sixième temps. Articulation et grand broiement. — La mortaise doit être à la même hauteur que le pivot et la branche droite dans le même plan que les deux autres; si l'on n'a pu réussir à appliquer la dernière branche à l'extrémité du diamètre occupé par la branche gauche, il faudra mobiliser la tête et la faire tourner à l'aide des branches précédemment introduites.

L'articulation faite, on manœuvrera la vis avec une très grande lenteur. Le mouvement de rotation qui doit ramener le diamètre broyé en rapport avec le diamètre rétréci du bassin se produit parfois spontanément pendant le broiement; dans le cas où il ne se serait pas produit, il faudra l'exécuter artificiellement, avec une grande douceur, à droite ou à gauche suivant la tendance de l'instrument.

Pour éviter qu'un repli du vagin ne soit pincé entre le manche et le perforateur, on aura soin, pendant le broiement, de passer de temps en temps le doigt entre la face inférieure de l'instrument et la paroi vaginale.

Le broiement effectué et la rotation faite, on pourra tenter l'extraction par des tractions modérées et continues; si l'engagement ne se produit pas, on procédera à un *second broiement*, et pour cela on retirera successivement les deux branches, mais en laissant en place le perforateur. On réappliquera ensuite la branche gauche directement à gauche, et la branche droite directement à droite.

Après la sortie de la tête, il se peut que l'on rencontre les plus grandes difficultés pour l'extraction du tronc, et l'on devra dans ces cas recourir à la manœuvre du Dr Ribemont-Dessaignes[1], que nous avons déjà signalée et qui consiste à aller accrocher le bras le plus accessible, ordinairement le postérieur, à le défléchir, en fracturant l'humérus au besoin, et si des tractions sur la tête et ce bras ne suffisent pas pour entraîner le tronc, on procédera de la même façon pour l'autre bras et l'extraction du tronc se fera alors avec la plus grande facilité.

Lorsque le bassin n'est pas très rétréci, que la perforation a pu être faite près de la suture sagittale, on saisira la tête par le diamètre occipito-frontal ; mais si la tête était, au contraire défléchie ou très inclinée, si la perforation n'avait pu être faite dans le voisinage de la suture sagittale, mieux vaudrait chercher à saisir la base du crâne par un de ses diamètres obliques.

D'après Bar, l'application du céphalotribe sur la face serait plus compliquée que celle du cranioclaste ; appliquées aux extrémités du diamètre occipito-mentonnier, les cuillers ont une tendance à glisser malgré la fixité que leur donne le perforateur ; aussi, la prise suivant un diamètre transversal est-elle plus avantageuse.

En imaginant son basiotribe, M. le Pr Tarnier a doté l'obstétrique d'un instrument remarquable, et il n'y a pas lieu de s'étonner que son emploi ait remplacé celui du céphalotribe d'une façon à peu près générale.

1º Le basiotribe assure la fixité de la tête ;

2º En réduisant le volume de la présentation par le premier broiement, et en permettant de la mobiliser, il facilite considérablement le placement de la branche droite ;

---

1. Ribemont-Dessaignes. *Annales de gynécologie*, août 1886.

3° Par le contact de la pointe du perforateur avec la base du crâne, il assure le broiement de celle-ci, ce que l'on est loin d'obtenir toujours avec le céphalotribe ordinaire.

Cranioclastie. — Les cranioclastes sont des pinces à os perfectionnées, à branches démontables comme celles du forceps, dont l'une des branches est pleine et s'emboîte dans l'autre qui est fenêtrée.

Les principaux cranioclastes sont ceux de Simpson, de Carl Braun, d'Auvard, etc. Ces instruments, dont l'une des branches s'introduit à l'intérieur du crâne, sont destinés à morceler la voûte du crâne et à l'extraire en attirant la base de champ au détroit supérieur. Il faut cependant faire une exception pour le *cranioclaste* du Dr Auvard[1], qui permet de broyer la base même du crâne, grâce à une modification de la branche mâle de l'instrument, qui par une technique spéciale peut être introduite jusque dans le trou occipital. Le cranioclaste est un bon instrument de traction.

Pour se servir du cranioclaste de Simpson, il faut d'abord pratiquer la craniotomie (fig. 207), puis on place la branche mâle B dans le crâne; la branche femelle A est ensuite appliquée à la partie externe de la tête, et l'instrument étant articulé, on exerce sur les manches une forte pression de façon à broyer l'os saisi et à le disjoindre en lui imprimant des mouvements de torsion. Il faut agir ainsi sur différents points du crâne pour transformer celui-ci en une sorte de poche représentée par le cuir chevelu, dans lequel sont contenus les os broyés. Enfin on extrait la tête, soit par des tractions directes, soit en l'enroulant en forme de cornet autour des mors.

Par ce procédé, qu'il décrit lui-même ainsi, Simpson

---

1. Dr Auvard, *De la pince à os et du cranioclaste*, thèse de Paris, 1884.

affirme réussir tou-
jours à effectuer un
broiement du crâne
suffisant.

En ajoutant une
troisième branche à
son cranioclaste, le
Dr Auvard en a fait
un instrument qui
peut être utilisé et
comme cranioclaste
et comme basio-
tribe, suivant les cir-
constances (fig. 210).

Le cranioclaste est
peu employé en
France, où le basio-
tribe lui est de beau-
coup préféré ; il peut
cependant rendre de
grands services dans
certains cas particu-
liers.

La description de
ce que Guéniot ap-
pelle la *sape sphé-
noïdienne*, c'est-à-
dire la *transforation*
de Hubert de Lou-
vain (fig. 212), et la
*trépanation du sphé-
noïde* de Félix Guyon
nous entraînerait au
delà des limites que
nous impose le cadre
de cet ouvrage ; aussi
renvoyons-nous le
lecteur, pour la des-

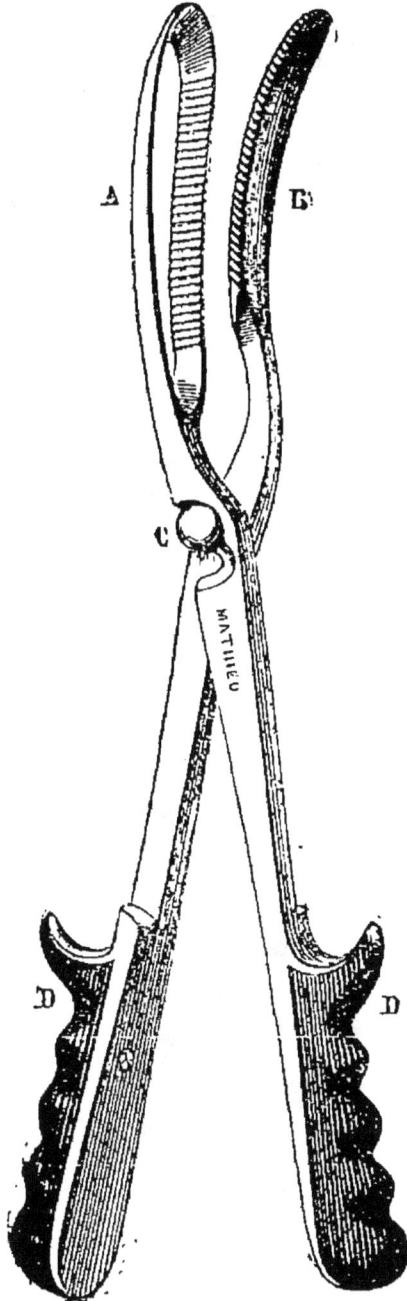

Fig. 209. — Cranioclaste de Simpson.

A, branche femelle ; B, branche mâle ;
C, articulation ; D, manches.

cription de ces procédés de réduction céphalique, à la
2e éd. du Traité d'accouchement du Dr Charpentier[1].

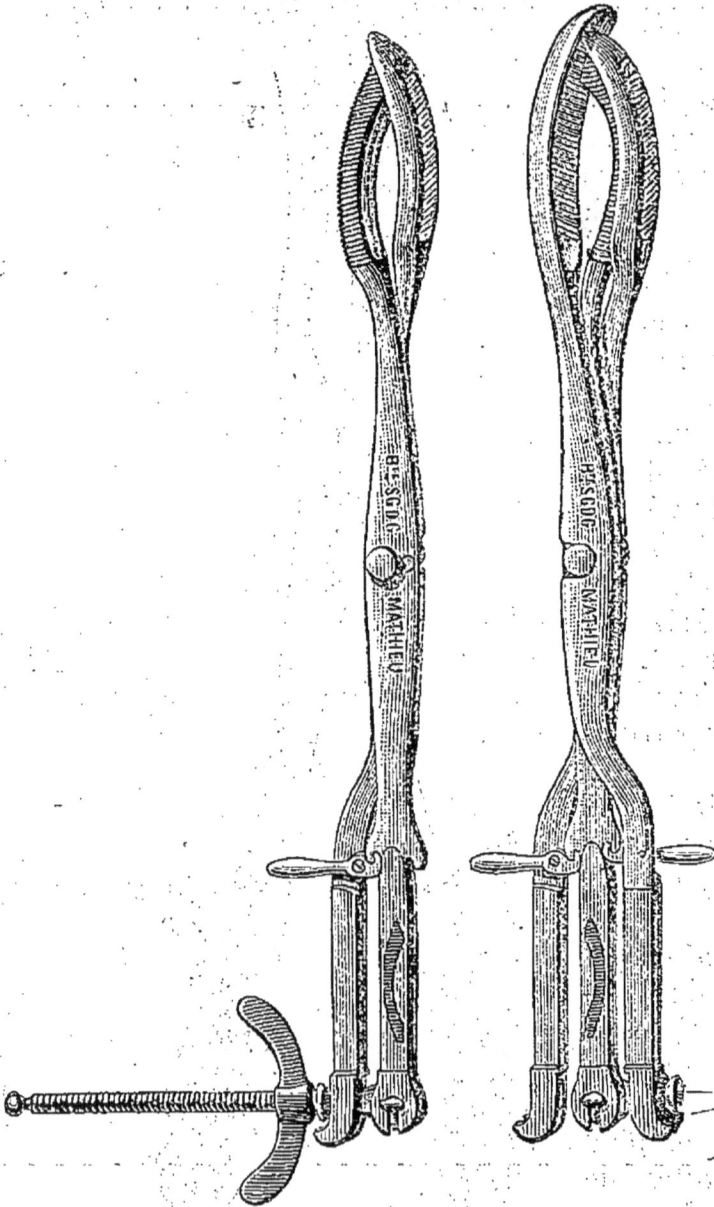

FIG. 210. — Embryotome céphalique combiné du Dr Auvard.

1. On trouvera la description complète du procédé de Félix
Guyon dans la thèse de Kalindero, Paris, 1878.

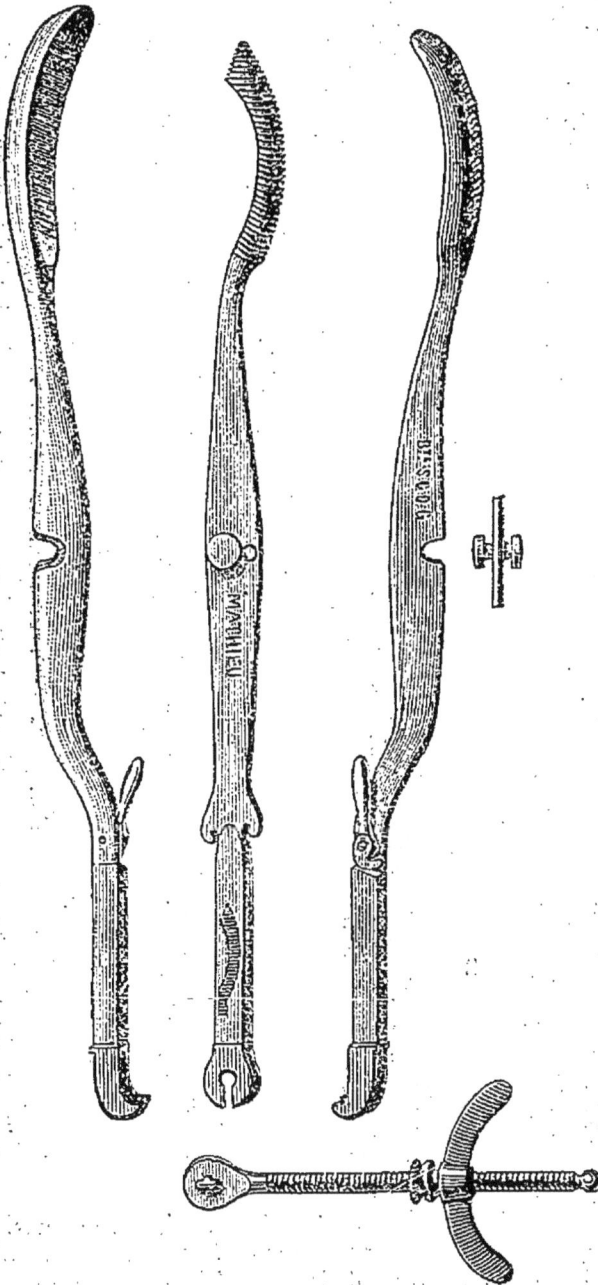

Fig. 214. — Embryotome céphalique combiné du Dr Auvard.

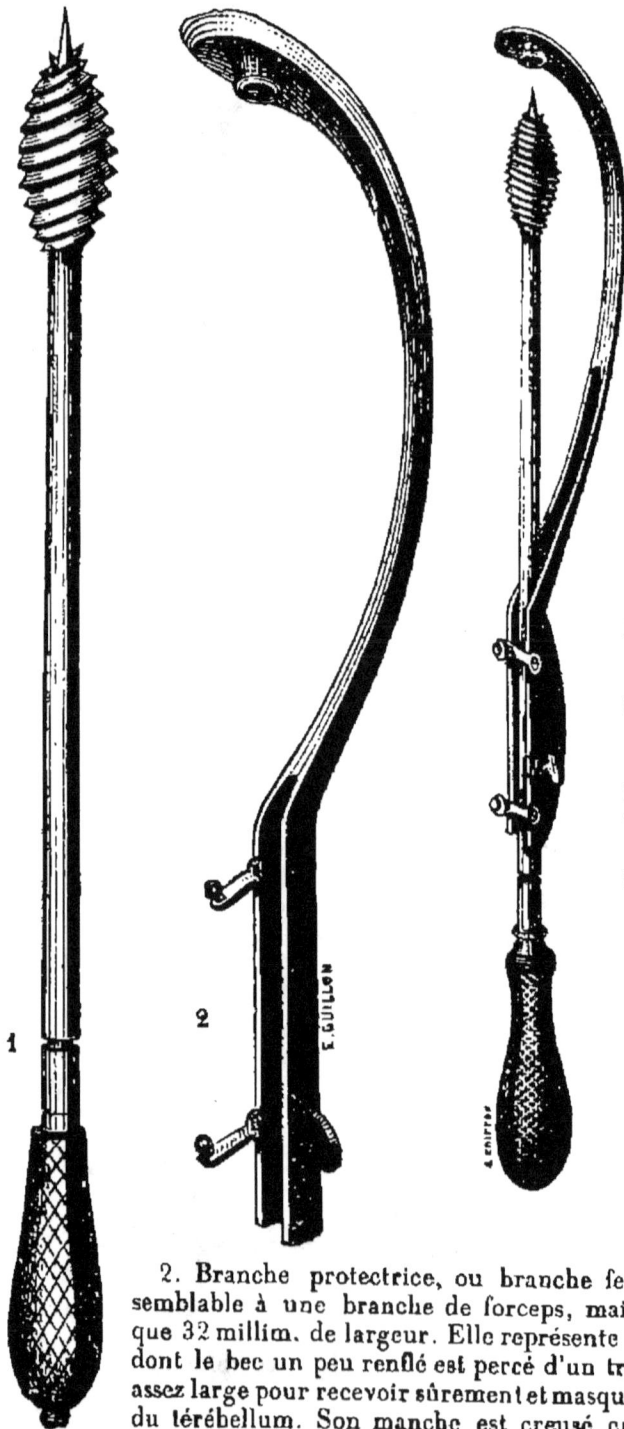

Fig. 212. — Transforateur d'Eug. Hubert.

1. Térébellum, porce-crâne, perforateur consistant en une tige d'acier très solide, montée sur une poignée et surmontée d'une poire qui est parcourue par un triple pas de vis et terminée par un poinçon semblable à celui des trocarts.

2. Branche protectrice, ou branche femelle assez semblable à une branche de forceps, mais n'offrant que 32 millim. de largeur. Elle représente une cuiller dont le bec un peu renflé est percé d'un trou évasé et assez large pour recevoir sûrement et masquer la pointe du térébellum. Son manche est creusé en gouttière pour recevoir la tige du perforateur. Sur un des bords de cette gouttière se trouvent deux clavettes sur pied.

Ces procédés sont basés sur ce fait, qu'en brisant l'arc-boutant même des os du crâne, le *sphénoïde*, le volume de la tête est facilement réduit. Le sphénoïde brisé, les temporaux et les pariétaux, qui prennent leur point d'appui sur lui, s'affaissent avec une grande facilité et passeront par un rétrécissement de 6 et même de 5 centimètres. Quant à l'occipital et au frontal, il n'y aura pas à s'en inquiéter; ils s'infléchiront, s'inclineront, s'engageront obliquement et passeront toujours.

Céphalotomie. — Sous ce nom on désigne une opération qui a pour but de diviser la tête au moyen d'une section régulière suivant son diamètre vertical. Parmi les appareils imaginés dans ce but, je signalerai les *forceps-scie* de Van Huevel et de Tarnier et le *serre-nœud* de Barnes. Les forceps-scie sont des instruments ingénieux, mais bien compliqués et d'un prix élevé; leurs inconvénients ne sont pas compensés d'une façon suffisante par leurs avantages, aussi ne nous y arrêterons-nous pas.

Le procédé de Barnes est plus simple, il se sert d'un serre-nœud et d'un fil métallique en acier flexible. Il perfore d'abord le crâne et immobilise la tête à l'aide d'un crochet passé dans le trou de la perforation. Il introduit ensuite le fil d'acier replié sur lui-même, en se servant du crochet comme conducteur, sur le côté du bassin où se trouve l'occiput. Aussitôt que le fil d'acier a franchi le détroit, il reprend la forme circulaire en vertu de son élasticité et il est généralement facile de lui faire embrasser l'occiput; on sectionne ensuite en tournant la vis du serre-nœud, sur le taquet mobile duquel les extrémités du fil ont été fixées. On enlève ensuite le segment détaché à l'aide de pinces, et si la première section n'est pas suffisante, on en fait une autre en opérant cette fois du côté de la face, puis on opère l'extraction du fœtus. Mieux vaut encore la basiotripsie, répétée si cela est nécessaire.

Embryotomie proprement dite.

Perforer et, à plus forte raison, briser le crâne
d'un fœtus, c'est faire déjà, sans aucun doute, de
l'*embryotomie*. Néanmoins, on réserve, en général,
d'une façon plus spéciale, ce nom pour l'opération
qui consiste, dans le cas de présentation de l'épaule,
avec un engagement profond de la partie et rétraction tétanique de l'utérus, à séparer le tronc de
l'enfant en deux parties qu'on extraira ensuite séparément, l'inférieure d'abord, puis la supérieure,
celle à laquelle tient la tête. Se borner à désarticuler
le bras qui pend dans le vagin, serait une opération
absurde, qui ne conduirait à rien et, qui plus est,
priverait maladroitement l'accoucheur d'un des
meilleurs moyens d'agir efficacement par traction
sur l'une ou l'autre des moitiés du tronc, une fois la
section de celui-ci achevée. C'est, suivant Davis et
P. Dubois, le thorax qu'il faut couper en écharpe,
soit du dessous de l'épaule engagée à aller joindre
la base du cou du côté opposé, soit du dessus de
l'épaule engagée à aller tomber sous l'aisselle opposée, et cela dans le but de faciliter l'extraction de
la tête, qui pourra de la sorte être facilement maintenue par le bras resté adhérent. Les moyens d'extraction dont nous disposons aujourd'hui rendent
cette méthode beaucoup moins nécessaire, aussi
a-t-on recours de préférence à la décollation pure et
simple.

Cela ne veut pas dire cependant que la méthode
précédente doive être complètement abandonnée,
car elle pourra rendre de grands services dans certains cas exceptionnels, où le cou trop élevé resterait inaccessible aux instruments.

Les procédés de décollation sont très nombreux
et varient suivant les instruments employés, nous
ne décrirons que les principaux.

Le procédé le plus fréquemment employé encore

aujourd'hui, consiste à pratiquer la décollation à
l'aide des ciseaux de P. Dubois (fig. 213); ces ciseaux,
à manches très longs et forts, ont
les lames courtes, courbées sur le
plat, et les extrémités mousses.

Pour pratiquer l'embryotomie
avec cet instrument, voici comment il faudra procéder.

Antisepsie rigoureuse des mains,
des instruments et de la région
vulvo-vaginale comme avant toute
opération.

La vessie et le rectum vidés, s'il
en est besoin, la femme sera placée en position obstétricale, puis
on introduira la main gauche
dans les organes maternels, de
façon à atteindre le cou du fœtus
et à l'inserrer entre l'index et le
pouce si cela est possible; guidant
ensuite un crochet mousse sur la
main introduite (et c'est là un des
temps les plus délicats de l'opération); on le fixera sur le cou du
fœtus suivant les règles précédemment décrites. Ce résultat une
fois obtenu, on exercera des tractions assez énergiques sur le crochet, et en même temps sur le bras
procident, si le cas se présente,
de façon à abaisser le cou le plus
possible.

Le cou devenu accessible, le
crochet sera confié à un aide qui
le maintiendra solidement. La
main gauche introduite de nou-
veau dans les parties génitales, on circonscrira le cou
du fœtus en plaçant l'index en arrière et le pouce

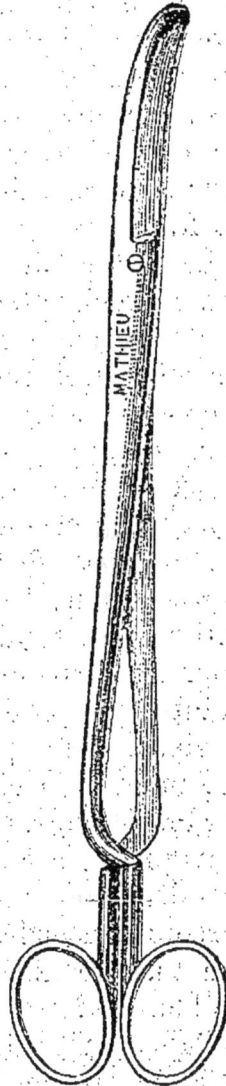

Fig. 213. — Ciseaux
de décollation de
P. Dubois.

en avant, ou inversement, si cela est plus commode,
et on procédera à la décollation en manœuvrant les
ciseaux de la main droite. Pour sauvegarder les parties molles maternelles, les ciseaux sont manœuvrés
avec les plus grandes précautions, *à petits coups*, en
ouvrant l'instrument le moins possible; en outre,
les lames des ciseaux ne devront jamais cesser d'être
en contact avec les doigts de la main gauche qui
leur serviront de guide et protégeront les organes
de la mère.

La section du cou achevée, des tractions sur le
bras procident entraîneront le plus souvent le
tronc avec une grande facilité. La tête sera ensuite
extraite, en introduisant un doigt dans la bouche et
exerçant des tractions sur le maxillaire inférieur, ou
bien, si ce moyen ne suffit pas, la tête étant volumineuse ou le bassin rétréci, on aura recours au forceps ou au basiotribe.

Procédé de Pajot. — Ce procédé consiste à conduire autour du cou ou du tronc de l'enfant une
petite corde solide, comme celle dite *fil à fouet*, et à
scier les tissus embrassés par cette corde en imprimant à celle-ci des mouvements un peu forts de va-
et-vient. Pour protéger l'orifice utérin, les parois
vaginales et la vulve elle-même contre l'action de la
corde, il faudra faire passer les bouts de celle-ci à
travers un spéculum plein, dont on appliquera l'extrémité sur la partie fœtale qui se présente, avant
de commencer les mouvements de scie. Mais, comment arriver à passer cette corde autour du tronc
de l'enfant?

Pajot avait eu, d'abord, l'idée de se servir pour
cela du crochet mousse du forceps ordinaire, sur
la convexité duquel il avait fait creuser une rainure pouvant recevoir le *fil à fouet*, et dont il coif-
fait la pointe d'une grosse balle de plomb disposée
en calotte et à laquelle était fixée une des extrémités de la corde, et c'est en tendant celle-ci sur

sa poulie de réflexion qu'il maintenait la calotte de plomb à sa place. Il portait, alors, le crochet ainsi garni dans la matrice, *par devant* le fœtus, le recourbait par-dessus ce même fœtus, quand il le présumait être à la hauteur voulue, dégageait facilement la calotte de plomb de la pointe du crochet, rien qu'en abandonnant la corde à elle-même, allait à la recherche du plomb avec les doigts ou une longue pince à polype, en arrière de la partie fœtale engagée, et, le spéculum mis en place, il saisissait les deux chefs de la ficelle, les enroulait séparément autour de chacune de ses mains, jusqu'à ce que celles-ci fussent à environ 25 centimètres de la vulve, et commençait alors à imprimer au *fil à fouet* de vigoureux mouvements de va-et-vient, qui opéraient rapidement la section de la partie fœtale embrassée par lui.

Plus tard[1] Pajot a remplacé le mécanisme de la balle par une tige de baleine flexible terminée par une olive d'acier.

La ficelle est attachée à l'extrémité libre de la baleine. Pour se servir de ce nouvel instrument, on introduit le crochet muni de sa baleine et on le place sur le cou du fœtus suivant les règles ordinaires, on pousse ensuite la baleine qui continue à suivre la courbure naturelle du crochet et l'olive descend dans le bassin, où la main libre de l'opérateur la saisit et l'attire en même temps que la ficelle qui la continue. On retire ensuite le crochet, on sépare la baleine de la corde par un coup de ciseaux, et il ne reste plus qu'à procéder au sciage du cou ou du tronc comme il a été dit plus haut.

Cette modification empêche la balle d'être arrêtée en route par les parties molles, et la rend facilement accessible.

---

1. Doléris, *Considérations sur les divers procédés d'embryotomie.* (*Annales de gynécologie*, mars 1885.)

Malheureusement, la corde casse quelquefois, aussi Pajot recommande-t-il de se servir du fil de fouet de couleur *bise*, et non *blanche*, ce dernier ayant perdu de sa solidité par suite de son blanchissage à la chaux.

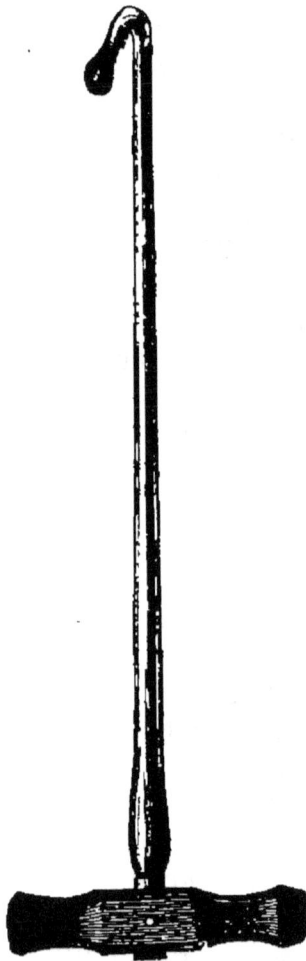

FIG. 214. — Crochet de Braun (de Vienne).

Procédé de Braun. — C. Braun (de Vienne) pratique la décollation par *dilacération*.

Il a imaginé, à cet effet, un *crochet boutonné* très solide (V. fig. 214), dont la tige en acier, arrondie, et épaisse de près d'un centimètre, se recourbe par un bout en crochet presque tranchant en dessous et boutonné à son extrémité, et, par sa base, est fixé sur un manche en corne gros et fort.

Voici, maintenant, comment on doit se servir de cet instrument, suivant Braun lui-même :

La femme étant placée sur le bord de son lit, on engage la main *gauche* dans le vagin et l'on va embrasser le cou de l'enfant avec les doigts en arrière et le pouce en avant. Et, après avoir forcé cette partie à descendre le plus possible, on saisit à pleine poignée, de la main *droite*, le manche de l'instrument et on en glisse le crochet le long du pouce de la main gauche jusqu'au-dessus du niveau du cou de l'enfant. Alors, par un léger mouvement de rotation imprimé à la tige, on passe le crochet par-dessus cette partie du fœtus

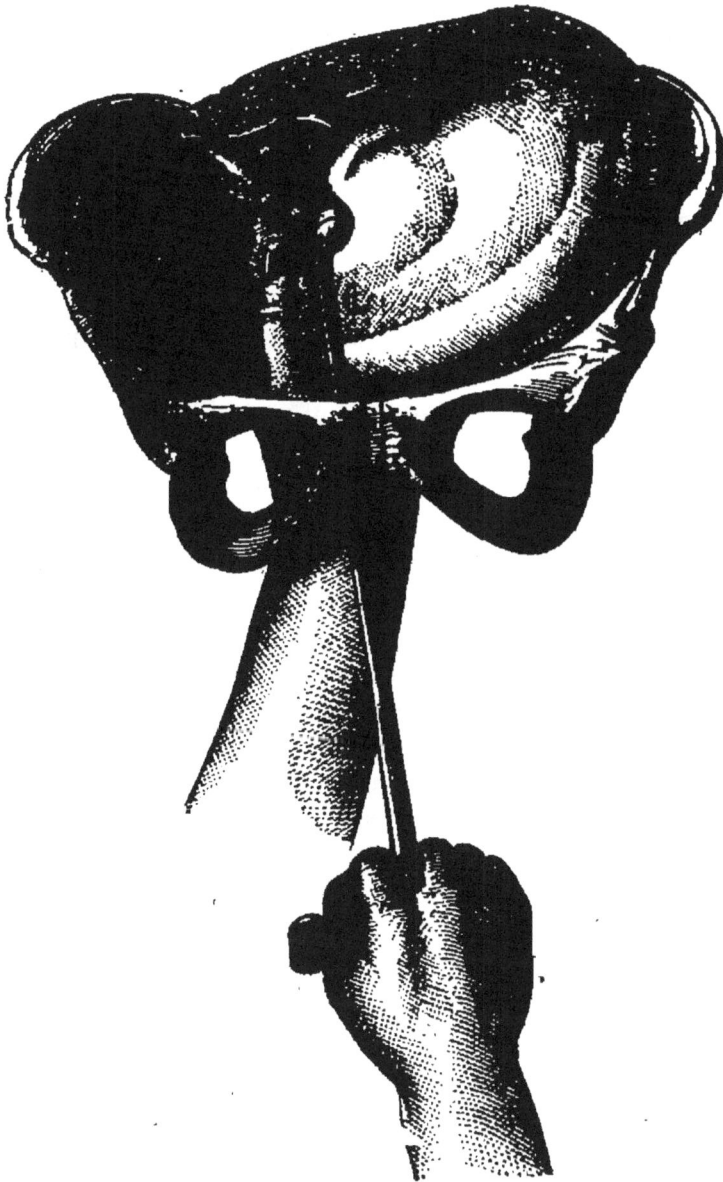

Fig. 215. — Décollation (Méthode de Braun).

déjà repliée, et, par une traction vigoureuse, on l'y
fixe de suite.

Cela fait, il ne reste plus qu'à imprimer à l'instrument, autour de son axe, *quelques mouvements de rotation, pendant qu'on tire solidement par en bas,* pour disloquer les vertèbres cervicales et. diviser même les parties molles. — Mais qu'on remarqué bien que ces mouvements de va-et-vient ne doivent jamais être imprimés au crochet que dans le creux de la main conductrice, pour que le vagin ne puisse pas être lésé, si par hasard le crochet venait à glisser (fig. 215). La décollation, par ce procédé, ne demande pas plus de quelques minutes pour être achevée. Malheureusement ce procédé exige le déploiement d'une force qui ne peut pas être sans préjudice pour les parties molles maternelles.

Procédé du Dr Thomas [1]. — Son appareil se compose du crochet de Braun, d'une ficelle-scie (fil de fouet entouré par les spires serrées d'un fil de fer fin et recuit), et d'un protecteur du vagin formé par deux tubes accolés (fig. 216). A l'aide du crochet, l'opérateur porte la ficelle-scie derrière le cou du fœtus, l'attire au dehors à l'aide d'une boucle dont elle est munie près de l'extrémité du crochet ; il en fait ensuite passer les deux chefs dans chacun des tubes du protecteur B, et se sert pour faciliter ce passage d'un fil métallique recourbé en forme de crochet.

Quant à la section, elle s'opère comme dans le procédé du professeur Pajot par des mouvements alternatifs de va-et-vient imprimés à la ficelle-scie.

L'embryotome du professeur Tarnier est plus compliqué, il se compose : 1° de deux branches ; l'une, destinée à être appliquée en arrière du cou du fœtus reproduit la courbure du sacrum ; l'autre, destinée à être appliquée entre le pubis et le fœtus, n'est que très légèrement recourbée ; 2° de deux lames con-

---

1. Pierre Thomas, thèse de Paris, 1879.

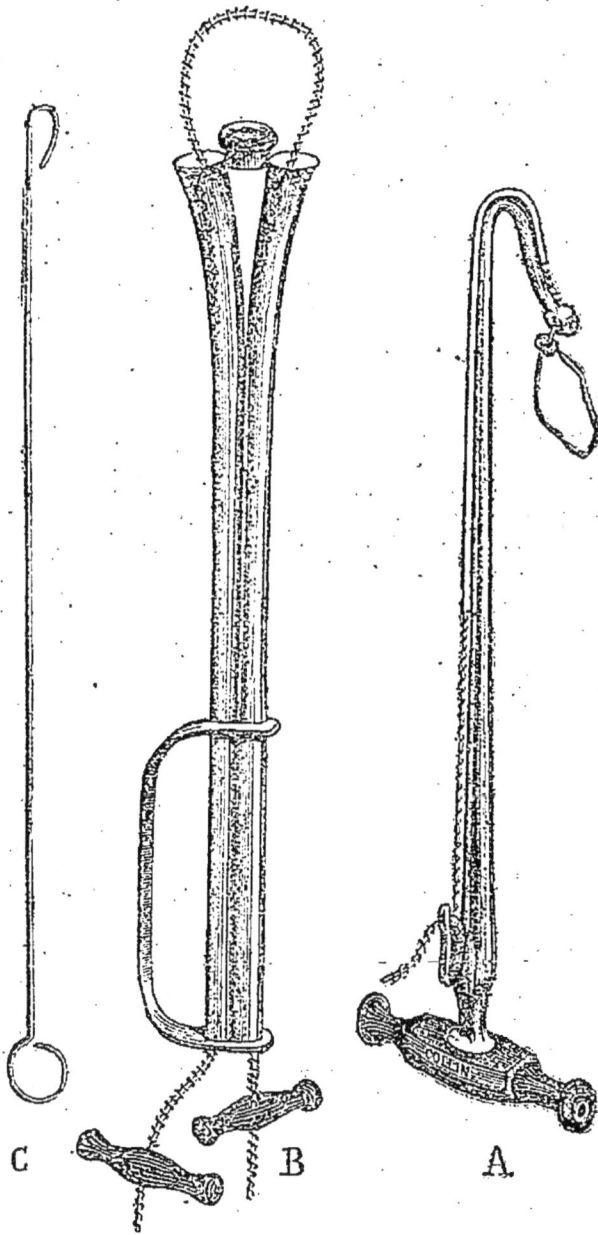

Fig. 216. — Appareil de Pierre Thomas pour la méthode mixte
d'embryotomie.

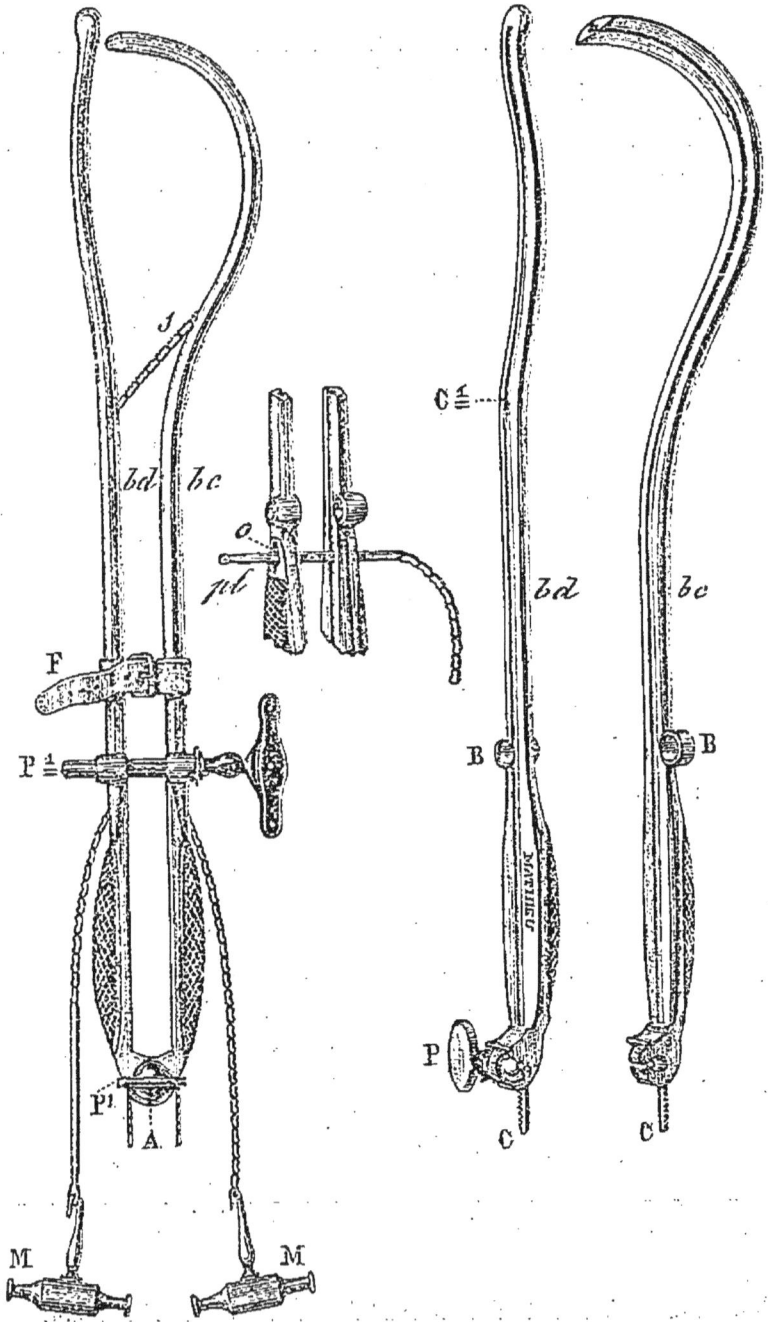

Fɪɢ. 217. — Embryotome de Tarnier.

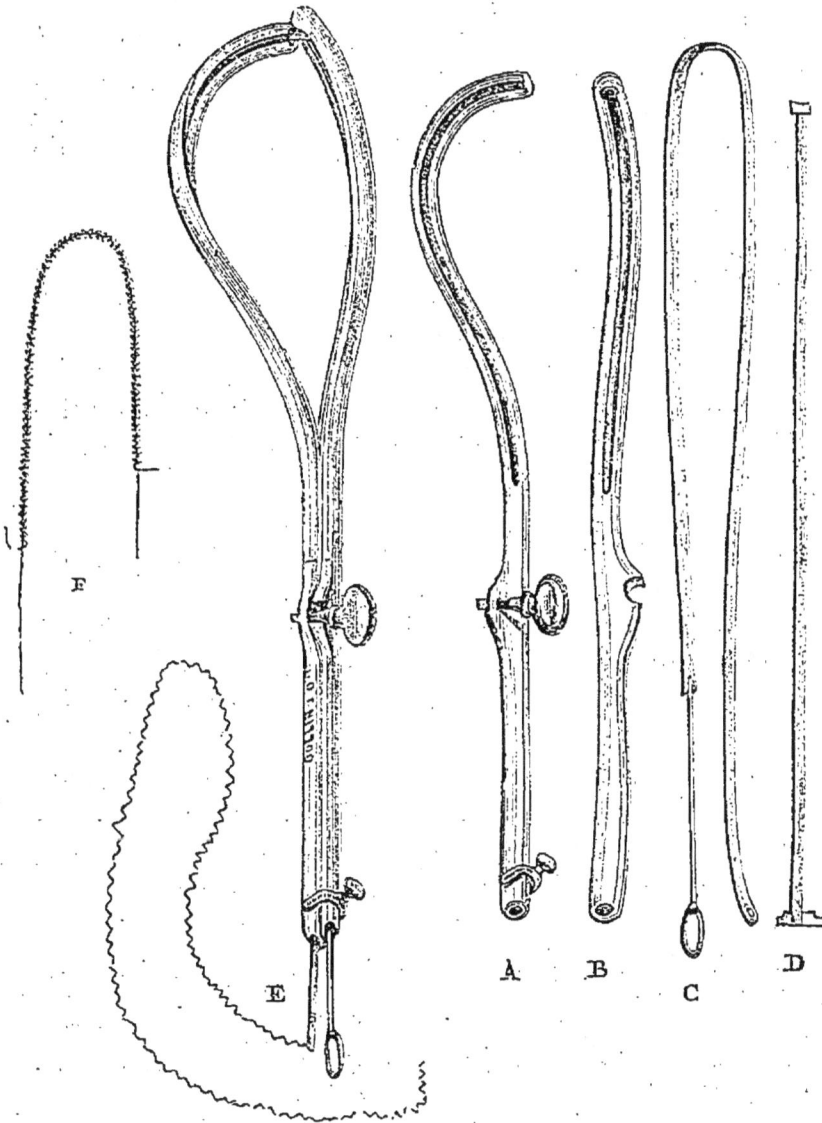

Fig. 218. — Embryotome de Pierre Thomas.

A, Branche postérieure. On voit la courbure très forte de sa partie utérine, une partie du canal qui parcourt la branche dans toute sa longueur et qui est ouvert longitudinalement sur sa face supérieure, les extrémités profondes de la branche et du canal, leurs extrémités extérieures, une plaque dans laquelle joue une vis verticale, à l'extrémité extérieure de la branche, un anneau avec bouton se relevant et s'abaissant à volonté.

B, Branche antérieure. On voit sa partie intra-utérine légèrement recourbée, sa partie extra-utérine ou droite, une partie du canal qui parcourt ductrices mues par une clef dentée ; 3ᵉ d'une scie à chaîne. Son mécanisme ressemble beaucoup à celui du forceps-scie. L'articulation est à la partie inférieure de l'instrument comme dans le forceps de Thénance (fig. 217).

La section se fait de bas en haut grâce à un mouvement de va-et-vient imprimé à la scie à chaîne, pendant qu'un aide fait monter les lames conductrices en tournant la clef à pignon.

Dans un autre *embryotome du Dʳ Thomas*, les branches ont la même disposition, mais l'articulation se fait comme dans le forceps ordinaire. Le mécanisme des lames conductrices et de la clef à pignon est supprimé et la scie à chaîne remplacée par la ficelle-scie. La section se fait de haut en bas par des mouvements de va-et-vient.

L'embryotome du Dʳ Lefour, professeur agrégé à la faculté de Bordeaux et chirurgien en chef de la maternité, est une application très ingénieuse du serre-nœud de Maisonneuve à l'embryotomie [1].

Pour se servir de cet instrument, on applique d'abord le crochet sur le cou du fœtus suivant les règles ordinaires (*premier temps*) ; on va ensuite à la recherche de l'extrémité du fil constricteur, que

la branche dans toute sa longueur, et qui est ouvert longitudinalement sur sa face inférieure, l'extrémité pleine ou profonde de la branche, l'extrémité profonde du canal, les extrémités extérieures de la branche et du canal, une plaque avec ouverture demi-circulaire.

C, Baleine conductrice. On voit sa tige métallique avec anneau, le chas de la baleine. le point de repère n'est pas visible.

D, Baleine de sûreté.

E, Instrument articulé. On voit l'intervalle limité par les parties intra-utérines des branches ; l'articulation analogue à celle des forceps, le demi-anneau qui est relevé. L'instrument est parcouru par la baleine conductrice.

F, Ficelle-scie.

1. Lefour, *De la constriction métallique appliquée à la rachitomie* (*Gazette des sciences médicales* de Bordeaux), nᵒˢ 48, 49, 50 et 51 (1886), et nᵒˢ 1, 4, 18, 11, 12 et 13 (1887).

l'on attire facilement au dehors, grâce à l'anneau de caoutchouc dont il est muni; on en fixe solidement les deux chefs au taquet-étau, et on enlève la feuille de ressort pour libérer l'anse métallique (*deuxième temps*); puis, on étrécira l'anse métallique en poussant en haut la crémaillère de façon à enserrer fortement le cou du fœtus, et il ne reste plus alors qu'à tourner les ailettes

Cet instrument se compose de deux parties (fig. 213), l'une *A*, destinée à loger le fil conducteur, l'autre *B*, renferme le mécanisme du serre-nœud. Ces deux parties sont solidement unies l'une à l'autre par un ajutage *K*. La longueur totale de l'instrument est de 48 cent. L'extrémité supérieure de la partie *A* est recourbée en forme de crochet et sa face antérieure est creusée d'une cannelure dans laquelle peut glisser une feuille de ressort qui transforme en un véritable tube cette partie de l'instrument.

La portion *B* est un tube d'acier recouvert de bois, elle contient, outre le mécanisme du serre-nœud, une crémaillière *cr*, munie d'une poussette *P* et destinée à étrécir l'anse métallique avant la constriction.

Le pivot ordinaire du serre-nœud de Maisonneuve est remplacé dans l'instrument de Lefour, par un étau dont les mors sont rapprochés par une vis puissante, le fil constricteur est en acier étiré et mesure 7 à 8/10 de millimètre de diamètre.

Le fil constricteur se loge dans la portion *A* de l'instrument, transformée en tube par la feuille de ressort, il est muni à son extrémité supérieure d'un anneau de caoutchouc dont l'orifice est assez grand pour permettre l'introduction du doigt.

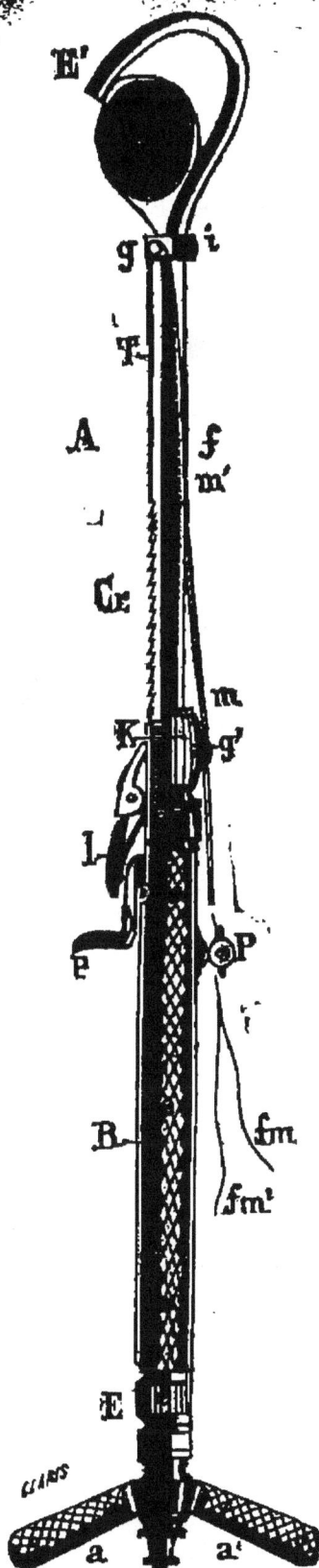

Fig. 219. — Serre-nœud mis en place prêt à fonctionner (Lefour).

de l'instrument jusqu'à décollation complète (*troisième temps*) (Voy. fig. 219).

L'embryotome de Ribemont-Dessaignes[1] est un des moins compliqués (fig. 220 et 221).

Il se compose :

1° D'un crochet tube (fig. 220), muni d'une poignée et présentant une mortaise M à l'extrémité de cette poignée. Le tube est fenêtré dans son tiers supérieur, une petite vis V se trouve sur la partie saillante de la poignée et pénètre jusque dans l'intérieur du tube.

2° D'un tube protecteur analogue au précédent, mais présentant une légère courbure et fenêtré dans toute son étendue y compris la poignée (fig. 221). Cette poignée est munie d'un pivot P à sa partie inférieure. Les deux extrémités du crochet et du tube protecteur sont taillées en biseaux en sens inverse, de façon à pouvoir s'adapter exactement l'une à l'autre. La longueur totale de l'instrument est de 39 centimètres.

3° D'un ressort composé de deux lames d'acier accouplées de 63 centimètres de longueur, et présentant à l'une de ses extrémités un anneau métallique mobile en tout sens, et à l'autre, un *œil* destiné à fixer la ficelle-scie (fig. 222).

La *ficelle-scie* est la même que celle de Braun et, comme elle, elle est dépourvue de fil de fer dans une certaine étendue, à ses deux extrémités.

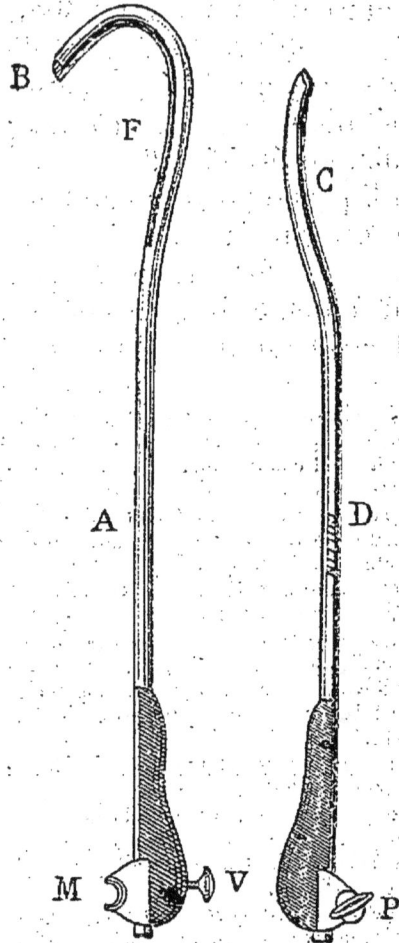

Fig. 220.   Fig. 221.

M. le Dr Ribemont-Dessaignes décrit en cinq temps le manuel opératoire.

Premier temps. Application du crochet. — On in-

1. Ribemont-Dessaignes, *Note sur un nouvel embryotome rachidien.* (*Annales de gynécologie*, mai 1887.)

troduit d'abord le ressort dans la
cavité du crochet, de façon à ce que
la monture de l'anneau s'engage
elle-même dans l'extrémité du tube,
on serre la petite vis que nous avons
signalée sur le manche, de façon à
maintenir solidement le ressort
dans cette position, puis on fixe, par
un nœud simple, la ficelle-scie sur
l'extrémité du ressort qui dépasse la
poignée du crochet (fig. 222).

Ainsi préparé, le crochet sera introduit dans les parties génitales et
enserrera le cou du fœtus suivant
les règles précédemment indiquées.
En cas de difficultés trop considérables pour l'introduction en avant
du fœtus, le crochet pourrait à la
rigueur être introduit en arrière.

*Deuxième temps. Saisie de l'an-
neau et passage de la ficelle-scie.* —
L'index qui circonscrit le cou en
arrière, sentira presque toujours
l'anneau du ressort, dès que le crochet sera placé; dans tous les cas,
une légère traction sur la poignée
du crochet, de petits mouvements
de rotation à droite et à gauche le
rendront accessible. L'anneau sera
accroché par le bout de l'index,
et la petite vis étant desserrée, le
ressort et la ficelle-scie qui lui fait
suite seront aisément entraînés au
dehors.

*Troisième temps. Introduction du
tube protecteur.* — Le crochet sera
confié à un aide, et l'opérateur enga-
gera dans la gouttière du tube pro-

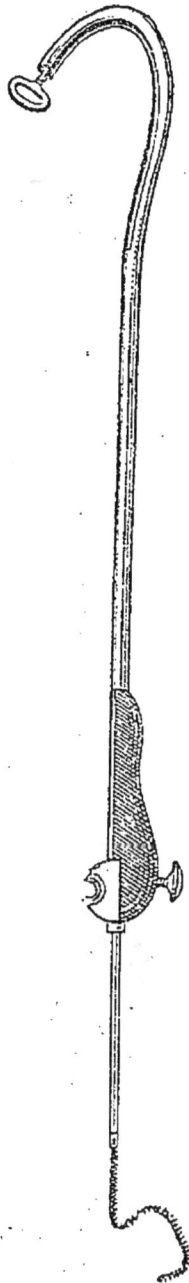

Fig. 222.

tecteur la partie étroite du ressort, il suffira de tirer
sur l'anneau pour engager dans le tube la partie large

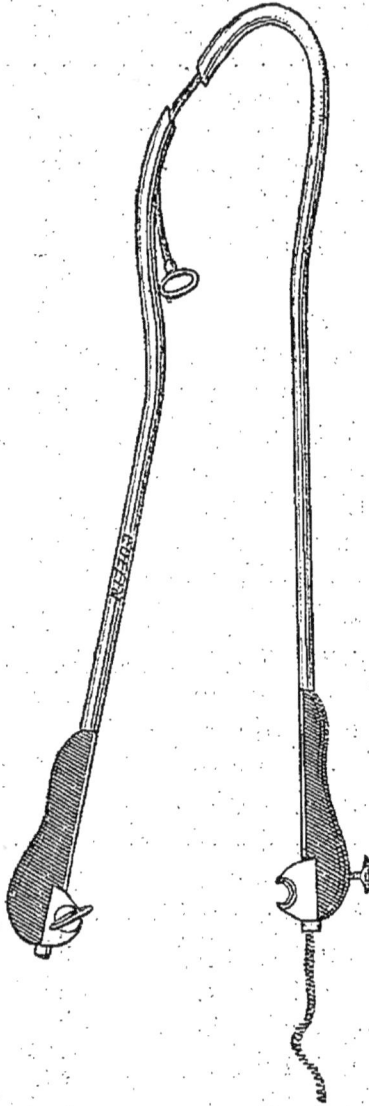
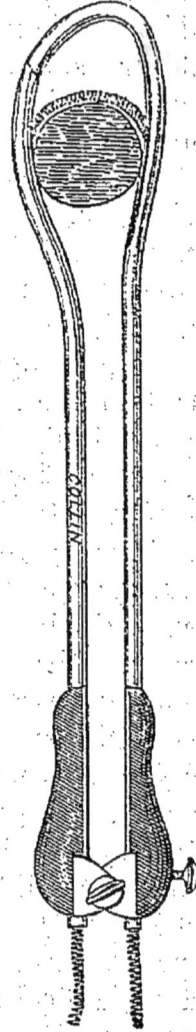

Fig. 223.   Fig. 224

de la lame métallique. On se contente ensuite de
maintenir l'anneau d'une main pendant que l'on

pousse doucement le tube dans l'intérieur des organes; guidé par le ressort, il arrive bientôt à toucher le bec du crochet (fig. 223).

Quatrième temps. Articulation. — On engage le pivot dans la mortaise et on le serre à fond. On achève ensuite de dégager le ressort et on le sépare de la ficelle-scie d'un coup de ciseaux (fig. 224).

Cinquième temps. — L'instrument étant soutenu par un aide, on imprime un rapide mouvement de va-et-vient à la ficelle-scie et la section du cou est terminée en quelques secondes.

L'extraction successive des deux parties du fœtus ne présente rien de particulier à signaler.

Comme le fait remarquer le Dr Ribemont, cet appareil est facile à nettoyer et à rendre aseptique. Il protège les parties maternelles contre l'action de la ficelle-scie, et par sa forme même, il supporte tout l'effort de la section, et le rapprochement des parties rectilignes de l'embryotome, en empêchant le cou de s'abaisser, met à l'abri des pressions dangereuses le segment inférieur de l'utérus.

Embryotome rachidien de Tarnier (fig. 225). — L'embryotome du Pr Tarnier se compose : 1° d'un crochet assez analogue à celui de Braun, mais dont la tige est canaliculée dans toute sa longueur; cette tige se prolonge un peu au-dessous du manche transversal et porte, à ce niveau, un écrou à ressort E,

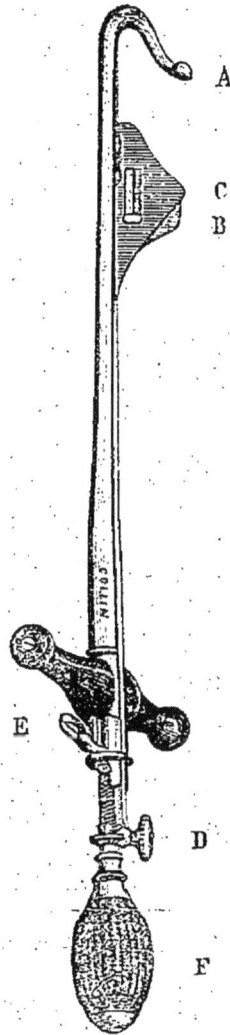

Fig. 225. — Embryotome rachidien du professeur Tarnier.

qui permet de fixer ou de rendre libre la tige du couteau.

2° Un couteau triangulaire C, muni d'un manche et dont la tige présente un pas de vis dans la partie voisine du manche.

- 3° Un protecteur formé par une lame métallique débordant le tranchant du couteau de 15 millimètres environ; ce protecteur peut être fixé ou libéré à volonté à l'aide d'une vis D.

L'embryotomie, à l'aide de l'instrument de Tarnier, peut être décrite en trois temps : *Premier temps. — Introduction de la main guide et placement du crochet.* — La main *homonyme* au côté du bassin dans lequel se trouve la tête du fœtus, sera introduite dans les parties génitales, entre le pubis et le fœtus; la face palmaire regardant en arrière, jusqu'à ce que les quatre doigts supérieurs aient bien reconnu le sillon du cou; le crochet tenu à pleine main sera glissé sur la face palmaire de la main guide, son bouton regardant du côté opposé à la tête du fœtus, jusqu'à ce qu'on ait la notion d'avoir dépassé le tronc; on lui imprimera alors un mouvement de rotation pour le ramener en arrière du cou, puis on l'abaissera en le portant un peu vers la tête; en tirant sur le manche, on s'assurera que la prise est bonne.

Deuxième temps. — Introduction du couteau. — On retire la main guide, on saisit avec elle le manche de l'instrument et on maintient le crochet solidement appliqué sur le cou du fœtus. De l'autre main, l'opérateur saisit par la poignée le couteau muni de son protecteur, l'introduit dans le canal du crochet et le pousse jusqu'à la vulve; arrivé là, il le confie à un aide et de sa main libre introduite dans les parties génitales, écartant les tissus maternels du chemin que doit suivre le couteau, il fait pousser celui-ci par l'aide jusqu'au contact du cou du fœtus; retirant alors sa main, l'opérateur saisit la poignée du couteau, le pousse de nouveau sur le fœtus et abaisse la bascule. Le cou se trouve alors saisi, et seul saisi, entre le crochet et le couteau.

Troisième temps. — *Section du cou.* — Il faut tout d'abord libérer le protecteur, puis, le crochet étant solidement maintenu de la main gauche par sa poignée transversale, on imprime de la main droite un mouvement de rotation au manche du couteau, le pas de vis progresse dans l'écrou et la lame tranchante monte, abandonnant peu à peu son protecteur et sectionnant les parties fœtales : on continue jusqu'à ce que le pas de vis soit arrivé à bloc, et le bord tranchant du couteau se trouve alors caché dans la rainure que présente le crochet de l'instrument ; mais comme il peut arriver qu'une petite portion de peau, cachée entre le couteau et l'angle du crochet, échappe à la section, il sera bon d'imprimer au manche de l'instrument deux ou trois demi-tours rapides, en sens inverse, pour déchirer cette bride cutanée. L'instrument sera ensuite retiré tout monté et on procédera à l'extraction du tronc et de la tête suivant les règles ordinaires.

Dans le cas où la décollation serait impossible, et où il faudrait agir sur le tronc, il sera d'ordinaire nécessaire de réappliquer l'instrument deux ou trois fois suivant les circonstances, en obéissant pour chacune des sections aux règles que nous venons d'énoncer.

Ce ne sont pas, on le voit, les instruments qui manquent pour pratiquer l'embryotomie, et nous sommes loin de les avoir tous cités ; leur multiplicité prouve les difficultés de l'opération, et la perfection de l'instrument dont on se servira ne saurait exclure la prudence et l'habileté de l'opérateur.

SYMPHYSÉOTOMIE[1].

On désigne sous ce nom une opération qui a pour

1. Pour la rédaction des lignes qui suivent, je me suis sur-

but de sectionner la symphyse pubienne et d'obtenir, par l'écartement des os iliaques, un agrandissement momentané du bassin.

Imaginée en 1768, par l'étudiant français *Sigault*, elle fut, pour la première fois, pratiquée à Paris par son auteur en 1777, sur la femme Souchot; la mère et l'enfant furent sauvés.

Sigault fut moins heureux dans les opérations qu'il pratiqua par la suite; dans les trois suivantes, les enfants succombèrent et dans la cinquième la mère et l'enfant moururent; cependant, l'opération nouvelle, acceptée au début avec enthousiasme, put compter quelques succès tant en France qu'à l'étranger, mais ses revers furent malheureusement nombreux; aussi, après une lutte des plus violentes entre *Symphysiens* et *Césariens*, tomba-t-elle dans le discrédit le plus absolu.

Il faut, cependant, constater une exception en faveur de l'Italie où la pratique de la symphyséotomie ne fut jamais complètement abandonnée.

Dans ces dernières années, elle fut surtout en honneur à l'École de Naples, grâce aux travaux de Galbiati, de Jacolucci, de Novi, etc., mais surtout du Pr Morisani qui, depuis 1863, n'a cessé de publier d'importants mémoires sur cette question.

Vers la fin de 1891, frappé des résultats obtenus par Morisani, le Pr Pinard fait avec le Pr Farabeuf et le Pr agrégé Varnier des expériences sur l'agrandissement du bassin par la symphyséotomie, et, en février 1892, pratique pour la première fois cette opération abandonnée depuis si longtemps en France, et que les succès obtenus en Italie n'avaient pas encore réussi à vulgariser : le succès fut complet pour la mère et l'enfant.

tout inspiré des travaux, leçons cliniques, rapports, mémoires originaux des professeurs Pinard et Farabeuf et du prof. agrégé Varnier; je prie ces Maîtres de vouloir bien agréer ici l'expression de ma gratitude.

La campagne si brillamment menée par ces auteurs en faveur de la symphyséotomie renaissante, leurs démonstrations théoriques si précises, leurs succès opératoires presque constants, eurent vite raison des hésitations des uns et des dénégations des autres, et remirent en honneur l'opération de Sigault. Aussi, depuis lors, les opérations de symphyséotomie se sont-elles multipliées tant en France qu'à l'étranger, et avec des succès tels que, s'il est encore des accoucheurs qui discutent cette intervention comme procédé de choix, dans les rétrécissements minimes du bassin, il en est bien peu, sans doute, qui ne l'admettent comme opération de nécessité dans les rétrécissements de 7 centimètres et au-dessus, lorsque le forceps, la version, l'accouchement prématuré ne sont pas applicables sans danger pour le fœtus.

Pour donner une idée des résultats obtenus, il suffira de citer les opérations pratiquées à la clinique Baudelocque par le Pr Pinard ou ses élèves, de février 1892 à janvier 1895[1] :

En 1892, il a été pratiqué 13 agrandissements momentanés du bassin.
En 1893,   —   14
En 1894,   —   22
    Total.. . . 49

Les résultats ont été les suivants :

Femmes guéries. . 45. — mortes. . 4
Enfants vivants.. . . 44. — morts.. . 5

Les causes de mortalité maternelle se répartissent ainsi :

1° **Septicémie à staphylocoques :** morte le 9e jour. Cette femme était en travail depuis trois jours lorsqu'elle fut apportée à la clinique ; l'œuf était ouvert

---

1. Pr A. Pinard, De la symphyséotomie à la clinique de Baudelocque pendant l'année 1894. (*Annales de gynécologie*, janvier 1895.)

depuis 66 heures, le liquide amniotique était vert, épais et extrêmement fétide ; elle avait été examinée en ville par une sage-femme et un médecin.

2° **Obstruction intestinale :** morte le 6ᵉ jour après l'opération ; la plaie était réunie par première intention, il n'y avait eu aucune complication opératoire, utérine ou péritonéale.

3° **Septicémie d'origine utérine :** femme infectée avant l'opération, température 38°,5 à son arrivée, écoulement par la vulve d'un liquide infect, morte 48 heures après son entrée.

4° **Septicémie avec suppuration de la plaie opératoire :** femme infectée avant son entrée à la maternité, température 38° 5 le soir de son arrivée, liquide amniotique fétide, nombreux touchers au dehors.

Causes de la mortalité fœtale : 1° fracture d'un pariétal au moment de l'extraction de la tête dernière, l'écartement préalable du bassin n'étant pas suffisant.

2° Faiblesse congénitale ; l'accouchement prématuré, combiné avec la symphyséotomie, ayant été provoqué trop tôt.

3° Fracture du frontal consécutive à une application irrégulière de forceps.

4° Fractures multiples des os du crâne produites par des applications de forceps faites en ville (lésions antérieures à la symphyséotomie).

5° L'enfant succomba pendant l'intervention (asphyxie par compression du cordon, sans aucune lésion du crâne).

Les résultats si remarquables obtenus dans son service par le Pʳ Pinard et que nous avons tenu à résumer démontrent :

« 1° Que la symphyséotomie incomplète doit être rejetée ;

« 2° Que la combinaison de l'accouchement provoqué et de la symphyséotomie n'est pas la meilleure de toutes les choses.

« 3° Que l'agrandissement momentané du bassin

complet, pratiqué chez des femmes saines, les enfants étant à terme et bien portants, n'a causé la
mort ni d'une femme, ni d'un enfant. »

Sur les quatre décès maternels, trois sont dus à la
septicémie, les femmes étant infectées avant l'opération. Est-ce à dire qu'il y a lieu de renoncer à la
symphyséotomie dans ces cas, lorsque l'enfant est
encore vivant ?

Le Pr Pinard a pratiqué 5 fois la section du bassin
dans ces conditions ; résultat : 2 femmes guéries, 3
mortes ; 4 enfants vivants vivant, 1 mort.

La basiotripsie, en sacrifiant les enfants, aurait-
elle mieux sauvegardé les intérêts de la mère ? Le
fait est fort douteux. L'avenir démontrera si l'opération Césarienne suivie de l'amputation utéro-ovarique doit donner des résultats plus favorables que
la symphyséotomie.

Nous avons discuté plus haut les *indications* de la
symphyséotomie, à propos du traitement obstétrical
des viciations pelviennes, nous n'y reviendrons pas
(voy. page 402) ; mais il nous paraît nécessaire, avant
d'exposer la technique opératoire, de donner quelques
indications sur les résultats que fournit cette opération au point de vue de l'agrandissement du bassin.

Des recherches expérimentales de Farabeuf, des observations cliniques de Pinard et Varnier, il résulte que
la symphyséotomie augmente le diamètre utile d'environ 2 millimètres par centimètre d'écartement in-
terpubien, soit une augmentation de 12 à 14 millimètres pour un écartement de 6 à 7 centimètres ; mais
là ne se borne pas le bénéfice obtenu, et comme le fait
fort justement observer le Pr Farabeuf, la tête s'enclave
de plus en plus entre les pubis, à mesure que l'écartement augmente, et l'expérience démontre qu'avec
un écartement de 6 centimètres la bosse pariétale
peut faire une saillie de 20 millimètres au delà de
la transversale bi-pubienne, qui déjà gagnait 12 millimètres, soit un bénéfice total de 31 millimètres.

Le déplacement en avant des pubis est considérable pour les premiers centimètres d'écartement; la progression va ensuite en diminuant; à 8 centim. elle est presque nulle; à 10 centim. les pubis rétrogradent.

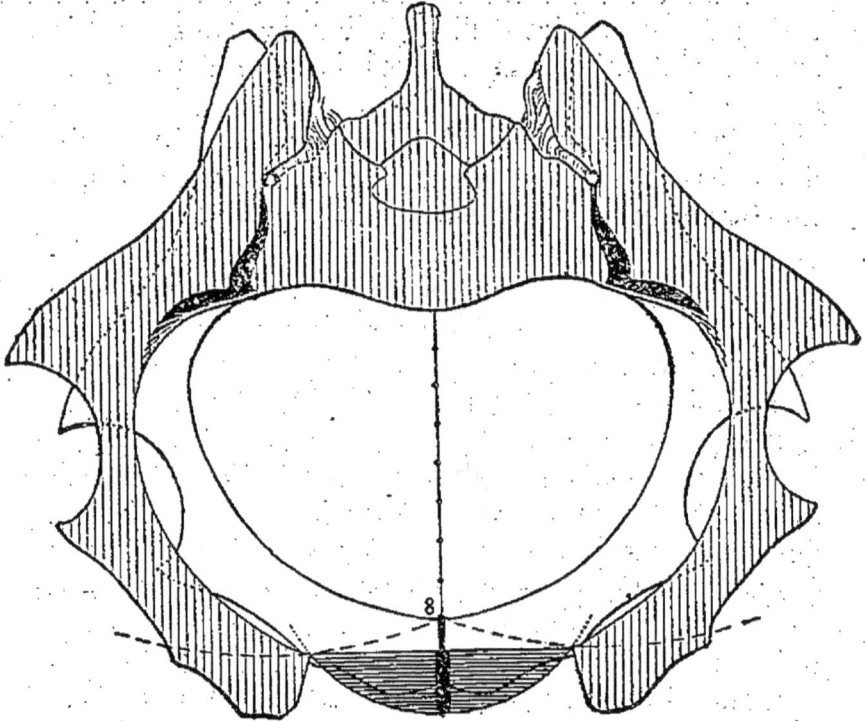

FIG. 226. — Ecartement symétrique. — Le bénéfice total est composé de deux éléments : *a*, l'augmentation de la distance sacro-pubienne qui croît très vite, mais s'arrête bientôt; *b*, l'épaisseur du segment de la tête enclavée, teinté de gris qui, d'abord mince, augmente à la fin considérablement. C'est l'enclavement de la tête qui donne le plus et c'est pour cela qu'il faut toujours porter l'écartement à 5, 6 et 7 centim. Un écartement de 7 centim. agrandit le diamètre antéro-postérieur de l'ouverture offerte à la tête de plus de 30 millim., soit 10 du fait du déplacement pubien et 20 de l'enclavement du pariétal antérieur, ce que montrent les deux petites colonnes noires superposées sous le chiffre 8 (Farabeuf)[1].

1. Pinard, Rapport sur la symphyséotomie au 11e Congrès des Sciences médicales de Rome. (*Annales de gynécologie*, mai-juin 1894.)

Le résultat est inverse pour la tête ; l'épaisseur du segment engagé, presque nulle pour les premiers centim. d'écartement, progresse ensuite de plus en plus ; elle est, d'après le Pr Farabeuf, de un millimètre et demi pour 2 centim. d'intervalle pubien.

de 0^m,005 pour 0^m,004 d'intervalle pubien,
de 0^m,013 pour 0^m,006 —
et plus de 0^m,020 pour 0^m,007 —

Des expériences de Morisani, Farabeuf, Pinard, Varnier, etc., on peut conclure que jusqu'à 7 centim. d'écartement inter-pubien, on ne produit aucune lésion grave des symphyses sacro-iliaques ; tout se borne à un décollement avec ou sans éraillure du périoste de l'ilium, sur une longueur de quelques centimètres, et que « pas un seul ligament important, pas un seul nerf ou vaisseau ne peut être lésé dans cette région postérieure, à moins de pousser les choses à un degré aussi excessif qu'inutile » (Pinard). — Sept centim. d'écartement entre les deux surfaces sectionnées de la symphyse, 35 millim. pour chacun des os iliaques, constitue donc une limite qu'on ne saurait dépasser sans danger.

Le professeur Farabeuf a en outre démontré qu'avec un même écartement l'agrandissement était d'autant plus accusé que le bassin était plus rétréci. Le tableau suivant, dressé d'après les figures de ce professeur, permet de s'en rendre compte.

ÉCARTEMENT inter-pubien	AUGMENTATION DU DIAMÈTRE ANTÉRO-POSTÉRIEUR DANS LES BASSINS					
	de 5 cent.	de 6 cent.	de 7 cent.	de 8 cent.	de 9 cent.	de 10 cent.
0^m,05	0^m,023	0^m,021	0^m,019	0^m,017	0^m,016	0^m,014
0^m,06	0^m,029	0^m,026	0^m,025	0^m,021	0^m,019	0^m,018
0^m,07	0^m,034	0^m,031	0^m,028	0^m,025	0^m,023	0^m,021

Ce n'est pas seulement le diamètre antéro-postérieur qui est augmenté par la symphyséotomie, mais bien tous les diamètres du détroit supérieur de l'excavation et du détroit inférieur. D'après les recherches du Pʳ Fochier, c'est surtout le diamètre transverse médian (c'est-à-dire celui qui passe par le milieu du conjugué), qui subit l'agrandissement le plus considérable ; aussi en conclut-il qu'il y a lieu pour l'extraction de placer la tête en position transversale et en flexion modérée.

Technique opératoire. — Soins préliminaires. — Le diagnostic obstétrical aura été fait, cela va sans dire, de la façon la plus rigoureuse possible, tant au point de vue des dimensions du bassin que de l'attitude du fœtus et de sa vitalité. Lorsque l'opération devra être faite en dehors d'une maternité, on cherchera à se mettre dans les meilleures conditions hygiéniques possibles : la chambre devra être, autant que faire se pourra, d'une propreté irréprochable, bien aérée, bien éclairée, peu meublée, dépourvue de tentures et de rideaux. Le lit d'opération devra être résistant, de hauteur modérée, de façon que le chirurgien puisse dominer du regard la région opératoire ; une table recouverte d'un matelas garni peut en tenir lieu.

Quatre aides sont nécessaires : un pour le chloroforme, deux pour maintenir les jambes de la patiente, le quatrième, très familiarisé avec les pratiques antiseptiques, pour assister directement le chirurgien.

Pour éviter les déchirures des parties molles au moment de l'extraction et faciliter le passage de l'enfant, le Pʳ Pinard recommande, toutes les fois que cela sera possible, de dilater, chez les primipares, le bassin mou, le vagin et la vulve à l'aide du ballon de Champetier de Ribes, avant de pratiquer la section de la symphyse.

Avant l'opération, on pratiquera le cathétérisme,

non seulement pour vider la vessie, mais encore
pour reconnaître sa direction et la hauteur à laquelle elle s'élève une fois vide.

Les précautions antiseptiques les plus rigoureuses
seront prises vis-à-vis des organes génitaux ; non
seulement la toilette du vagin sera soigneusement
faite, comme il convient dans tous les cas, mais encore tous les poils devront être rasés avec soin, la
région opératoire, la région ano-vulvaire devront
être brossées avec soin au sublimé et au savon, lavées à l'alcool et au sublimé, etc.

Dans le cas où la femme serait infectée ou même
simplement soupçonnée d'infection avant l'intervention (touchers, applications de forceps antérieurement
pratiqués sans garanties suffisantes), l'opérateur
devra prendre des précautions antiseptiques person-
nelles toutes spéciales avant de toucher à la plaie
opératoire, après la sortie du fœtus ; il sera même
préférable, lorsque la chose sera possible, de faire
pratiquer l'extraction par un aide de confiance.

Appareil instrumental. — Il doit comprendre :
un bistouri ordinaire, un bistouri à lame courte et
mince, un bistouri courbe à lame mince (modèle
Pinard), des ciseaux droits ; des aiguilles à suture
courbes et fortes (Reverdin ou Emmet-Péan), des
pinces hémostatiques, un écarteur enregistreur de
Pinard, — un écarteur à vis, — un conducteur de Farabeuf ; à défaut, une lame métallique quelconque,
large de 10 millimètres, que l'opérateur courbera
lui-même, — des éponges aseptiques, — un forceps
de Tarnier ; un insufflateur de Ribemont, etc... ; du
fil d'argent, de soie, de catgut, du crin de Florence, etc.

Il est prudent d'avoir, en outre, à sa disposition,
pour certains cas exceptionnels, une scie à chaîne
avec ses accessoires, ou un ciseau ostéotome et un
maillet.

Opération. — Le procédé français, suivant la

technique des P^rs Farabeuf et Pinard, est le plus facile à exécuter et met à l'abri de toute hémorragie
par échappade du bistouri, et protège la vessie,
l'urètre, les vaisseaux du clitoris contre toute blessure.

1er *temps.* — **Section de la symphyse.** — La femme
anesthésiée est mise en travers du lit, dans le décubitus dorsal parfait, les deux jambes pliées sur les
cuisses et maintenues par les aides ; les régions sous-
ombilicales, inguino-crurales ainsi que les cuisses et
les jambes, sont recouvertes de compresses stérilisées.

L'opérateur, ayant à sa portée le plateau des instruments ainsi qu'une cuvette contenant une solution de sublimé, se place entre les jambes de la
femme et incise sur la ligne médiane les téguments
et la graisse prépubienne dans une étendue de 8 centim. environ.

Les lecteurs me sauront gré de laisser ici la parole
au Pr Farabeuf et au Pr Pinard, les conseils si précis
qu'ils donnent ne pouvant être résumés sans préjudice pour la clarté.

« Je mets, dit Farabeuf, le bout du pouce gauche
dans le vestibule, celui de l'index au côté gauche du
clitoris, très bas. J'abaisse la racine gauche jusqu'à ce
que le bout de mon doigt, auquel je donne le temps
de faire son trou, s'il y a tuméfaction, sente le dessous de l'arcade, ce qui est facile. Si j'ai fait glisser
la peau en appuyant trop, et, par suite, abaissé le
point touché, je redonne au tégument la liberté de
remonter à sa place avant de l'inciser, car c'est sur
mon ongle que je fais aboutir l'incision commencée
à la hauteur nécessaire. Mon bistouri repasse deux,
trois, quatre fois pour bien mettre à nu les tissus
blancs présymphysiens que me montrent nettement
deux écarteurs finalement amenés dans la partie
basse de la plaie.

« J'aperçois notamment les filaments du ligament
suspenseur médian du clitoris. Pour les mieux voir

et les mettre en relief, ma main gauche pince le

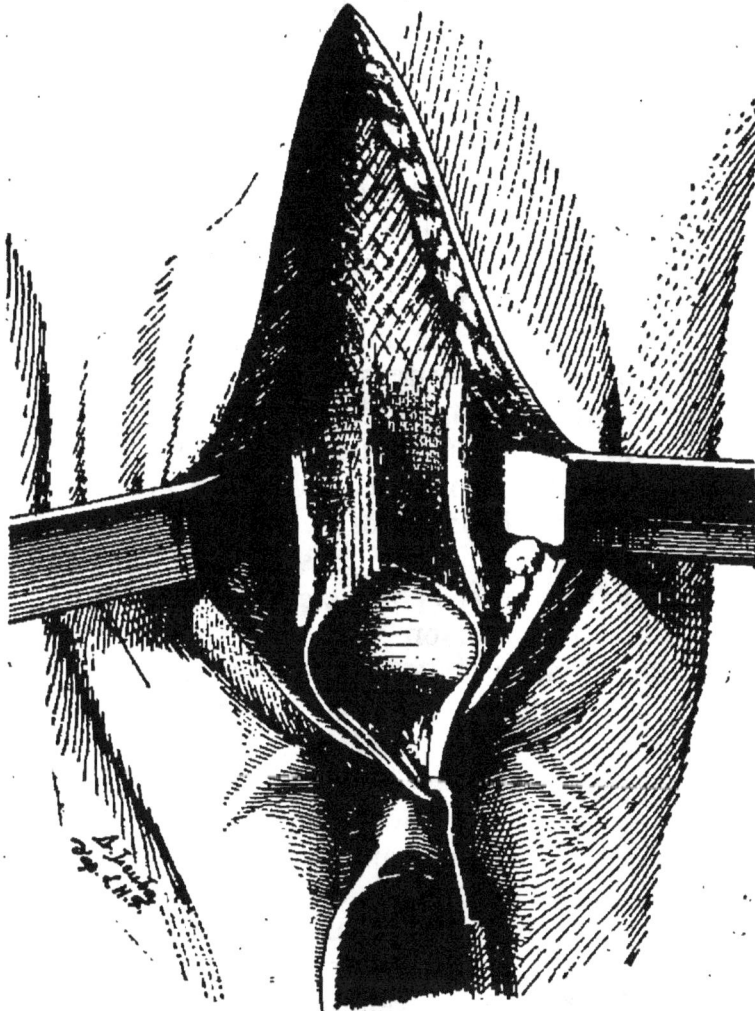

Fɪɢ. 227. — *Symphyséotomie*. — Ouverture de la voie sous-symphysienne. — La peau et la graisse, coupées à fond et écartées,
ont laissé voir les faisceaux blancs du grand oblique de l'abdomen croisant sur la ligne médiane dans le haut de la plaie.
— En bas, la masse des filaments suspenseurs du clitoris, rendus saillants par la traction de cet organe, a été coupée en
travers à fond. — Ici, un crochet tire en bas la lèvre inférieure,
montre l'arcuatum et l'entrée de la voie sous-symphysienne
(Farabeuf).

gland et tire le clitoris. Aussitôt, ces faisceaux se

soulèvent : d'un coup de bistouri transversal, hardi,
long de 20 millim., je les tranche près du clitoris et
à fond, sans craindre d'entamer le manchon sym-
physien.

« Immédiatement, soit du bout de l'ongle du doigt
gauche, soit du bec d'une rugine mousse, j'abaisse
la lèvre inférieure de cette petite plaie transversale ;
je l'abaisse en grattant la symphyse, qui est à ce niveau libre d'adhérences sérieuses, lisse, brillante,
compacte, nacrée : bientôt l'arcuatum, avec son bord
inférieur net, poli et absolument libre, est sous mes
yeux, sur mon ongle ou sur mon instrument (fig. 227).

« On croirait vraiment, dans la plupart des cas,
qu'il y a là une cavité séreuse, tant il est facile de
séparer l'arcuatum et même des derniers centimètres
de la symphyse, l'aponévrose venue du bassin qui
couvre, masque et protège tous les vaisseaux sous-
jacents, en particulier la veine dorsale du clitoris[1]. »

Ce temps accompli, on sépare les muscles droits
dans la partie de la plaie et immédiatement au-dessus de la symphyse, pour permettre à l'index de
pénétrer dans la cavité prévésicale (voy. fig. 229).

On introduit le doigt fortement recourbé pour,
dès son introduction, soulever tout le tissu cellulaire
graisseux qui n'est ni épais, ni adhérent ; on descend ainsi derrière les os, en grattant le périoste
avec l'ongle, ou mieux avec un instrument mousse
quelconque, mais aussi, fortement recourbé et conduit sous le doigt, et on rejoint sous l'arcuatum la
voie naturelle qu'on vient d'ouvrir en avant.

« C'est à croire, dit M. Farabeuf, que cette voie
sous-symphysienne, naturelle, préformée, attend
quelque large sonde cannelée, fortement courbée,
qui charge la symphyse pure et nette, prenne le
bourrelet et dise à l'opérateur : « Je suis au droit de

---

1. Rapport du Pr Pinard au 11e Congrès des Sciences médicales de Rome. (*In Annales de gynécologie*, mai-juin 1894.)

la jointure, puisque ma concavité en embrasse le bourrelet; tous les vaisseaux refoulés avec leur couverture, sans avoir été vus, sont tenus à distance par mon dos; prends le bistouri, le ciseau, la scie, la cisaille si cela te plaît; j'ai un centimètre de large et tu vois clair ».

Pour charger la symphyse ainsi dégagée, le Pr Farabeuf a fait construire une lame d'acier, mousse partout, disposée en gouttière arquée sur une longueur de quelques centimètres (fig. 228). Cet instrument peut,

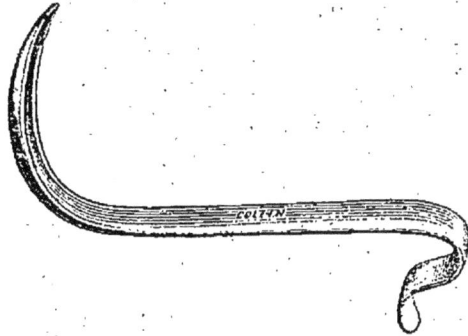

Fig. 228. — Petite lame ou gouttière métallique, arquée comme il convient, pour s'introduire sous la symphyse, s'adapter au bourrelet et montrer son extrémité au-dessus des pubis (Farabeuf).

à la rigueur, être remplacé par une lame métallique quelconque, de 10 millim. de large, que l'opérateur courbera lui-même de façon convenable, au moment de s'en servir.

La symphyse sera coupée sur ce conducteur de haut en bas et d'avant en arrière. Dès qu'on a pénétré dans l'articulation, il faut, ainsi que le fait observer le Pr Pinard, laisser le bistouri guider, pour ainsi dire, l'opérateur; le faire pénétrer là où il rencontre le moins de résistance et ne pas vouloir lui faire suivre la ligne droite d'une façon immuable. On aura soin que la section de la symphyse soit bien complète, y compris celle du ligament sous-pubien, qui est ici pratiquée sans danger, puisque la vessie, l'urètre, les vaisseaux clitoridiens sont protégés par la lame métallique.

2e *temps*. — **Écartement des os iliaques.** —

Farabeuf et Pinard insistent sur ce fait qu'il ne suffit pas de sectionner la symphyse, mais que l'opé-

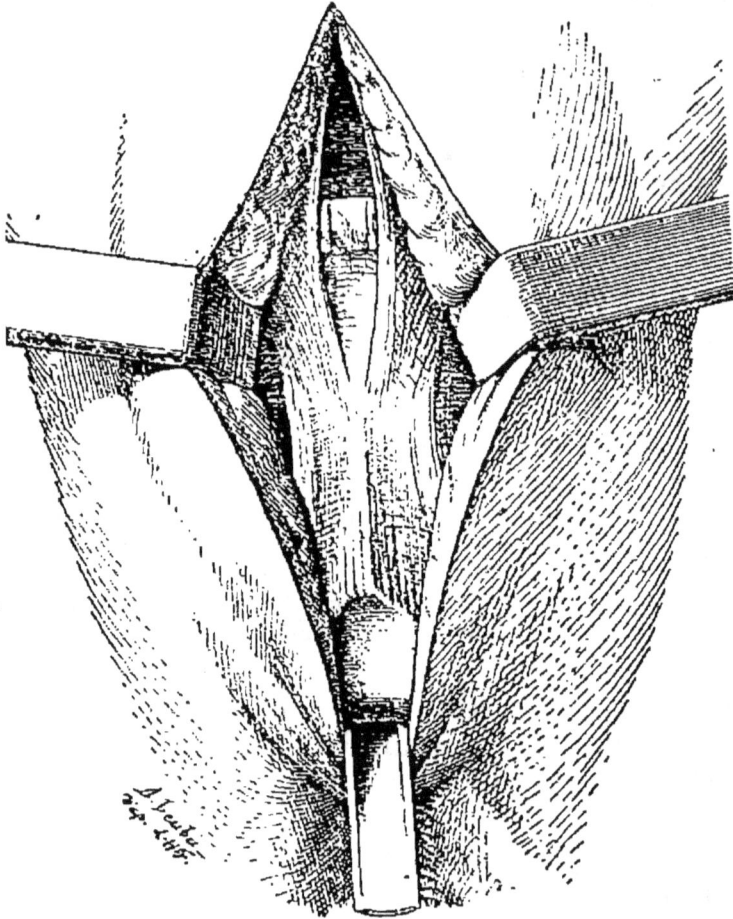

Fig. 229. — *Symphyséotomie*. — Après ouverture de la voie sous-symphysienne, l'opérateur, remontant à la partie supé-rieure du pubis, a séparé les muscles droits dans l'étendue né-cessaire, puis introduit son doigt et la gouttière arquée, pour gratter de haut en bas le bourrelet jusqu'au bord libre de l'ar-cuatum. Là est resté le doigt pour recevoir le bec de la gout-tière arquée introduite en avant dans l'ouverture sous-symphy-sienne primitive et la conduire jusqu'au-dessus du pubis où il se montre (Farabeuf).

rateur doit, avant toute tentative d'extraction, pro-duire l'écartement désirable, calculé et voulu du bassin. Cet écartement doit toujours être l'œuvre de l'accoucheur, jamais celle de l'enfant.

Il ne doit jamais être moindre de 4 centimètres ; mais nous savons aussi qu'il ne doit jamais dépasser 7 centimètres. Il sera calculé d'après les chiffres obtenus par le Pr Farabeuf (voir page 585).

On obtient l'écartement des pubis sectionnés en portant doucement les deux cuisses dans l'abduction ; mais, outre que l'écartement ainsi obtenu n'est pas

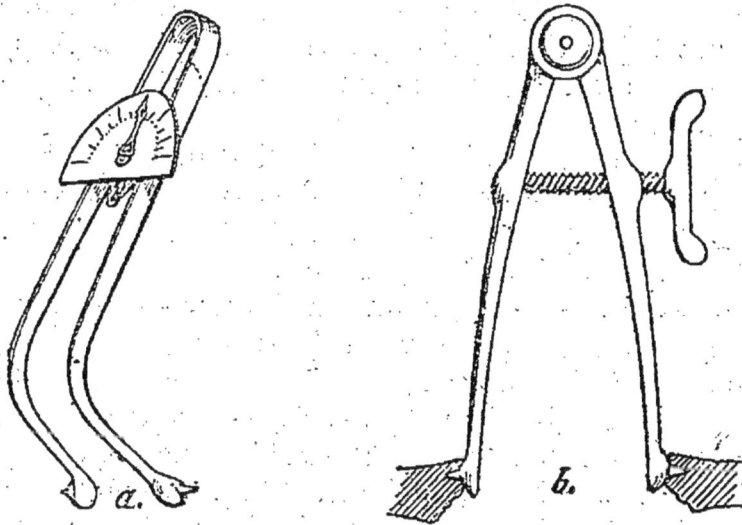

Fig. 230. — Instruments pour écarter les pubis et indiquer le degré de l'écartement. — *a*, enregistreur de Farabeuf ; *b*, écarteur à vis.

toujours suffisant, il sera parfois nécessaire et toujours plus prudent de le provoquer, à l'aide d'un instrument écarteur enregistreur qui, placé entre les pubis, permettra de les éloigner l'un de l'autre, grâce à la vis dont il est muni, en même temps qu'il enregistrera la distance qui les sépare; on le remplacera ensuite par un simple enregistreur, pour constater l'écart pendant l'extraction.

Il peut arriver que l'un des pubis s'écarte beaucoup et s'abaisse proportionnellement, l'autre bougeant à peine. Farabeuf conseille, dans ces cas, de produire la moitié de l'écartement nécessaire successivement de l'un et de l'autre côté et, pour cela, il fait appuyer par un aide l'une des cuisses fléchie et en adduction complète, de tout le poids de ses bras et de la partie supérieure de son corps, ce qui serre l'ilium contre le sacrum ; l'autre jambe, demi-étendue, est portée dans l'abduction forcée, ce qui ouvre l'articulation postérieure correspondante. La même manœuvre répétée du côté opposé permettra d'obtenir la disjonction de l'autre articulation sacro-iliaque au degré voulu, sans augmenter celle de la première.

L'écartement voulu et calculé d'avance ayant été obtenu, l'enregistreur étant en place, on tamponne légèrement et on recouvre la plaie de gaze iodoformée pour procéder à l'extraction.

3e *temps*. — **Extraction du fœtus.** — Quelques opérateurs, après la section de la symphyse, abandonnent à la nature l'expulsion du fœtus (Sweifel toujours, Morisani quelquefois), — d'autres procèdent immédiatement à son extraction par le forceps (Pinard, Varnier, Ribemont, etc.). Cependant le Pr Pinard prévoit des cas où il serait peut-être avantageux de laisser aux contractions le soin d'engager la tête, le forceps, même dans un bassin agrandi, étant un mauvais instrument lorsque la tête est très élevée[1].

Jusqu'à présent, le forceps est le procédé de choix pour l'extraction du fœtus, l'extraction par les pieds devant rester une opération de nécessité : l'avenir nous dira s'il doit céder le pas au *préhenseur-levier-mensurateur* du Pr Farabeuf, au moins pour l'engagement et la descente de la tête dans l'excavation.

---

1. Pr Pinard, Leçon clinique faite le 7 décembre 1893. (*Annales de gynécologie*, janvier 1894.)

L'application de forceps doit être régulière; la main guide doit être assez profondément introduite pour que la première cuiller soit placée directement en arrière, au niveau de la région pré-auriculaire. Si la tête est défléchie, il faut la fléchir au préalable avec la main. On introduira la seconde branche en ayant bien soin de ne déplacer ni la première, ni la tête. (Voir application de forceps au détroit supérieur, page 520.)

Pour que les parties molles ne soient pas soumises à une distension trop considérable et pour éviter qu'elles ne se déchirent en avant au moment du passage de la tête, n'ayant plus de plan osseux pour les soutenir, Varnier a conseillé de reconstituer ce plan osseux en rapprochant les pubis dès que la tête a franchi l'obstacle; c'est une conduite qu'il faut toujours imiter.

L'extraction faite, les aides maintiennent les cuisses assez rapprochées l'une de l'autre pour que les pubis soient presque en contact et veillent à ce que la plaie soit toujours bien protégée. Le fœtus est confié à la garde ou à l'aide principal, suivant que son état réclame ou non des soins particuliers.

Si, après un quart d'heure, le placenta n'est pas décollé, le Pr Pinard pratique la délivrance artificielle; car, sous l'influence de l'anesthésie chloroformique, la femme est exposée à perdre plus de sang et il est nécessaire de continuer l'anesthésie jusqu'à la fin de la suture.

Après la délivrance, injection intra-utérine jusqu'à ce que l'eau revienne claire et que l'utérus soit bien rétracté, — introduction dans le vagin d'une bande de gaze iodoformée.

4e *temps*. — **Suture de la plaie.** — Après avoir de nouveau aseptisé ses mains qui ont pénétré dans le vagin, le chirurgien procède à la suture de la plaie opératoire; après l'avoir soigneusement débarrassée des caillots qu'elle peut contenir, l'avoir

lavée à la solution phéniquée à 5 0/0, les symphyses
étant rapprochées et bien en contact, il fait, à l'aide
d'une grande aiguille courbe, quatre points de
suture profonde traversant toutes les parties
molles et rasant la surface antérieure de l'os ; quatre
points de suture superficiels sont ensuite placés dans
leur intervalle. La suture profonde peut être faite
avec du fil d'argent fort ou de la soie tressée plate ;
la suture superficielle avec du fil d'argent, de la soie,

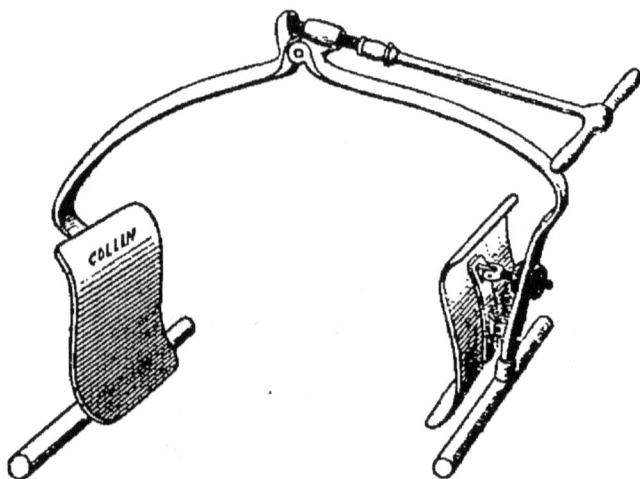

Fig. 231. — Ceinture métallique.

ou du crin de Florence. Les fils coupés, la région
opératoire est recouverte d'iodoforme ou de gaze
iodoformée. Une épaisse couche de ouate est disposée par-dessus le pansement et tout autour du
bassin, maintenue par un bandage de corps fortement serré.

Les membres inférieurs seront rapprochés et im-
mobilisés par un lien fixé au niveau des genoux. A
défaut d'un lit spécial (lit de Pinard) ou d'une
gouttière de Bonnet, qui permettent de soulever la
femme sans imprimer le moindre mouvement au
bassin, on pourra recourir, pour assurer l'immobilisation de la symphyse, soit à l'application d'un

bandage plâtré, soit à l'emploi d'une ceinture métallique : celle construite par Collin pour Pinard et Ribemont-Dessaignes, ou celle de Guéniot.

Pour assurer le rapprochement des pubis, M. le Pr Tarnier se sert d'une simple ceinture de caoutchouc recouverte de toile, de façon à pouvoir être maintenue très propre ; cette ceinture est passée sous les reins de la malade et suspendue à l'aide de cordes qui se croisent au-dessus du lit ; ces cordes vont se réfléchir sur des poulies placées sur le cadre même du lit sur lequel l'accouchée repose. En suspendant à l'extrémité de ces cordes des poids plus ou moins lourds, on peut, à volonté, augmenter ou diminuer la pression des deux os iliaques. Cette ceinture permet, de plus, de soulever très facilement la malade pour lui donner les soins de propreté nécessaires [1].

Les fils seront enlevés le 8e jour, et le même pansement sera réappliqué. Si à partir du 12e jour on peut permettre à la femme de se mouvoir dans son lit, on ne saurait sans imprudence la laisser se lever avant le 20e ou le 25e jour.

Ischio-pubiotomie ou opération de Farabeuf.

On désigne, sous ce nom, une opération qui a pour but de produire dans le bassin oblique ovalaire avec synostose sacro-iliaque (bassin de Nœgèle), un agrandissement momentané beaucoup plus considérable que ne saurait le faire une simple symphyséotomie. Imaginée par le Pr Farabeuf, elle fut pratiquée, pour la première fois, par le Pr Pinard, le 7 novembre 1892, avec le succès le plus complet pour la mère et l'enfant. Cette tentative heureuse n'a pas encore été renouvelée depuis lors, ce qui s'explique par la rareté de son indication.

---

1. Pr Tarnier, Communication au Congrès de gynécologie d'obstétrique et de pædiatrie de Bordeaux, août 1895.

Limités par notre cadre, nous nous contenterons d'exposer d'une façon sommaire la technique de cette opération, et nous renvoyons le lecteur, pour plus de détails, aux travaux de Farabeuf, Pinard et Varnier [1].

Technique opératoire. — Les incisions des téguments seront faites, du côtés ankylosé, sur une ligne parallèle à la ligne médiane et distante de celle-ci de 4 centimètres.

1er *temps*. — **Section de l'ischion.** — Une première incision antéro-postérieure de 4 centim. d'étendue, dont la partie moyenne se trouve au droit de la fourchette, permet de découvrir la branche ascendante de l'ischion. L'os sera dénudé à la rugine courbe, en avant, en arrière et sur les bords, dans l'étendue nécessaire.

La scie à chaîne sera passée de dedans en dehors et la branche sciée, après avoir eu soin de refouler le plus possible les parties molles en arrière vers l'ischion.

Avec le doigt et la rugine, on détachera ensuite la membrane obturatrice du bord interne du trou ischio-pubien aussi haut que possible.

2e *temps*. — **Section du pubis.** — Incision de 5 centim. commencée à un grand travers de doigt au-dessus de l'arcade crurale, à 4 centim. de la ligne médiane, un travers de doigt environ en dehors de l'épine du pubis; — section des fibres de l'arcade crurale, des ligaments de Guibernat et de Cooper, tout en respectant le contenu du canal inguinal; — section du pectiné et dénudation à la

---

1. Pr L.-H. Farabeuf, De l'agrandissement momentané du bassin oblique ovalaire par ischio-pubiotomie. (*Annales de gynécologie*, décembre 1892. — De l'*ischio-pubiotomie* ou *opération de Farabeuf*. Communication à l'Académie de médecine par le Pr Pinard (séance du 10 janvier 1893). (*Annales de gynécologie*, février 1893. — *Histoire de la péloitomie*, par H. Varnier, professeur agrégé. (*Annales de gynécologie*, février 1893.)

rugine de la branche horizontale du pubis; — passage
de la scie à chaîne derrière l'os, de dessus en de-
sous, et refoulement des parties molles en dehors,
de façon à pouvoir le diviser à cinq centimètres de la
ligne médiane.

Achever ensuite à la rugine, et de haut en bas, la
désinsertion de la membrane obturatrice.

3e *temps*. — **Ecartement des surfaces sectionnées.** — Pour obtenir l'écartement désirable, qui ne

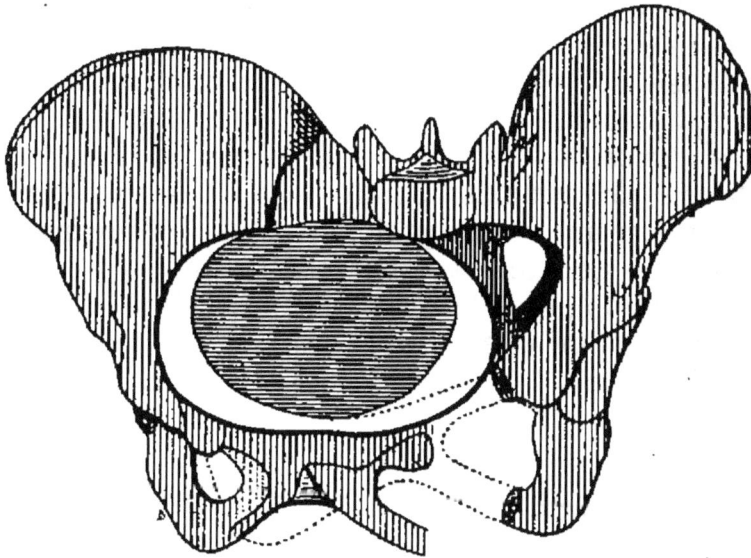

Fig. 232. — Bassin oblique ovalaire ayant subi l'ischio-pubiotomie du côté ankylosé rétréci. — La surface praticable ainsi
obtenue est blanche et dépasse de beaucoup la surface y incluse
teintée, qu'offrait le bassin avant l'opération (Farabeuf).

doit pas dépasser 3 centimètres, 35 millimètres au
maximum sous peine de produire des lésions du
côté de l'articulation sacro-iliaque mobile, il est indispensable de tenir la cuisse du côté scié, dressée,
c'est-à-dire à demi fléchie et aussi peu en abduction
que possible, afin que les muscles abducteurs, qui
s'insèrent au corps du pubis, n'apportent pas un
obstacle à l'écartement par leur distension; il faut,
en outre, que cette jambe ne soit pas immobilisée et
reste libre de tourner sous l'action des muscles obtu-

rateurs, dont une partie des insertions se trouve entraînée au moment de l'écartement des pubis. — On vérifiera ensuite la mobilité de la symphyse pubienne; on pourra même, si cela est nécessaire, luxer en avant, avec les doigts, la valve pubienne mobile.

Dans cette opération, comme dans la symphyséotomie, il est essentiel, avant toute tentative d'extraction, de produire manuellement ou mécaniquement l'écartement nécessaire, et de ne rien laisser à faire à la tête du fœtus.

4e *temps*. — Extraction du fœtus comme dans la symphyséotomie.

5e *temps*. — **Suture de la plaie.** — Les deux plaies seront réunies, comme celles de la symphyséotomie, par une suture profonde et une suture superficielle. — Les cuisses seront maintenues rapprochées et le bassin immobilisé; en un mot, la malade sera traitée comme une symphyséotomisée, mais l'immobilisation et le séjour au lit devront être plus prolongés.

OPÉRATION CÉSARIENNE.

L'opération césarienne ou gastro-hystérotomie consiste, ainsi que son nom l'indique, à pratiquer une incision suffisante à la paroi abdominale et à l'utérus et à procéder par cette voie à l'extraction du fœtus.

Appliquée à la femme qui vient d'expirer, pour tâcher de sauver son enfant, elle a très probablement été pratiquée de tout temps. Mais, appliquée à la femme vivante, elle ne remonte guère au delà du commencement du xvie siècle.

Cette opération comprend aujourd'hui plusieurs procédés :

1° On se contente de sectionner l'utérus dans une étendue suffisante et de suturer la plaie après l'extraction du fœtus et du délivre ; *opération césarienne proprement dite ou conservatrice.*

2° Après l'extraction du fœtus, on ampute l'utérus au-dessus du col, *opération de Porro* ou *opération césarienne radicale.*

3° Nous nous contenterons de signaler l'opération de Bischoff qui consiste à enlever l'utérus dans sa totalité et qui, jusqu'à présent, n'a pas donné de résultats très encourageants.

Indications. — Elles sont absolues ou relatives. — *Absolues :* Impossibilité d'extraire le fœtus vivant ou mort par les voies naturelles. Rétrécissements extrêmes du bassin. Obstruction du canal pelvi-génital par des tumeurs irréductibles des os ou des organes pelviens.

Relatives : Elles sont plus difficiles à préciser ; cependant, grâce aux progrès réalisés et aux succès croissants de cette opération, on peut la considérer comme justifiée toutes les fois que la symphyséotomie ne pourra donner un agrandissement suffisant pour l'extraction d'un fœtus vivant et *viable,* et les résultats obtenus jusqu'à présent semblent indiquer qu'au-dessous de 6 centimètres, c'est à l'opération césarienne qu'il faudra recourir.

Bien que l'opération de Porro, par suite des résultats qu'elle fournit actuellement et de la sécurité qu'elle donne pour l'avenir, jouisse aujourd'hui d'une faveur particulière auprès des chirurgiens, il est assez difficile de limiter, d'une manière absolue, les cas où il y aura lieu de recourir de préférence à l'une ou à l'autre opération.

Il est un certain nombre de circonstances, cependant, où l'hésitation ne sera guère permise, et dans lesquelles c'est l'amputation utéro-ovarique qu'il faudra pratiquer ; en particulier, lorsque l'intervention aura été nécessitée par des tumeurs volumineuses de l'utérus, de nature fibreuse ou cancéreuse ; par une viciation pelvienne due à l'ostéomalacie ; quand il y a lieu de penser que l'utérus est infecté ; lorsqu'après la césarienne l'hémorragie persiste par suite d'inertie complète de l'utérus.

Le choix du moment de l'opération est très important, et il résulte de nombreuses observations, que le pronostic est d'autant plus grave que le travail a duré plus longtemps au moment de l'intervention, surtout si les membranes sont rompues. Il faudra donc, si la femme est en travail, opérer le plus tôt possible, avant la rupture des membranes, sans négliger cependant aucune des précautions indispensables.

Si la femme a pu être examinée pendant la grossesse et que l'opération ait été jugée indispensable, il paraît préférable de la pratiquer dans les derniers jours de la gestation, après avoir mis aux préparatifs tout le temps et tout le soin nécessaires et s'être entouré de toutes les garanties de succès.

Opération césarienne conservatrice. — Soins préliminaires. — On s'entourera des précautions antiseptiques les plus rigoureuses ; les règles sont les mêmes que pour toute laparotomie.

Appareil instrumental. — Bistouris ordinaires, — ciseaux droits et courbes, — pinces à griffes, — pinces à forcipressure (une vingtaine), — écarteurs — sonde cannelée, — aiguilles de Péan ou de Reverdin, — aiguilles fines, — pinces de Museux, — pinces à ligaments larges, droites et courbes, — pinces porte-éponges, — curette, — deux broches pour le pédicule utérin, — un tube de caoutchouc non perforé pour hémostase provisoire, — un thermo-cautère, — une seringue de Pravaz, — fils de soie de grosseurs différentes, de catgut, de Florence, d'argent, — éponges, — tampons aseptiques, etc., etc.

En résumé, il faut être suffisamment armé, non seulement pour la césarienne conservatrice, mais encore pour l'opération de Porro. Les instruments et objets de pansement auront été préalablement stérilisés avec soin, soit par l'étuve, soit par l'ébullition pendant une demi-heure dans une solution phéniquée à 5 0/0. Lorsque l'on opère en dehors d'une maternité, il faut autant que possible choisir une chambre bien aérée, mais facile à chauffer, car la température au moment de l'opération doit y être de 21 à 22 degrés centigrades.

On choisira un lit étroit et l'on interposera un plan résistant au-dessous du premier matelas ; une table étroite recouverte d'un matelas et suffisamment longue serait préférable.

La femme, dont l'intestin et la vessie auront été préalablement vidés, sera placée sur la table d'opération dans le décubitus dorsal, la tête légèrement soulevée par un coussin, le corps recouvert d'une chemise de flanelle autant que possible passée à l'étuve, et les jambes entourées de ouate. Un aide compétent sera préposé au chloroforme ; un ou deux autres, lorsque cela sera possible, seront affectés au passage des instruments et des éponges ; l'aide principal se placera en face de l'opérateur. Pendant la chloroformisation, l'opérateur et son aide principal procéderont eux-mêmes à une nouvelle désinfection de la paroi abdominale et recouvriront de compresses aseptiques toutes les régions voisines du champ opératoire, de façon à n'être exposés à aucun contact douteux.

Ils auront l'un et l'autre à leur portée une cuvette contenant une solution de sublimé, pour s'y tremper les mains dans le cours de l'opération.

Opération. — Elle comprend six temps :

1er Incision de la paroi abdominale ;
2e Incision de l'utérus ;
3e Extraction du fœtus ;
4e Extraction de l'arrière-faix ;
5e Suture de l'utérus ;
6e Suture de la paroi abdominale [1].

1er *temps*. — **Incision de la paroi abdominale.** —

---

1. D.-J. Potocki, L'opération césarienne moderne, manuel

Commencée un peu au-dessus de l'ombilic, sur la ligne blanche, elle descend jusqu'à deux travers de doigt au-dessus du pubis, jamais plus bas, et doit mesurer 16 à 17 centimètres de longueur. On incise successivement tous les tissus jusqu'au péritoine ; on aveugle avec soin toutes les bouches vasculaires qui donnent, puis on ouvre le péritoine sur la sonde cannelée dans la même étendue que l'incision des téguments.

Le péritoine ouvert, on fixe, sur chacun de ses bords, deux pinces à forcipressure, pour l'empêcher de se recroqueviller en dedans et pouvoir le retrouver facilement au moment de la suture.

Une éponge montée sera introduite dans le cul-de-sac antérieur du péritoine, au-dessous de l'extrémité inférieure de l'incision ; une autre également montée sera glissée sous la paroi abdominale, au niveau de l'angle supérieur de la plaie. Les mains de l'aide principal, placées à plat, à gauche et à droite de l'incision, appliqueront exactement les lèvres de la plaie sur la face antérieure de l'utérus, de façon à bien fermer le ventre et à empêcher la pénétration du sang ou du liquide amniotique dans la cavité péritonéale.

2e *temps*. — **Incision de l'utérus.** — Avant d'inciser l'utérus, on le ramènera sur la ligne médiane si cela est nécessaire, de façon que l'incision porte bien sur le milieu de l'organe. On fait avec le bistouri, à la partie supérieure de l'utérus (Potocki), ou à la partie inférieure (Ribemont), une petite boutonnière verticale de 1 à 2 centimètres ; avec le bout de l'index, on déchire, suivant le conseil de Tarnier, le muscle utérin jusqu'à ce qu'on ait complètement traversé son épaisseur ; puis avec des ciseaux mousses guidés sur l'index, on agrandit rapidement l'incision par en haut, ou par en bas, et, dans ce dernier cas, il

opératoire. (*Annales de gynécologie*, décembre 1889, février et mars 1890.)

faut avoir soin de ne pas trop prolonger l'incision, de peur d'intéresser le segment inférieur ou la vessie.

Le tissu utérin se laissant facilement dilacérer, certains auteurs conseillent de le déchirer simplement avec le doigt introduit en crochet dans la boutonnière et agissant dans le sens de l'incision tégumentaire, comme on pourrait le faire avec un bistouri boutonné.— L'incision de la paroi utérine doit avoir la même étendue que celle de la paroi abdominale.

Assez fréquemment, 1 fois sur 3, le placenta est inséré sur la paroi antérieure ; on le rencontre donc sur sa route, et l'incision utérine s'accompagne alors d'une hémorragie abondante. Lorsque cette difficulté se présente, on peut procéder de deux façons : 1° Inciser rapidement l'utérus, décoller le placenta d'un côté, atteindre les membranes, les rompre et extraire le fœtus ; 2° Inciser hardiment le placenta au bistouri et passer à travers la masse placentaire pour aller chercher les pieds de l'enfant.

3e temps. — **Extraction du fœtus.** — Si les membranes n'ont pas été rompues pendant l'incision utérine, on les rompt à ce moment pour pénétrer dans l'œuf. On saisit le fœtus par la partie qui se présente, tête ou pieds ; dans les cas ordinaires, par les pieds et on l'extrait. Si on éprouvait de la difficulté à dégager la tête, on pourrait recourir à la manœuvre de Mauriceau, ou agrandir rapidement l'incision utérine par en haut si cela était nécessaire. — Le fœtus extrait, on applique sur le cordon une pince à forcipressure, on le sectionne et on confie l'enfant à l'un des aides ou à la garde, qui lui donneront les soins nécessaires.

4e temps. — **Extraction du délivre.** — L'utérus se rétracte aussitôt la sortie du fœtus, le placenta se décolle et le plus souvent vient s'engagr dans la plaie : on le saisit avec la main et on l'entraîne doucement au dehors, afin de décoller les membranes sans les déchirer. On procéderait avec la main au décollement du placenta, dans le cas où cet organe ne se détacherait pas de suite et spontanément.

Il ne doit absolument rien rester dans l'utérus de ce qui appartenait à l'œuf ; aussi faudra-t-il s'assurer, aussitôt leur extraction, de l'intégrité du placenta et des membranes, et aller chercher dans l'utérus les débris de cotylédons ou de membranes qui pourraient y être restés.

La perte de sang qui accompagne l'opération césarienne est toujours abondante ; elle provient de deux sources : la plaie utérine et la surface d'insertion placentaire.

Seule, la rétraction de l'utérus après évacuation de son contenu, agit d'une manière efficace sur l'hémorragie provenant de la plaie opératoire, en arrêtant le cours du sang dans les sinus utérins ; aussi n'y a-t-il pas lieu de s'attarder à la combattre par les moyens ordinaires et faut-il procéder *très rapidemeut* à l'incision utérine, à l'extraction du fœtus et du délivre, pour permettre à l'utérus de se rétracter.

Il peut arriver, cependant, qu'après l'évacuation de l'utérus, l'hémorragie continue assez abondante pour empêcher l'application des sutures ; pour obtenir l'hémostase provisoire dans ces cas, on pourra recourir à différents procédés : 1° l'aide principal pourra fléchir très fortement l'utérus en avant et le tordre sur son axe, cette simple manœuvre suffit parfois ; 2° il pourra comprimer le pédicule utérin, col et segment inférieur avec la main, c'est une bonne méthode ; 3° dans le cas où le moyen précédent serait insuffisant, on remplacerait la compression manuelle par la compression élastique et on appliquerait sur le col un lien de caoutchouc juste assez serré pour arrêter le cours du sang ; les sutures profondes faites et toutes serrées, on aurait soin de ne relâcher que progressivement la constriction.

Quant à l'hémorragie de la surface placentaire, elle n'est autre chose qu'une hémorragie de la déli-

vrance ; insignifiante, quand l'utérus se contracte
bien, elle peut être énorme s'il y a inertie. Les
moyens ordinaires lui seront applicables : pétrissage
de l'utérus, injections d'eau stérilisée très chaude, à
50°, injection sous-cutanée d'ergotine ou d'ergotinine.
Si cependant elle était immédiatement menaçante,
il faudrait avoir recours au lien élastique provisoire
pour donner aux moyens susindiqués le temps
d'agir. Il peut arriver enfin que l'hémorragie continue après la suture, l'utérus restant inerte, et qu'il
faille recourir à l'amputation de Porro.

5ᵉ *temps.* — **Suture de l'utérus.** — L'utérus a été entraîné au moment de l'extraction du fœtus et se trouve
alors hors du ventre, tandis que la cavité abdominale
est refermée en arrière de lui par les mains de l'aide
qui maintiennent solidement appliquées l'une contre
l'autre les deux lèvres de la plaie des téguments.

Pour éviter qu'il ne se refroidisse et le mettre à
l'abri des germes septiques, on recouvre l'utérus de
compresses chaudes ; on vérifie la perméabilité du
col en y introduisant le doigt, en passant par la
plaie utérine, et on procède à la suture.

Sous l'influence de la rétraction, la plaie s'est réduite de moitié et ses bords, considérablement augmentés d'épaisseur, se trouvent presque affrontés
dans la profondeur, tandis qu'au contraire ils sont
très écartés superficiellement, la plaie présentant un
aspect cratériforme.

Contrairement à la façon de procéder des anciens
accoucheurs, qui abandonnaient à elle-même la plaie
utérine, il est de règle aujourd'hui d'en pratiquer la
suture, autant pour se mettre à l'abri des hémorragies secondaires que pour isoler absolument la cavité utérine de la cavité peritonéale. On réunit donc
les deux lèvres de la plaie par une suture profonde
et une suture superficielle.

Suture profonde. — Avant de la pratiquer, on
débarrasse la cavité utérine du sang et des caillots

qu'elle peut contenir, et on y introduit une assez
grosse éponge montée. Les points de suture, faits avec
de la soie forte, doivent être au nombre de 8 à 10,
distants les uns des autres d'un centimètre environ.
On se servira, pour passer les fils, d'une grande aiguille courbe de Péan ou de Reverdin ; introduite
sur la face péritonéale à un centimètre environ du
bord de la plaie, l'aiguille devra cheminer à travers
toute l'épaisseur de la couche musculaire et ressortir
au niveau de la muqueuse ; on lui fera suivre un
trajet inverse dans l'autre lèvre. Pour éviter que les
fils ne se mêlent entre eux, les chefs seront saisis
avec une pince à forcipressure.

Lorsque tous les fils auront été passés, on retirera
l'éponge et on procédera à un nouveau nettoyage
rapide de la cavité et de la surface de section, puis
on liera les fils les uns après les autres en les serrant
assez fortement, pendant que l'aide, avec une pince,
refoulera les bords péritonéaux de manière qu'ils
soient recroquevillés en dedans et adossés l'un à
l'autre dans une certaine étendue. On aura soin de
placer le nœud latéralement et d'éviter qu'il corresponde à la ligne de section.

Suture superficielle. — Elle sera faite avec de
la soie fine, à points séparés, multipliés autant qu'il
sera nécessaire pour obtenir un affrontement exact ;
elle a surtout pour but d'adosser l'un à l'autre les
deux bords de la séreuse, et peut être pratiquée
comme la suture de Lembert, en piquant deux fois
la séreuse de chaque côté ; on peut également la
faire en comprenant dans les fils une certaine épaisseur de tissu utérin, ce qui présente l'avantage de
maintenir au contact les couches musculaires superficielles qui ont toujours une tendance à s'écarter.

Au lieu d'une suture superficielle à points séparés,
certains auteurs font un surjet.

La suture faite, on procédera à la toilette du péritoine ; l'utérus sera réintégré dans le ventre et le

grand épiploon rabattu sur la face antérieure de l'organe.

6e *temps.* — **Suture de la paroi abdominale.** — Comme dans la laparotomie ordinaire, soit par deux plans de suture, l'un profond comprenant la peau, les couches musculaires et aponévrotiques et le péritoine, l'autre superficiel, à la soie ou au crin de Florence; soit, et c'est la mode de fermeture de l'abdomen que nous préférons, par une suture à trois plans superposés ; — *plan profond :* suture de la plaie péritonéale dans toute son étendue par un surjet au catgut ; — *plan moyen :* suture en surjet au catgut du plan musculo-aponévrotique ; *plan superficiel :* le plan superficiel, comprenant la peau et le tissu cellulaire sous-cutané, présente parfois une épaisseur considérable et sera réuni par une suture à points séparés, les uns profonds, les autres superficiels. Les points profonds seront faits à la soie forte, distants de 2 à 3 centim. l'un de l'autre ; les fils entreront à 2 ou 3 centim. des bords de la plaie, chemineront dans toute l'épaisseur du tissu cellulaire jusqu'au ras de l'aponévrose et suivront dans l'autre lèvre un trajet inverse. Deux ou trois points de suture superficiels, au crin de Florence, seront faits entre chaque point de suture profond, pour obtenir une cooptation exacte ; on évitera avec soin que le bord des lèvres de la plaie ne soit rebroussé en dedans.

La ligne de suture, saupoudrée d'iodoforme, sera ensuite recouverte de gaze iodoformée, de ouate hydrophyle et d'une épaisse couche de coton ordinaire ; le tout maintenu par un bandage de corps suffisamment serré ; — léger tamponnement vaginal à la gaze iodoformée.

Soins consécutifs. — Soins antiseptiques vaginaux et diète pendant les deux ou trois premiers jours ; — cathétérisme ; — boissons glacées en petite quantité, puis lait coupé d'eau de Vichy ; — injections de morphine contre les douleurs ; — évacuation journalière du rectum ; — enlèvement des sutures vers le 10ᵉ jour ; — premier lever vers le 20ᵉ.

OPÉRATION DE PORRO.

Les premiers temps de cette opération : 1° section de la paroi abdominale ; — 2° section de l'utérus ; — 3° extraction du fœtus, étant les mêmes que dans la Césarienne, nous ne nous y arrêterons pas ; cependant, il peut y avoir un intérêt majeur, dans certains cas, à ce qu'il ne s'écoule aucun liquide dans le péritoine, lorsque, par exemple, on considère la cavité utérine comme infectée, et, pour obtenir ce résultat, on fera l'incision abdominale beaucoup plus grande, de 24 centim. environ, de façon à pouvoir faire basculer l'utérus et le sortir de l'abdomen avant de l'ouvrir, l'aide refermant en arrière de l'organe la cavité abdominale, en rapprochant l'un de l'autre les bords de l'incision avec ses deux mains.

L'incision utérine devra être faite d'emblée assez grande, pour permettre l'extraction facile du fœtus. Le fœtus extrait, et sans s'occuper du placenta, on entoure aussitôt le col de l'utérus d'un lien de caoutchouc solide. Ce lien doit être appliqué à l'union du col et du segment inférieur, en veillant bien à ne pas comprendre la vessie dans son anse. En cas de doute, une sonde introduite dans la vessie permettrait d'en explorer la cavité. Le lien élastique appliqué, on le serrera progressivement de façon qu'il se creuse dans le tissu utérin une sorte de sillon, qui l'empêchera de glisser après la formation du moignon ; on lui fera décrire un ou deux tours autour du col et on nouera les deux chefs. Le nœud sera saisi ensuite dans une forte pince et, pour rendre l'hémostose définitive, il suffira d'appliquer sur le nœud, au défaut de la pince, une ou deux fortes ligatures à la soie.

4ᵉ *temps*. — **Amputation de l'utérus.** — On la pratiquera à deux travers de doigts au-dessus du lien élastique. Si les ovaires n'étaient pas compris dans la partie enlevée, on en pratiquerait l'ablation au-dessus d'une ligature spéciale. — Toilette du péritoine ; placement d'une éponge plate ou d'une compresse éponge sur les organes abdominaux, au-dessous de la plaie abdominale.

5e temps. — **Traitement du moignon utérin.** — Fixer à la soie le lien élastique, si on ne l'a déjà fait ; évider au bistouri ou au ciseau le centre du moignon, de façon à enlever la muqueuse qui peut contenir des germes septiques, et ne laisser que la quantité de tissu nécessaire pour servir de soutien au lien élastique. — Cautérisation du moignon et de la muqueuse du col au thermo-cautère et au chlorure de zinc. — Jusquelà, le moignon aura été soutenu avec des pinces, mais pour le fixer à la paroi abdominale, on le traversera au-dessus du tube élastique, avec une forte broche d'acier. Potocki recommande même de passer la broche, avant de procéder à l'évidement et à la cautérisation du moignon ; c'est en effet une excellente garantie contre le glissement du lien élastique, dans le cas où l'évidement aurait été un peu trop considérable. Le péritoine pariétal sera ensuite suturé au péritoine du moignon, au-dessous du lien élastique, sur tout son pourtour, et, 6° — on procédera à la *suture de la paroi abdominale*, comme nous l'avons précédemment décrit.

La ligne de suture sera saupoudrée de poudre d'iodoforme ; le moignon, d'un mélange à parties égales de poudre d'iodoforme, de tannin et d'acide salicylique et, pour le reste du pansement, on procédera comme après la laparotomie. — Le vagin sera tamponné légèrement à la gaze iodoformée ; on ne renouvellera le pansement que s'il était traversé par des liquides provenant de la gangrène humide du moignon, ou si une élévation de température indiquait une complication locale.

Vers le 8e jour, on enlève les fils de la suture abdominale. Le moignon entouré du tube de caoutchouc tombe généralement du 20 au 25e jour, et il reste à la place une plaie infundibuliforme qui se comble par bourgeonnement.

La plaie est généralement cicatrisée vers la 6e semaine et la malade peut commencer à se lever.

Nous ne nous sommes pas occupés ici du traitement intra-péritonéal du moignon, qui, s'il permet une guérison plus rapide, ne nous paraît pas offrir autant de garanties de sécurité.

L'opération Césarienne *post mortem* ne comporte pas de règles spéciales ; il faut surtout aller vite, l'enfant dans les circonstances les plus favorables ne survivant que fort peu de temps à sa mère.

Intervention dans la grossesse extra-utérine. — Lorsque le diagnostic de la grossesse extra-utérine peut être fait dès les premiers mois, l'ablation du kyste par la laparotomie paraît absolument indiquée, étant donnés les accidents dont la femme est menacée.

Lorsqu'il y a rupture récente du kyste fœtal, deux cas peuvent se présenter : 1° l'hémorragie n'est pas très abondante, les symptômes généraux et locaux sont peu marqués ; on peut attendre en prenant certaines précautions : séjour au lit, glace sur le ventre si l'état général tend à s'aggraver ; — 2° l'hémorragie paraît abondante, la situation est grave, il faut intervenir le plus rapidement possible par la laparotomie, débarrasser le péritoine des caillots qu'il contient et extirper, si cela est possible, la trompe rompue.

Lorsque la grossesse est plus avancée, et que le fœtus est vivant, que convient-il de faire ? Il est assez difficile de répondre à cette question d'une façon précise, car, ainsi que le fait remarquer le Pr Pinard [1],

---

1. Pr Pinard, Documents pour servir à l'histoire de la grossesse extra-utérine. (*Annales de gynécologie*, avril 1889, juillet, août et septembre 1892.)

« la conduite à tenir, dans le cas de grossesse ectopique, le moment de l'intervention quand cette dernière est jugée nécessaire, sont autant de points très
discutés aujourd'hui, mais non encore résolus. »

Le plus souvent, le fœtus meurt avant son complet développement et, souvent aussi, le diagnostic
n'est fait qu'après sa mort, la grossesse ectopique
ayant été prise pour une grossesse normale.

Dans les cas exceptionnels où la grossesse extra-
utérine aurait évolué jusque près du terme avec un
fœtus vivant, il faudrait opérer le plus rapidement
possible, en sachant bien toutefois que l'intervention
est plus grave pour la mère quand le fœtus est
vivant, car elle peut donner lieu à une hémorragie
abondante, qui est tout à fait exceptionnelle, lorsque
le fœtus a succombé déjà depuis un certain temps.

Lorsque le kyste était intact et l'enfant mort, on
conseillait assez généralement autrefois de s'abstenir
de toute intervention et de n'opérer que s'il se produisait quelques symptômes d'inflammation du
kyste; mais, comme le fait remarquer Pinard, en
dehors de la suppuration et de la rupture possible
du kyste fœtal après la mort du fœtus, sa présence
seule suffit pour altérer la santé générale de la
femme, et personne aujourd'hui ne conseillerait
cette expectation indéfinie. L'opinion de l'éminent
professeur, aux mémoires originaux duquel nous
empruntons la plupart de ces données succinctes, est
que, à moins d'indications spéciales, il vaut mieux
ne pas opérer aussitôt après la mort du fœtus, car
dans le cas où l'incision porterait sur l'insertion
placentaire, une hémorragie grave serait à redouter.
La circulation inter-kysto-placentaire semblant disparaître vers la sixième semaine après la mort du
fœtus, il sera donc préférable d'opérer après cette
époque.

Comme le Dr Maygrier, le Pr Pinard pense qu'il
y aura lieu de préférer l'élytrotomie toutes les fois

fois que le kyste fœtal plongera profondément dans
l'excavation, que la vessie et l'utérus seront déplacés
latéralement et que le placenta ne sera pas inséré à
la partie inférieure du kyste, ce dont on peut s'assurer par le toucher. — On pratiquera la laparotomie
dans les autres cas.

Elytrotomie.

Cette opération consiste à inciser le vagin distendu
par le kyste, à agrandir l'ouverture par des débridements multiples en différents sens, à la dilater doucement et progressivement avec les doigts introduits en cône et à extraire le fœtus par la voie ainsi
faite.

Si le placenta est reconnu adhérent, on évitera
les tentatives d'extraction. Un tamponnement antiseptique du vagin, des irrigations fréquentes,
continues si cela est nécessaire, avec un liquide antiseptique, une solution saturée de naphtol β, constitueront les soins consécutifs jusqu'à l'expulsion
totale du placenta et l'oblitération de la poche.

Laparotomie.

En septembre 1892, sur 12 femmes opérées pour
grossesse ectopique après le 6ᵉ mois, le fœtus étant
mort, le Pʳ Pinard comptait 11 succès et un seul
insuccès chez une femme opérée *in extremis*. —
Comme on ne sait jamais à l'avance les adhérences
et les difficultés qu'on pourra rencontrer, et pour
éviter les hémorragies, les lésions de l'intestin ou
de la vessie qui sont à redouter, mieux vaudra ne
pas tenter l'ablation totale du kyste, et suivre la
ligne de conduite adoptée par le Pʳ Pinard, qui consiste, le kyste étant mis à nu, à suturer ses parois
au bord de la plaie abdominale en circonscrivant un
espace elliptique ; on ouvre ensuite la poche ainsi
fixée et on extrait le fœtus.

Si la mort du fœtus remonte à une date très éloignée, il peut se faire que le placenta, décollé en partie ou en totalité, soit peu adhérent et il sera permis d'en tenter l'extraction en procédant avec douceur et ménagement, mais en s'arrêtant aussitôt s'il se produit la moindre hémorragie. — Lorsque la mort du fœtus ne remonte qu'à quelques mois, il est encore adhérent, et il faut éviter les tentatives de décollement qui pourraient donner lieu à des hémorragies graves. — On se contentera, dans ces cas, de suturer la plaie abdominale dans sa partie supérieure, en laissant une ouverture de 6 à 7 centimètres, et on attendra l'élimination spontanée du placenta, ou on l'enlèvera par fragments au bout de 15 ou 20 jours, alors que la paroi interne du kyste est recouverte d'une membrane granuleuse. — On s'opposera à la putréfaction du délivre et à la résorption des produits septiques, soit en bourrant la cavité de gaze iodoformée, soit en faisant des irrigations fréquentes avec une solution chaude saturée de naphtol β, deux par jour au moins, davantage si cela est nécessaire, et en assurant le libre écoulement des liquides à l'aide de deux gros tubes à drainage.

Dès que la masse placentaire est éliminée, la cavité kystique se comble avec rapidité.

ACCOUCHEMENT PRÉMATURÉ

L'accouchement prématuré peut être *spontané* ou *artificiel*. Dans l'accouchement prématuré spontané, le fœtus est viable et les phénomènes mécaniques et dynamiques sont à peu près les mêmes que dans l'accouchement à terme ; l'expulsion cependant est d'ordinaire plus facile et plus prompte, le fœtus étant moins volumineux. Les présentations du siège sont beaucoup plus fréquentes qu'au terme de la grossesse.

Si l'accouchement prématuré spontané n'est pas plus dangereux pour la mère que l'accouchement à

terme, il n'en doit pas moins préoccuper l'accoucheur, un premier accouchement prématuré exposant à un second, et le fœtus se trouvant dans ces
cas fort exposé par suite de sa faiblesse congénitale.
On devra donc chercher à détruire ou à éviter les
causes diathésiques ou accidentelles qui l'ont produit, de façon à permettre à la grossesse suivante
d'arriver jusqu'à terme.

Quant aux soins que réclame une femme qui accouche seule prématurément, ils sont évidemment
les mêmes que ceux donnés à celle qui accouche à
terme. Mais il y a un enfant qui n'a pas atteint sa
maturité complète et dont il faut nécessairement
s'occuper d'une façon toute particulière. (Voy. *Soins
à donner à l'enfant naissant faible.*)

ACCOUCHEMENT PRÉMATURÉ ARTIFICIEL.

La pratique de la provocation de l'accouchement
prématuré, admise en Angleterre depuis le milieu
du xviiie siècle, eut de la peine à s'introduire en
France, et ce n'est qu'en 1831 que Stoltz y eut recours pour la première fois.

Depuis cette époque, grâce aux travaux de Dezei-
meris, de Lacour, de Lazare Sée, etc., cette méthode
est entrée dans la pratique de tous les accoucheurs
français.

Les *indications* de l'accouchement prématuré sont
nombreuses, mais la plus fréquente de toutes, surtout avant la renaissance de la symphyséotomie,
était, sans contredit, le rétrécissement du bassin ;
puis viennent les accidents morbides, qui mettent
la vie de la femme en danger, que ces accidents
soient déterminés par la grossesse elle-même, ou
qu'ils se trouvent aggravés par le fait de cette grossesse ; tels sont : les vomissements incoercibles, les
hémorragies, l'hydramnios, l'ascite, les affections
aiguës ou chroniques des organes respiratoires ou

circulatoires, l'anémie pernicieuse des femmes enceintes, les tumeurs abdominales, la mort habituelle du fœtus, chez certaines femmes, sans causes connues, indépendante d'un vice constitutionnel ou diathésique, etc.

Le pronostic de l'accouchement prématuré est très favorable pour la mère et, grâce aux progrès réalisés par l'antisepsie, cette intervention peut être considérée presque comme sans danger pour elle ; pour l'enfant, il varie suivant l'époque de la grossesse et devient d'autant plus favorable que celle-ci est plus approchée du terme.

L'époque de la grossesse où il convient le mieux de provoquer l'accouchement varie suivant le genre d'*indication*. Dans les rétrécissements pelviens, le moment doit être calculé d'après le degré approximatif de l'étroitesse ; tandis que, lorsqu'il y a maladie ou accident, on n'opère qu'après avoir épuisé les ressource de la thérapeutique ordinaire, et quand il n'y a plus à espérer de salut que de l'évacuation de la matrice.

Dans le premier cas, on fixe d'avance l'époque de l'opération, c'est un *temps d'élection*. Dans le second cas, on ne peut fixer d'avance aucune époque, on ne peut que se tenir prêt à agir d'un instant à l'autre : c'est un *temps de nécessité*.

Mais on assume évidemment une grande responsabilité en entreprenant une pareille opération ; il sera donc sage de réunir préalablement en consultation quelques confrères instruits et expérimentés.

Méthodes pour provoquer l'accouchement prématuré artificiel.

Nous ne citerons que pour mémoire les médicaments internes *seigle*, *rue*, *sabine*, *pilocarpine* ; ce sont des agents aussi infidèles que dangereux et qui n'agissent qu'à doses toxiques.

Les *excitations* directes ou réflexes de l'utérus,

frictions et massages de l'utérus, électricité, sina-
pismes, ventouses, vésicatoires sur les mamelles, etc.,
sont également à rejeter, comme infidèles et souvent
douloureux.

Les procédés les plus employés sont :

1° La *perforation des membranes* ou *ponction de
l'œuf*, méthode à laquelle les accoucheurs anglais
restent fidèles, mais qu'on applique rarement en
France ;

2° Le *tamponnement du vagin*, méthode de Schœller ;

3° Les *douches d'eau chaude dirigées sur le museau
de tanche* (procédé de Kiwisch) ;

4° La *dilatation mécanique du col*, méthode inventée par Bruninghausen, en 1820, mais généralisée par Klüge un peu plus tard en 1826 ;

5° Procédés provoquant les contractions utérines
par le *décollement des membranes* et par *la présence
d'un corps étranger*.

1° **Ponction de l'œuf.** — C'est le procédé le plus
anciennement employé ; c'est en même temps un
des plus simples. Il consiste à ponctionner l'œuf, soit
à son point le plus déclive, dans le champ même de
l'orifice utérin (procédé de Scheel), soit à la partie
supérieure (procédé de Meissner).

Pour ponctionner les membranes au niveau de
l'orifice interne, on peut se servir d'un perce-mem-
brane spécial, d'un trocart légèrement recourbé,
dont on introduit d'abord la canule seule jusqu'au
contact de l'œuf, ou plus simplement encore d'une
simple sonde utérine. Inutile d'ajouter que les précautions antiseptiques les plus sévères sont de rigueur.

Pour éviter l'écoulement trop rapide du liquide
amniotique, Meissner a conseillé de se servir d'un
long trocart, courbé en arc de cercle de 25 centim.
environ de rayon et muni de deux mandrins, l'un
mousse, l'autre aigu (fig. 233), de façon à pouvoir

aller perforer les membranes vers la partie supérieure de l'œuf.

La femme étant placée dans la position obstétricale, c'est le long de la paroi *postérieure* de l'utérus que l'extrémité supérieure de la canule, garnie du mandrin *mousse*, doit cheminer jusqu'à ce que l'anneau de l'extrémité inférieure touche la vulve. Alors, on incline cette dernière vers le périnée, pour chercher à reconnaître si l'autre n'est pas en rapport, par hasard, avec une partie saillante du fœtus; et quand on est sûr qu'il n'en est rien, on n'a plus qu'à remplacer le mandrin mousse par celui terminé en *trocart*, pour percer l'œuf par un petit mouvement de ponction.

La perforation des membranes

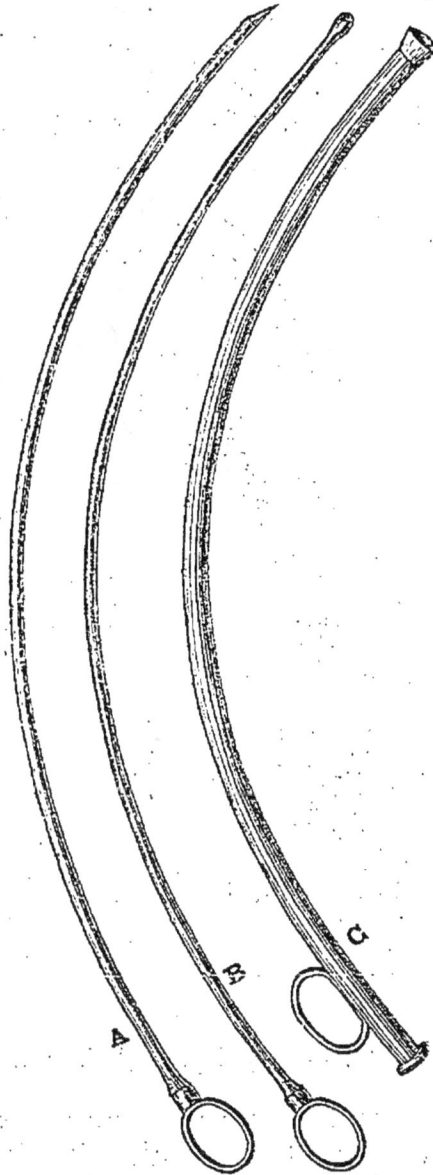

Fig. 233. — Trocart de Meissner.

A, Trocart. — B, Mandrin mousse.
— C, Canule.

provoque sûrement l'accouchement prématuré, mais

elle présente malheureusement de nombreux inconvénients : le travail peut-être long à s'établir ; l'ouverture de l'œuf expose à la pénétration des germes septiques. Par suite de l'écoulement du liquide amniotique, le fœtus est exposé à succomber pendant le travail, consécutivement à des troubles de la circulation fœto-placentaire, etc.—Aussi, malgré sa simplicité, ce procédé est-il presque complètement abandonné aujourd'hui.

2° **Tamponnement.** — C'est un médecin de Berlin, le Dr Schœller, qui, ayant assisté à Paris, en 1839, à l'application du *tampon*, dans un cas d'hémorragie par cause d'insertion vicieuse du placenta dans l'orifice utérin, et ayant constaté son effet sur l'accélération du travail de l'enfantement, a le premier songé à se servir du *tamponnement vaginal* dans le but de provoquer l'accouchement prématuré.

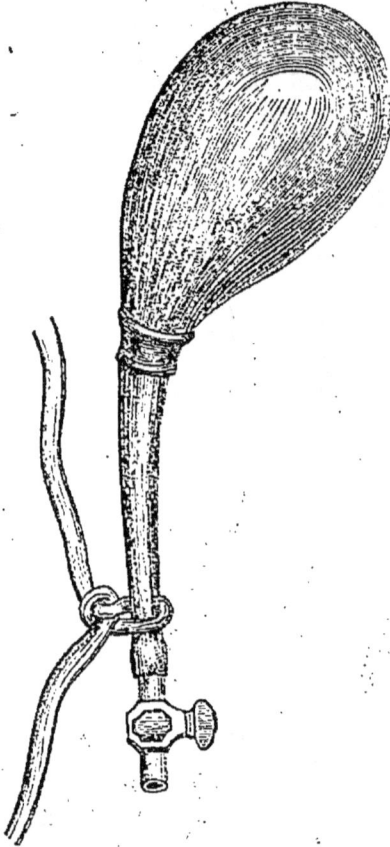

Fig. 234. — Colpeurynter de Braun.

Braun remplaça le tampon Schœller par une vessie de caoutchouc vulcanisé, introduite dans le vagin et distendue avec de l'eau tiède. Quel que fût le mode de tamponnement employé, on l'enlevait lorsqu'on s'apercevait, à la nature des douleurs et à leur répétition à intervalles réglés, que le travail marchait régulièrement.

Le tamponnement est un procédé de provocation d'accouchement, lent, douloureux et infidèle; aussi est-il aujourd'hui complètement abandonné.

3º **Procédé des douches chaudes sur le col ou de Kiwisch.** — Il consiste à projeter sur le col, avec assez de force, un jet d'eau chaude à 38º environ. La douche doit avoir une durée de 10 à 15 minutes, et on la répète trois ou quatre fois par jour. Si dans certains cas, on a pu obtenir par ce moyen le début du travail au bout de deux jours, le plus souvent il en a fallu trois ou quatre, et quelquefois six ou sept.

Cette méthode, indolore pour la femme, sans danger pour le fœtus et d'une efficacité réelle, puisqu'elle réussissait à peu près dans les deux tiers des cas, a joui d'une grande vogue pendant un certain temps, mais elle est aujourd'hui tombée en discrédit; non seulement on trouve qu'elle demande trop de temps, mais encore les accidents survenus entre les mains de Salmon, de Blot, de Depaul, de Tarnier, etc., par suite de l'introduction de l'air dans les sinus utérins, l'ont fait abandonner à peu près complètement.

4. **Dilatation du col. — Procédé de Kluge.** — C'était le procédé adopté presque exclusivement par Stoltz, Chailly, P. Dubois, Pajot, etc. Il consiste, toutes les précautions antiseptiques ayant été préalablement prises, à introduire dans le col, à l'aide de pinces appropriées et guidées sur le doigt, un cône d'éponge préparée, aseptique, de 4 cent. 1/2 de hauteur sur 1 cent. 1/2 d'épaisseur à la base, et à la maintenir en place par un tamponnement léger du vagin, avec de la tarlatane iodoformée ou des bourdonnets d'ouate stérilisée.

Au lieu d'éponge préparée, on peut également se servir de tiges de laminaire : le cône d'éponge ou la tige de laminaire doivent être pourvus d'un fil pour en faciliter l'extraction (fig. 235).

Lorsque le col est suffisamment dilaté et les contractions utérines bien établies, on se comporte comme si l'accouchement était spontané.

Ce procédé donne de bons résultats, mais il peut être difficile à appliquer chez certaines primipares dont le col est porté en haut et en arrière; en outre, l'éponge préparée est d'une stérilisation difficile, et il peut arriver que le travail s'arrête après son extraction.

Méthode de Barnes. — Après avoir provoqué le travail et obtenu un commencement de dilatation par les douches de Kiwisch, Barnes introduit dans le col un petit ballon de caoutchouc, en forme de violon : à mesure que la dilatation augmente, il remplace le premier par un second plus volumineux, puis par un troisième ; ces sacs sont munis d'un tube de caoutchouc et d'un robinet, on les introduit vides dans la cavité cervicale, puis on les distend avec de l'eau tiède stérilisée.

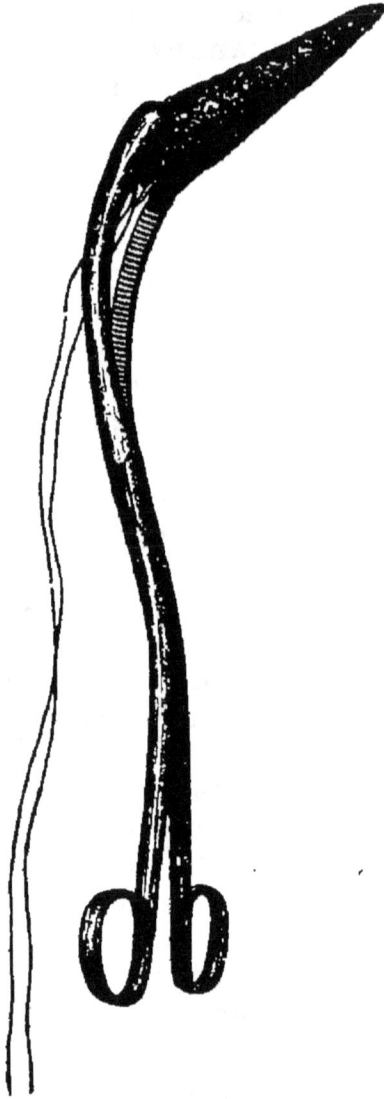

Fig. 235. — Éponge préparée.

Le *double ballon de Chassagny* peut servir au même usage.

Ecarteur utérin de Tarnier. — Bien que cet instrument ait été imaginé en 1888 par le Pr Tarnier, surtout pour hâter la dilatation du col dans certains cas de rigidité, nous le décrirons néanmoins ici, car son auteur l'a employé un certain nombre de fois, non seulement pour accélérer, mais encore pour provoquer le travail[1].

L'écarteur utérin se compose de deux ou trois tiges métalliques destinées à s'articuler entre elles après qu'elles ont été mises en place dans le col de l'utérus. En général, on ne se sert que de deux branches; il est cependant certains cas particuliers où il sera préférable d'en employer trois.

Chacune des branches est coudée à angle très obtus en son milieu et présente au sommet de sa coudure, l'une une mortaise, l'autre un pivot aplati s'articulant à frot-

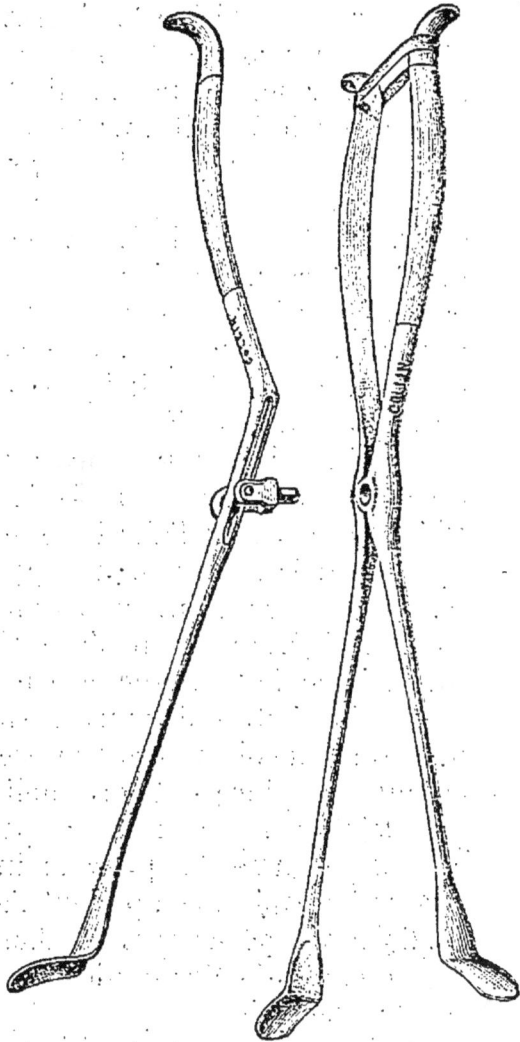

Fig. 236. — Ecarteur utérin du Pr Tarnier.

1. Voir pour plus de détails : E. Bonnaire, L'Écarteur utérin de Tarnier. (*Archives de tocologie et de gynécologie*, octobre, novembre et décembre 1891.)

tement doux par emboîtement réciproque. Pivot et mortaise présentent, sur le plat, une perforation qui se correspond lorsqu'elles sont articulées, et qui sert à l'implantation articulaire de la 3e branche.

L'extrémité utérine de chaque branche a la forme d'une ailette coudée à angle mousse sur la tige qui la porte. La longueur de l'ailette est de 27 millim. et sa largeur de 20 millim.; les bords en sont arrondis et la surface incurvée de telle sorte que la face, qui prend son point d'appui sur la paroi utérine, est convexe, et celle qui regarde la présentation, légèrement concave. La tige qui supporte l'ailette est à peu près droite; la partie extra-génitale des branches présente, au contraire, une courbure à concavité interne; elle est terminée par un crochet regardant en dehors. La troisième branche, dont l'emploi est facultatif, présente une forme un peu différente; elle est également coudée, mais l'angle est plus rapproché du crochet que l'ailette; elle porte, en outre, une goupille articulaire pouvant glisser dans une fenêtre longue de 4 centim., en même temps qu'elle peut osciller légèrement sur place. Ce déplacement longitudinal de la 3e branche a pour but de permettre aux trois ailettes d'appuyer simultanément sur le pourtour du col et avec une pression égale, dans le cas où son orifice se trouve obliquement dévié.

Plusieurs anneaux de caoutchouc, analogues à ceux dont on se sert pour maintenir en rouleau les liasses de papier, complètent l'appareil.

Manuel opératoire. — Bien pratiquée, l'opération ne doit pas être douloureuse, elle n'exige donc pas l'anesthésie.

La femme mise en position obstétricale, les précautions antiseptiques de rigueur soigneusement prises, on déterminera d'abord avec soin l'état de l'orifice utérin et les deux points sur lesquels on veut faire porter les pressions. Peu importe de commencer par l'une ou l'autre branche, de la tenir de l'une

ou de l'autre main ; cependant, comme le font observer Ribemont et Lepage[1], il est plus commode de
prendre de la main droite la branche que l'on veut
appliquer sur la partie latérale gauche du col et réciproquement. Deux doigts de la main libre, introduits dans le vagin, guideront la branche jusqu'au
col, dont l'orifice sera légèrement soulevé avec l'index, puis l'ailette sera glissée doucement entre le
doigt et la paroi utérine. Lorsqu'elle aura été suffisamment introduite pour que sa coudure ait franchi
l'orifice utérin, on l'amènera sur le point sur lequel
on veut l'appliquer, ordinairement sur l'une des extrémités du diamètre transverse, en imprimant au
crochet un mouvement de rotation, mais en évitant
de tirer la branche vers soi, ou de la refouler dans
l'utérus ; on s'exposerait dans le premier cas à la
voir déraper ; on risquerait de perforer les membranes dans le second.

La 1re branche étant bien appliquée, « on l'empoi-
gne à pleine main, au niveau de son entablure, et on
la refoule vers la paroi du bassin qu'elle regarde, en
prenant bien garde de ne pas faire basculer les extrémités en sens opposé. Un aide saisit la branche de
la même manière ; la main tient très solidement et
doit veiller avec le plus grand soin à ce que, dans le
cours de l'application de la 2e branche, l'ailette de la
première ne subisse aucun déplacement. » (Bonnaire.)

On pourra employer une manœuvre semblable
pour l'introduction de la seconde branche, cependant, Bonnaire conseille de préférence de laisser en
place les doigts qui ont servi à guider la 1re branche
et de glisser la seconde du même côté, de façon à
superposer les deux ailettes : on lui imprime ensuite
un mouvement de circumduction de façon à conduire l'ailette au point diamétralement opposé.

Ce procédé exposerait moins au dérapement de la
première branche.

1. Ribemont et Lepage. Précis d'obstétrique.

Lorsque les deux branches sont bien symétriquement placées, l'articulation est facile à faire : lorsque l'emboîtement est effectué, on rapproche l'un de l'autre les deux crochets jusqu'à ce qu'on les sente arrêtés par la tonicité du col ; on s'assure alors de nouveau que les ailettes sont bien appliquées au delà de l'orifice interne, on passe l'anneau de caoutchouc sur l'un des crochets, on le distend et on le laisse retomber au delà de l'autre crochet. L'instrument est alors complètement appliqué et entre en action. Sous l'influence de la tension du caoutchouc, les ailettes tendent à s'écarter l'une de l'autre, en agissant sur le col d'une façon excentrique ; à mesure que leur écart augmente, l'espace compris entre les crochets diminue d'une quantité égale, ce qui permet de connaître, à chaque instant, le degré d'écartement des ailettes.

Pour obtenir une action sensiblement égale, il faut, au fur et à mesure que les branches se rapprochent, ajouter de nouveaux anneaux de caoutchouc.

L'écarteur agit d'une double façon : 1° il triomphe de la tonicité du col par la pression élastique du caoutchouc ; 2° il réveille, par sa présence, la contractilité utérine. Lorsque les crochets ne sont plus séparés que par une distance de un centimètre, l'instrument n'agit plus et il faut l'enlever ; ce que l'on exécute avec facilité en le désarticulant après avoir enlevé les rondelles.

5° **Procédés provoquant la contraction utérine par le décollement des membranes et par la présence d'un corps étranger.** — Nous ne citerons que pour mémoire le procédé de Cohen de Hambourg, consistant à introduire une sonde entre la paroi utérine et l'œuf, puis à y pousser une injection pour décoller les membranes et éveiller les contractions ; nous ferons de même pour le procédé de Hamilton, consistant à décoller les membranes avec le doigt le plus haut possible, ce qui suppose une perméabilité du col que l'on est loin de toujours rencontrer. Nous nous contenterons d'étudier le procédé de Krause et l'emploi des différents ballons excitateurs et dilatateurs.

Procédé de Krause. — Il consiste dans l'introduction entre les membranes et la face interne de l'utérus, d'une bougie en gomme, à bout olivaire, n° 18 ou 20 de la filière Charrière, préalablement désinfectée, soit à l'étuve, soit par un séjour d'au moins 24 heures dans une solution de sublimé.

Conduite sur le doigt, introduite dans le col et poussée avec douceur, la bougie pénètre généralement avec facilité dans l'utérus ; certains accoucheurs l'y introduisent tout entière, jusqu'à ce que son extrémité ait disparu entre les lèvres du col ; d'autres se contentent de l'y faire pénétrer à une hauteur de 15 à 20 centimètres et replient dans le vagin le bout qui dépasse. Après l'introduction de la bougie la femme sera maintenue au lit.

Le travail se déclare d'ordinaire au bout de quelques heures et, à mesure que le col se dilate, la bougie sort peu à peu ; on peut ne la retirer que lorsque la dilatation sera déjà avancée, presque complète, si on craint un défaut d'énergie de l'utérus.

On a signalé un certain nombre de cas où l'introduction de la sonde a amené la rupture des membranes, mettant ainsi le fœtus dans des conditions moins favorables pour sa vitalité ; on a également noté le décollement du placenta et des hémorragies graves consécutives. — Ces accidents sont rares et pourront être évités en employant des bougies peu rigides, en les poussant avec douceur, et s'arrêtant dès qu'on rencontre une résistance, pour chercher à les faire progresser dans une autre direction.

On peut reprocher à ce procédé, employé seul, la lenteur du travail et, comme conséquence, une mortalité fœtale peut-être plus grande que par les procédés suivants :

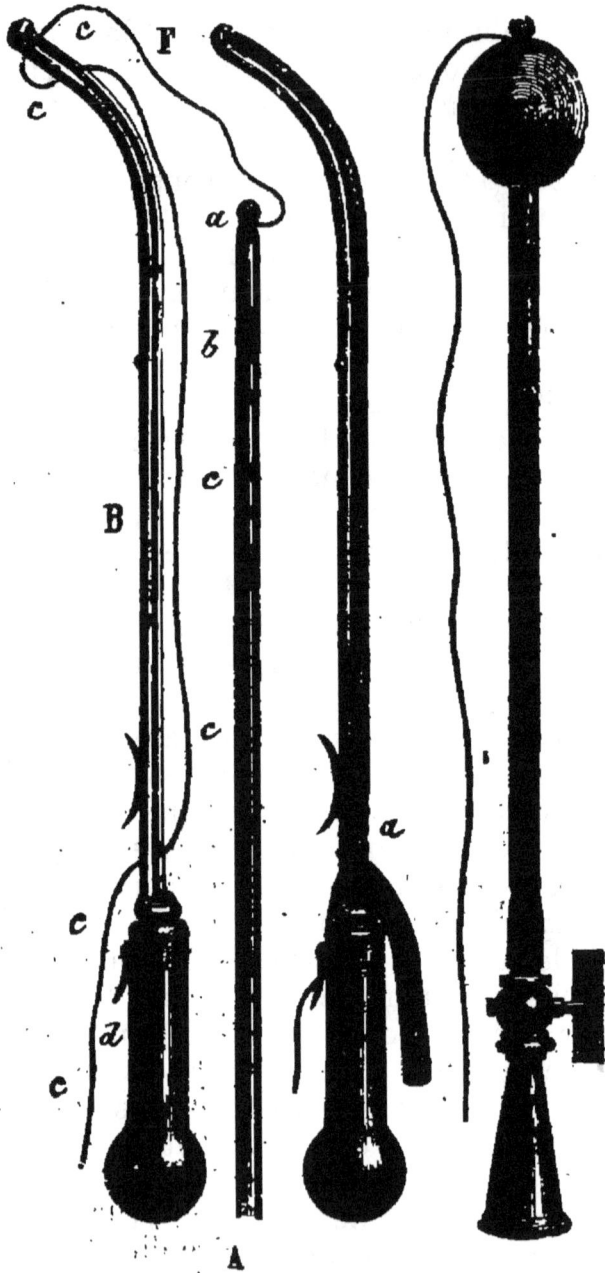

Fig. 237. — Dilatateur utérin de S. Tarnier[1].

1. *Nouveau Dictonnaire de médecine et de chirurgie pratiques*, t. I, art. Accouchement, p. 305.

Ballon excitateur du professeur Tarnier. —
L'instrument consiste en un tube de caoutchouc
vulcanisé, monté sur une tige métallique creusée
en gouttière, destinée à en faciliter l'introduction à
travers le col jusqu'au-dessus de
l'orifice interne (fig. 237).

Le tube en caoutchouc (fig. 237 A)
est dilatable à son extrémité seulement (de *a* en *b*) ; un fil très fort,
attaché à l'extrémité de ce tube (en
a), s'engage ensuite dans des trous
dont le conducteur B est percé, en
suivant le chemin indiqué par les
lettres *cccc* ; en tirant sur le fil, on
amène l'extrémité du tube à se coller
sur l'extrémité de la canule ; et,
pour maintenir ces deux parties
solidement réunies, on arrête le fil
sur un petit cliquet (fig. 237 *a*) et
quelques circulaires achèvent de
fixer le tube sur sa gouttière.

Quand l'instrument est monté
(fig. 237), il a le volume d'une sonde
pour homme. On l'introduit dans
l'utérus, et puis on y pousse une
injection d'eau tiède stérilisée qui
donne à son extrémité dilatable la
forme d'une boule (fig. 238) ; après
quoi, le robinet étant fermé, pour
empêcher le retour du liquide, le fil
est détaché du cliquet et le conducteur retiré. La sphère de caoutchouc est laissée dans la matrice,
jusqu'à son expulsion par l'effet du
travail mis en train.

Plus tard, Pajot a simplifié l'appareil de Tarnier (fig. 238), mais
son instrument, comme le pré-

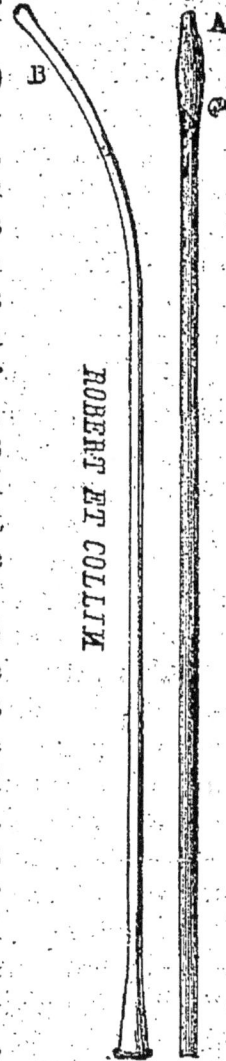

ROBERT ET COLLIN

Fig. 238. — Instru-
ment de Pajot pour
la provocation de
l'accouchement.

cédent, présente l'inconvénient de ne pas avoir son extrémité ampullaire d'un tissu assez solide pour résister sûrement à une distension même modérée. Trop peu dilatée, l'ampoule est expulsée trop vite; avec une distension plus considérable, elle risque de se briser : accident qui se produit assez souvent et nécessite une nouvelle application de l'intrument.

Le ballon du Pr Tarnier devra toujours avoir été essayé avant son introduction ; la quantité d'eau nécessaire pour le dilater est d'environ 50 grammes; on se servira toujours d'eau stérilisée ou d'un liquide antiseptique.

Pour rendre le tube aseptique, on le laissera tremper pendant douze heures au moins dans de la glycérine phéniquée ; le tube métallique sera flambé ou passé à l'étuve.

Le seul argument sérieux contre le ballon de Tarnier, en dehors de sa fragilité, est que souvent, après son expulsion, le travail s'arrête ou que les contractions utérines deviennent insuffisantes. Il faut alors recourir à l'introduction d'un nouvel excitateur, ou mieux encore du ballon de Champetier de Ribes.

Ballon de Champetier de Ribes [1]. — L'appareil se compose d'une poche en tissu de soie mince, recouverte de caoutchouc sur ses deux faces, se continuant avec un large tube qui se fixe sur une grosse sonde munie d'un robinet. Lorsqu'il est rempli, sa forme est celle d'un cône allongé de 10 à 12 centimètres de hauteur et de 31 centimètres à sa partie la plus large.

Ce ballon conique est souple, résistant et inextensible ; pour l'introduire, on se sert d'une longue pince de 29 centimètres de longueur totale, à cour-

1. Champetier de Ribes, accoucheur des hôpitaux, *De l'accouchement provoqué*, Dilatation du canal génital (col de l'utérus, vagin et vulve) à l'aide de ballons introduits dans la cavité utérine, pendant la grossesse. (*Annales de gynécologie*, décembre 1888.)

bure analogue à celle du conducteur de Tarnier, à articulation à clou et à mortaise latérale.

Il faut, avant de s'en servir, jauger le ballon, et pour cela, le peser vide et plein. Lorsqu'il est rempli au maximum, on mesure sa circonférence, puis on le mesure de nouveau à deux reprises, après lui avoir enlevé chaque fois 100 grammes de liquide. Ces renseignements sont importants au point de vue de l'adaptation des dimensions du ballon à celles du bassin.

Le ballon lavé, brossé dans la solution phéniquée forte, bien vide de liquide et d'air, sera plié, puis roulé sur lui-même en forme de cigare, et saisi entre les mors de la pince : ballon et pince mesurent alors 0,07 centimètres de circonférence.

La femme, préparée par l'antisepsie parfaite des voies génitales et placée en position obstétricale, est soumise au chloroforme : l'opérateur introduit dans le vagin sa main vaselinée et fait pénétrer d'abord, dans le col, tout son index, au delà de l'orifice, pour décoller les membranes, s'orienter et se

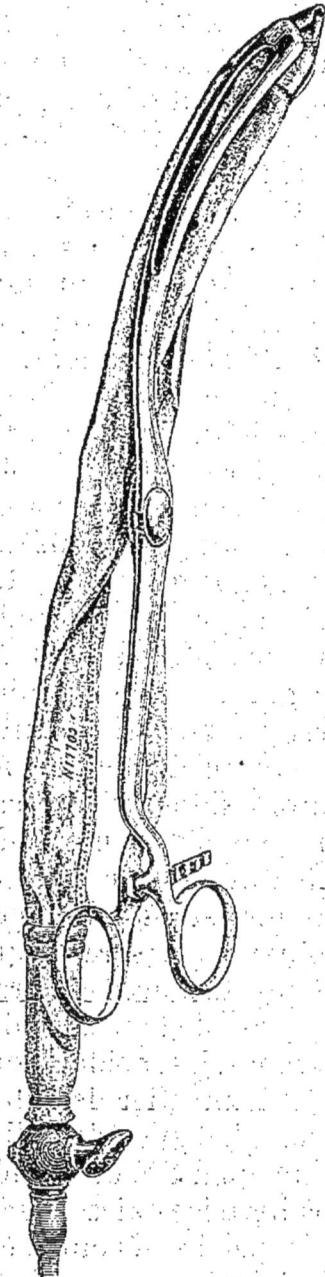

Fig. 239. — Ballon de Champetier de Ribes.

rendre compte de la direction qu'il doit donner à la pince ; cette exploration faite, il retire l'index et introduit ensuite dans le col, à la fois l'index et le médius, aussi haut que possible, en procédant avec douceur et maintenant le fond de l'utérus avec sa main libre.

On glisse ensuite l'extrémité du ballon sur les deux doigts laissés dans le col ; à mesure qu'il s'engage, on retire un doigt d'abord, puis l'autre, tout en gardant la main dans le vagin pour suivre l'ascension de l'instrument.

Le ballon doit être poussé très lentement, mais très loin, à dix ou douze centimètres au-dessus de l'orifice externe du col. Le ballon étant introduit à la profondeur convenable, un aide ajuste au robinet une seringue pleine de liquide antiseptique et injecte le ballon en même temps que l'opérateur ouvre la pince tout en la maintenant en place. Lorsque le ballon est assez distendu pour ne pouvoir plus descendre, on désarticule les deux branches et on les retire successivement. On pousse dans le ballon la quantité de liquide nécessaire pour lui donner les dimensions qu'on a calculées d'avance, on en ferme le robinet et, pour plus de sûreté, on applique une ligature sur le tube de remplissage. La femme est remise sur son lit, après avoir reçu une injection vaginale, qui sera fréquemment renouvelée, pendant toute la durée du travail. Au bout de deux ou trois heures, le travail se déclare d'ordinaire franchement et marche rapidement.

Champetier de Ribes conseille de ne pas remplir complètement le ballon dès le début et d'y injecter une quantité de liquide moindre de 100 grammes que celle nécessaire pour faire le plein. L'appareil ainsi en partie dégonflé devient plus flasque, se moule mieux à la forme du bassin et du segment inférieur ; la région fœtale a la possibilité de se creuser un nid au niveau de sa base non tendue ; en outre, les mutations de présentation et les procidences sont moins à craindre.

Le Dr Oui, aujourd'hui professeur agrégé à la Faculté de Lille, a vu dans un cas des syncopes survenir à la suite de l'application du ballon de Champetier ; il les considère comme la conséquence d'une distension trop rapide du ballon et, par conséquent, du segment inférieur de l'utérus, sur lequel il vient reposer. Il résulte de ce fait une nouvelle indication pour procéder avec lenteur au remplissage de l'appareil et ne pas le distendre au maximum [1].

Une fois le rétrécissement franchi, et lorsque l'orifice utérin sera sur le point de livrer passage au ballon, il conviendra de le distendre au maximum et de le maintenir ainsi, non seulement pendant le passage du col, mais encore pendant son expulsion à travers le vagin et la vulve.

Aussitôt après l'expulsion du ballon, il faut pratiquer le toucher manuel, pour reconnaître l'état du col et du segment inférieur, la présentation, l'existence de procidences, etc. S'il s'agit d'une présentation du sommet et qu'il n'y ait pas de procidence, on peut, après avoir rompu les membranes, abandonner le travail à la nature pendant une heure ou deux, mais si la tête ne s'engage pas, il faut terminer l'accouchement par le forceps. Quand le siège se présente, si le rétrécissement n'est pas trop considérable, il descend derrière le ballon et on n'a à intervenir que pour la sortie des épaules et de la tête.

« S'il y a une complication comme une procidence du cordon, on est dans des conditions excellentes pour pratiquer la version.

« Mon avis formel est qu'après la sortie du ballon, on doit terminer l'accouchement, à moins qu'on ne

---

1. Dr Oui, Étude sur les principales méthodes de provocation de l'accouchement prématuré. (*Annales de gynécologie*, décembre 1891 et janvier 1892.)

juge qu'il ne se termine spontanément. *On doit se comporter comme on ferait pour le second fœtus dans un accouchement gémellaire.* » (Champetier.)

On a fait au ballon de Champetier de Ribes les objections suivantes : *Il expose à la rupture des membranes ;* cet accident est assez rare et sans importance, le ballon empêchant le liquide amniotique de s'écouler en grande quantité.

Il peut décoller le placenta : cet accident est moins fréquent qu'on pourrait le croire ; s'il se produisait, il faudrait rompre les membranes et introduire le ballon dans la cavité de l'œuf.

Il peut déplacer la partie fœtale : ces mutations semblent ne pas être très rares, aussi conviendra-t-il de surveiller le fœtus de très près pour pouvoir corriger rapidement les présentations vicieuses qui pourraient se produire.

Les procidences du cordon et des membres sont à redouter : elles sont, en effet, favorisées par la présence de ce corps étranger volumineux. On en essaiera la réduction aussitôt la sortie du ballon et, si elle ne réussit pas, on procéderait à la version.

Pour appliquer le ballon de Champetier, il faut que le col utérin ait une perméabilité que l'on ne rencontre pas d'ordinaire chez les primipares et qui peut faire défaut chez certaines multipares ; aussi faut-il dans ces cas avoir d'abord recours au ballon de Tarnier, puis à celui de Champetier dès que le col sera suffisamment ouvert.

Ce n'est pas seulement pour la provocation de l'accouchement que le ballon de Champetier est appelé à rendre des services, il permettra encore d'accélérer le travail dans certains cas d'accouchement à terme ; introduit dans l'utérus après la rupture des membranes, il constituera un moyen précieux pour combattre l'hémorragie persistante dans l'insertion vicieuse du placenta ; introduit dans le vagin avant la symphyséotomie, il permettra chez les primipares la dilatation préalable du vagin et de la vulve et mettra à l'abri des déchirures, etc.

Ballon du professeur Moussous [1]. — Nous avons vu que le ballon excitateur du Pr Tarnier est fragile, qu'il est souvent expulsé trop vite pour assurer la continuité du travail ; que celui de M. Champetier de Ribes est impossible à introduire lorsque le col n'est pas déhiscent et qu'il y a lieu de lui préparer la voie par l'introduction d'un ballon Tarnier. C'est pour éviter ces multiples applications que M. le Pr Moussous a fait construire un ballon capable de prendre dans l'utérus un volume assez considérable pour assurer, non seulement la provocation du travail, mais sa continuation certaine, et d'un volume assez réduit à l'état de vacuité, pour pouvoir franchir n'importe quel col.

Ce ballon est en caoutchouc, il mesure vide 0,07 centim. 1/2 de longueur et 3 centim. 1/2 de largeur; distendu par 400 grammes de liquide, son diamètre est de 0,093 millim. et la résistance de ses parois est encore considérable.

Pour l'introduire dans l'utérus, on se sert d'une pince analogue, comme articulation et comme courbure, à celle de Champetier, mais d'un calibre beaucoup plus petit, puisque l'ensemble de l'appareil, le ballon étant replié et saisi par la pince, présente un diamètre à peine supérieur (1/3 de millim.) à celui du conducteur de M. Tarnier.

La technique de l'introduction de cet instrument est des plus simples : l'index de la main gauche étant introduit comme guide jusque sur l'orifice externe du col, ou y pénétrant si celui-ci est entr'ouvert, la pince contenant le ballon est introduite doucement dans le canal cervical ; à mesure que la pénétration

1. Pr Moussous, Note sur un nouvel appareil destiné à la provocation de l'accouchement prématuré. (*Annales de la Société obstétricale de France*, 1893.)

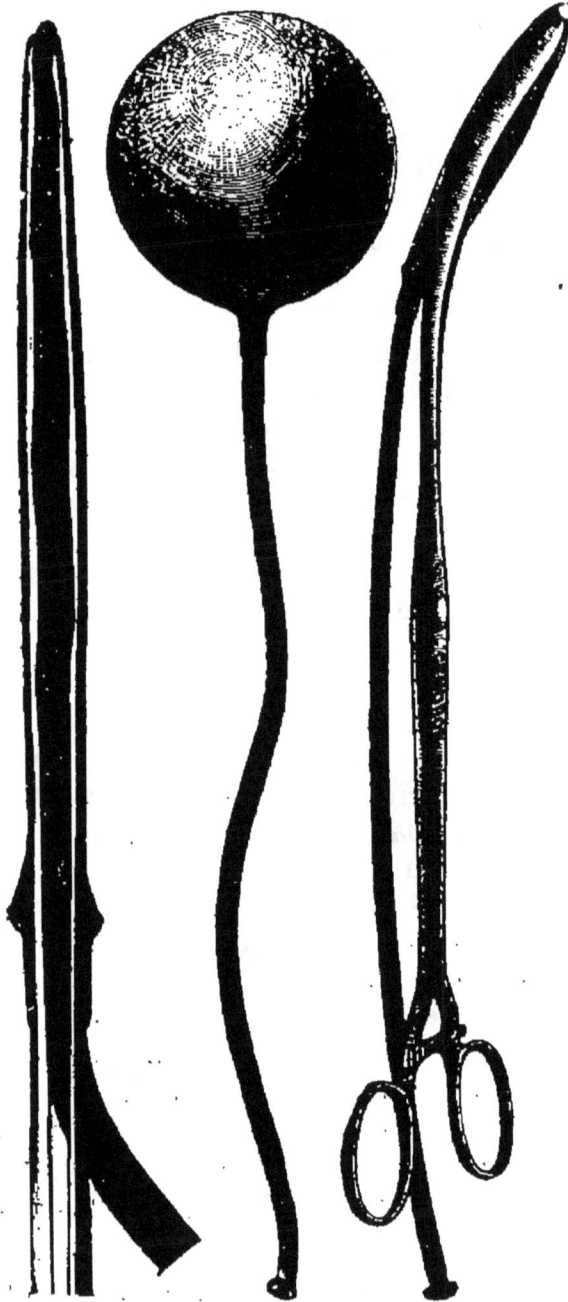

Fig. 240. — Ballon du professeur Moussous.

s'effectue, l'opérateur abaisse peu à peu l'extrémité de la pince de la main droite, et cesse de la faire pénétrer lorsque toute sa courbure a disparu au delà de l'orifice externe. Il déclanche alors la crémaillère et fait injecter dans le ballon 70 à 80 grammes d'eau phéniquée, quantité suffisante pour qu'il soit possible de désarticuler la pince et d'en retirer successivement les branches, sans crainte de voir redescendre le ballon. Cet instrument possède tous les avantages du ballon de M. Tarnier, sans en présenter les inconvénients; il possède sur celui de M. Champetier la supériorité de pouvoir être introduit sans préparation préalable du col, mais aussi le désavantage de produire une dilatation moins complète.

AVORTEMENT PROVOQUÉ.

Les rétrécissements extrêmes du bassin, au-dessous de 0,06 centim., constituaient autrefois une des principales indications de la provocation de l'avortement; il n'en est plus ainsi depuis les résultats de plus en plus heureux fournis par l'opération césarienne.

Les autres indications de l'accouchement provoqué sont fournies par l'état général de la femme, compromis ou aggravé par le fait de la grossesse : vomissements incoercibles, anémie pernicieuse progressive, ictère grave, ostéomalacie, rétroversion irréductible de l'utérus, hydramnios considérable, etc.

Les procédés pour provoquer l'avortement sont les mêmes que pour l'accouchement prématuré; ils sont loin cependant d'avoir tous la même efficacité. Les procédés de Kiwisch, de Kluge, de Krause, sont infidèles ou d'une grande lenteur; les gros ballons ne peuvent être employés dans un utérus de dimensions peu considérables; aussi, la méthode de choix consistera-t-elle dans l'emploi de petits ballons et en particulier de celui du Pr Tarnier, qui donne d'excellents résultats. Dans le cas où celle-ci serait elle-même inapplicable, il y aura lieu de recourir à la perforation des membranes entourée de toutes les précautions antiseptiques nécessaires.

La provocation de l'avortement ne sera jamais décidée, sans avoir pris l'avis d'un confrère et sans avoir rédigé une consultation écrite.

APPENDICE.

APPENDICE

EMPLOI DES ANESTHÉSIQUES
EN OBSTÉTRIQUE.

Il est parfaitement démontré aujourd'hui :

1º Que la sensibilité de l'utérus en travail s'efface complètement, comme toute sensibilité, sous l'influence de vapeurs anesthésiques;

2º Que la contractilité de l'organe résiste, au contraire, à ces inhalations, pourvu que leur action soit maintenue dans de justes limites;

3º Que la contractilité des muscles abdominaux, qui ne sont autre chose que de grands muscles intercostaux, résiste aussi aux vapeurs anesthésiques, comme celle de tous les muscles respirateurs, tant que l'anesthésie n'est pas poussée jusqu'à la période dite *organique* par Bouisson[1].

On peut employer dans les accouchements deux modes d'anesthésie : l'anesthésie obstétricale dans les accouchements naturels, et l'anesthésie chirurgicale toutes les fois qu'il y a lieu d'intervenir.

Sous le nom d'anesthésie obstétricale, on désigne l'administration du chloroforme à doses telles, que la sensibilité à la douleur soit seule abolie; l'intelligence, l'ouïe, la motilité demeurant intactes ou à peu près.

Pour obtenir ce résultat, on administrera le chloroforme à très petites doses, renouvelées aussi sou-

---

1. Bouisson, *Traité de la méthode anesthésique*, Paris, 1850.

vent qu'il sera nécessaire. En général, on le fait
respirer tout à fait au début de la douleur et on cesse
quand elle a disparu, pour recommencer au début
de la douleur suivante.

C'est surtout chez les primipares et à la fin de la
période de dilatation qu'il y aura lieu d'employer le
chloroforme pour obtenir l'analgésie, mais on
pourra y recourir bien plus tôt, presque dès le début
de la dilatation, lorsque les douleurs seront violentes
ou exagérées, l'agitation extrème; sous son influence
on verra le calme revenir et le travail prendre une
marche régulière.

Pour Ribemont, si ce n'est cependant chez les
femmes indociles et difficiles à maintenir, mieux
vaudrait s'abstenir du chloroforme pendant la période d'expulsion. Budin[1] conseille, au contraire,
d'augmenter la dose d'anesthésique à la fin de cette
période, lorsque la tète est sur le point de franchir
la vulve, de façon que la sortie du fœtus se fasse
sans douleur. D'après cet accoucheur, l'administration du chloroforme se trouve surtout indiquée dans
les cas de rigidité de l'orifice utérin; en diminuant
l'intensité des douleurs et les régularisant, l'anesthésie obstétricale favorise la dilatation du col et la
marche normale du travail.

L'anesthésie n'est pas obtenue chez toutes les parturientes avec la même facilité; chez quelques-unes,
la sensibilité semble s'atténuer avec des doses tellement minimes de chloroforme, (deux ou trois gouttes
sur un mouchoir, inhalations à même le flacon dé-
bouché, etc.) que l'on est en droit de se demander
s'il n'y a pas là plutôt un phénomène de suggestion
qu'une influence médicamenteuse réelle; chez d'autres, au contraire, il faut pousser beaucoup plus loin
les inhalations pour obtenir l'analgésie et, chez
quelques-unes même, la sensibilité à la douleur ne

1. P. Budin, *Leçons de clinique obstétricale*, Paris, 1889.

disparaît qu'en même temps que les autres modes de sensibilité et après une perte plus ou moins complète de l'intelligence.

Si l'administration du chloroforme à dose obstétricale est absolument indiquée dans les cas que nous venons de signaler, nous ne croyons pas cependant qu'il y ait lieu d'en généraliser l'emploi à tous les accouchements naturels, lorsque la marche du travail est régulière et les douleurs modérées. Les recherches de Polaillon, de Pinard, de Charpentier, semblent en effet prouver que l'anesthésie même incomplète n'est pas toujours sans influence sur la marche du travail et qu'il peut en résulter une diminution de la contractilité et même de la rétractilité de l'utérus, pouvant parfois ralentir le travail, au point de nécessiter une intervention inutile sans cela, et prédisposant à l'hémorragie après l'accouchement.

Quant à l'emploi du chloroforme à *dose chirurgicale*, c'est-à-dire jusqu'à la résolution complète, tous les auteurs sont d'accord et il y aura lieu d'y recourir, toutes les fois que l'on devra pratiquer une opération : exploration avec la main introduite tout entière dans les organes génitaux, version, forceps, symphyséotomie, basiotripsie, etc.

C'est là que le chloroforme se montre avec tous ses avantages : car, non seulement il annule la douleur si vive produite par les opérations manuelles ou instrumentales, et met la femme à l'abri des craintes que ces opérations inspirent toujours, même aux plus courageuses; mais encore il la plonge dans une immobilité qui rend à l'accoucheur ses manœuvres bien plus faciles et plus sûres.

Dans l'éclampsie l'administration du chloroforme à dose chirurgicale pourra rendre aussi de signalés services. (Voyez page 156.)

Le *chloral* administré en potion et mieux encore en lavements à la dose de 3 à 4 grammes comme anesthésique, pendant la période de dilatation surtout, ne semble avoir aucune influence fâcheuse sur la marche du travail; tout en calmant la douleur, il régularise les contractions et combat efficacement la rigidité spasmodique du col. (Voy. p. 352 et 355.)

Les lavements de chloral, répétés toutes les quatre ou cinq heures jusqu'à concurrence de 12 à 16 grammes de médicament, constituent un des moyens les plus efficaces pour combattre l'éclampsie. (Voy. p. 156.)

A défaut de chloroforme et de chloral, on aura encore, dans les injections hypodermiques de morphine, un moyen précieux d'éteindre ou au moins d'affaiblir la sensibilité.

Doléris[1] a essayé la cocaïne dans le but de supprimer pendant l'accouchement les douleurs qui se produisent lors de la dilatation de l'orifice cervical, et celles résultant de la dilatation de la vulve pendant l'expulsion; il aurait obtenu par ce moyen un soulagement marqué, dans un certain nombre de cas.

Les *contre-indications* des anesthésiques sont les mêmes en obstétrique qu'en chirurgie et on devra éviter de recourir au chloroforme, lorsque les parturientes présenteront des affections graves du cœur ou des poumons, seront menacées de congestion cérébrale, ou atteintes de dépression profonde des forces par suite d'hémorragies ou de maladies antérieures et prédisposées à la syncope.

PATHOLOGIE DES SUITES DE COUCHES.

Dans la pathologie des suites de couches, on rencontre, tantôt une prédominance marquée des symptômes locaux, les phénomènes généraux, étant peu

---

1. Doléris, *Communication à la Société de biologie*, 17 janvier 1885.

accusés, tantôt au contraire une prédominance des symptômes généraux, les phénomomènes locaux étant peu accentués, ou disparaissant devant la gravité des premiers. S'ensuit-il de là, que ces manifestations morbides aient une étiologie différente ? Non ; l'intoxication septique joue son rôle dans l'un et l'autre cas, rôle qui varie suivant des conditions particulières de doses, de réceptivité, de résistance organique, de virulence plus ou moins grande des germes. Dans un cas, les manifestations resteront plus localisées et se traduiront surtout par les phénomènes ordinaires de l'inflammation de l'organe envahi ou des tissus voisins, tandis que dans l'autre, il y aura envahissement rapide de toute l'économie et manifestations morbides dans des organes plus ou moins éloignés du point de départ de l'infection ; dans ce dernier cas l'affection aura une gravité exceptionnelle et sa marche et les désordres produits pourront varier suivant la voie que le poison aura plus particulièrement suivie, vaisseaux lymphatiques ou vaisseaux sanguins.

Il intervient donc, dans l'étiologie des maladies puerpérales, un principe morbide, germe infectieux, pouvant produire des manifestations diverses, les unes localisées et susceptibles de guérison, les autres au contraire généralisées et se terminant le plus souvent par la mort.

On ne saurait plus, en effet, considérer aujourd'hui la *fièvre puerpérale* comme une entité morbide distincte, une sorte de fièvre essentielle comme on le voulait autrefois, et que l'on conserve ou que l'on rejette ce terme de la pratique ; il n'en faut pas moins admettre que l'immense majorité des accidents fébriles qui surviennent pendant les suites de couches sont la conséquence d'un véritable empoisonnement des accouchées.

Les lésions de la septicémie puerpérale sont variées ; tantôt c'est la lymphangite, la péritonite, la pleurésie qui prédomine, tantôt c'est la phlébite et toutes les manifestations de l'infection purulente ; d'autres fois, les accidents marchent avec une telle rapidité, qu'il semble ne pas y avoir de localisations précises.

Les lésions primitives ont toujours leur siège dans les organes génitaux et les accidents ont pour point de départ, soit les contusions, les déchirures de la vulve, du vagin et du col, soit la plaie placentaire elle-même, soit encore les débris de membranes ou de placenta restés dans l'utérus adhérents ou non, les caillots putréfiés, etc., etc.

Les affections puerpérales sont bénignes ou graves ; bénignes elles évoluent d'ordinaire comme une inflammation vulgaire, restent circonscrites est se terminent le plus souvent par résolution ; graves, elles revêtent souvent la forme épidémique et la présence du pus dans les veines ou les lymphatiques est leur caractéristique ; on peut trouver du pus dans les différentes séreuses, viscérales, articulaires ou tendineuses, dans presque tous les organes, foie, poumons, rate, reins, etc.

Des recherches de Lucas-Championnière, de Quinquaud, de Siredey, etc., résulte la similitude absolue entre l'infection puerpérale et la septicémie chirurgicale.

Une plaie existe dans tout accouchement, car en dehors des érosions, des déchirures de la vulve, du vagin ou du col de l'utérus qui sont pourtant presque constantes, il y a toujours la plaie placentaire avec ses sinus béants ou thrombosés. Quelques-uns, cependant, admettent la possibilité de l'infection en dehors de toute plaie et Depaul, Hervieux, Tarnier, Charpentier, citent des cas dans lesquels les femmes ont été atteintes avant le travail, avant toute plaie utérine par conséquent ; ces faits sont rares, mais n'en paraissent pas moins prouvés. Tarnier fait remarquer que les poumons par leur étendue, leur activité offrent des conditions très favorables à l'absorption des germes pathogènes ; pour Doléris, ce serait surtout par l'intestin que se ferait l'intoxication dans ces cas exceptionnels.

Etiologie. Assez rares à l'état endémique, les manifestations graves de la septicémie puerpérale se présentaient, surtout autrefois, sous forme d'épidémies, soit dans les maternités, soit dans les clientèles privées, sans qu'il fût toujours possible d'en suivre la marche et d'en retrouver l'origine. Bien que

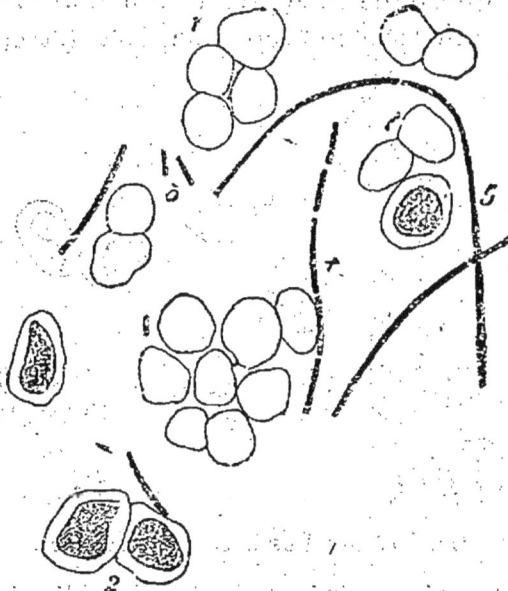

Fig. 241. — Sang avec des éléments de vibrion septique, d'après Koch.

plus rares aujourd'hui, ces épidémies ne sont pas encore malheureusement exceptionnelles. Elles sont toujours la conséquence d'une faute, et il est permis de prévoir le moment où elles disparaîtront d'une façon définitive, grâce à l'application rigoureuse des règles de l'antisepsie par tous les médecins et toutes les sages-femmes.

Pour Pasteur, l'agent infectieux de la septicémie puerpérale serait un proto-organisme, micrococcus

ou bactérie, suivant les cas, et il en existerait plusieurs variétés pouvant donner naissance à des formes
variées de septicémie puerpérale. Les travaux de Pasteur ont été fidèlement interprétés et complétés par
Doléris.

Les microbes de la fièvre puerpérale se présentent
surtout sous trois formes principales : 1° sous forme
d'un bâtonnet allongé animé de mouvements rapides :
c'est le vibrion septique de Pasteur (fig. 241) ; il ne
se trouve que dans la septicémie à marche rapide ;
— 2° un micrococcus en chapelet (streptococcus

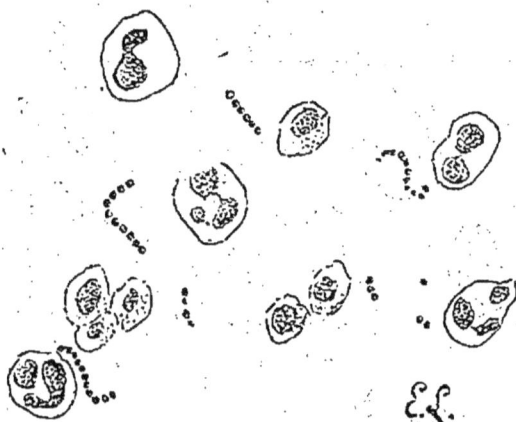

Fig. 242. — Pus avec streptocoques.

pyogenes), qui caractérise la forme ordinaire suppu-
rative de la septicémie puerpérale (fig. 242) ; 3° un
microbe en point double (staphylococcus aureus),
s'agglomérant en zooglées, mais n'affectant jamais
la disposition en chaînettes ; ce dernier est, en général, moins redoutable pour les accouchées que le streptocoque ; tous les deux produisent presque toujours
de la suppuration. MM. Chauveau, Arloing, Widal
ont démontré que le streptococcus pyogène peut à
lui seul produire toutes les formes de la septicémie
puerpérale. On peut joindre à ces différents micro-
organismes, certains microbes que l'on rencontre
parfois dans les organes génitaux, et qui peuvent

donner lieu à des infections, mais beaucoup moins
graves que celles produites par les précédents ; ce
sont : le staphylococcus albus, le bacterium coli commune, le gonococcus, etc.

Les bactéries pyogènes, comme le fait remarquer
le Dr Macé[1], peuvent évoluer simplement dans des
foyers circonscrits et ne produisent alors qu'une

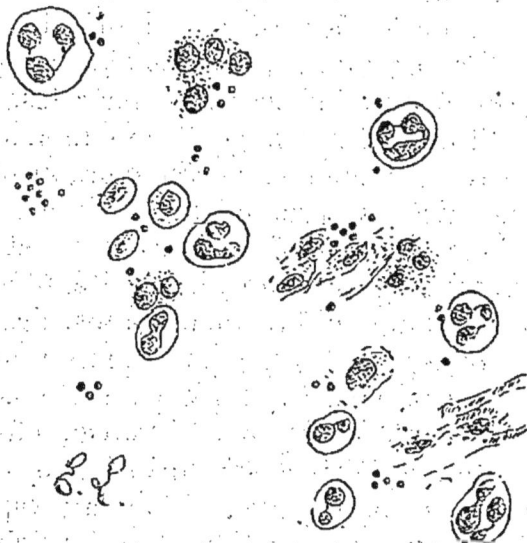

FIG. 243. — Pus avec diplocoques.

action locale, ou bien du point primitif d'introduction, elles se répandent dans la circulation par les
veines ou les lymphatiques, et produisent les phénomènes graves d'infection, désignés sous les noms de
pyémie ou de septicémie ; dans d'autres cas, l'action
se concentre sur certains organes loin du point de
pénétration, et il se forme ces foyers secondaires
d'inflammation que l'on appelait autrefois des abcès
métastatiques ; d'autres fois enfin, les états morbides

1. Les figures 241 à 243 sont empruntées à l'excellent ouvrage
de E. Macé, professeur agrégé à la Faculté de Nancy : *Traité
pratique de bactériologie*, 2e édition, Paris, 1892.

que nous allons étudier peuvent être le résultat de véritables intoxications dues à l'arrivée dans le sang d'alcaloïdes toxiques, de ptomaïnes, résidus de l'activité vitale des bactéries [1].

Le danger de l'invasion septique chez les nouvelles accouchées est accru par les conditions particulières dans lesquelles elles se trouvent : ce sont, en effet, comme le fait remarquer Pasteur, des blessées, de véritables opérées, chez lesquelles le choc nerveux, l'hémorragie, l'épuisement du travail constituent des causes prédisposantes générales.

Les conditions locales ne sont pas moins favorables au développement des micro-organismes ; la plaie placentaire est profondément située, elle est vaste, sa surface peut être irrégulière et anfractueuse, il peut rester dans la cavité utérine des débris de placenta ou de membranes, des caillots prêts à subir la fermentation putride ; de nombreux orifices de vaisseaux lymphatiques et sanguins demeurent béants après la délivrance, offrant des portes largement ouvertes à l'invasion des germes septique ; sans compter les lésions du vagin et de la vulve, si fréquentes, surtout chez les primipares.

En réfléchissant en outre que, pour se développer, les microbes demandent un milieu alcalin, et que les lochies réalisent cette condition dans les premiers jours surtout, que les microbes les plus dangereux sont anaérobies et ont dans l'oxygène un implacable ennemi, on comprendra sans peine qu'ils trouveront dans le vagin et surtout dans la cavité utérine un milieu où ils pourront se développer à l'aise à l'abri de l'air extérieur.

Ces germes peuvent préexister dans les liquides vaginaux, mais ils peuvent également se trouver en suspension dans l'air ambiant, ou être apportés dans

---

1. Voyez, pour les différentes théories, la *thèse d'agrégation* de Bar. Paris, 1883.

le vagin, dans l'utérus, par les doigts, les instruments des opérateurs.

Est-ce à dire pour cela que toutes les femmes soumises au même moment aux mêmes influences septiques seront toutes atteintes? Heureusement non; ainsi qu'une même semence, répandue à la même époque sur deux terrains différents, reste stérile sur l'un alors qu'elle germe vigoureusement sur l'autre, ainsi le microbe, le germe pathogène, ne se développera, ne se multipliera que s'il trouve un terrain favorable à son développement, et c'est ici l'occasion de rappeler l'opinion de Verneuil sur le microbisme latent, théorie d'après laquelle les germes pathogènes peuvent exister dans l'économie sans produire de désordres, jusqu'au moment où, grâce à une moindre résistance de l'organisme, à un traumatisme, à une plaie, à une modification quelconque de la vitalité favorisant leur développement, ils produiront l'infection. Comme nous l'avons vu plus haut, ces conditions sont réalisées au plus haut degré par l'accouchement, par l'accouchement laborieux surtout.

Cet aperçu rapide de l'étiologie de la septicémie puerpérale suffit à expliquer la merveilleuse puissance des antiseptiques, en même temps que les résultats obtenus par cette méthode entraînent la conviction au sujet de l'existence du germe toxique.

Outre le poison lui-même, il faut encore signaler dans l'étiologie des affections puerpérales un certain nombre de causes prédisposantes qui favorisent l'introduction et le développement de l'agent toxique; nous allons les énumérer rapidement.

On peut les diviser en deux groupes: 1° les causes prédisposantes individuelles; 2° les causes prédisposantes générales.

Parmi les causes *prédisposantes individuelles*, nous citerons les conditions physiques et morales des femmes; c'est sans doute à cet ordre de causes, comme le fait observer le professeur Tarnier, qu'il faut attribuer la mortalité beaucoup plus grande chez les filles mères que chez les femmes mariées.

Les primipares sont plus exposées que les multipares aux accidents puerpéraux, et cela d'autant plus qu'elles sont plus avancées en âge ; il convient d'ajouter à ces causes individuelles, la longueur du travail et les manœuvres obstétricales.

Les principales causes *prédisposantes générales* sont : les conditions météorologiques, les périodes épidémiques, les maternités, l'encombrement, le voisinage de services de médecine et de chirurgie, de malades atteints d'érysipèle, de septicémie, etc.

Anatomie pathologique. — Les lésions de la septicémie puerpérale varient comme ses manifestations ; tantôt limitées aux organes génitaux, elles sont plus rarement constatées, ces cas se terminant souvent par la guérison ; tantôt au contraire, elles sont pour ainsi dire généralisées et presque tous les organes sont atteints.

Plaies. — Comme nous l'avons déjà dit, à de très rares exceptions près, la porte d'entrée du germe infectieux est une plaie dont le siège est variable et se trouve tantôt à la vulve, dans le conduit vaginal, au col, au point d'insertion placentaire. Dans les cas d'infection puerpérale, ces plaies ont toujours mauvais aspect, les bords en sont tuméfiés, le fond en est grisâtre et souvent recouvert d'une couenne plus ou moins épaisse ; elles affectent même parfois la forme gangréneuse.

Utérus. — Dans certains cas, la muqueuse seule est envahie, mais le plus souvent, le parenchyme est aussi atteint et la muqueuse transformée, en une sorte de bouillie rougeâtre, fétide, recouvre des plaques d'aspect gangréneux ou diphthéritique, fourmillant de streptocoques.

L'inflammation utérine peut gagner la trompe et l'ovaire et donner lieu à une salpingite, à une ovarite ;

plus souvent encore, elle atteint le péritoine, les ganglions pelviens, le tissu cellulaire, produisant la péritonite, le phlegmon des ligaments larges, le phlegmon iliaque, etc.

Les recherches de Cruveilhier, de Lucas Championnière, de Siredey ont établi que si la phlébite utérine était incontestable dans beaucoup de cas, elle était cependant beaucoup moins fréquente que la lymphangite.

Nous savons en effet que l'utérus peut être considéré comme une immense glande lymphatique, à réseaux superposés et communiquant largement entre eux par des branches multiples, disposition qui permet d'expliquer la rapidité et l'intensité du processus morbide.

A la suite de la pénétration des germes infectieux, il se produit de la thrombose lymphatique, puis les vaisseaux s'enflamment, des lymphatiques utérins, l'inflammation gagne rapidement les lymphatiques sous-séreux et se propage de proche en proche ; par suite de la continuité du système lymphatique avec les membranes séreuses et le tissu cellulaire, on voit se produire la pelvi-péritonite, l'adéno-phlegmon, la péritonite, la pleurésie, la méningite, les arthrites et toutes les autres lésions viscérales, articulaires, ou du tissu cellulaire, éloignées du lieu primitivement atteint.

Quoique plus rare, la phlébite cependant n'en existe pas moins, parfois seule, parfois concurremment avec la lymphangite.

La coagulation du sang est le premier phénomène qui se passe dans les veines de l'utérus après l'accouchement ; cette thrombose physiologique reste le plus souvent limitée aux sinus utérins, elle peut s'étendre plus loin. Si les caillots qui obstruent les veines utérines contiennent des germes infectieux, la paroi veineuse s'enflammera, se ramollira, entrera en suppuration, en même temps que le caillot se désagrégera, se putréfiera, et que surviendront les accidents de l'infection purulente.

À l'autopsie, on trouvera les parois veineuses infiltrées de micrococques qui se présentent sous forme de petits points assez analogues à du sable fin.

Les lésions veineuses peuvent encore se produire par un autre mécanisme, la lymphangite primitive déterminant d'abord une périphlébite et l'inflammation se propageant à la veine de dehors en dedans.

Sang. — Le sang est toujours plus ou moins altéré dans la septicémie puerpérale ; il donne d'après Tarnier une couenne molle et verdâtre et se décompose rapidement à l'air. Depaul le comparait à de la gelée de groseille mal cuite.

Il se coagule difficilement et a souvent l'aspect huileux. Au microscope on constate que les globules sont déformés à tel point que certains observateurs ont pu les prendre pour des micro-organismes. On y rencontre le streptocoque pyogène et la bactérie septique de Pasteur.

Péritoine. — On peut y rencontrer toutes les lésions de la péritonite, injection, adhérences, fausses membranes, suppuration ; l'abdomen contient souvent une quantité considérable de liquide séreux, séro-purulent ou purulent.

La *plèvre* et le *péricarde* peuvent présenter des lésions analogues.

L'*endocarde* présente souvent des traces d'inflammation et le tissu même du cœur est souvent atteint.

Les *poumons* présentent de la congestion, de l'œdème, des infarctus emboliques, des points pneumoniques, des abcès, quelquefois de la gangrène.

On peut trouver des altérations plus ou moins profondes des méninges et même du cerveau, des collections liquides, séreuses ou purulentes dans les séreuses articulaires. Le foie peut présenter des embolies, des abcès, de la dégénérescence graisseuse; en un mot tous les organes peuvent être envahis et parsemés d'abcès : pancréas, parotides, mamelles, ganglions, tissu cellulaire, muscles, etc. La peau elle-même peut présenter des éruptions, de la gangrène, on rencontre le streptocoque dans tous les foyers de suppuration.

FORMES DIVERSES DE L'INTOXICATION PUERPÉRALE.

L'infection puerpérale peut être limitée aux organes génitaux et aux tissus voisins, sans symptômes d'infection générale de l'organisme : elle peut être, au contraire, généralisée, soit avec une localisation prédominante du côté des organes génitaux, soit sans que ceux-ci présentent, en apparence, aucune lésion grave.

Organes génitaux externes. — Les plaies de la vulve, du vagin, du périnée peuvent prendre un aspect diphthéroïde ou gangreneux, elles peuvent être le point de départ d'une angéioleucite ou d'une phlébite, qui peut à son tour déterminer une infection générale.

Symptômes généraux : Frisson plus ou moins violent, malaise général, céphalalgie ; la température parfois assez élevée peut faire craindre quelque manifestation grave.

Symptômes locaux : plaie sèche, douleur plus ou moins vive à son niveau, bords rouges et tuméfiés, œdème des grandes et petites lèvres, traînées rouges plus ou moins étendues, douloureuses, ganglions tuméfiés et sensibles à la région inguinale correspondante.

Utérus. — Le plus souvent primitive, l'infection de l'utérus peut, cependant, être la conséquence de l'infection des plaies de la vulve et du vagin.

E. Bumm[1] divise les endométrites puerpérales en trois classes : *a*. Endométrite putride ; *b*. Endométrite septique localisée ; *c*. Endométrite septique avec infection puerpérale consécutive.

a. Endométrite putride. — On distingue sous ce nom ces formes d'endométrites puerpérales, qu'il y ait ou non rétention de débris de l'œuf, dans lesquelles il y a décomposition de la caduque, sous l'influence des germes de la putréfaction, sans intervention des germes septiques. La couche superficielle de la caduque, dans ces cas, est semée de nombreux organismes, bâtonnets, filaments, coccus de toutes dimensions, mais pas de streptocoques ni de staphylocoques. La muqueuse est frappée de nécrose et se trouve séparée de la couche musculaire par une couche de petites cellules de 0,003 à 0,005 millim. d'épaisseur, paraissant formée par des corpuscules sanguins extravasés et décolorés, *zone granuleuse* ou *d'infiltration cellulaire* dans laquelle ne pénètrent pas les micro-organismes et qui établit une séparation entre les tissus morts et les tissus vivants.

b. Endométrite septique localisée. — Les caractères histologiques de la muqueuse ressemblent à ceux de la forme précédente, seulement, en plus des germes de la putréfaction, on observe les chaînettes du streptocoque ; au-dessous de la muqueuse, on trouve également la couche d'infiltration cellulaire, qui ne se laisse pas pénétrer par les microbes et qui remplit à l'égard des streptocoques comme des germes saprophytes le rôle de barrière protectrice ; aussi, d'après Bumm, faut-il, dans les cas d'endométrite septique circonscrite, attribuer la fièvre à la résorption des toxines élaborées par les streptocoques ou les staphylocoques au niveau de la muqueuse.

Ces deux variétés d'endométrite puerpérale sont

---

1. E. Bumm, Recherches histologiques sur l'endométrite puerpérale. Traduction du Dr R. Labusquière. (*Annales de gynécologie*, juin-juillet 1892.)

relativement bénignes et guérissent d'ordinaire sous l'influence des moyens que nous avons à notre disposition.

c. Endométrite septique avec infection générale consécutive. — La muqueuse est semée de streptocoques, c'est à peine si on retrouve en certains points quelques traces de la zone granuleuse; elle fait défaut presque partout et la couche nécrotique est en continuité avec le tissu voisin. — La pénétration des germes dans l'économie se fait par la voie lymphatique ou par la voie sanguine. Lorsque la pénétration se fait par la voie lymphatique, c'est tantôt par les fins canaux, tantôt au contraire par les gros vaisseaux, mais, dans l'un et dans l'autre cas, elle gagne le péritoine à travers la paroi utérine. — Dans les observations de Bumm, les trompes étaient saines et tapissées par une muqueuse intacte dans leur moitié interne; aussi, cet auteur est-il enclin à croire que, d'une manière générale, la péritonite à streptocoques résulte de la pénétration directe des germes infectieux à travers la paroi utérine jusqu'à la séreuse, et que la propagation par la trompe est exceptionnelle.

Lorsque la pénétration des germes se fait par la voie sanguine, la muqueuse présente les caractères histologiques de l'infection septico-putride localisée; la muqueuse est remplie de streptocoques et de germes de la putréfaction, mais est séparée de la musculeuse par la couche granuleuse protectrice. — Les lymphatiques et les vaisseaux sanguins paraissent indemnes de germes, si ce n'est au niveau de la plaie placentaire où les veines thrombosées sont infectées de micrococques. Dans le voisinage de la caduque, on rencontre les germes de la putréfaction associés aux streptocoques, mais plus profondément dans le parenchyme utérin, on ne rencontre plus au niveau des thromboses que les chaînettes des streptocoques.

Symptômes. — La douleur est à peu près constante, mais d'intensité variable; elle siège à la partie
inférieure de l'abdomen, sur l'un des côtés ou sur les
deux côtés, au niveau des cornes de l'utérus; elle
peut être parfois assez vive pour simuler la douleur
de la péritonite au début; d'autres fois au contraire
elle est faible et ce n'est qu'en pressant sur l'utérus
qu'on la provoque.

L'élévation de la température suit, d'ordinaire,
l'apparition de la douleur; elle est assez variable,
elle peut être de 1°, 2° et même 3° au-dessus de la
normale.

Le frisson est loin d'être constant; quand il existe,
il est très variable comme intensité et comme durée; il peut exister un état nauséeux, parfois même
quelques vomissements.

Le ventre est un peu volumineux par suite de
l'arrêt de l'involution utérine, mais il n'existe pas de
tympanite.

Les lochies sont diminuées, deviennent fétides et
prennent une coloration plus ou moins brunâtre. Au
toucher, les culs-de-sac sont libres, l'utérus est douloureux.

Le *pronostic* des deux premières formes est en
général favorable; cependant il faut tenir compte de
la possibilité de la propagation de l'inflammation au
péritoine et au tissu cellulaire du bassin; il est au
contraire très grave dans la 3° forme.

L'endométrite puerpérale, putride ou septique
localisée, a une durée variable; mais bien que la guérison soit la règle, comme nous venons de le dire,
elle expose à des complications éloignées: endométrite chronique, lésion des annexes, etc.

Les conséquences de l'endométrite septique avec
infection générale consécutive sont: la péritonite, la
septicémie, la pyohémie.

Lésions des annexes, du tissu cellulaire et du péritoine.

Salpyngite puerpérale. — Elle est la conséquence de l'infection utérine et se complique presque
toujours de l'inflammation de l'ovaire, constituant
ainsi une *métro-salpingo-ovarite*. Pour certains auteurs, la propagation de l'infection se ferait par la
muqueuse, par continuité de tissu (Schrœder); pour
J.-L. Championière, au contraire elle se ferait
presque exclusivement par les lymphatiques.

La salpyngite n'apparaît souvent que tardivement,
après une infection utérine légère, consécutive à un
avortement ou à un accouchement. Elle peut affecter, dans ces cas, une marche chronique et insi-
dieuse.

La salpyngite puerpérale aiguë est rarement
isolée, aussi ses symptômes sont-ils difficiles à
préciser; on constatera de la douleur localisée d'un
côté ou des deux côtés de l'utérus, si la lésion est
bilatérale, de la fièvre avec exacerbations vespé-
rales, de petits frissons; au toucher, on trouvera de
la tension des culs-de-sac, de l'empâtement diffus,
de l'immobilisation de l'utérus, etc.: dans certains
cas cependant, il sera possible de délimiter la
trompe considérablement augmentée de volume,
parfois même transformée en une poche purulente.

La salpyngite puerpérale peut se terminer par
résolution ou par suppuration; son traitement comporte les mêmes indications thérapeutiques que les
lésions suivantes : *Phlegmon du ligament large et
adéno-phlegmon* ; l'infection, d'origine utérine, suivant la voie des lymphatiques, peut atteindre les
ganglions ou le tissu cellulaire voisin et donner lieu,
suivant les ganglions et le tissu cellulaire envahi,
au phlegmon du ligament large, au phlegmon de la
fosse iliaque, au phlegmon rétro-pubien d'A. Guérin,
variétés d'une même manifestation morbide que
Siredey décrit sous la dénomination générale d'adéno-
phlegmon.

Symptômes. — Comme presque toujours, dans les affections puerpérales, la fétidité des lochies est le symptôme prémonitoire, puis survient un frisson de durée et d'intensité variables. La température s'élève à 39 et 40°, quelquefois davantage. La douleur précède quelquefois le frisson ou se manifeste en même temps ; elle n'est jamais aussi vive que dans la péritonite, et siège sur le trajet du ligament large, à gauche ou à droite de l'utérus ; souvent léger empâtement à ce niveau. Au toucher, les culs-de-sac paraissent plus ou moins remplis et sont d'une grande sensibilité.

Souvent, après l'apparition des premiers symptômes, il survient une rémission plus ou moins marquée, assez parfois pour faire croire à la disparition complète des accidents, ou à un accès de fièvre intermittente ; malheureusement, le plus souvent, à la suite d'imprudences surtout, les accidents reparaissent, la fièvre devient continue, 38 à 39°, avec exaspération vespérale. Le palper fait reconnaître dans la fosse iliaque une tumeur qui se développe progressivement ; cette tumeur n'est pas très douloureuse à la pression, elle est dure, résistante, d'ordinaire facile à limiter et tellement immobile, qu'elle semble faire corps avec le squelette ; il existe une voussure de la paroi à son niveau et le pli de l'aine paraît plus profond, On constate au toucher que l'un des culs-de-sac est rempli par une masse indurée, convexe, lisse, que le col est dévié vers le côté sain. Quelquefois le col est englobé au milieu de la masse, paraît effacé et n'est plus reconnaissable que par son orifice, l'utérus est absolument immobilisé.

Lorsque l'inflammation envahit plus particulièrement les ganglions et le tissu cellulaire de la fosse iliaque, il se produit un œdème plus ou moins prononcé du membre inférieur correspondant à la fosse iliaque malade, œdème tantôt limité à la

partie supérieure du membre, tantôt au contraire
l'envahissant tout entier. En outre, dans l'adéno-
phlegmon de la fosse iliaque, la cuisse est portée
dans l'adduction et plus ou moins fléchie.

L'adeno-phlegmon peut se terminer par résolution
ou par suppuration ; la terminaison fatale est assez
rare. Les abcès peuvent se faire jour par différentes
voies, le plus souvent par le vagin et le rectum.

Pelvi-péritonite. — Elle débute souvent dans les
trois ou quatre premiers jours qui suivent l'accouchement. Le transport des germes septiques se fait
surtout à travers l'utérus par la voie lymphatique.
La propagation de l'inflammation peut également se
produire, bien que beaucoup plus rarement, directement de la trompe au péritoine par suite de l'écoulement d'un liquide septique à travers son orifice libre.

La douleur est constante et spontanée, aiguë, superficielle, augmentée par les moindres mouvements, exaspérée par la pression. Cette douleur
atteint son maximum dès le début et diminue d'intensité à partir du troisième ou quatrième jour de
la maladie, elle siège sur l'un des côtés ou des deux
côtés de l'utérus.

La température atteint 39° et 40° dès le début, le
pouls de 100 à 120 est petit et concentré.

Les symptômes généraux sont à peu près les
mêmes que dans tous les états fébriles, cependant
il y a souvent des nausées, et des vomissements
alimentaires ou muqueux. La constipation est la
règle. Le ventre est plus développé dans sa moitié
inférieure (péritonite sous-ombilicale de Beau). Les
lochies sont diminuées et présentent parfois une
odeur fétide. La secrétion lactée est diminuée.

La maladie affecte deux formes; dans la première
elle se termine par résolution, dans sa seconde, par
suppuration.

Dans la forme résolutive, la fièvre diminue au
bout de huit à quinze jours, en même temps que

la douleur. L'examen de la région hypogastrique dénote un empâtement assez mal limité au début, remplissant un ou les deux côtés de cette région, puis cette masse indurée se limite davantage et constitue une véritable tumeur, irrégulière, bosselée le plus souvent.

Au toucher, les culs-de-sac qui étaient douloureux, empâtés au début, paraissent à un examen plus tardif, surtout le cul-de-sac postérieur, remplis par une masse dure plus ou moins volumineuse qui immobilise l'utérus et le dévie parfois. Peu à peu, et c'est heureusement le cas le plus fréquent, cette masse indurée tend à se résoudre sans suppurer, mais la résolution en est fort lente, dure plusieurs mois et la guérison finit par être complète.

Dans la forme suppurée, la marche des symptômes est la même que dans la précédente, seulement, au lieu de se résorber progressivement, la masse se ramollit, suppure, un ou plusieurs abcès se forment. Ces abcès peuvent se faire jour par la peau, le vagin, le rectum, la vessie ; c'est par le vagin et le rectum que l'ouverture se fait le plus souvent, c'est aussi la voie la plus favorable. Si l'ouverture est suffisante et le foyer unique, la poche se vide et la guérison survient ; d'autres fois l'abcès se reforme, la température s'élève de nouveau, jusqu'à une nouvelle évacuation du pus, après laquelle la guérison définitive peut survenir ; dans d'autres cas enfin, la suppuration s'éternise, la fièvre persiste et la mort arrive par hecticité.

Le diagnostic différentiel entre l'adéno-phlegmon et la pelvi-péritonite n'est pas toujours facile, cependant il est à remarquer que la pelvi-péritonite survient d'ordinaire dans les premiers jours qui suivent l'accouchement, tandis que l'apparition de l'adéno-phlegmon est souvent plus tardive, quelquefois même seulement quinze à vingt jours après l'accouchement.

La douleur, vive et superficielle, siège à la région sous-ombilicale dans la pelvi-péritonite ; plus sourde, plus profonde, parfois seulement réveillée par la pression, elle occupe surtout un des côtés de l'abdomen dans l'adéno-phlegmon, etc.

Il existe, en somme, de nombreuses analogies entre la pelvi-péritonite et l'adéno-phlegmon ; cependant, la terminaison par suppuration est en général moins grave dans celui-ci, le foyer purulent étant d'ordinaire unique et mieux circonscrit ; tandis qu'il est loin d'en être toujours ainsi dans la pelvi-péritonite ; en outre, dans cette dernière, les brides et les adhérences qui en sont la conséquence peuvent amener des modifications importantes dans la position respective des organes génitaux et être le point de départ de troubles variés.

Péritonite généralisée. — Elle peut être le résultat de l'extension d'une péritonite partielle, mais elle est souvent généralisée d'emblée pour ainsi dire ; l'infection se fait d'ordinaire à travers la paroi utérine par les lymphatiques, ce qui avait fait donner à cette affection le nom de *lympho-péritonite* par Siredey ; mais elle peut également se faire directement par la trompe. Le début de la péritonite puerpérale est le plus souvent brusque et se produit le deuxième ou le troisième jour après l'accouchement

Symptômes. — Un frisson unique, très violent, avec claquement de dents et tremblement de tout le corps de trois quarts d'heure à une heure de durée, suivi d'une réaction fébrile intense, ouvre en général la scène.

La douleur apparaît avant, pendant ou après le frisson, elle est extrêmement vive, spontanée et exaspérée par la moindre pression ; les malades ne peuvent supporter le poids des couvertures, les moindres mouvements arrachent des cris de douleur. Au début, la douleur peut être localisée dans la région sous-ombilicale, au point d'insertion des ligaments larges, mais elle ne tarde pas à envahir tout l'abdomen. Elle disparaît d'ordinaire au bout de deux ou trois jours, mais ce n'est pas toujours un phénomène favorable, car sa disparition coïncide le plus souvent avec l'exagération du ballonnement du ventre.

La température atteint 40°, 41° avec exaspération vespérale.

Le pouls, petit, serré, dépasse 120. La maladie est à peine établie depuis dix à douze heures que surviennent des vomissements porracés, très douloureux au début et très fréquents ; plus tard, les vomissements deviennent moins douloureux, ils sont très abondants et peuvent cesser au bout de deux ou trois jours, mais ils subsistent quelquefois pendant toute la durée de la maladie.

Au début, constipation fréquente, mais bientôt suivie d'une diarrhée fétide, bilieuse ou glaireuse ; la langue, d'abord saburrale et humide, devient sèche et fuligineuse, la malade présente un aspect typhique prononcé.

Les fonctions respiratoires sont gênées, il y a de l'oppression autant par suite du météorisme que de la difficulté d'hématose.

Des complications pulmonaires, pleurétiques ou cardiaques, surviennent fréquemment pendant cette période.

L'intelligence est d'ordinaire assez nette, et ce n'est guère que vers la fin que surviennent des troubles des sens, du subdélirium, et un état adynamique profond à la suite duquel la malade s'éteint dans le coma. Le faciès est hypocratique, souvent cyanosé, l'hématose se faisant mal, autant par suite des modifications pathologiques du sang que de la gêne respiratoire. La sécrétion lactée ne s'établit pas ou se suspend ; les lochies, très peu abondantes, sont d'une fétidité extrême ; l'involution utérine est arrêtée. Des sueurs profuses couvrent le corps et des éruptions diverses apparaissent : sudamina, plaques de gangrène.

La *durée* est variable ; tantôt foudroyante, la péritonite emporte la malade en deux ou trois jours, tantôt elle dure huit à douze jours.

Son *pronostic* est des plus graves ; à l'inverse de ce qui se passe dans la pelvi-péritonite, la mort est ici la règle, la guérison tout à fait l'exception.

Pyohémie puerpérale. — C'est la forme d'infection décrite par Siredey sous le nom de phlébite *infectieuse ;* elle peut être, en effet, la conséquence d'une phlébite utérine, un fragment de caillot infecté se détachant et allant porter au loin le germe pathogène, mais elle peut se produire aussi sans qu'il soit possible de trouver trace de caillots dans les veines utérines, ainsi que l'ont démontré les recherches de Widal[1]. Les streptocoques pyogènes, charriés par le sang, se fixent en un point quelconque sur la paroi d'un vaisseau, l'irritent et provoquent la formation d'un thrombus. Sous l'influence de la pullulation des microbes dans son intérieur, ce thrombus suppure ; de dedans en dehors, la suppuration gagne la paroi de la veine, puis les tissus voisins, d'où production d'abcès en diverses régions. En résumé, sous l'influence des streptocoques charriés par le sang, thrombus, endophlébite, phlébite et périphlébite.

La pyohémie puerpérale était surtout fréquente autrefois, avant l'ère antiseptique ; elle est rare aujourd'hui. Elle se produisait surtout à la suite des interventions obstétricales graves et, en particulier, de la délivrance artificielle dans laquelle la main de l'accoucheur se trouve en contact direct avec les sinus béants de la plaie placentaire ; que cette main ne soit pas absolument aseptique, la contamination est facile à comprendre.

1. Widal, Etude sur l'infection puerpérale, thèse de Paris, 1889.

Symptômes. — L'invasion de la pyohémie se produit de trois à dix jours après l'accouchement ; elle est d'ordinaire soudaine, indiquée par un frisson extrêmement violent avec claquement de dents d'une demi-heure à une heure de durée, accompagné d'une élévation considérable de la température qui peut atteindre et même dépasser 41 degrés. Le pouls bat 120 à 140.

Il est cependant un symptôme qui souvent précède l'apparition du frisson et doit donner l'éveil ; il est d'autant plus important, qu'une intervention active en ce moment peut fort bien conjurer le danger imminent de l'infection ; ce symptôme, c'est la *fétidité des lochies.*

A la période de frisson, succède une sensation exagérée de chaleur, puis survient parfois un abaissement momentané de la température, mais la courbe thermique ne tarde pas à reprendre sa marche ascendante.

Les symptômes locaux peuvent être peu accusés, à peine un peu de douleur à la région hypogastrique, ou au niveau des cornes de l'utérus, sans ballonnement du ventre ; cependant, s'il existe des plaies à la région vulvo-vaginale, celles-ci sont grisâtres, recouvertes d'une couche pultacée, parfois de plaques gangréneuses.

Après un ou plusieurs jours, survient un nouveau frisson, correspondant à une nouvelle invasion septique, ou à une nouvelle complication viscérale, ces frissons se renouvellent ainsi plusieurs fois, suivant l'intensité et la marche plus ou moins rapide de la maladie. Siredey considère ces frissons multiples comme un des symptômes différentiels de la lymphangite et de la phlébite, le frisson étant unique dans la première.

Les traits sont altérés, la face présente la coloration blanc jaunâtre des individus qui font et résorbent du pus, parfois il existe une véritable teinte

ictérique, indice de l'envahissement du foie. La peau
est sèche, la malade amaigrie a le nez effilé, la
langue sèche, souvent fuligineuse. La soif est vive,
les urines sont rares, presque toujours albumineuses,
la malade est indifférente à ce qui se passe autour
d'elle et paraît souvent peu souffrir.

La pyohémie puerpérale ne tarde pas à envahir
tout l'organisme et on peut dire qu'il n'est pas un
organe, pas un appareil qui ne puisse secondairement
en présenter des manifestations.

Les poumons et les plèvres sont atteints le plus
souvent, puis le cœur, mais surtout les reins et
enfin le foie, la rate et le cerveau. Les membres,
surtout au niveau des articulations et des gaines
synoviales, peuvent aussi présenter des lésions, ainsi
que le tissu cellulaire et les muscles eux-mêmes.

Formes et marche. — *a.* La forme *suraiguë* survient le plus souvent pendant les périodes épidémiques ou à la suite d'un traumatisme très grave,
sans précautions antiseptiques : le frisson apparaît
de bonne heure et présente une intensité remarquable, on dirait que l'organisme est d'emblée
saturé par le poison et que les manifestations qui
surviennent dans les autres formes n'ont pas le
temps de se produire. C'est à cette forme que l'on a
donné le nom de *Septicémie puerpérale.*

Température 40 à 41°, langue rouge, sèche, fuligineuse, pouls 120 à 150, respiration fréquente, sac-
cadée, teinte cyanique du visage. Diarrhée très
fétide, urines rares et albumineuses. Tantôt, délire
aigu et permanent comme dans les formes ataxiques
les plus graves, tantôt coma, et la mort survient en
deux ou trois jours ; à l'autopsie, on ne trouve pas
trace de suppuration : par contre, ainsi que l'ont
démontré les recherches de Widal, on rencontre le
streptocoque dans les capillaires des divers paren-
chymes (foie, poumons, reins, etc.) sans localisation appréciable.

b. La forme *typhoïde* présente deux variétés, une variété adynamique, une variété ataxique.

La première est la plus fréquente, ses symptômes généraux se confondent en partie avec ceux que nous avons décrits. La figure exprime l'abattement, la température présente une exaspération vespérale, le ventre est légèrement météorisé, il existe une diarrhée abondante et fétide, la langue est sèche, rouge ou fuligineuse, le pouls de 100 à 120, la respiration est fréquente et il existe souvent de la congestion et de l'engouement dans les parties déclives des poumons.

Les urines sont albumineuses ; la malade est inerte, comme dans un demi-sommeil, et répond par monosyllabes aux questions, subdélirium tranquille surtout vers le soir et dans la nuit. A mesure que la maladie progresse, la dépression du système nerveux s'accentue de plus en plus. Des troubles trophiques surviennent fréquemment et des escharres se produisent sur les parties soumises à une compression prolongée ; des éruptions cutanées, d'aspect variable, surviennent fréquemment dans cette forme.

Les complications viscérales sont aussi fréquentes et aussi multiples que dans la forme précédente et la maladie se termine par la mort après une ou deux semaines.

Lorsque les lésions viscérales sont très limitées, on peut exceptionnellement observer la guérison.

Dans la forme *ataxique* au contraire, les malades sont nerveuses, irritées, inquiètes dès le début, puis à cette agitation succède un délire parfois intense. Ce sont les phénomènes nerveux qui dominent la scène dans cette forme ; les malades sont surtout agitées la nuit et on ne peut parfois les maintenir qu'à l'aide de la camisole de force. La mort survient souvent rapidement par le seul fait des complications nerveuses ; dans tous les cas, il semble que dans cette forme les complications pulmonaires et cardiaques ne présentent pas un développement aussi considérable que dans la précédente.

La mort survient, soit d'une façon brusque au milieu du délire, soit à la suite de crises de dyspnée dont le point de départ doit être vraisemblablement cherché dans des lésions bulbaires.

D'autres fois, la terminaison n'est pas aussi brusque et les accidents ataxiques font place à des accidents adynamiques, la maladie continue alors à évoluer comme dans la forme précédente.

Enfin Siredey décrit encore une forme *atténuée,* intermédiaire, pour ainsi dire, aux variétés ataxique et adynamique, présentant moins d'agitation que la première et moins de dépression que la seconde. Les symptômes du début sont à peu près les mêmes, mais avec moins d'intensité ; la fièvre, qui débute vers la fin de la première semaine après l'accouchement, affecte d'ordinaire un type intermittent et irrégulier pendant huit à dix jours, puis devient continue, mais sans avoir l'intensité des formes précédentes.

Les manifestations que l'on observe se rapprochent beaucoup de celles de la forme commune et bénigne de la dothiénentérie ; cependant dans cette forme de phlébite infectieuse, la face est pâle et prend peu à peu la teinte terreuse spéciale aux suppurations profondes.

La terminaison peut être fatale, la maladie s'aggravant et les manifestations des formes précédentes apparaissant secondairement ; mais elle peut aussi se terminer par la guérison après une convalescence longue et souvent accidentée.

Les complications les plus fréquentes de cette variété sont des abcès qui surviennent dans le tissu cellulaire sous-cutané et qui peuvent s'observer dans toutes les régions du corps, parfois à une période éloignée de la maladie. Ces abcès, que l'on désignait autrefois sous le nom d'abcès métastatiques, sont aujourd'hui facilement expliqués, grâce à la théorie parasitaire, par la formation de thromboses septiques.

c. Quant à la forme *lente* ou *tardive*, elle ne diffère pas sensiblement, dans sa marche et ses complications, des symptômes habituels de la phlébite infectieuse ; seulement, les premiers symptômes, frissons, fièvre, etc., n'apparaissent qu'assez longtemps après l'accouchement, dix à quinze jours ; après les premiers frissons, il survient parfois une période de calme de quatre à cinq jours avec apyrexie complète ; puis les frissons se répètent, se rapprochent, la fièvre devient continue, mais la température dépasse rarement 39°.

La guérison est plus fréquente dans la forme tardive que dans les précédentes.

Le *pronostic*, fatal dans la forme *foudroyante*, presque aussi grave dans la forme *ataxique*, devient un peu plus favorable dans la forme *atténuée*, ainsi que dans la forme *lente* et *tardive*, mais ce n'est jamais sans avoir traversé de nombreuses et inquiétantes péripéties que la guérison survient.

Traitement des différentes formes de l'infection puerpérale. — TRAITEMENT GÉNÉRAL. — Il est prophylactique ou curatif ; le traitement prophylactique n'est autre que l'application rigoureuse des règles de l'antisepsie obstétricale que nous résumons plus loin.

Le traitement curatif consistera surtout à mettre la femme dans les conditions les meilleures pour résister à l'infection, et à soutenir ses forces par une alimentation appropriée, lait, café noir, vins généreux, champagne frappé, etc. L'*alcool à haute dose* sous forme de potion de Todd, de grogs, etc., et le sulfate de quinine à la dose de 1 à 2 grammes par jour, formeront la base du traitement médical ; on y joindra l'administration du naphtol β ou du benzonaphtol pour obtenir l'antisepsie intestinale.

L'opium à haute dose (10 à 40 centigrammes par 24 heures — Siredey) rendra de grands services dans la péritonite, en immobilisant l'intestin et favorisant ainsi la localisation de l'inflammation ; il présente en outre le sérieux avantage de calmer la douleur et de diminuer l'agitation. Des injections hypodermiques de morphine peuvent rendre le même service.

Les bains tièdes ou froids conseillés contre l'hyperthermie pourront rendre des services dans certains cas particuliers, mais ne sauraient être utilisés lorsqu'il existe une localisation inflammatoire exigeant l'immobilité de la malade, péritonite ou phlébite [1].

Swiecicki [2], dans ces dernières années, a conseillé dans les formes généralisées de l'infection puerpérale, l'administration de grandes quantités d'eau salée, dans le but de diluer le sang, d'augmenter la sécrétion urinaire et de favoriser ainsi l'élimination des bases toxiques.

Cet auteur n'injecte pas la solution salée sous la peau, mais l'introduit directement dans l'estomac à l'aide de la sonde œsophagienne ; ce traitement, qui paraît rationnel, ne peut être encore jugé d'une façon définitive.

Le professeur Fochier de Lyon [3], se basant sur ce fait, qu'il est des cas où une infection généralisée, sans lésions importantes appréciables, subit une amélioration soudaine, en même temps que se manifestent les signes d'une suppuration localisée, a recherché à reproduire ce processus curatif, en provoquant la formation d'abcès superficiels, faciles à traiter. Ce professeur produit l'irritation nécessaire

---

1. Tarnier, De l'asepsie et de l'antisepsie en obstétrique, Paris, 1894.

2. Swiecicki, Contribution au traitement médical de la fièvre puerpérale. (*Revue pratique d'obstétrique et d'hygiène de l'enfance*, Paris, 1891.)

3. Fochier, Thérapeutique des affections pyogènes généralisées. (*Lyon médical*, 23 août 1891.)

en injectant 1 centimètre cube d'essence de térében-
thine dans le tissu cellulaire sous-cutané ; suivant
la gravité des cas, il fait, du même coup, une, deux,
trois ou quatre piqûres en des points éloignés.

Les résultats obtenus par le Pʳ Fochier et le Dʳ
Thierry de Rouen semblent favorables, mais on ne
saurait encore être bien fixé sur la valeur réelle de
cette méthode.

Nous en dirons autant de la sérothérapie avec des
cultures atténuées de streptocoques, qui a été essayée
dans ces derniers temps.

TRAITEMENT LOCAL. — **Plaies de la vulve et
du vagin.** — Ces accidents disparaissent d'ordinaire
assez rapidement sous l'influence d'applications antiseptiques. Iodoforme, teinture d'iode, nitrate d'argent. Injections vaginales, pansement humide.

Endométrite. — Suivant l'intensité des accidents,
il y aura lieu de recourir aux injections intra-utérines répétées, à l'irrigation intra-utérine continue
ou au curettage.

**Lésions des annexes, du tissu cellulaire et
du péritoine.** — Au début, surtout dans les formes
franchement aiguës, les émissions sanguines locales,
sangsues ou ventouses scarifiées, si l'état général de
la femme le permet, rendront des services.

Les applications permanentes de glace sur le
ventre à l'aide de poches de caoutchouc ou de vessies
de porc, constitueront également un des moyens
thérapeuthiques locaux des plus puissants, à condition toutefois que la glace soit maintenue sur le
ventre sans aucune interruption, jusqu'à cessation
des accidents aigus ; l'interruption dans l'application
de la glace pouvant donner lieu à une réaction,
point de départ d'une nouvelle poussée de péritonite.
La vessie de glace, pour éviter la mortification des
tissus, devra toujours être séparée de la paroi abdominale par une épaisseur de flanelle.

Le collodion élastique, sans avoir la même énergie, peut cependant modérer la tympanite et diminuer la douleur (Robert-Latour). Les applications d'onguent mercuriel, simple ou belladoné, sont aussi fort employées, elles prédisposent il est vrai à la stomatite et à la salivation, mais ce ne serait là qu'un inconvénient relativement léger, si elles amenaient dans une affection aussi grave une véritable sédation des symptômes.

A la fin de la période aiguë, vésicatoires volants, teinture d'iode, pointes de feu, grands bains si l'installation le permet.

Après la période aiguë, iodure de potassium ; pendant la convalescence, bord de la mer, stations d'eaux salines.

Si la suppuration se produit, il faut ouvrir la collection purulente avec toutes les précautions antiseptiques, dès que la fluctuation est manifeste, soit par la paroi abdominale, soit par le vagin, suivant les circonstances.

Laparotomie dans la péritonite puerpérale généralisée. — Cette opération consiste à ouvrir la cavité péritonéale par une incision de 6 centimètres environ, pratiquée sur la ligne blanche, et, après l'avoir vidée du liquide septique qu'elle contient, à la laver soigneusement, soit avec de l'eau stérilisée pure ou salée, soit avec une solution saturée d'acide borique. Lorsque l'exsudat péritonitique est purulent et fétide, le Pr Tarnier[1] conseille, après avoir fait préalablement une abondante irrigation d'eau stérilisée pure ou boriquée, de pratiquer un nouveau lavage avec la solution de sublimé à 1 p. 5000 et de terminer la toilette du péritoine par irrigation avec l'eau stérilisée, pour entraîner les dernières gouttes de la solution mercurielle.

Le lavage terminé, après avoir comprimé les parois

---

1. Tarnier, De l'antisepsie et de l'asepsie en obstétrique, Paris, 1894, pages 717 et suivantes.

de l'abdomen pour chasser la plus grande partie du liquide, et mis en place un ou deux gros tubes à drainage plongeant jusque dans le cul-de-sac de Douglas, on fait la suture de la paroi, et on procède au pansement comme après toute laparotomie.

Le pansement sera renouvelé lorsqu'il sera taché, ou s'il survient une élévation de température anormale. Si l'écoulement est abondant et fétide, il y aura lieu de pratiquer doucement des injections boriquées pas les drains ; à mesure que l'écoulement se tarira, on raccourcira ceux-ci peu à peu, et on les enlèvera lorsqu'il n'y aura plus de suintement péritonéal.

La laparotomie, pour guérir la péritonite puerpérale généralisée, a été pratiquée pour la première fois par Bouilly en 1886[1] ; sur *six* opérations pratiquées depuis lors, dans les circonstances les plus défavorables, ce chirurgien obtint deux succès ; sur quatre laparotomies pratiquées dans les mêmes conditions, Lawson-Tait obtint une guérison. Le Dr Raymond de Limoges intervint une fois et guérit sa malade. Les chirurgiens américains Evans et Worcester, sur trois interventions, réussirent deux fois. En résumé, sur *quatorze* observations de laparotomie suivie du lavage du péritoine, pratiquées dans la période encore aiguë de la péritonite puerpérale, on compte *six* succès. Ces résultats ne sont-ils pas suffisants pour justifier l'intervention dans une affection aussi grave que celle qui nous occupe ?

PHLEGMATIA ALBA DOLENS.

On désigne sous ce nom une Phlébite oblitérante, accompagnée d'œdème douloureux et siégeant aux membres inférieurs dans la grande majorité des cas. Cette affection a longtemps été considérée comme le

---

1. Bouilly, Traitement chirurgical de la péritonite. Congrès français de chirurgie, 1890, page 223.

résultat d'une thrombose spontanée, conséquence
des modifications du sang à la fin de la grossesse :
excès de fibrine, ralentissement de la circulation,
perte de tonicité des parois veineuses, etc. ; ces modifications du sang ou de la circulation, communes à
toutes les femmes récemment accouchées, peuvent
créer une prédisposition, mais sont incapables d'expliquer la genèse de la maladie, et l'origine *infectieuse*
de la phlegmatia est aujourd'hui hors de doute.

Les recherches de Widal[1] ont démontré que cette
affection n'était qu'une forme atténuée de la septicémie puerpérale et, qu'ici encore, le streptocoque était
en cause.

Les microbes, charriés par le sang, se déposent sur
la paroi des veines, soit dans un repli valvulaire,
soit sur un point quelconque de l'endothélium, et y
produisent une inflammation dont la conséquence
est la formation d'un caillot.

Le plus souvent le thrombus s'émiette par simple
désintégration granuleuse de la fibrine ou par dégénérescence graisseuse des cellules qui le composent.
Ainsi s'explique la bénignité relative de la plupart
des phlegmatia puerpérales. C'est seulement dans certaines circonstances que le streptocoque, recouvrant
ses qualités pyogènes, fait entrer le caillot en suppuration, et qu'apparaît la phlébite suppurée avec toutes
ses conséquences (Widal).

La phlegmatia alba dolens débute rarement avant
le douzième jour et souvent beaucoup plus tardivement ; il est exceptionnel que les suites de couches
aient été absolument apyrétiques jusque-là, et lorsque
la température a été régulièrement prise matin et
soir, on trouve presque toujours sur la courbe une ou
plusieurs ascensions plus ou moins considérables,
indices de l'infection utérine préalable.

---

1. Dr F. Widal, Etude sur l'infection puerpérale, la phlegmatia alba dolens et l'érésypèle, Paris, 1889.

Cette affection se montre d'ordinaire à l'un des membres inférieurs, quelquefois elle les envahit tous les deux, mais successivement l'un après l'autre, rarement à la fois ; elle peut également se manifester, bien qu'exceptionnellement, dans les membres supérieurs ou dans les veines du tronc.

Une douleur tantôt vive, tantôt sourde, est le premier symptôme de la maladie, elle siège soit au pli de l'aine, au creux poplité ou au mollet et ne tarde pas à envahir tout le membre. On sent parfois au début, un cordon dur sur le trajet de la veine crurale, mais le membre ne tarde pas à se tuméfier et à atteindre parfois un volume énorme.

La peau très tendue est blanche et mate, comme transparente ; la température s'élève d'ordinaire au début dans le membre atteint pour s'abaisser ensuite, parfois au-dessous de la normale.

Un état fébrile assez marqué, parfois accompagné de frissons et de nausées, survient au début de la maladie et peut durer 8 à 10 jours.

La température oscille, en général, entre 38° et 39°.

La maladie dure en moyenne de quinze jours à un mois, souvent davantage, et un peu d'œdème peri-malléolaire, vers le soir surtout, persiste longtemps après la guérison.

Le *pronostic* est en général favorable, cependant dans quelques cas la guérison peut ne pas être complète et le membre conserver pendant plus ou moins longtemps une impotence relative. Dans quelques cas rares, le caillot peut se détacher et la mort survenir par embolie. Enfin, rarement aussi, la phlébite peut se compliquer de périphlébite et il peut survenir un véritable phlegmon de la jambe et de la cuisse.

Le traitement consistera dans l'immobilisation du membre, le décubitus horizontal prolongé, l'enveloppement du membre dans de la ouate.

Le P⁻ Pinard entoure complètement le membre de compresses imprégnées d'une solution saturée de chlorhydrate d'ammoniaque et recouvertes de toile imperméable.

Deux fois par jour, sans déplacer le membre, on imbibe les compresses avec la même solution; ce pansement n'est retiré que le cinquième ou le sixième jour, lorsqu'apparaît une éruption bien accusée de vésicules remplies de sérosité purulente : on saupoudre alors le membre avec de l'amidon et ou l'enveloppe d'une épaisse couche d'ouate.

Contre la douleur on pourra avoir recours aux injections de morphine, mais il faudra éviter de les pratiquer sur le membre malade. — Régime tonique, — surveiller les fonctions digestives. Le séjour au lit sera maintenu pendant une quarantaine de jours au moins, après le début de la maladie.

ANTISEPSIE OBSTÉTRICALE.

On désigne sous le nom d'antiseptiques des substances capables de détruire les micro-organismes ou d'empêcher leur développement dans les milieux de culture qui leur conviennent le mieux. Ces substances sont nombreuses, mais elles sont loin de jouir toutes de la même puissance. Miquel en a établi une classification basée sur la quantité nécessaire de ces médicaments pour empêcher la putréfaction de se produire dans un litre de bouillon stérilisé.

Les agents antiseptiques les plus employés en obstétrique sont : le *bichlorure de mercure* en solution à 1/4000, le *biiodure de mercure* à 1/4000, l'*acide phénique* à 2, 3, 4 ou 5 0/0, le *permanganate de potasse* à 0,50 0/00, le *sulfate de cuivre* à 5 0/00, l'*acide thymique* à 1 0/00, l'*iode* à 3 0/00, la *microcidine* à 4 0/00, l'*acide borique* à saturation etc., etc., ce dernier est un antiseptique très faible.

Il y aura également lieu d'utiliser, suivant les circonstances, les propriétés microbicides de l'*iodoforme*, du *salol*, du *chloral*, du *chloruré de zinc*, du *nitrate d'argent*, etc., etc.

Mesures antiseptiques générales.

Personne ne doute aujourd'hui que la contagion soit le facteur le plus important dans l'étiologie de la fièvre puerpérale, et les exemples ne sont pas encore malheureusement très rares d'épidémies puerpérales sévissant dans la clientèle particulière d'un médecin ou d'une sage-femme dont les malades sont pourtant isolées les unes des autres, alors que dans les maternités, où parfois il y a un peu d'encombrement et où l'isolement, assez souvent, ne peut être obtenu que d'une façon incomplète, on voit grâce aux précautions antiseptiques les plus rigoureuses, la septicémie n'apparaître que sous forme de cas isolé, et le plus souvent de provenance extérieure.

S'ensuit-il de là qu'il faille maintenant se départir des anciennes règles établies, alors que l'on considérait l'encombrement comme l'une des causes principales, sinon la plus importante, de la fièvre puerpérale ? Évidemment non, car si l'on a reconnu que la cause unique de la maladie était la contagion, il n'en est pas moins vrai que l'encombrement favorise le développement de l'agent contagieux et agit tout au moins comme cause complémentaire ; il faudra donc l'éviter le plus possible.

En outre, il est absolument indispensable d'isoler les femmes malades des femmes saines, les premières étant une cause d'infection pour les secondes ; mais, comme le fait remarquer le Dr Bar, pour que cet isolement soit efficace, il ne suffit pas de construire des maternités, de multiplier les salles d'isolement, il faut encore que le personnel médical ou auxiliaire qui doit donner des soins à la femme isolée, que les instruments qui doivent lui servir, etc., lui soient bien spéciaux[1]. On ne laissera jamais séjourner dans la chambre d'une accouchée, à plus forte raison dans un service d'accouchements, des matières animales susceptibles de se putréfier; les objets mobiliers qui auraient pu être souillés devront être désinfectés avec soin. La chambre de la nouvelle accouchée devra être aussi largement aérée que possible, peu encombrée; mais c'est surtout dans les salles d'accouchement qu'il conviendra de prendre des précautions particulières; les murs et les plafonds seront peints ou stucqués, et vernis, de façon à pouvoir être facilement lavés avec des liquides antiseptiques. Les mêmes précautions seront prises pour les parquets.

On supprimera tous les objets qui ne sont pas indispensables et pourraient servir de réceptacles aux germes, rideaux, tapis, tables de nuit, etc. — Les objets de literie seront fréquemment lavés, aérés, battus, et en cas d'infection dans la salle, ils devront être passés à l'étuve surchauffée, ou impitoyablement sacrifiés.

On a souvent employé les fumigations comme moyen de désinfection; leur pouvoir antiseptique est moins considérable que celui qu'on leur a tout d'abord attribué, et l'on a vu des bactéries survivre après un contact de quinze à vingt jours avec des vapeurs d'acide phénique et d'acide sulfureux. Les vapeurs de chlore et d'acide hypoazotique sont plus énergiques, mais d'un emploi peu commode, et détériorent les objets mobiliers.

Les pulvérisations constituent un bon moyen de désinfection. La vapeur d'eau nettoie l'atmosphère de la chambre, fixe les germes et les poussières et les entraîne avec elle; en outre, l'eau projetée à l'état d'extrême division jouit d'un pouvoir antisep-

---

1. Bar; *Des méthodes antiseptiques en obstétrique*, thèse d'agrégation, Paris, 1883.

L. Pérard et Abelin. Accouch. 38.

tique incontestable; chacune des gouttelettes fixant de l'oxygène se transforme en eau oxygénée dont le pouvoir microbicide est considérable. On peut augmenter encore cette action en ajoutant au liquide pulvérisé des substances antiseptiques, acide phénique, acide thymique, etc.

Le personnel médical ou auxiliaire des maternités, l'accoucheur et la sage-femme dans leur clientèle privée, devront en outre prendre vis-à-vis d'eux-mêmes les précautions antiseptiques les plus rigoureuses ; c'est ainsi que l'on évitera de faire des accouchements pendant la période où l'on aurait à donner ses soins à une malade atteinte de la fièvre puerpérale, de visiter des femmes nouvellement accouchées après avoir donné ses soins à des malades atteints d'érysipèle, de fièvres éruptives, de fièvre typhoïde, de septicémie chirurgicale, après avoir fait une autopsie, etc., etc.

Les exigences de la pratique ne permettent malheureusement pas toujours de remplir ces conditions avec toute la rigueur désirable, et dans les cas de force majeure, on fera en sorte de mettre toutes les chances de son côté, en prenant un grand bain et changeant complètement de vêtements. La désinfection des mains de l'accoucheur, des étudiants, de la sage-femme réclameront surtout les soins les plus minutieux, car elle est des plus difficiles à obtenir. H. Kummel a démontré, par une série d'expériences, qu'à l'état normal, en dehors de tout contact septique, les mains lavées pendant trois minutes avec de l'eau chaude et du savon, et frottées à l'eau stérilisée, ont toujours donné lieu au développement de bactéries et de champignons sur les empreintes qu'elles laissaient dans une gélatine culture.

Un lavage à fond avec de l'eau chaude, du savon, une brosse, pendant trois minutes, suivi d'un lavage à l'eau phéniquée à 5 %, donne des empreintes stériles. Les mains infectées par des autopsies ou par des éponges sales ne furent stérilisées, et encore difficilement, que par un lavage et un brossage à l'eau chaude et au savon pendant cinq minutes, suivis d'un brossage à l'eau phéniquée à 5 % pendant deux minutes.

Il résulte des expériences de Fürbringer que, pour assurer l'action des antiseptiques dans la désinfection des mains, il est absolument indispensable de débarrasser l'épiderme des matières grasses qui le recouvrent; on peut, il est vrai, obtenir ce résultat par un brossage et un savonnage complet et prolongé, mais on l'atteindra bien plus sûrement en employant, en outre, un lavage à l'alcool qui dissoudra celles qui auraient pu échapper au brossage.

Nous ne saurions donc trop recommander, avec le Pr Tarnier[1], pour la désinfection des mains, la série des actes suivants, qui demandent environ 3 à 5 minutes :

1° Savonnage et brossage des mains, des doigts et des ongles avec la solution de sublimé à 0,50 pour 1000, pendant une minute au moins ;

2° Toilette des sillons unguéaux avec un linge humide et au besoin avec un cure-ongles en bois ;

3° Lavage à l'alcool à 80° pendant une minute ;

4° Nouveau lavage des mains au sublimé (sans savon).

Les mêmes précautions seront prises pour les avant-bras.

Mesures antiseptiques particulières.

Pendant la grossesse, elles consisteront surtout à tenir la femme enceinte éloignée des milieux infectés ou dangereux et seront en grande partie

---

1. P. Tarnier, De l'asepsie et de l'antisepsie en obstétrique, page 352, Paris, 1894.

réalisées par l'application rigoureuse des règles de l'hygiène.

Dans les derniers temps de la grossesse, en outre des toilettes vulvaires, il sera avantageux de pratiquer chaque jour une injection vaginale antiseptique sous une faible pression ; chez les femmes atteintes de vaginite, ces injections sont absolument nécessaires et devront être plus fréquemment répétées. Les mamelons, surtout dans les derniers temps de la grossesse, seront fréquemment lavés avec une solution antiseptique.

Pendant l'accouchement naturel. — Toutes les fois que les circonstances le permettront, il sera bon de faire prendre un bain savonneux, au début du travail et, dans tous les cas, la région périnéo-vulvaire sera lavée à la brosse et au savon, passée à l'alcool et rincée avec la solution de bichlorure ; le vagin sera soigneusement aseptisé et, pour pratiquer le toucher, il ne sera fait usage que d'un corps gras aseptique.

Dans les maternités, où les exigences de l'enseignement nécessitent des touchers répétés, il conviendra de faire toutes les deux ou trois heures une injection vaginale antiseptique. On préviendra autant que possible les déchirures de la vulve et du périnée qui sont autant de portes ouvertes à la septicémie.

Dans les cas de mort de l'enfant, il faudra retarder le plus possible la rupture de la poche des eaux et recourir aux injections vaginales fréquentes si elle s'est rompue prématurément, de façon à enrayer la putréfaction du fœtus.

De la délivrance naturelle. — Après la sortie du fœtus, on recouvrira la vulve avec de la ouate aseptique ou plus simplement avec un linge imprégné de la solution tiède de sublimé ; on évitera les touchers inutiles et toutes les manœuvres capables de favoriser l'introduction des germes, faciliter la déchirure des membranes, et leur rétention, en particulier les tractions sur le cordon lorsque le placenta n'est pas décollé. La rétention des caillots devra être évitée avec soin, et si le seigle peut aider à remplir cette indication en luttant contre l'atonie de l'utérus, il ne faut pas oublier qu'il ne faut administrer ce médicament que lorsque l'organe est vide ; en agissant autrement on risquerait fort d'aller contre le but qu'on veut atteindre.

La délivrance faite, on procède à une toilette minutieuse des organes génitaux avec des tampons d'ouate hydrophile imprégnés de solution antiseptique tiède, sublimé ou biiodure à 1/4000 ; puis, après avoir fait une irrigation vaginale avec le même liquide, on applique sur la vulve un tampon de ouate au sublimé, maintenu par un bandage en T. S'il existait des excoriations de la région vulvaire, il serait bon de les saupoudrer d'iodoforme ; dans le cas de déchirure périnéale, on procéderait immédiatement à la réparation.

Antisepsie dans l'avortement. — Elle comporte les mêmes règles que dans l'accouchement. Le traitement antiseptique de l'hémorragie, de la rétention du délivre, de la putréfaction de l'œuf ou de ses débris, ayant été exposé plus haut (voir page 175), nous n'y reviendrons pas ici.

Antisepsie dans les opérations obstétricales. — *Cathétérisme vésical.* Cette petite opération est souvent indiquée, soit pendant le travail, soit pendant les suites de couches. On ne se servira jamais que d'un instrument stérilisé par l'immersion prolongée dans un liquide antiseptique s'il s'agit d'une sonde en gomme, par l'ébullition s'il s'agit d'une sonde en caoutchouc, par l'ébullition et le flambage lorsqu'on se sert d'un instrument métallique. Tarnier recommande, de préférence, la sonde en verre pendant les suites de couches, — asepsie préalable de la région vulvaire et des mains de l'opérateur.

Délivrance artificielle. — La délivrance artificielle est l'une des opérations obstétricales les plus dangereuses, et comme traumatisme et comme septicité; aussi, avant de la pratiquer, fera-t-on une irrigation antiseptique vaginale, puis, la main et l'avant-bras de l'opérateur ayant été rendus aseptiques avec tout le soin possible, on procédera au décollement du placenta suivant les règles, avec douceur, en diminuant le traumatisme autant que faire se pourra (voir page 276).

La délivrance une fois faite, on pratiquera une injection intra-utérine soit avec la solution de sublimé au 1/2000e, soit avec celle de biiodure au même titre, soit avec la solution phéniquée au 2/100e; le Pr Tarnier préfère une solution d'iode à 2 ou 3/1000e; la température de l'injection devra être portée à 45 ou 50° centigrades, car elle possède, dans ces conditions, une puissance hémotastique considérable.

Accouchement prématuré artificiel. — Quel que soit le procédé employé, les instruments devront présenter toutes les garanties de stérilité; l'éponge préparée, d'une stérilisation difficile, est à peu près abandonnée; les tiges de laminaire sont surtout employées en gynécologie; pour les stériliser, on les fait tremper pendant 24 heures dans une solution de sublimé au millième; après dessiccation à l'étuve, on les conserve dans l'éther iodoformé.

La bougie de Kraüse, préalablement soumise à l'ébullition, devra avoir subi, avant son utilisation, une immersion prolongée dans la solution de sublimé au millième.

Les ballons dilatateurs de Tarnier, Barnes, Champetier de Ribes, Moussous, seront soumis à l'ébullition dans de l'eau phéniquée, après avoir été savonnés et brossés soigneusement, il seront ensuite conservés dans la solution de sublimé au millième.

Après avoir subi l'ébullition, le ballon du Pr Tarnier devra être distendu par un liquide antiseptique et plongé pendant 12 heures dans de la glycérine phéniquée. Les corps gras attaquant le caoutchouc, on se servira exclusivement de glycérine comme corps lubrifiant.

Les conducteurs métalliques, sondes, pinces, écarteurs utérins, seront stérilisés par l'autoclave, le flambage ou l'ébullition.

Tamponnement. — Quelles que soient les circonstances qui nécessitent le tamponnement, il faudra toujours, au préalable, pratiquer une désinfection complète du vagin et de la vulve, et n'employer pour le tamponnement que des substances rigoureusement aseptiques, ouate sublimée, gaze iodoformée, etc.

Version. — On procédera comme toujours à la désinfection minutieuse des mains et des avant-bras; les deux mains devant se trouver prêtes à agir, des difficultés imprévues vous forçant parfois à en changer, une cuvette contenant du sublimé devra se trouver à la portée de l'opérateur.

Comme toujours aussi, la toilette vulvo-vaginale devra être rigoureusement faite, pour ne pas être exposé à transporter dans l'utérus les germes qui peuvent se trouver dans le vagin. Bien que, dans cette opération, la main de l'accoucheur chemine d'ordinaire dans l'intérieur de l'œuf et ne se trouve en contact avec la paroi utérine qu'au niveau du col, il sera néanmoins nécessaire de pratiquer une injection intra-utérine antiseptique après la délivrance.

Forceps. — L'instrument, rendu aseptique par le flambage ou l'ébullition, sera immergé jusqu'au moment de l'intervention dans une solution phéniquée, dans laquelle l'opérateur pourra saisir lui-même chacune des branches de l'instrument, à moins qu'il n'ait à sa disposition un aide dont les mains soient bien sûrement stérilisées. La *basiotripsie, l'embryotomie rachidienne,* ne comportent pas de règles spéciales que nous n'ayons déjà sommairement indiquées; seulement, à la suite de ces opérations, de même qu'après le forceps au détroit supérieur, et toutes les fois qu'il y aura eu lieu d'introduire la main dans l'utérus, on devra pratiquer une injection intra-utérine après la délivrance. — La symphyséotomie, l'opération césarienne, l'opération de Porro, la laparotomie, quelle que soit la cause qui la nécessite, sont soumises aux règles antiseptiques de toutes les grandes opérations chirurgicales.

Antisepsie pendant les suites de couches normales. — Des toilettes vulvaires avec la solution de sublimé à 1/4000, seront pratiquées trois ou quatre fois par jour pendant les suites de couches normales.

On procédera de même à un nettoyage antiseptique soigneux après chaque miction, et à plus forte raison après chaque défécation.

Les objections que l'on a faites aux injections vaginales antiseptiques, pendant les suites de couches, ne nous paraissent pas justifiées, à condition toutefois de s'entourer de toutes les précautions antiseptiques, de se servir d'une canule parfaitement stérilisée, et de les faire sous une faible pression. Dans ces conditions, elles nous paraissent ne présenter que des avantages et nous conseillons d'en pratiquer deux ou trois par jour, pendant les dix premiers jours qui suivent l'accouchement.

Si l'accouchement et la délivrance ont été accidentés, on prendra les mêmes soins antiseptiques, mais on surveillera avec une attention particulière le pouls, la température et les lochies, et si les lochies prennent de l'odeur, si la température s'élève, il ne faut pas hésiter à recourir de suite aux injections intra-utérines répétées plusieurs fois dans les vingt-quatre heures, soit même aux injections intra-utérines continues ou au curettage suivant les cas.

Antisepsie dans les suites de couches patho-

logiques. — Le traitement antiseptique constitue, sans contredit, le moyen le plus puissant pour enrayer les accidents, dont le point de départ se trouve. d'ordinaire, dans des plaies de la vulve, du vagin, de l'utérus, ou dans la rétention de caillots, de membranes, de cotylédons placentaires. Dans ces cas qui offrent le plus souvent une très grande gravité, les irrigations utérines intermittentes ou continues avec un liquide antiseptique constitueront un des plus puissants moyens de thérapeutique, sans préjudice des injections vaginales qui seront multipliées, répétées toutes les heures s'il est nécessaire. On est aujourd'hui complètement revenu sur le danger des injections intra-utérines, et l'on considère comme fort hypothétique la possibilité du passage du liquide injecté, à travers les trompes, dans la cavité péritonéale. Dans ces dernières années, où les injections dans la cavité de l'utérus sont entrées dans la pratique courante, je ne crois pas qu'il ait été publié une observation authentique de cet accident et cela peut-être parce que la technique en a été mieux réglée. En effet, il faudra toujours se servir, pour pratiquer ces injections, de sondes qui permettent bien le retour du liquide. Les plus employées sont les sondes en verre de Tarnier, en métal et à double courbure de Pinard, la sonde dite en fer-à-cheval de Budin : les sondes à double courant de Doléris, de Reverdin, de Colin, etc., etc.

Bien qu'il soit possible de pratiquer l'injection intra-utérine en laissant la malade dans le décubitus dorsal et se contentant de soulever le siège sur un bassin, cette petite opération sera toujours plus facile lorsque la femme sera en position obstétricale.

Après avoir pris les précautions antiseptiques communes à toutes les opérations obstétricales, asepsie personnelle, asepsie vulvo-vaginale, asepsie instrumentale, on introduira dans le vagin l'index et le médius jusque sur le col, et on essaiera de faire pénétrer le plus loin possible jusqu'à l'orifice interne, si cela se peut, soit les deux doigts, soit l'index seul ; l'introduction de la sonde, guidée par les doigts, devient alors en général facile.

On se sert, pour pratiquer l'injection intra-utérine, d'un réservoir muni d'un tube qui s'adapte à la sonde utérine et d'un robinet pour en régler le débit. — Ce réservoir sera élevé, pendant l'injection, à une hauteur d'environ 0,40 centimètres au-dessus du plan du lit, pour obtenir une pression suffisante. La sonde devra être purgée d'air et amorcée au moment de son introduction. Pour franchir l'orifice interne, le talon de la sonde doit être assez fortement porté en bas et en arrière en déprimant le périnée ; l'orifice interne franchi, elle chemine dans l'utérus avec une grande facilité. Il est inutile d'ajouter qu'il ne faut jamais employer de force et que la sonde, suivant la remarque de Ribemont, doit pénétrer dans l'utérus comme un cathéter dans l'urètre ; il faut savoir, cependant, que l'on rencontre parfois un peu de résistance au niveau de l'orifice interne. Dans le cas où il existerait une antéflexion assez marquée pour gêner l'introduction de la sonde, il faudra, ainsi que l'indique le Pr Tarnier[1], faire repousser doucement l'utérus en arrière par la main d'un aide appuyée sur l'hypogastre et le maintenir immobile dans cette situation.

L'injection doit être pratiquée avec douceur ; si le jet était trop fort, on fermerait en partie le robinet ; pendant toute sa durée, l'opérateur appuiera doucement une main sur l'utérus pour se rendre compte de son volume et de ses contractions, en même temps qu'il s'assurera de la sortie du liquide par la vulve.

Si l'utérus se contracte, si le liquide cesse de s'écouler au dehors, on suspendra l'injection et il suffira pour cela d'abaisser le réservoir au niveau du

---

1. Tarnier, De l'asepsie et de l'antisepsie en obstétrique.

lit; on le relèvera de nouveau dès que l'écoulement au dehors sera rétabli.

Lorsque l'injection intra-utérine est pratiquée plus tardivement, 12 ou 15 jours après l'accouchement, il n'est plus possible d'introduire un doigt dans le col pour guider la sonde et on est obligé de se contenter d'appliquer les deux doigts introduits dans le vagin sur la lèvre postérieure du col. Si l'introduction en était trop difficile de cette façon, il faudrait saisir le col avec une pince de Museux, l'abaisser et le dilater extemporanément avec des bougies de Hégar ou un dilatateur mécanique.

La quantité de liquide à injecter peut varier dans des proportions considérables; on ne cessera l'injection que lorsque le liquide ressortira absolument limpide. Sa température sera de 35° à 40°. L'injection une fois faite, on retirera la sonde avec la même douceur que pour son introduction. Le nombre des injections intra-utérines quotidiennes variera suivant la gravité des accidents; le plus souvent on ne pourra guère, sans fatiguer la malade, en administrer plus de deux ou trois dans la journée. Il arrive souvent que la température s'abaisse dès la première injection, l'utérus se trouvant débarrassé des produits septiques qu'il contenait. Presque tous les liquides antiseptiques ont été tour à tour employés dans les irrigations utérines; aujourd'hui l'acide phénique au 2/100, le sublimé et le biiodure à 1/4000 sont surtout préconisés; cependant le Pr Tarnier, redoutant l'intoxication hydrargyrique, recommande de préférence la solution de permanganate à 0,50 cent. p. 1000, ou la solution d'iode à 2 ou 3 p. 1000.

Malheureusement, comme le fait remarquer Pinard[1], les injections intermittentes n'ont et ne peu-

1. Pinard et Varnier, De l'irrigation continue comme traitement prophylactique et curatif des infections puerpérales. (*Annales de gynécologie*, décembre 1885, janvier 1886.)

vent avoir qu'une action passagère sur l'organisme, le contact du liquide avec la muqueuse utéro-vaginale n'étant pas assez prolongé. De plus, leur action n'est que superficielle, et le liquide n'a pas le temps d'agir sur les parties profondes.

Persuadé que l'irrigation continue du canal utéro-vaginal pourrait seule réaliser les conditions d'un traitement réellement antiseptique, ce professeur voulut essayer de nouveau cette méthode, malgré le discrédit dans lequel elle paraissait tombée chez ceux-là mêmes qui l'avaient appliquée les premiers[1].

Les faits lui donnèrent raison d'une manière éclatante. En décembre 1885, époque où parut son mémoire dans les *Annales de Gynécologie*, Pinard avait pratiqué l'irrigation continue dans seize cas ; quatre fois à la suite d'accouchements très laborieux : trois guérisons, une mort ; dans le cas de mort, on n'avait pratiqué que des irrigations vaginales continues ; douze fois l'irrigation utérine continue antiseptique avait été appliquée comme traitement curatif de l'infection puerpérale déclarée, et les résultats furent huit guérisons et quatre morts.

Le Pr Pinard se sert d'une sonde aplatie en argent ou en étain, à double courbure (courbure utérine, courbure périnéale) de 30 centimètres de longueur. Un des grands avantages de cet instrument est de se maintenir en place de lui-même.

L'appareil irrigateur se compose d'un réservoir

---

1. L'irrigation continue des plaies, inventée par Josse et Bérard vers 1833, est devenue l'irrigation, la balnéation ou la pulvérisation antiseptique ; mais c'est un Allemand, Schucking, qui appliqua le premier, en 1877, l'irrigation continue à l'obstétrique. Il faisait d'abord un lavage phéniqué à 5/100, puis entretenait l'irrigation avec :

Sulfate de soude. 10
Glycérine. 5
Eau. 100

Cette pratique, imitée un peu en Allemagne et à l'étranger jusqu'en 1881, paraissait tombée dans l'oubli.

en verre ou en faïence d'une contenance de 15 litres, placé à 50 centimètres environ au-dessus du plan du lit; un tube en caoutchouc muni d'un robinet établit la commnunication entre le réservoir et la sonde.

Le lit sur lequel repose la malade doit être muni d'un sommier à lames métalliques, les deux matelas doivent être repliés sur eux-mêmes, et placés bout à bout de façon à laisser un espace vide au milieu du lit.

Chaque matelas est recouvert d'une toile imperméable, dont les extrémités tombent dans l'interstice laissé entre les deux, et sont disposées de façon à diriger le liquide dans un récipient placé sous le lit[1].

Le Pr Pinard commençait autrefois l'irrigation avec une solution de biiodure de mercure à 1/2000, qu'il remplaçait dès que le canal utéro-vaginal avait été bien lavé par une solution phéniquée à 1/100 : cette dernière solution était continuée jusqu'au moment où la température, descendue à la normale, s'y maintenait depuis quelque temps déjà.

Dans les cas où les urines devenaient noires et où la continuation de la solution phéniquée paraissait constituer un danger, on lui substituait une solution saturée d'acide borique.

La température des liquides d'injection variait de 35° à 40°.

Le Pr Pinard n'emploie plus aujourd'hui pour l'irrigation utérine continue, que la solution de naphtol β à saturation et à une température de 35° à 40°.

Quelle que soit la puissance des injections antiseptiques, elles ne sont pas toujours suffisantes, et il est des cas où il ne faudra pas hésiter à leur associer le curettage pratiqué avec toute la prudence

1. Pinard et Varnier, loc. cit.

nécessaire, car la résistance et la consistance des parois de l'utérus puerpéral sont loin d'égaler celles de l'utérus non gravide, atteint d'endométrite chronique, par exemple.

Cystite. — Cette affection peut avoir débuté pendant la grossesse et reconnaître pour cause la rétention d'urine, la congestion vésicale, la blennorragie, etc.; mais elle peut être aussi la conséquence d'un cathétérisme pratiqué sans précautions antiseptiques, soit pendant le travail, soit pendant les suites de couches.

Les lavages antiseptiques de la vessie constitueront le traitement le plus efficace de la cystite; on les pratiquera matin et soir avec une solution tiède d'acide borique à 20 p. 1000. — Si ce moyen se montre insuffisant, on pourra recourir à l'injection dans la vessie d'une solution de nitrate d'argent à 1/500ᵉ ou même à 1/250ᵉ, que l'on renouvellera deux ou trois jours après, si cela est nécessaire.

On administrera, en outre, du salol ou du benzonaphtol pour assurer, autant que faire se pourra, l'antisepsie permanente de la vessie.

Ce n'est pas seulement à la mère que l'antisepsie doit être appliquée, mais aussi au nouveau-né, dans la ligature et le pansement du cordon, le pansement des plaies contuses ou simplement des excoriations qui peuvent résulter d'une intervention obstétricale.

L'antisepsie appliquée aux yeux des nouveau-nés a, sinon fait disparaître, au moins abaissé dans une proportion telle le chiffre des ophthalmies purulentes dans les maternités, que lorsqu'il s'en présente un cas, on est presque autorisé à penser qu'il y a eu faute commise dans l'application des mesures préventives.

Ces mesures consistent: 1° à pratiquer chez la mère des injections vaginales antiseptiques pendant les derniers temps de la grossesse et au moment de l'accouchement; 2° à stériliser les muqueuses conjonctivales du nouveau-né aussitôt sa naissance.

Pour obtenir ce dernier résultat, on a recours aujourd'hui à différents procédés dont les principaux sont: 1° Instillation dans l'œil du nouveau-né d'une solution de sublimé à 1/5000ᵉ (Schrœder); — 2° Instillation d'une goutte d'un collyre au nitrate d'argent à 1/50 (Crédé); cette solution produit quelquefois une cautérisation trop énergique des paupières et il peut en résulter une conjonctivite consécutive, sans grande gravité, du reste; aussi cette méthode n'est pas généralement employée. Nous conseillons cependant d'y avoir recours toutes les fois que l'existence d'un écoulement suspect aura été constaté chez la mère.

3° Instillation dans les yeux de l'enfant de quelques gouttes de jus de citron, c'est le procédé de choix du Pʳ Pinard.

4° Insufflation de poudre d'iodoforme très finement porphyrisée, après un lavage préalable des yeux à la solution boriquée, d'après la méthode de Valude[1]. M. le Pʳ Tarnier recommande particulièrement ce procédé.

Quel que soit le procédé auquel on aura recours, il faut l'appliquer aussitôt la naissance, avant même la ligature du cordon.

On a accusé les antiseptiques de produire parfois des accidents et l'on a cité des observations, assez rares il est vrai, de cas d'empoisonnement survenus à la suite de l'emploi de l'acide phénique, de l'iodoforme, des préparations mercurielles, etc.[2].

Il existe des antiseptiques qui paraissent inof-

1. Valude, Prophylaxie de l'ophtalmie des nouveau-nés par l'insufflation de la poudre d'iodoforme. (*Annales d'oculistique,* août 1891.

2. Voyez F. Brun, chirurgien des hôpitaux, *Des accidents imputables à l'emploi des antiseptiques,* thèse d'agrégation, Paris, 1886.

fensifs, mais leur puissance est loin d'égaler celle des premiers ; aussi, suivant en cela l'exemple de nos maîtres, Tarnier, Pinard et bien d'autres, donnons-nous, malgré cela, la préférence aux préparations mercurielles, bichlorure ou biiodure au 1/4000, bien convaincus qu'une surveillance attentive dans l'emploi de l'antiseptique mettra à l'abri de tout accident grave.

Cependant, le Pr Tarnier, qui a eu à déplorer deux décès par intoxication mercurielle sur environ 15,000 accouchements dans lesquels le sublimé a été employé, recommande de ne pas se servir de cet antiseptique pour les injections intra-utérines[1], et de lui en préférer un autre moins toxique, le permanganate à 0,50 p. 1000, ou l'iode à 3 p. 1000 ; il conseille d'agir de même lorsqu'il existe des plaies anfractueuses et étendues du périnée et du vagin.

Nous devons ajouter que l'emploi des préparations mercurielles est dangereuse chez les personnes dont l'organisme est profondément débilité, cachexie, hémorragies graves, de même que chez les albuminuriques ; aussi, dans ces cas, faudra-t-il s'adresser à un autre antiseptique moins toxique.

1. Professeur Tarnier, De l'asepsie et de l'antisepsie en obstétrique. Leçons professées à la clinique d'accouchement, recueillies et rédigées par le Dr L. Potocki. Paris, 1894, page 251.

FIN.

ERRATUM

Par suite d'une erreur de mise en pages, la figure 58, page 200, destinée à représenter une position mento-iliaque-gauche antérieure, reproduit au contraire une position droite antérieure, beaucoup plus rare ; la légende devra donc être lue : Présentation de la face en M. 1. D. A.

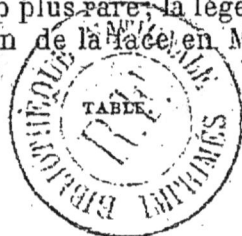

TABLE ALPHABÉTIQUE DES MATIÈRES

FIN DE LA TABLE ALPHABÉTIQUE DES MATIÈRES

TABLE DES MATIÈRES

TROISIÈME PARTIE

De l'accouchement naturel ou spontané.

QUATRIÈME PARTIE

Des accouchements vicieux ou difficiles (dystocie).

CINQUIÈME PARTIE

Opérations obstétricales.

APPENDICE

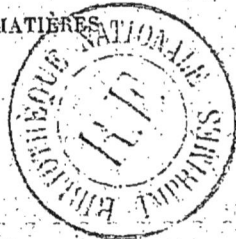

CHARTRES. — IMP. DURAND, RUE FULBERT.